ARBEITEN

AUS DEM

PHARMAZEUTISCHEN INSTITUT

DER UNIVERSITÄT BERLIN.

HERAUSGEGEBEN

VON

Dr. H. THOMS,

PROFESSOR UND LEITER DES PHARMAZEUTISCHEN INSTITUTS
DER UNIVERSITÄT BERLIN.

ZWEITER BAND
UMFASSEND DIE ARBEITEN DES JAHRES 1904.

MIT TEXTFIGUREN, 1 LITHOGRAPHIERTEN KARTE UND 2 TAFELN.

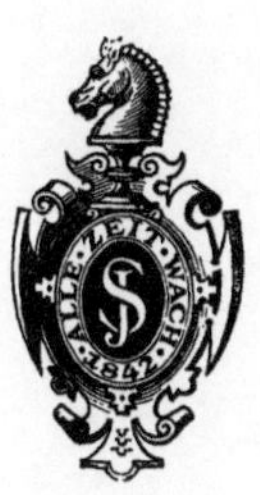

SPRINGER-VERLAG BERLIN HEIDELBERG GMBH 1905

Additional material to this book can be downloaded from http://extras.springer.com

ISBN 978-3-662-39339-0   ISBN 978-3-662-40381-5 (eBook)
DOI 10.1007/978-3-662-40381-5

Alle Rechte, insbesondere das der Übersetzung in fremde Sprachen, vorbehalten.

Vorwort.

Das Pharmazeutische Institut der Universität Berlin hat sich im Berichtsjahre 1904 eines sehr lebhaften Zuspruchs seitens der studierenden Pharmazeuten zu erfreuen gehabt. Während im Sommer-Semester 1904 109 Praktikanten auf die einzelnen Laboratorien des Instituts sich verteilten, stieg die Zahl der Praktikanten im Winter-Semester 1904/5 auf 180. Dieses plötzliche Ansteigen ist zum Teil auf die Bestimmungen der neuen Prüfungsordnung für Apotheker vom 18. Mai 1904 zurückzuführen, denen zufolge an nur ein pharmazeutisches Konditionsjahr sich ein viersemestriges Studium (bisher nach drei Jahren Konditionszeit ein dreisemestriges Studium) anzuschließen hat. Von der Vergünstigung der Übergangsbestimmungen, nach welchen auch Pharmazeuten mit bisheriger Vor- und Ausbildung nach einjähriger Konditionszeit die Hochschule beziehen können, wenn sie sich einem viersemestrigen Studium und der neuen Prüfungsordnung unterwerfen, machten 55 Herren Gebrauch. Aber selbst nach Abzug dieser Zahl von der Gesamtzahl der Praktikanten ist dennoch in dem Winter-Semester 1904/05 gegenüber den früheren Semestern ein nicht unerheblicher Zuwachs an Studierenden im Institut festzustellen.

Da mit dem Winter-Semester 1904/05 zweierlei Kategorien von Pharmazeuten, nämlich solche, welche drei Semester nach den früheren Bestimmungen und solche, welche vier Semester nach der neuen Ordnung studieren müssen, das Institut bezogen haben, machte sich für diese beiden Klassen ein verschiedener Ausbildungsgang notwendig. Der Leiter des Instituts hielt es daher für zweckmäßig, einen besonderen Studienplan für dasselbe auszuarbeiten und vom Winter-Semester 1904/05 ab in Wirksamkeit treten zu lassen. Der Studienplan ist auf Seite VI abgedruckt.

Bei der Ausbildung der Praktikanten wurde der Leiter des Instituts unterstützt von dem Oberassistenten Hrn. Privatdozent Prof. Dr. W. Traube, von den Assistenten Herren Dr. G. Fendler, Dr. C. Mannich, Dr. J. Herzog, Dr. A. Biltz, den Hilfsassistenten Herren A. Walter, L. Diesfeld, Schoenewald, Lucius, Vogelsang. Als Privatassistenten wirkten die Herren Dr. Molle, Tuurala und Winter. An den wissenschaftlichen Arbeiten beteiligten sich außerdem die Volontärassistenten Herren Oberstabsapotheker a. D. Dr. Lenz, Dr. Schlüter und Kuhn.

Zufolge eines Abkommens mit dem Deutschen Apothekerverein wurde unter pekuniärer Beihilfe desselben ein besonderer Assistent mit der Prüfung neuer Arzneimittel, Spezialitäten und Geheimmittel beschäftigt. Als solcher war bis Oktober 1904 Herr Dr. med. H. Kleist, dann Herr Dr. F. Zernik tätig.

Die Unterbeamtenstellen waren besetzt durch den Hausinspektor Eichentopf, den Maschinisten Ostrowski, den Heizer Winzer, die Diener Montiage, Weinhold, Rahn I, die Hilfsdiener Hempel und Rahn II.

Für sämtliche Assistenten, Praktikanten und Unterbeamte ist eine Versicherung gegen Berufsunfälle obligatorisch gemacht. Ein dahingehender Versicherungsvertrag wurde mit der Allgemeinen Versicherungs-Gesellschaft in Stuttgart abgeschlossen.

In dem großen Hörsaal des Instituts hielt der Unterzeichnete Vorlesungen über pharmazeutische Chemie, im Sommer über den organischen, im Winter über den anorganischen Teil, ferner über Nahrungsmittelchemie, Harnanalyse und toxikologische Chemie. Im kleinen Hörsaal lasen Prof. Dr. Traube über qualitative und quantitative Analyse, Prof. Dr. Gilg über Pharmakognosie. Ein Repetitorium über pharmazeutische Chemie hatte Dr. C. Mannich übernommen.

Auf Veranlassung des Hrn. Gymnasialdirektors Dr. Lück in Steglitz hielt der Leiter des Instituts auch in diesem Berichtsjahr vor den Schülern der oberen Klassen des Gymnasiums und einem geladenen Publikum von Damen und Herren am 18. Februar 1904 einen populär-wissenschaftlichen Experimental-Vortrag über das Thema „Der Kohlenstoff und seine einfacheren Verbindungen in wissenschaftlicher und technischer Hinsicht".

Die wissenschaftliche Tätigkeit im Institut war eine sehr rege und vielseitige, wovon die nachfolgenden Berichte Zeugnis ablegen dürften. Besonders war dem Unterzeichneten daran gelegen, zu zeigen, welche den praktischen Bedürfnissen Rechnung tragende Fragen der angewandten Chemie in einem pharmazeutischen Laboratorium eine wissenschaftliche Bearbeitung finden können. Er hofft durch das in gewissem Umfange mögliche Heranziehen der Praktikanten zu solchen Arbeiten dazu beizutragen, daß nach erfolgter Rückkehr der im Institut ausgebildeten Pharmazeuten in die Praxis diese zu einer lebhafteren Förderung wissenschaftlicher Arbeit innerhalb der praktischen Pharmazie Anregung geben werden. Die wertvolle und jederzeit bereitwillige Unterstützung, die ich bei meinen Herren Assistenten in der

Verfolgung der vorgesteckten Ziele fand, verpflichtet mich zu herzlichem Danke meinen Mitarbeitern gegenüber.

Schließlich sei noch erwähnt, daß zufolge des lebhaften Interesses, welches das Hohe Unterrichts-Ministerium an der Ausgestaltung des Pharmazeutischen Instituts in dankenswerter Weise nimmt, das zu diesem gehörige, etwa 5000 □m große Grundstück im Laufe des Berichtsjahres mit gärtnerischen Anlagen und mit einem Tennis-Platz für Erholungs-Spiele der Studierenden versehen wurde. Ein Teil des Gartens blieb für die Kultur von Arzneipflanzen reserviert. Der während des verflossenen Sommers vorgenommene Anbau von Mohn für die Gewinnung von Opium und eine größere Petersilienkultur waren die ersten Anfänge einer Arbeit, die einen weiteren Ausbau erfahren soll und geeignet erscheint, wichtige Fragen auf phytochemischem Gebiete zu lösen.

Steglitz-Dahlem, den 20. März 1905.

Thoms.

Studien-Ordnung

für die

Praktikanten des Pharmazeutischen Instituts der Kgl. Universität Berlin.

I. Semester.

Das erste Semester ist ausschließlich für die Ausbildung in der qualitativen chemischen Analyse bestimmt, ohne Unterschied, ob die betreffenden Herren drei oder vier Semester studieren.

Nur in Ausnahmefällen kann von diesem Grundsatze abgewichen werden. Die Entscheidung wird alsdann auf Antrag des betreffenden Saal-Assistenten durch den Direktor des Instituts getroffen.

II. Semester.

Im allgemeinen arbeiten die Praktikanten auch in der ersten Hälfte des zweiten Semesters noch qualitativ.

Für den Übergang zur quantitativen chemischen Analyse müssen folgende Bedingungen erfüllt sein:

1. Die Praktikanten sind verpflichtet, nach dem Durcharbeiten der jeweiligen Gruppenreaktionen mindestens 25 Analysen auszuführen. Schwierigere Analysen werden erst dann gegeben, wenn die einfacheren im wesentlichen richtig angesagt sind.

2. Die Praktikanten führen eine Probeanalyse aus und reichen über diese einen schriftlichen Bericht ein, der zu den Akten genommen wird.

In der quantitativen Analyse haben die 4 Semester studierenden Herren ein umfassenderes Pensum zu erledigen als die 3 Semester studierenden. Demgemäß ist vom II. Semester ab die auf den folgenden Seiten befindliche Teilung des Studienplanes vorgesehen:

Pensum für den dreisemestrigen Studiengang.	Pensum für den viersemestrigen Studiengang.

Gewichtsanalytische Arbeiten:

$BaCl_2 + 2 H_2O$ I als Übungsbeispiele $SO_4Mg + 7 H_2O$ $SO_4Cu + 5 H_2O$ II als rite auszuführende Analysen (Kupfer ist nach zwei Methoden zu bestimmen). $Hg Cl_2$ $K Cl$ (als $SO_4 K_2$) $Cr_2 O_7 K_2$ $Fe Cl_3$ nach zwei Methoden	Dasselbe Dasselbe und $NO_3 H$ Bestimmung nach Schulze-Tiemann CO_2 Bestimmung in CO_3Ca $(NO_3)_2 Pb$.
$SO_4 Zn + 7 H_2O$ nach zwei Methoden $PO_4 H Ca + 2 H_2 O$ $N H_4 Cl$ gewichtsanalytisch als $Pt Cl_6 (N H_4)_2$ Eine Arsenverbindung (z. B. $As_2 O_3$) Es sind mindestens zwei Trennungen auszuführen, z. B. $S O_4 K_2$ und $S O_4 Zn$. Wünschenswert ist die Analyse einer Legierung.	Dasselbe, ferner Analysen von Legierungen z. B. Kupfer-, Silber-,Nickel-Münzen,Roses Metall. Analysen einiger Mineralien wie: Spateisenstein, Magnesit, Zeolithe.

Massanalytische Arbeiten:

a) Alkalimetrie und Acidimetrie.
 	
Herstellung von $\frac{n}{1}$ Oxalsäure, KOH, HCl.
 	
Bestimmung von $CO_3 Na_2$
    „   „ $NaOH + CO_3 Na_2$
    „   „ $NH_4 Cl$.
b) Oxydimetrie ($\frac{n}{10} Mn O_4 K$)
 	
Einstellung durch Oxalsäure
Bestimmung von Mohrschem Salz
    „   „ $H_2 O_2$
    „   „   organischer Substanz im Wasser.
c) Jodometrie:
Bestimmung von $Cr_2 O_7 K_2$.
    „   „   Chlorkalk.
    „   „ $Mn O_2$.
    „   „ $Fe Cl_3$.
    „   „   Ferr. pulver.
    „   „   Ferr. reduct.
    „   „   Liq. Kal. arsenicos.
	Dasselbe, ferner
	Brechweinstein,
	Formaldehyd,
	Natriumnitrit,
	Senföl und Senfpapier.

d) Fällungsanalysen:
   Bestimmung von KBr,
   Bestimmung von Blausäure im Bittermandel-
     wasser.

Die Praktikanten mit 3-semestrigem Studium sind ferner im zweiten Semester verpflichtet

Chemische Präparate

anzufertigen, und zwar mindestens 3 anorganische und 3 organische nach Auswahl aus untenstehendem Verzeichnis. Über das eingeschlagene Verfahren und die Ausbeute sind von den Praktikanten Protokolle anzufertigen, die zu den Akten genommen werden.

III. Semester.

Im dritten Semester findet eine vollständige Trennung des Studienganges für die 3 und 4-semestrigen Praktikanten in folgender Weise statt:

1. Den Herren mit 3-semestrigem Studium fallen nachstehende Aufgaben zu:

   a) Übungen in der Toxikologischen Analyse.
   b) Einige Prüfungsmethoden des Arzneibuches (zur Auswahl dient die nachstehende Aufstellung).
   c) Wiederholungen aus dem Gebiete der qualitativen und quantitativen Analyse.

2. Für die Herren, welche 4 Semester studieren, sind folgende Aufgaben bestimmt:

   a) Fortsetzung und Beendigung der quantitativen Arbeiten.
   b) Chemische Präparate, von denen mindestens vier anorganische und vier organische aus nachstehender Aufstellung anzufertigen sind:

Anorganische Präparate:	Organische Präparate:
Aluminiumhydroxyd.	Acetessigester.
Ammoniumbromid.	Ameisensäure.
Ammoniummagnesiumphosphat.	Anilin u. Acetanilid.
Antimonoxyd.	Benzaldehyd.
Arsenfreie Salzsäure (aus roher).	Benzoesäure.
Bettendorfs Reagenz.	Bleipflaster.
Bleisuperoxyd.	p-Bromacetanilid.
Calciumphosphat.	Bromaethyl.
Eisenchloridflüssigkeit.	Chinon und Hydrochinon.
Eisenammoniakalaun.	Chloroform.
Kaliumbromid.	Essigäther.
Kaliumpermanganat.	Essigsäure.
Kupferoxydul.	Nitrobenzol.
Magnesiumoxyd.	Nitrophenole und Phenacetin.
Quecksilberchlorür (auf nassem Wege).	Phenylsenföl.
Quecksilberpräcipitat, weißer.	Rhodanammonium.

Schlippesches Salz u. Goldschwefel.	Salol.
Schwefelmilch.	Seife, medizinische.
Silbernitrat.	Thiocarbanilid.
Wismutnitrat u. -subnitrat.	Wismutsubgallat.
Zinksulfat aus rohem Zink.	Zimtsäure.

c) Chemische Prüfung der Arzneimittel, und zwar:

    I. Qualitative Arzneimittelprüfungen, z. B. von Benzoesäure, Sulfonal etc.

    II. Alkaloidbestimmungen:

        z. B. in Opium,

           Tinct. Opii,

           Tubera Aconiti,

           Cort. Chinae,

           Rad. Ipecac,

           Extr. strychni.

    III. Aschenbestimmung in Extr. ferri pomati, Gummiharzen etc.

    IV. Säure-, Ester-, Jod-Zahl der Fette und Öle.

    V. Feuchtigkeitsbestimmungen.

    VI. Untersuchung von Verbandwatte, Jodoformgaze, Sublimatgaze etc.

IV. Semester.

1. Toxikologische Analyse.
2. Physiologisch-chemische Untersuchungen:
    a) Harn-Untersuchungen.
    b) Magensaft-Untersuchungen.
    c) Blutuntersuchungen.
3. Nahrungsmittel-Untersuchungen:
    a) Milch und Butter.
    b) Wein (Alkohol-, Extrakt-, Schwefelsäure-, Zucker-Bestimmung).
4. Wasser-Untersuchung.
5. Wiederholung aus dem Gebiete der qualitativen und quantitativen Analyse.

Steglitz - Dahlem bei Berlin.

Thoms.

Inhalt.

IV. Arbeiten aus der Abteilung für die Untersuchung von Nahrungs- und Genußmitteln, technischen und Kolonialprodukten.

V. Gutachten.

I.

Synthetische anorganisch- und organisch-chemische Arbeiten.

Die Gewinnung von Nitriten und Nitraten durch elektrolytische Oxydation des Ammoniaks bei Gegenwart von Kupferhydroxyd[1].

Von **Wilhelm Traube** und **Arthur Biltz**.

Nachdem durch die Beobachtungen Schönbeins[2] festgestellt war, daß beim Behandeln von metallischem Kupfer mit Luft und Ammoniakflüssigkeit nicht nur eine Oxydation und Lösung des Kupfers, sondern gleichzeitig auch Oxydation des Ammoniaks zu Ammoniumnitrit erfolgt, wies O. Loew[3] später nach, daß eine Auflösung von gefälltem Kupferhydroxyd in Ammoniakflüssigkeit ebenfalls Sauerstoff aus der Luft aufnimmt unter Bildung von Nitrit.

O. Loew führte die Entstehung des salpetrigsauren Salzes auf eine intermediäre Bildung von Kupfersuperoxyd zurück, während nach Moritz Traube[4] die Überführung des Ammoniaks in Nitrit in der Weise vor sich geht, daß gleichzeitig molekularer Sauerstoff und der Sauerstoff des Kupferoxyds auf das Ammoniak übertragen werden, indem dabei Kupferoxydul entsteht. Das Letztere wird durch den Luftsauerstoff immer wieder in Kupferoxyd übergeführt. Die Bildung des Nitrits erfolgt nach dieser Erklärung entsprechend den Gleichungen:

$$2\,CuO + NH_3 + O_2 = NO_2H + H_2O + Cu_2O,$$
$$Cu_2O + O = 2\,CuO.$$

Die Aufnahme von Sauerstoff durch eine Lösung von Kupferhydroxyd in Ammoniak erfolgt nur langsam, während, wie Schönbein zeigte, Sauerstoff sehr rasch absorbiert wird durch das Gemisch von metallischem Kupfer und Ammoniakflüssigkeit.

Nach Berthelot[5] bindet hierbei das Kupfer die doppelte Menge Sauerstoff wie das Ammoniak, sodaß also auf ein Molekulargewicht entstehenden Nitrits sich sechs Atomgewichte Kupfer oxydieren müssen. Die Gewinnung

---

[1] Vorgetragen in der Sitzung der Deutsch. Chem. Ges. am 25. Juli 1904.
[2] Schönbein, Berichte d. Akad. d. Wissensch. zu Berlin **1856**, 580.
[3] O. Loew, Journ. für prakt. Chem., N. F., **18**, 298 [1878].
[4] M. Traube, Gesammelte Abhandlungen, S. 393 [1881].
[5] Berthelot, Compt. rend. **56**, 1170 [1863].

beträchtlicher Mengen Nitrit würde nach diesem Verfahren mit der Bildung sehr großer Mengen Kupferhydroxyd verbunden sein.

Wir haben nun neuerdings versucht, ob es nicht möglich sei, die Oxydation des Ammoniaks bei Gegenwart des als Sauerstoffüberträger wirkenden Kupferhydroxyds zu einem einfachen und ergiebigen Prozesse zu gestalten.

Bis zu einem gewissen Grade haben wir dieses Ziel erreicht, indem wir uns zur Oxydation des Ammoniaks nicht des gewöhnlichen, sondern des elektrolytisch an einer Anode von nicht zu geringer Größe in feinster Verteilung sich entwickelnden Sauerstoffs bedienten.

Bekanntlich entstehen bei der Elektrolyse alkalischer, Ammoniak enthaltender Flüssigkeiten an der Anode keine irgend wie erheblichen Mengen Nitrit.

Fügt man jedoch einer solchen Lösung, z. B. einer ammoniakhaltigen Natronlauge, etwas Kupferhydroxyd zu, so wird, wie wir gefunden haben, fast der gesamte, an der Anode ausgeschiedene Sauerstoff zur Überführung des Ammoniaks in Nitrit verbraucht, sodaß nur mehr eine geringe Entwickelung gasförmigen Sauerstoffs wahrnehmbar ist.

So wurde eine 14-prozentige Natronlauge, die 3,5 Proz. Ammoniak enthielt, drei Stunden lang zwischen Platinelektroden von je 40 qcm einseitiger Oberfläche elektrolysiert (Stromstärke 6 Amp.). Nach Verlauf dieser Zeit ergab sich, daß 5 ccm der Anodenflüssigkeit, deren Gesamt-Menge 150 ccm betrug, nach dem Verdünnen und Ansäuern durch wenige Tropfen einer annähernd $\frac{n}{10}$ Kaliumpermanganatlösung dauernd gefärbt blieben.

Es wurde nunmehr zu der Anodenflüssigkeit — die Kathodenflüssigkeit war durch ein Diaphragma getrennt — 30 ccm einer 10-prozentigen Ammoniakflüssigkeit gefügt, die 0.3 g gefälltes Kupferhydroxyd aufgelöst enthielten.

Die vorher starke Sauerstoffentwickelung ging zurück, und bei der nach $1\frac{1}{2}$ Stunde vorgenommenen Prüfung entfärbten 5 ccm der Anodenflüssigkeit 13 ccm der obigen Permanganatlösung. Es waren hiernach im ganzen 1.7 g Nitrit gebildet worden. Selbstverständlich gab die Flüssigkeit auch alle anderen Nitritreaktionen in starkem Maße. Das Kupferoxyd-Ammoniak erweist sich also auch unter diesen Versuchsbedingungen als ein ausgezeichneter, selbst in großer Verdünnung wirksamer Sauerstoffüberträger.

In den gleich weiter mitgeteilten Versuchen, die während einer längeren Zeitdauer durchgeführt wurden, entsprach die Menge des durch Oxydation gebildeten Nitrits einer Stromausbeute von 75—90 Proz., häufig auch von mehr als 90 Proz.

Diese Versuche wurden in folgender Weise angestellt:

Zur Aufnahme der Anodenflüssigkeit, welche aus einem Gemisch von 20-prozentiger Natronlauge und 10-prozentiger, ca. 0.9 Proz. Kupferhydroxyd enthaltender Ammoniakflüssigkeit bestand, diente ein gewöhnliches Batterieglas von passender Größe, welches während der Dauer der Elektrolyse in

Eiswasser stand. Die Kathodenflüssigkeit, aus reiner, 20-prozentiger Natronlauge bestehend, befand sich in einer Tonzelle.

Als Elektroden dienten Platinbleche, meist aber blanke Eisenbleche, welche in den alkalischen Lösungen kaum angegriffen wurden.

Zur Feststellung der Mengen des durch Oxydation gebildeten Nitrits wurden der Anodenflüssigkeit von Zeit zu Zeit Proben entnommen und in diesen der Nitritgehalt, auf Natriumnitrit berechnet, in üblicher Weise durch Titration mit Permaganatlösung ermittelt.

Versuch 1.

Anodenflüssigkeit: 350 ccm zusammengesetzt aus 200 ccm 20-prozentiger Natronlauge und 150 ccm 10-prozentiger Ammoniakflüssigkeit, die ihrerseits 1,4 g Kupferhydroxyd enthielten; Kathodenflüssigkeit: 150 ccm 20-prozentiger Natronlauge. Anode: Eisenblech von 125 qcm einseitiger Oberfläche; Kathode: Eisenblech von 100 qcm einseitiger Oberfläche. Stromstärke während des ganzen Versuchs: 5 Amp.

Dauer des Versuchs in Stunden	Menge des entstandenen Nitrits, auf Natriumnitrit berechnet, in g	Stromausbeute seit Beginn des Versuchs in Proz.
1	1.9	89.3
2	3.9	92.4
3	5.8	91.1
4	8.0	93.9
5	10.0	93.4
6	11.3	88.0
7	13.5	90.2
8	14.6	85.2
9	15.0	77.8

Versuch 2.

Anodenflüssigkeit: 350 ccm, zusammengesetzt aus 200 ccm 20-prozentiger Natronlauge und 150 ccm 10-prozentiger Ammoniakflüssigkeit, die ihrerseits 1.4 g Kupferhydroxyd enthielten. Kathodenflüssigkeit: 150 ccm 20-prozentiger Natronlauge. Anode: Eisenblech von 200 qcm einseitiger Oberfläche: Kathode: Eisenblech von 150 qcm einseitiger Oberfläche: Stromstärke: 10 Amp.

Dauer des Versuchs in Stunden	Menge des entstandenen Natriumnitrits in g	Stromausbeute seit Beginn des Versuchs in Proz.
1	3.7	87.2
2	7.4	85.7
3	11.7	90.5
4	15.0	87.2
5	18.5	86.1
6	22.0	85.2
7	21.0	

Versuch 3.

Zusammensetzung der Anoden- und Kathoden-Flüssigkeit sowie Oberfläche der Anode und Kathode die gleiche wie in Versuch 2. Stromstärke: 10 Amp.

Dauer des Versuchs in Stunden	Menge des entstandenen Natriumnitrits in g	Stromausbeute seit Beginn des Versuchs in Proz.
1	3.7	86.0
$3^1/_6$	12.7	93.1
$4^2/_3$	17.8	88.7
$5^2/_3$	21.9	89.8
$6^1/_3$	23.0	84.3
$7^1/_3$	25.4	80.6
$8^1/_3$	24.5	

Versuch 4.

Zusammensetzung der Anoden- und Kathoden-Flüssigkeit sowie Oberfläche der Anode und Kathode die gleiche wie in Versuch 2. Stromstärke: 10 Amp.

Dauer des Versuchs in Stunden	Menge des entstandenen Natriumnitrits in g	Stromausbeute seit Beginn des Versuchs in Proz.
1	4.0	93.0
2	8.2	95.2
3	12.3	95.7
4	15.7	91.2
5	19.6	91.1
6	22.7	88.0
7	24.9	83.0
8	19.7	

Versuch 5.

Anodenflüssigkeit: 600 ccm, zusammengesetzt aus 350 ccm 20-prozentiger Natronlauge und 250 ccm 10-prozentiger Ammoniakflüssigkeit, die ihrerseits 2.3 g Kupferhydroxyd enthielten; Kathodenflüssigkeit: 180 ccm 20-prozentiger Natronlauge. Anode: Eisenblech von 275 qcm einseitiger Oberfläche; Kathode: Eisenblech von 180 qcm einseitiger Oberfläche. Stromstärke: 15 Amp.

Dauer des Versuchs in Stunden	Menge des entstandenen Natriumnitrits in g	Stromausbeute seit Beginn des Versuchs in Proz.
2	12.0	93
4	21.6	83.8
5	25.2	78.6
6	30.6	78.5
7	33.3	73.8

Wie aus diesen und zahlreichen anderen, hier nicht mitgeteilten Versuchen hervorgeht, steigt die Menge des durch Oxydation des Ammoniaks sich bildenden Nitrits ziemlich gleichmäßig an, bis dann wieder eine Abnahme des Nitritgehaltes der Lösung eintritt.

Diese letztere Erscheinung beruht auf der weiterhin erfolgenden Oxydation des Nitrits zu Nitrat[1]).

Es kann schließlich, wie sich gezeigt hat, das Nitrit völlig zum Verschwinden gebracht werden und die elektrolysierte Flüssigkeit enthält dann, neben überschüssigem Ammoniak und Kupfer, nur noch Ammonium- bezw. Natrium-Nitrat.

Die Stromausbeuten, welche bei dieser elektrolytischen Oxydation des Nitrits zu salpetersaurem Salz erhalten wurden, sind nicht so hoch, wie die bei der Überführung des Ammoniaks in Nitrit sich ergebenden, doch dürften sie wohl noch zu steigern sein.

Um den Verlauf der Oxydation des Nitrits zu verfolgen, wurde bei den Versuchen 2, 3, 4, 5 die Elektrolyse bis zur völligen Oxydation der salpetrigsauren Salze fortgesetzt, indem von Zeit zu Zeit die Menge des noch in der Flüssigkeit vorhandenen Nitrits durch Titration kleiner Proben ermittelt wurde.

Enthielt schließlich die Flüssigkeit kein Nitrit mehr, so wurde sie durch Eindampfen von überschüssigem Ammoniak und gelöstem Kupfer befreit; darauf wurde das in Lösung befindliche Ammoniumnitrat durch vorsichtiges, allmähliches Zugeben von Natronlauge in Natriumnitrat übergeführt, darauf die Flüssigkeit zur Trockne gebracht und die Menge des so erhaltenen Natriumnitrats bestimmt.

Fortsetzung des Versuches 2.

Stromstärke: 10 Amp.

Dauer des Versuches in Stunden	In Lösung vorhandenes Natriumnitrit in g
7	21.0
8	14.7
9	6.2
10$^1/_4$	0.0

Durch Verarbeiten der Anodenflüssigkeit wurden 30.1 g kristallisiertes Natriumnitrat erhalten, entsprechend einer Stromausbeute, von Beginn des Versuches an gerechnet, von 73.8 Proz.

---

[1]) Wird eine freies Alkali enthaltende Nitritlösung zwischen Eisenelektroden elektrolysiert, so tritt, wie wir fanden, an der Anode eine Oxydation des Nitrits zu Nitrat nur in sehr geringem Maße ein.

Bei einem unter Verwendung einer Platinanode angestellten Versuche erfolgte indessen rasch Oxydation des salpetrigsauren Salzes.

Wenn nun in den obigen Versuchen auch bei Anwendung von Eisenanoden eine ziemlich glatte Überführung von Nitriten in Nitrate erreicht wurde, so ist daraus zu schließen, daß auch in diesem Falle das dort anwesende Kupferoxyd-Ammoniak sich als Katalysator an der Reaktion beteiligt.

Fortsetzung des Versuches 3.

Die Anodenflüssigkeit erhielt vor der Fortsetzung des Versuches einen Zusatz von 40 ccm 10-prozentiger kupferoxydhaltiger Ammoniakflüssigkeit sowie von 15 g festem Natriumhydroxyd.

Dauer des Versuches in Stunden	Stromstärke in Amp.	In Lösung vorhandenes Natriumnitrit in g
$8^{1}/_{3}$	10	24.5
$9^{1}/_{2}$	10	18.0
$11^{1}/_{12}$	3	16.2
$16^{5}/_{6}$	3	0.0

Beim Verarbeiten der Anodenflüssigkeit wurden 38.5 g kristallisiertes Natriumnitrat erhalten, entsprechend einer Stromausbeute, von Beginn des Versuches an gerechnet, von 76.0 Proz.

Fortsetzung des Versuches 4.

Dauer des Versuches in Stunden	Stromstärke in Amp.	In Lösung vorhandenes Natriumnitrit in g
8	10	19.7
9	10	18.1
11	5	12.8
12	2	12.0
$20^{2}/_{3}$	2	6.0
$22^{2}/_{3}$	3	4.8
$23^{2}/_{3}$	5	3.6
$24^{11}/_{12}$	5	0.0

Durch Verarbeitung der Anodenflüssigkeit wurden 30.7 g kristallisiertes Natriumnitrat erhalten, entsprechend einer Stromausbeute von 48.8 Proz.

Fortsetzung des Versuches 5.

Stromstärke: 15 Amp.

Dauer des Versuches in Stunden	In Lösung vorhandenes Natriumnitrit in g
7	33.3
$9^{1}/_{6}$	29.1
$10^{1}/_{6}$	22.5
$11^{1}/_{6}$	10.5
$13^{1}/_{3}$	0.0

Durch Verarbeitung der Anodenflüssigkeit wurden 45 g kristallisiertes Natriumnitrat erhalten, entsprechend einer Stromausbeute, von Beginn des Versuches an gerechnet, von 56.9 Proz.

Vergleicht man die Mengen des bei den einzelnen Versuchen gewonnenen salpetersauren Natriums mit den Nitritmengen, welche die Flüssigkeiten vorher im Maximum enthielten, so ergibt sich Folgendes:

Bei Versuch 2 wurde die maximale Menge Nitrit bei der am Ende der sechsten Stunde vorgenommenen Titration festgestellt. Die nach Verlauf einer weiteren Stunde ermittelte Nitritmenge betrug nur 1 g weniger, sodaß man nicht fehl gehen wird mit der Annahme, daß die größte Menge salpetrigsaures Salz gegen Ende der siebenten Stunde vorhanden gewesen sei und etwa 24 g betragen habe.

Diese Menge ergibt bei der Oxydation 30 g Natriumnitrat, also fast genau die bei dem Versuche in Substanz gewonnene Menge Natronsalpeter.

Es hat also bei diesem Versuche während der Oxydation des Nitrits zu Nitrat eine weitere Bildung von Nitrit aus Ammoniak offenbar nicht stattgefunden.

Bei Versuch 3 waren im Maximum etwa 25.4 g Natriumnitrit entstanden, die bei der Oxydation 31.3 g Natriumnitrat hätten liefern können.

Es wurden am Schlusse des Versuches indessen 38.5 g erhalten. Bei diesem Versuche hat also zweifellos noch Neubildung von Nitrit aus Ammoniak stattgefunden, nachdem bereits die Oxydation des Nitrits begonnen hatte.

Dies erklärt sich wohl hier daraus, daß, wie oben bemerkt wurde, der Anodenflüssigkeit während der Dauer der Elektrolyse noch 40 ccm Kupferoxydammoniak zugefügt worden waren, sodaß also bei diesem Versuche die Menge des Ammoniaks im Verhältnis zum Nitrit größer war als bei dem Versuche 2.

Daß während der ersten Stunden der Dauer der Elektrolyse neben der Nitritbildung nicht auch die Bildung salpetersaurer Salze eintritt, haben wir durch besondere Versuche festgestellt.

Bei keinem der hier mitgeteilten Versuche wurden durch die elektrolytische Oxydation des Ammoniaks Lösungen gewonnen, die wesentlich mehr als 7 Proz. Natriumnitrit enthielten. Statt daß die Menge des Nitrits bei der Fortsetzung der Elektrolyse sich vermehrt hätte, trat Verminderung durch Oxydation zu Nitrat ein.

Daß unter Umständen aber auch höher konzentrierte Natriumnitritlösungen entstehen können, zeigt folgender Versuch.

Einem Gemisch von 85 ccm 20-prozentiger Natronlauge und 65 ccm 10-prozentiger kupferhydroxydhaltiger Ammoniakflüssigkeit wurde soviel festes salpetrigsaures Natrium zugesetzt, daß die Lösung 7,4 Proz. Nitrit enthielt. Diese Lösung diente als Anodenflüssigkeit, während als Kathodenflüssigkeit reine Natronlauge verwendet wurde. Als die Flüssigkeit nunmehr zwischen Platinelektroden bei einer Stromstärke von 2—3 Amp. elektrolysiert wurde, stieg der Nitritgehalt der Anodenflüssigkeit auf 9.5 Proz. innerhalb $3^3/_4$ Stunden. Erst dann erfolgte wieder Abnahme des Nitritgehaltes.

Es ist hiernach wohl als sicher anzunehmen, daß es durch eine passende Zusammensetzung der Anodenflüssigkeit bei Beginn der Versuche oder durch geeigneten Zusatz von Ammoniak oder fixem Alkali während des Versuches gelingen wird, auch direkt Lösungen zu gewinnen, welche einen höheren Nitritgehalt aufweisen als dies bei den oben mitgeteilten Versuchen der Fall war.

Von ferneren Versuchen sei ausführlicher hier noch der folgende als der einzige erwähnt, der zur Gewinnung von Kaliumnitrit angestellt wurde.

Versuch 6.

Anodenflüssigkeit: 200 ccm 20-prozentiger Kalilauge und 150 ccm 10-prozentigen Ammoniaks, welche 1.4 g Kupferhydroxyd enthielten. Kathodenflüssigkeit: 150 ccm 20-prozentiger Kalilauge. Anode: Eisenblech 190 qcm; Kathode: Eisenblech 120 qcm. Stromstärke: 10 Amp.

Dauer des Versuches in Stunden	Menge des entstandenen Nitrits als Kaliumnitrit berechnet in g	Stromausbeute seit Beginn des Versuches
$^1/_3$	1.04	59 Proz.
$1^1/_3$	4.33	61 „
$2^1/_3$	6.75	55 „

Die Stromausbeute ist hier erheblich geringer als bei den unter Verwendung von Natriumhydroxyd angestellten Versuchen; es sind offenbar nicht gleich die zur Erzielung hoher Ausbeuten günstigen Konzentrationsverhältnisse getroffen worden.

Wir haben auch ammoniakalische Barytlösungen bei Gegenwart von Kupferhydroxyd elektrolysiert und so kristallisiertes Baryumnitrit und Baryumnitrat ohne Schwierigkeit gewinnen können.

Aus allen diesen Versuchen — insbesondere den unter Verwendung von Natriumhydroxyd angestellten —, mit deren Durcharbeitung und Ergänzung wir zur Zeit noch beschäftigt sind, geht ohne Zweifel hervor, daß es in den Grenzen eines Laboratoriumsversuches ohne Schwierigkeit und unter Erzielung hoher Stromausbeuten möglich ist, aus Ammoniak durch Einwirkung elektrolytischen Sauerstoffs bei Gegenwart des als Katalysator wirkenden Kupferhydroxyds salpetrigsaure und salpetersaure Salze zu gewinnen.

Durch Vergrößerung der Apparate, insbesondere durch die leicht ausführbare ausgiebige Vergrößerung der Eisenanode dürfte es auch möglich sein, selbst große Mengen Nitrite und Nitrate darzustellen.

Ob es aber gelingen wird, auf Grund dieser Versuche eine Methode zur lohnenden Fabrikation von salpetersauren und salpetrigsauren Salzen auszuarbeiten, muß dahingestellt bleiben.

Über eine Synthese des (2)-Methylhypoxanthins.

Von **Wilhelm Traube** und **Heinrich Schlüter**.

Wie W. Traube und L. Herrmann gezeigt haben[1]), reagiert Benzamidin mit Cyanessigester unter Bildung des (2)-Phenyl-(4)-amino-(6)-oxy-
pyrimidins. Diese letztere Verbindung konnte weiter in das in Stellung 2
durch eine Phenylgruppe substituierte Hypoxanthin verwandelt werden
nach einer Reihenfolge von Reaktionen, die völlig derjenigen entspricht, die
von dem aus Guanidin und Cyanessigester entstehenden (2.4)-Diamino-
(6)-oxypyrimidin zum Guanin geführt hat.[2]) Wir haben nun versucht, das
Hypoxanthin selbst zu gewinnen, indem wir an Stelle des Benzamidins bei
obiger Reaktion den einfachsten Vertreter der Körperklasse, das Formamidin
zur Kondensation mit Cyanessigester benutzten. Trotz vielfacher Versuche
gelang es uns indessen nicht, auf diesem Wege das gesuchte Ziel zu erreichen, da das Formamidin nicht mit dem Cyanessigester reagierte, sondern
sich bei allen Versuchen unter Abspaltung von Blausäure zersetzte.

Weit beständiger als dieses einfachste Amidin erwies sich sein nächstes
Homologes, das Acetamidin. Wir konnten durch Einwirkung desselben auf
Cyanessigester das (2)-Methyl-(4)-amino-(6)-oxypyrimidin erhalten und es gelang
uns weiterhin, dieses letztere in das noch unbekannte (2)-Methylhypoxanthin
überzuführen.

Zur Kondensation von Cyanessigester und Acetamidin wurde je ein
Molekulargewicht Acetamidinchlorhydrat und Cyanessigester in Alkohol gelöst
und eine alkoholische Lösung von einem Molekulargewicht Natrium hinzugefügt. Hierdurch wurde unter Ausscheidung von Chlornatrium das Amidin
in Freiheit gesetzt und im Entstehungszustande mit dem Natriumsalz des
Cyanessigesters zusammengebracht.

Die Reaktion verläuft nicht quantitativ in der gewünschten Richtung,
sondern ein Teil des Amidins zersetzt sich und gibt Veranlassung zur
Bildung des unten beschriebenen Nebenprodukts.

---

[1]) Berichte d. deutsch. chem. Ges. **37**, 2267.
[2]) Berichte d. deutsch. chem. Ges. **33**, 1371.

Der Hauptsache nach reagiert aber das Acetamidin unter Abspaltung von Alkohol und Ringbildung mit dem Cyanessigester nach folgender Gleichung:

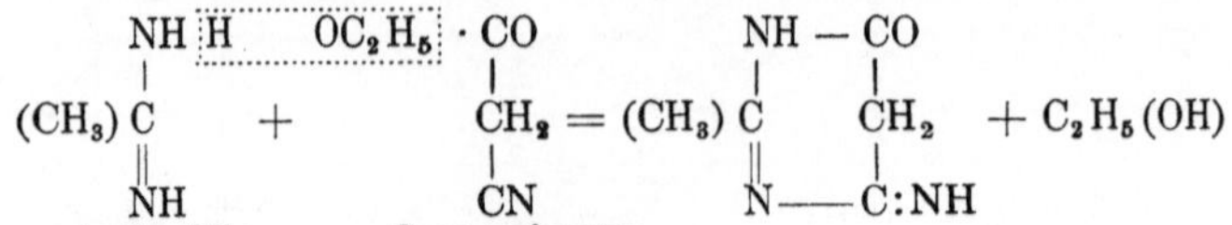

$$
\begin{array}{ccccc}
\mathrm{NH}\ \boxed{\mathrm{H} \quad \mathrm{OC_2H_5}}\cdot\mathrm{CO} & & \mathrm{NH-CO} & & \\
| & & | \quad\quad | & & \\
(\mathrm{CH_3})\,\mathrm{C} \quad + \quad \mathrm{CH_2} = (\mathrm{CH_3})\,\mathrm{C} \quad \mathrm{CH_2} & + \mathrm{C_2H_5(OH)} \\
\| & & \| \quad\quad | & & \\
\mathrm{NH} & \mathrm{CN} & \mathrm{N{-}{-}C:NH} & &
\end{array}
$$

Acetamidin   Cyanessigester

Mit Rücksicht auf die tautomere Formel:

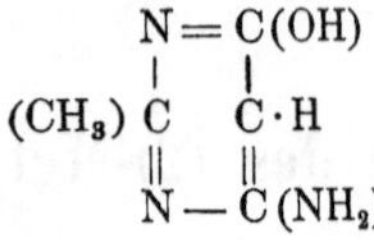

$$
\begin{array}{c}
\mathrm{N = C(OH)} \\
| \quad\quad | \\
(\mathrm{CH_3})\ \mathrm{C} \quad \mathrm{C\cdot H} \\
\| \quad\quad \| \\
\mathrm{N - C(NH_2)}
\end{array}
$$

des Kondensationsprodukts ist dasselbe als (2)-Methyl-(4)-amino-(6)-oxypyrimidin zu bezeichnen.

Das oben erwähnte Nebenprodukt konnte dadurch, daß es im Gegensatz zum Hauptprodukt in Alkali unlöslich ist, isoliert werden. Es hat die empirische Zusammensetzung $C_7H_{10}N_3O_2$ und entsteht wahrscheinlich dadurch, daß bei der Zersetzung des Acetamidins teilweise zurückgebildeter Acetimidoester mit Cyanessigester reagiert:

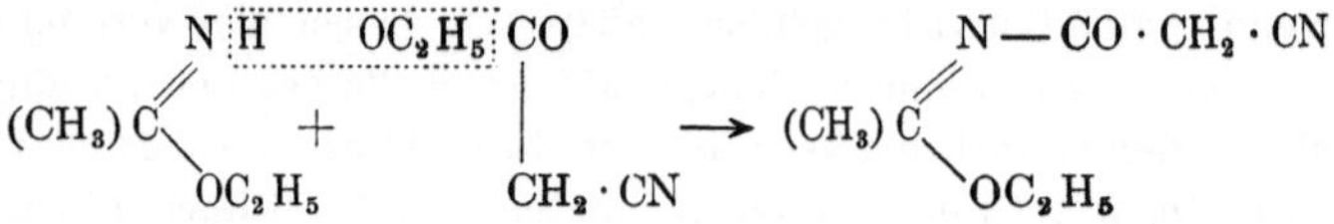

$$
(\mathrm{CH_3})\,\mathrm{C}\!\!\begin{array}{c}\mathrm{N}\ \boxed{\mathrm{H} \quad \mathrm{OC_2H_5}}\,\mathrm{CO} \\[4pt] \mathrm{OC_2H_5}\end{array}
+\ \begin{array}{c}| \\ \mathrm{CH_2\cdot CN}\end{array}
\ \longrightarrow\
(\mathrm{CH_3})\,\mathrm{C}\!\!\begin{array}{c}\mathrm{N-CO\cdot CH_2\cdot CN} \\[4pt] \mathrm{OC_2H_5}\end{array}
$$

Ein Versuch, diese Verbindung direkt aus dem Imidoester nach vorstehender Gleichung darzustellen, hatte indessen keinen Erfolg.

Für die wesentliche Verschiedenheit des Nebenprodukts von dem ringförmig konstituierten Hauptprodukt spricht der verhältnismäßig niedrige und scharfe Schmelzpunkt des ersteren (185°). Denn alle im folgenden beschriebenen ringförmigen Körper schmelzen unscharf und unter Zersetzung gegen 300°.

Es lag nahe, das Nebenprodukt durch Behandeln mit Ammoniak in das Oxypyrimidin überzuführen:

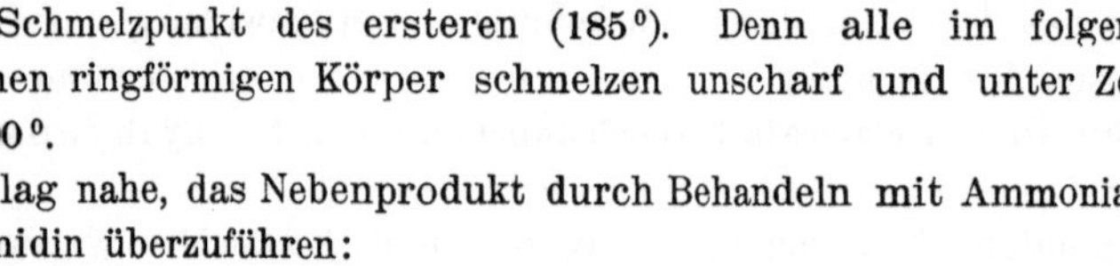

$$
\begin{array}{ccccc}
\mathrm{N{-}{-}{-}CO} & & \mathrm{N = C(OH)} & & \\
\| \quad\quad | & & | \quad\quad | & & \\
(\mathrm{CH_3})\,\mathrm{C} \quad \mathrm{CH_2} + \mathrm{NH_3} = (\mathrm{CH_3})\,\mathrm{C} \quad \mathrm{CH} & + \mathrm{C_2H_5(OH)} \\
| \quad\quad | & & \| \quad\quad \| & & \\
\mathrm{OC_2H_5} \quad \mathrm{CN} & & \mathrm{N = C(NH_2)} & &
\end{array}
$$

Schmelzpunkt, Kristallisation etc. des so erhaltenen Produkts zeigten aber, daß die Verbindung $C_7H_{10}N_2O_2$ unverändert geblieben war.

Das (2)-Methyl-(4)-amino-(6)-oxypyrimidin ist ein gut kristallisierender, beständiger Körper. Es zeigt neben den sauren auch basische Eigenschaften, indem es sich sowohl in Alkalien als auch in Säuren auflöst. So bildet es z. B. ein in durchsichtigen Stäbchen kristallisierendes Chlorhydrat. Seine

für den vorliegenden Fall wichtigste Eigenschaft ist, mittels salpetriger Säure
in eine intensiv grün gefärbte Isonitrosoverbindung überzugehen:

$$
\begin{array}{ccc}
\mathrm{N}\!=\!\mathrm{C\,(OH)} & & \mathrm{N}\!=\!\mathrm{C\,(OH)} \\
\mathrm{(CH_3)\,C \quad CH_2} \xrightarrow[-\,H_2O]{+\,NO\,(OH)} & \mathrm{(CH_3)\,C \quad C\!:\!N\,(OH)} \\
\mathrm{N\!-\!C\!:\!(NH)} & & \mathrm{N\!-\!C\!:\!NH}
\end{array}
$$

Auch die Salze dieser die Eigenschaften einer Säure besitzenden Verbindung sind lebhaft gefärbt, die Alkalisalze z. B. sind violett. Durch Schwefelammonium erfolgt mit Leichtigkeit Reduktion der Isonitrosogruppe zur
Aminogruppe.

Hierbei geht die tiefgrüne Färbung in Gelb über. Das entstehende
Diaminooxypyrimidin, ein leicht kristallisierender, beständiger Körper, ist eine
einsäurige Base, welche sich beim Kochen mit Mineralsäuren unter Abspaltung
von Ammoniak zersetzt. Die Verbindung reduziert schon in der Kälte ammoniakalische Silberlösung, beim Kochen augenblicklich und reichlich. Auch
ihre Derivate zeigen, wenngleich in vermindertem Maße, diese Eigenschaft.

Als Orthodiamin zeigt die Base eine große Reaktionsfähigkeit. Die im
nachfolgenden beschriebenen Verbindungen sind aus ihr durch die mannig-
faltigsten Kondensationen hervorgegangen, unter welchen die mit Mono-
karbonsäuren bezw. deren Chloriden und den Senfölen ausgeführten besonderes Interesse besitzen, da sie zu Purinderivaten geführt haben.

Die Kondensation mit Säuren beruht darauf, daß Wasserstoffatome der
beiden Amidgruppen mit dem Hydroxyl und dem Sauerstoff des Karboxyls
als 2 Moleküle Wasser austreten, so daß das Kohlenstoffatom des Karboxyls
beiderseits an den Stickstoff der Amidgruppen gebunden wird:

$$
\begin{array}{ccc}
\mathrm{N}\!=\!\mathrm{C\,(OH)} & & \mathrm{NH}\!-\!\mathrm{CO} \\
\mathrm{(CH_3)\,C \quad C\cdot N\,H\,|\,H \quad OH|} \!\!\diagdown & & \mathrm{(CH_3)\,C \quad C\!-\!NH}\!\!\diagdown \\
\qquad\qquad\quad +\qquad\quad \mathrm{CR} & = & \qquad\qquad\qquad \mathrm{CR} \quad +\,2\,H_2O \\
\mathrm{N\!-\!C\cdot N\,|\,H_2 \quad O|}\!\!\diagup & & \mathrm{N\!\!-\!\!-\!C\!\!-\!\!-\!N}\!\!\diagup
\end{array}
$$

Die Reaktion verläuft in 2 Phasen, indem zunächst ein intermediäres,
den Säurerest enthaltendes Acidylderivat der Base gebildet wird, welches bei
weiterer Einwirkung der Säure unter Wasserabspaltung in das Purinderivat
übergeht:

$$
\begin{array}{ccc}
\mathrm{N}\!=\!\mathrm{C\,(OH)} & & \mathrm{NH}\!-\!\mathrm{CO} \\
\mathrm{(CH_3)\,C \quad C\cdot NH\cdot C\cdot R} \xrightarrow{-\,H_2O} & & \mathrm{(CH_3)\,C \quad C\!-\!NH}\!\!\diagdown \\
\mathrm{N\!-\!C\cdot N\,|\,H_2\,O|} & & \qquad\qquad\qquad \mathrm{CR} \\
& & \mathrm{N\!\!-\!\!-\!C\!\!-\!\!-\!N}\!\!\diagup
\end{array}
$$

So haben wir aus der Diaminobase durch Einwirkung von Essig- bezw.
Ameisensäure mittels Siedens am Rückflußkühler ein Acetyl- bezw. ein
Formylderivat erhalten und das letztere durch weitere Behandlung mit
Ameisensäure in das (2)-Methylhypoxanthin übergeführt, welches auch direkt

aus dem Diamin durch längere Einwirkung von Ameisensäure erhalten
werden kann. Das Natriumsalz des Methylhypoxanthins erhielten wir durch
Erhitzen des Natriumsalzes der Formylverbindung auf 240°. Bei der Acetylverbindung ist der Ringschluß durch anhaltendes Sieden mit Essigsäure
nicht zu erreichen.

Das (2)-Methylhypoxanthin hat mit dem nicht substituierten natürlichen
Hypoxanthin die leichte Löslichkeit in wässerigem Alkali und die Fällbarkeit
aus diesen Lösungen durch Säuren gemein. Dagegen hat der Eintritt des
Methyls den Hypoxanthincharakter insofern modifiziert, als die Löslichkeit in
Wasser erheblich erhöht worden ist. Während das Hypoxanthin in 300 Teilen
kalten Wassers löslich ist, löst sich 2-Methylhypoxanthin schon in 100 Teilen
und in 35 Teilen heißen Wassers. Die Beobachtung, daß mit der Zahl der eintretenden Methylgruppen die Löslichkeit wächst, hat auch Krüger[1]) gemacht,
als er aus dem natürlichen Hypoxanthin ein Dimethylhypoxanthin darstellte,
indem er die beiden Imidwasserstoffatome durch Methyl ersetzte.

Da im (2)-Methylhypoxanthin das Methyl an Kohlenstoff gebunden ist,
so mußte es möglich sein, noch 2 Methylgruppen an Stelle der Imidwasserstoffatome einzuführen. In der Tat ist diese Methylierung in alkoholischer
Lösung unter Zusatz von Natriumäthylat mittels Jodmethyls durch Kochen
am Rückflußkühler gelungen. Wir erhielten zunächst nicht die freie Base,
sondern eine Doppelverbindung mit Jodnatrium:

$$C_5H(CH_3)_3N_4O, NaJ + 3H_2O.$$

Durch Behandeln derselben mit feuchtem Silberoxyd gelingt leicht die
Trennung der Base von Jodnatrium. Das Produkt entsprach bezüglich der
Löslichkeit der oben ausgesprochenen Regel, da es sehr leicht löslich in
Wasser ist.

Zu weiteren Purinderivaten gelangt man von dem Diamin aus durch
Einwirkung von Chlorkohlensäureester und Senfölen, wobei zunächst ein
Urethan bezw. Thioharnstoffe entstehen. Im ersteren Falle ist die Reaktion
der Einwirkung der Säurechloride auf Amine analog:

$$
\begin{array}{ccc}
\mathrm{N}=\mathrm{C(OH)} & & \mathrm{N}=\mathrm{C(OH)} \\
| \quad | & & | \quad | \\
\mathrm{(CH_3)C \quad C \cdot NH} + \mathrm{CO\,OC_2H_5} \rightarrow \mathrm{(CH_3)C \quad C \cdot NH \cdot CO \cdot OC_2H_5} \\
\| \quad \| \quad \mathrm{H} \; \mathrm{Cl} & & \| \quad \| \\
\mathrm{N-C \cdot NH_2} & & \mathrm{N-C(NH_2)}
\end{array}
$$

Wird das Natriumsalz dieses Urethans hoher Temperatur ausgesetzt, so
spaltet sich Alkohol ab, und es entsteht ein Purinderivat:

$$
\begin{array}{ccc}
\mathrm{N}=\mathrm{C(OH)} & & \mathrm{NH-CO} \\
| \quad | & & | \quad | \\
\mathrm{(CH_3)C \quad C \cdot NH \cdot CO \cdot OC_2H_5} \rightarrow \mathrm{(CH_3)C \quad C-NH} \\
\| \quad \| & & \| \quad \| \quad \diagdown \mathrm{CO} \\
\mathrm{N-C-NH \cdot H} & & \mathrm{N-C-NH} \diagup
\end{array}
$$

2-Methyl-6.8-dioxypurin

---

[1]) Zeitschr. f. physiol. Chemie **18**, 436 und Berichte d. deutsch. chem.
Ges. **26**, 1921.

Kocht man das Diamin mit einem Senföl, so lagert sich das letztere an, so z. B. das Methylsenföl:

$$
\begin{array}{c}
N = C(OH) \\
| \quad\ | \\
(CH_3)C \quad C \cdot NHH \xrightarrow{CS:N(CH_3)} (CH_3)C \quad C \cdot NH \cdot CS \cdot NH(CH_3) \\
\| \quad\ \| \\
N - C \cdot NH_2
\end{array}
$$

Außer diesem haben wir noch durch Einwirkung von Phenylsenföl den entsprechend substituierten Thioharnstoff erhalten.

Aus der unter Verwendung von Methylsenföl erhaltenen Verbindung spaltete verdünnte Salzsäure beim Kochen Ammoniak ab, und man erhielt ein schwefelhaltiges Purinderivat:

$$
\begin{array}{c}
N = C(OH) \qquad\qquad NH - CO \\
(CH_3)C \quad C \cdot NH \cdot CS \cdot NH(CH_3) \longrightarrow (CH_3)C \quad C-N \\
N - C(NH_2) \qquad\qquad N - C - N(CH_3) \Big\rangle C(SH)
\end{array}
$$

Ähnlich den Senfölen lagert sich auch Isocyansäure unter Bildung eines Harnstoffs an das Diaminooxypyrimidin an, wenn man das Chlorhydrat des letzteren mit Kaliumisocyanat zusammenbringt:

$$
\begin{array}{c}
N = C(OH) \qquad\qquad N = C(OH) \\
(CH_3)C \quad C(NH_2) \xrightarrow{O:C:NK + HCl} (CH_3)C \quad C \cdot NH \cdot CO \cdot NH_2 \\
N - C(NH_2) \qquad\qquad N - C(NH_2)
\end{array}
$$

Weiterhin haben wir durch Einwirkung von salpetriger Säure auf das Diamin einen Körper erhalten, der einen Pyrrodiazolring in Verbindung mit dem Pyrimidinring enthält. Die salpetrige Säure wirkt unter Abspaltung von Wasser ein analog ihrer zu Azimidobenzolen führenden Einwirkung auf aromatische o-Diamine:

$$
\begin{array}{c}
N = C(OH) \qquad\qquad N = C(OH) \\
(CH_3)C \quad C \cdot NH[H \quad OH] \\
\qquad\qquad\qquad\qquad\qquad N \longrightarrow (CH_3)C \quad C-NH \\
N - C \cdot N[H_2 \quad O] \qquad\qquad N - C - N \Big\rangle N
\end{array}
$$

(2) - M e t h y l - (4) - a m i n o - (6) - o x y p y r i m i d i n :

$$
\begin{array}{c}
N = C(OH) \\
(CH_3)C \quad CH \\
\| \qquad \| \\
N - C(NH_2)
\end{array}
$$

Zur Kondensation mit Cyanessigester wurden 38 g des nach den Angaben A. Pinners[1]) dargestellten Acetamidinchlorhydrates in warmem Alkohol

---

[1]) Pinner, Die Imidoäther und ihre Derivate, S. 27, 107.

gelöst, 45.5 g Cyanessigester und schließlich eine alkoholische Lösung von
18.5 g Na hinzugegeben. Es fällt augenblicklich ein Niederschlag von Chlornatrium, und es entwickelt sich etwas Ammoniak.

Man überläßt das Gemisch mindestens 24 Stunden sich selbst. Nach
dem Ergebnis eines Versuchs ist es sogar vorteilhaft, die Verarbeitung des
Reaktionsgemisches erst nach 48 Stunden vorzunehmen. Denn während bei
den vorhergehenden Versuchen nur ungefähr 50 Proz. vom Gewicht des
angewandten Amidinchlorhydrats als Aminooxypyrimidin erhalten wurden,
stieg in diesem Falle die Ausbeute auf fast 80 Proz. Die Reaktionsflüssigkeit
enthält außer dem zuerst ausgeschiedenen Chlornatrium keinen Niederschlag.

Um das Kondensationsprodukt zu isolieren, wird die Lösung vom
Niederschlag abgesaugt und zur Trockne gebracht; beim Einengen scheiden
sich prismatische Kristalle ab. Der gelblichbraune Trockenrückstand wird
mit der ungefähr fünffachen Gewichtsmenge kalter ca. 5-prozentiger Natronlauge übergossen, worin er sich zum Teil mit roter Farbe löst. Von dem
ungelösten Teil wird abfiltriert und das Filtrat mit Essigsäure übersättigt.
Es fällt das freie (2)-Methyl-(4)-amino-(6)-oxypyrimidin als weißer Niederschlag
aus. Ausbeute 30 g. Der Körper ist löslich in heißem Wasser und heißem
Alkohol; aus dem ersteren kristallisiert er in glänzenden weißen Prismen.
Er löst sich in verdünntem Alkali und verdünnten Säuren auf, indem Salze
entstehen. Unter diesen ist das Chlorhydrat schwer löslich und kristallisiert
in durchsichtigen Stäbchen.

Das 2-Methyl-4-amino-6-oxypyrimidin schmilzt unscharf gegen 290° unter
Bräunung. Zur Analyse wurde es zweimal aus heißem Wasser umkristallisiert.

Analysen:

1. 0.4127 g (lufttrocken) verloren bei 138° 0.0927 g H_2O.
2. 0.1000 g (lufttrocken) gaben 23.2 ccm N (24°; 769 mm).

Gefunden:	Berechnet für $C_5H_7N_3O$, 2 H_2O:
H_2O : 22.46 %	22.35 %
N : 26.34 „	26.12 „

3. 0.1029 g (bei 138° getrocknet) gaben 0.1813 g CO_2 und 0.0542 g H_2O.

Gefunden:	Berechnet für $C_5H_7N_3O$:
C : 48.66 %	47.93 %
H : 5.90 „	5.65 „

Wie oben bei der Beschreibung der Darstellung des (2)-Methyl-(4)-amino-
(6)-oxypyrimidins erwähnt wurde, ist ein Teil des Kondensationsprodukts in
verdünntem Alkali unlöslich. Dieser in einer Ausbeute von ungefähr 10 Proz.
vom Gewicht des angewandten Amidinchlorhydrats erhaltene Körper hat die
Zusammensetzung $C_7H_{10}N_2O_3$, er schmilzt bei 185° und ist löslich in heißem
Wasser und heißem Alkohol, aus letzterem in großen, gut ausgebildeten
glasglänzenden Kristallen sich wieder ausscheidend.

Die Konstitution dieses nicht weiter untersuchten Körpers ist schon in
der Einleitung besprochen worden.

Zur Analyse wurde die Verbindung zweimal aus Alkohol umkristallisiert.

Analysen:

1. 0.1143 g gaben 0.2291 g CO_2 und 0.0700 g H_2O.
2. 0.1164 „   „   18.8 ccm N (21°; 749 mm).

	Gefunden:	Berechnet für $C_7H_{10}N_2O_2$:
C :	54.67 %	54.48 %
H :	6.84 „	6.55 „
N :	18.28 „	18.21 „

(2)-Methyl-(4)-imino-(5)-isonitroso-(6)-oxypyrimidin.

$$
\begin{array}{ccc}
 & N = & C(OH) \\
 & | & | \\
(CH_3)\,C & & C : N(OH) \\
 & \| & | \\
 & N - & C : NH
\end{array}
$$

Zur Überführung in den Isonitrosokörper werden 29.7 g Aminooxypyrimidin in wenig Wasser suspendiert, 16.5 g Natriumnitrit hinzugefügt, und nun durch einen Tropftrichter verdünnte Schwefelsäure zugesetzt. Die einfallenden Tropfen rufen an der Einfallsstelle eine intensiv blaue Färbung hervor. Das Aminooxypyrimidin geht allmählich in Lösung, während die Temperatur der Flüssigkeit durch die Reaktionswärme steigt, und bald fällt die Isonitrosoverbindung in dunkelgrünen, glänzenden Kristallen nieder. Der Niederschlag wird abgesaugt, mit Wasser, Alkohol und Äther gewaschen und ist für die Reduktion genügend rein. Die Ausbeute betrug 27 g (= 74 Proz. der theoretischen).

Die Isonitrosoverbindung ist löslich in heißem Wasser, aus einer verdünnten Lösung kristallisiert sie nach längerem Stehen in großen, gut ausgebildeten, schwarzgrünen Kristallen, die sich oft sternförmig gruppieren. Sie bildet mit Alkalien schön gefärbte Salze, das Natronsalz kristallisiert in großen blaßvioletten Nadeln, auch das Kaliumsalz ist violett.

Für die Analyse wurde die Verbindung aus ammoniakalischer Lösung durch Essigsäure gefällt und sodann getrocknet.

Analysen:

1. 0.0953 g lieferten 0.1366 g CO_2 und 0.0357 g H_2O.
2. 0.0786 „   „   25.1 ccm N (22.5°; 757 mm).

	Gefunden:	Berechnet für $C_5H_6N_4O_2$:
C :	39.10 %	38.91 %
H :	4.20 „	3.93 „
N :	36.31 „	36.41 „

(2)-Methyl-(4.5)-diamino-(6)-oxypyrimidin.

$$
\begin{array}{ccc}
 & N = & C(OH) \\
 & | & | \\
(CH_3)\,C & & C(NH_2) \\
 & \| & \| \\
 & N - & C(NH_2)
\end{array}
$$

27 g des wie eben angegeben erhaltenen Isonitrosokörpers werden in wenig Wasser aufgeschwemmt, die Mischung bis fast zum Sieden erhitzt und darauf die berechnete Menge gelbes Schwefelammonium (ungefähr 60 g einer 40-prozentigen Lösung) mittels eines Tropftrichters unter fortwährendem Umschütteln hinzugefügt. Die einfallenden Tropfen rufen in dem grünen Reaktionsgemisch eine lebhafte Gelbfärbung hervor. Durch das sich ausscheidende Diamin und durch Schwefelabscheidung verdickt sich die Masse mehr und mehr, und die Temperatur steigt durch die Reaktionswärme bis zum Sieden.

Die Reaktion ist beendet, wenn vollständige Gelbfärbung eingetreten ist. Nach dem Erkalten wird der Niederschlag abgesaugt und zur Trennung der Base vom Schwefel durch wiederholtes Ausziehen mit heißem Wasser erschöpft. Die Ausbeute beträgt 21 g, d. i. 85 Proz. der theoretischen.

Die Base ist leicht löslich in heißem Wasser, schwerer löslich in heißem Alkohol, aus dem sie sich beim Erkalten in durchsichtigen, oft sternförmig angeordneten Prismen abscheidet. Aus Wasser kristallisiert sie in schönen, goldglänzenden Blättchen. Zur Analyse wurde sie wiederholt aus Wasser umkristallisiert.

Analysen:

1. 0.0685 g (lufttrocken) lieferten 20.7 ccm N (19°; 767 mm).
2. 0.9639 „ (lufttrocken) verloren bei 140° 0.1140 g H_2O.
3. 0.1076 „ (bei 140° getrocknet) lieferten 0.1696 g CO_2 und 0.0577 g H_2O
4. 0.0783 „ (bei 140° getrocknet) lieferten 26.7 ccm N (17°; 761 mm).

Gefunden:	Berechnet für $C_5H_8N_4O$, H_2O:
N : 35.35 %	35.49 %
H_2O : 11.83 „	11.40 „

Gefunden:	Berechnet für $C_5H_8N_4O$:
C : 43.00 %	42.78 %
H : 6.01 „	5.76 „
N : 39.90 „	40.05 „

Das Diamin reduziert schon in der Kälte ammoniakalische Silberlösung. Es ist unlöslich in Äther, löslich in Alkali und verdünnten Säuren. Die Salze mit letzteren sind teilweise schwer löslich, das Chlorhydrat z. B. fällt in durchsichtigen rhombischen Tafeln aus, wenn man eine Probe des Diamins auf dem Uhrglase in verdünnter Salzsäure löst und an der Luft stehen läßt oder auf dem Wasserbade etwas einengt. Das Sulfat ist leichter löslich. Durch Kochen mit Schwefelsäure wird die Base anscheinend unter Abspaltung von Ammoniak zersetzt.

Formylderivat des (2)-Methyl-(4,5)-diamino-(6)-oxypyrimidins
$(CH_3)C_4N_2(OH)(NH_2)NH.CO.H$.

4 g der Diaminobase werden in einem kleinen Kolben mit 16 ccm 99-prozentiger Ameisensäure (spez. Gewicht 1,22) ungefähr 15 Minuten am Rückflußkühler gekocht. Die rote Lösung wird heiß auf ein Uhrglas gegossen, worauf beim Erkalten die Formylverbindung in feinen weißen Nadeln auskristallisiert. Diese werden abgesaugt und mit wenig Wasser gewaschen. Ausbeute 2,5 g. Durch Eindampfen der Mutterlauge erhält man eine zweite Kristallisation. Zur weiteren Reinigung wird die Formylverbindung in kaltem Wasser suspendiert, durch tropfenweisen Zusatz von Natronlauge gelöst und durch Essigsäure wieder gefällt.

Analysen:

1. 0.2702 g (lufttrocken) verloren bei 140° 0.0138 g H_2O.
2. 0.0890 „ (bei 140° getrocknet) lieferten 0.1390 g CO_2 und 0.0405 g H_2O.
3. 0.0788 „ (bei 140° getrocknet) lieferten 22,3 ccm N (15°; 765 mm).

Gefunden:	Berechnet für $C_6H_8N_4O_2$, $^1/_2\,H_2O$:
H_2O : 5.11 $^0/_0$	5.08 $^0/_0$

Gefunden:	Berechnet für $C_6H_8N_4O_2$:
C : 42,60 $^0/_0$	42.80 $^0/_0$
H : 5.10 „	4.80 „
N : 33.55 „	33.38 „

Die Formylverbindung ist löslich in heißem Alkohol und heißem Wasser und kristallisiert aus letzterem in glänzenden, feinen Nadeln. Sie reduziert ammoniakalische Silberlösung erst beim Kochen.

Löst man eine Probe in der berechneten Menge Normalnatronlauge, so fällt nach kurzem Stehen das Natriumsalz der Formylverbindung in glänzenden Nadeln aus. Aus einer verdünnten wässerigen Lösung läßt es sich durch Alkohol fällen. Erhitzt man das Salz einige Stunden hindurch im Luftbade auf ungefähr 240°, so erhält man einen braunen, in verdünntem Alkali löslichen Rückstand. Aus einer solchen Lösung fallen auf Zusatz von Essigsäure Kristalle des im folgenden beschriebenen (2)-Methylhypoxanthins.

(2)-Methylhypoxanthin.

(2)-Methyl-(6)-oxypurin.

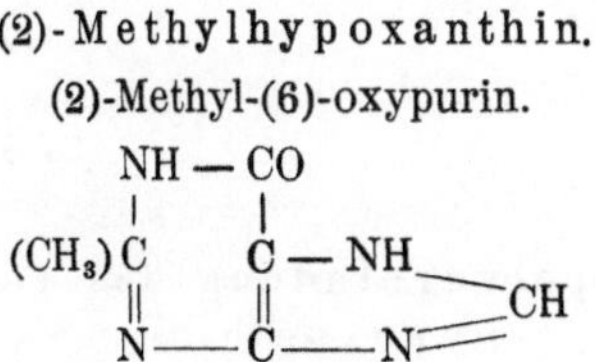

4 g der Diaminobase wurden mit ungefähr 20 ccm 99-prozentiger Ameisensäure 5 Stunden am Rückflußkühler im Sieden erhalten. Beim Erkalten schied die Lösung keinen Niederschlag aus, sie wurde daher auf dem Wasserbade zur Trockne gebracht. Die verbleibende rotbraun gefärbte Substanz, das (2)-Methylhypoxanthin reduziert Silberlösung nicht mehr; es wurde zur Analyse zweimal aus heißem Wasser unter Zusatz von Tierkohle umkristallisiert. Der Körper schied sich hierbei rein weiß in langen, seidenglänzenden Nadeln ab, welche sich teilweise zu sternförmigen Aggregaten vereinigten. Die Kristalle wurden abgesaugt, mit wenig Wasser gewaschen und bei gewöhnlicher Temperatur getrocknet.

2*

Das (2)-Methylhypoxanthin ist verhältnismäßig leicht löslich in Wasser. sehr leicht löslich in Alkali und verdünnten Säuren. Löst man eine Probe auf einem Uhrglase in verdünnter Salzsäure, so fällt das Chlorhydrat beim Reiben mit dem Glasstabe oder auf Zusatz von konzentrierter Salzsäure in feinen, durchsichtigen Prismen aus. Das Sulfat scheidet sich erst nach längerem Stehen aus der schwefelsauren Lösung ab und kristallisiert in schön ausgebildeten, meist zu drusenförmigen Aggregaten angeordneten Säulen. Aus der Lösung des Methylhypoxanthins in verdünnter Salpetersäure fällt nach kurzem Stehen an der Luft das Nitrat in derben rhombischen Kristallen aus. Silberlösung fällt aus salpetersaurer oder ammoniakalischer Lösung der Base einen gelatinösen amorphen Niederschlag.

Mit Alkalien bildet das (2)-Methylhypoxanthin ebenfalls schön kristallisierende Salze. Übergießt man es mit der berechneten Menge Normalnatronlauge, so fällt unmittelbar nach eingetretener Lösung das Natriumsalz in langen, weißen, seidenglänzenden Nadeln aus. Aus verdünnter alkalischer Lösung fällt überschüssige konzentrierte Lauge das Natriumsalz in gut ausgebildeten, harten, monoklinen Kristallen, die charakteristisch sind. Über dies Salz läßt sich die Base gut reinigen, mit Essigsäure befeuchtet, wandelt es sich unmittelbar in das in schneeweißen, feinen Nadeln kristallisierende freie Methylhypoxanthin um:

Analysen:

1. 0.1434 g lieferten 0.2504 g CO_2 und 0.0553 g H_2O.
2. 0.1971 „ „ 0.3455 „ CO_2 und 0.0731 „ H_2O.
3. 0.0782 „ „ 25.2 ccm N (16.5°; 755 mm).
4. 0.0861 „ „ 27.4 „ N (14°; 760 mm).

	Gefunden:	Berechnet für $C_6H_6N_4O$:
C:	47.70 % 47.81 „	47.93 %
H:	4.32 „ 4.15 „	4.03 „
N:	37.47 „ 37.64 „	37.38 „

Jodnatrium-Doppelverbindung des (1.2.7)-Trimethyl-
hypoxanthins.

$(CH_3)_3 C_5 HN_4 O$, NaJ $+ 3 H_2O$.

$2^1/_2$ g reines (2)-Methylhypoxanthin werden in einer Lösung von 0,8 g Natrium in 20 ccm Alkohol, der 20 ccm Wasser hinzugefügt sind, durch Erwärmen in Lösung gebracht. Darauf werden ungefähr 5,5 g Jodmethyl hinzugefügt und das Gemisch auf dem Wasserbade am Rückflußkühler im Sieden erhalten, bis neutrale oder saure Reaktion eingetreten ist, was nach 2 Stunden der Fall ist. Die klare Lösung wird auf ein Uhrglas gegossen; beim Erkalten scheidet sich ein aus langen, sternförmig angeordneten Prismen bestehender Niederschlag aus, welcher abgesaugt und vorsichtig mit einigen Tropfen kaltem Alkohol und darauf mit Äther gewaschen wird. Der rein weiße

Niederschlag wird an der Luft getrocknet und das Filtrat auf dem Wasserbade vorsichtig eingeengt; beim Erkalten erhält man eine zweite Kristallisation. Bei zu starkem Eindampfen wird der Niederschlag schmierig und durch Jodausscheidung braun. Die Ausbeute beträgt einschließlich der zweiten Kristallisation ungefähr 65 Proz. vom Gewicht des angewandten Methylhypoxanthins.

Die Jodnatriumdoppelverbindung des Trimethylhypoxanthins, die mit 3 Mol. Wasser kristallisiert, ist löslich in Alkohol, sehr leicht löslich in kaltem Wasser. Bei längerem Stehen an der Luft färbt sie sich durch Jodausscheidung gelblich.

Analysen :

1. 0.4808 g (lufttrocken) verloren bei 140° 0.0705 g H_2O.
2. 0.1496 g (bei 140° getrocknet) gaben 22.6 ccm N (22.5°; 762 mm).

Gefunden :	Berechnet für
	$C_8H_{10}N_4O$, NaJ $+$ 3 H_2O :
H_2O : 14.65 %	14.14 %
	Berechnet für $C_8H_{10}N_4O$, NaJ :
N : 17.30 „	17.14 %

(1.2.7)-Trimethylhypoxanthin.

$$
\begin{array}{ccc}
(CH_3)N & - & CO \\
| & & | \\
(CH_3)C & & C - N(CH_3) \\
\| & & \| \quad\quad\diagdown\!\!\diagdown CH \\
N & - C - & N\diagup\!\!\diagup
\end{array}
$$

(1.2.7)-Trimethyl-(6)-oxypurin.

Aus der Jodnatriumdoppelverbindung kann die freie Base durch Umsetzung mit feuchtem Silberoxyd und Neutralisation der alkalischen Lösung mit Kohlensäure gewonnen werden.

Zu diesem Zwecke wird in die wässerige Lösung der Doppelverbindung frisch gefälltes Silberoxyd eingetragen, bis das Filtrat keine Jodreaktion mehr gibt. Nach dem Abfiltrieren vom ausgeschiedenen Jodsilber wird das Filtrat mit Kohlensäure gesättigt, zur Trockne gebracht und mit Chloroform ausgezogen, welches beim Verdunsten die Base in weißen, eisblumenartigen Gebilden zurückläßt. Die Ausbeute entspricht nahezu der theoretischen.

Analysen :

1. 0,1144 g lieferten 0,2294 g CO_2 und 0,0604 g H_2O.
2. 0,0655 „ „ 17,8 ccm N (20°; 759 mm).

Gefunden :	Berechnet für $C_8H_{10}N_4O$:
C : 54.70 %	53.86 %
H : 5.92 „	5.70 „
N : 31.29 „	31.50 „

Die Differenz in der Kohlenstoffbestimmung ist wohl auf eine zufällige Verunreinigung der Substanz zurückzuführen; beim Trocknen bei 140° war nämlich eine schwache Bräunung derselben eingetreten. Die Analyse konnte aber aus Mangel an Material nicht wiederholt werden.

Das Trimethylhypoxanthin ist leicht löslich in Alkohol und sehr leicht löslich in Wasser.

Acetylderivat des (2)-Methyl-(4.5)-diamino-(6)-oxypyrimidins.

$$(CH_3)C_4N_2(OH) (NH_2)NH.CO.CH_3.$$

1 g reines Diaminooxypyrimidin wird mit 98-prozentiger Essigsäure ungefähr 5 Minuten gekocht; beim Erwärmen löst es sich, und fast unmittelbar darauf fällt die Acetylverbindung als gelb erscheinender Niederschlag aus. Nach dem Erkalten wird der aus kleinen, weißen Nadeln bestehende Niederschlag abgesaugt. Die Ausbeute beträgt 1 g.

Zur Reinigung wird die Verbindung in wenig Wasser suspendiert, vorsichtig mit wenig Natronlauge in Lösung gebracht und mit Essigsäure wieder gefällt.

Die Acetylverbindung kristallisiert ohne Kristallwasser.

Analysen:

1. 0.1907 g lieferten 0.3219 g CO_2 und 0.0968 g H_2O.
2. 0.0865 „   „   22.1 ccm N (12^0; 764 mm).

Gefunden:	Berechnet für $C_7H_{10}N_4O_2$:
C : 46.04 $^0/_0$	46.09 $^0/_0$
H : 5.69 „	5.54 „
N : 30.66 „	30.81 „

Urethan aus (2)-Methyl-(4.5)-diamino-(6)-oxypyrimidin.

$$(CH_3) C_4N_2 (OH) (NH_2) NH.CO.OC_2H_5.$$

2 g Diamin werden in der berechneten Menge kalter Normalnatronlauge gelöst, ungefähr 1.8 g Chlorkohlensäureester hinzugegeben und durch Schütteln mit der roten Lösung des Diamins vermischt; die letztere trübt sich durch Ausscheidung eines gelbroten Niederschlages, und nach kurzem Stehen ist die Flüssigkeit zu einem Kristallbrei erstarrt. Ausbeute 2 g. Zur Reinigung wird die Verbindung in wenig Wasser aufgeschwemmt und tropfenweise mit Natronlauge bis zur Lösung versetzt. Aus der dunkelroten Lösung fällt Essigsäure den Körper wieder aus. Nach nochmaliger Fällung aus alkalischer Lösung durch Essigsäure wurde das Urethan mehrere Stunden an der Luft getrocknet und analysiert.

Analysen:

1. 0.1834 g lieferten 0.3019 g CO_2 und 0.0943 g H_2O.
2. 0.0959 „   „   22.0 ccm N (20^0; 763 mm).

Gefunden:	Berechnet für $C_8H_{12}N_4O_3$:
C : 44.90 $^0/_0$	45.22 $^0/_0$
H : 5.75 „	5.71 „
N : 26.55 „	26.46 „

Überführung des Urethans in das (2)-Methyl-(6.8)-dioxypurin.

$$\begin{array}{ccc} \mathrm{NH-CO} & & \\ | & | & \\ (\mathrm{CH_3})\,\mathrm{C} & \mathrm{C-NH} & \\ \| & \| & \diagdown\mathrm{CO} \\ \mathrm{N-} & \mathrm{C-NH} & \diagup \end{array}$$

Das Natriumsalz des Urethans, welches man entweder durch Eindampfen der Lösung des letzteren in der berechneten Menge normaler Natronlauge oder durch Fällung aus der verdünnt alkalischen Lösung des Urethans mit Alkohol erhält, wurde mehrere Stunden lang im Luftbade auf 220° bis 230° bis zur Gewichtskonstanz erhitzt.

1.1403 g verloren hierbei 0.2628 g d. h. 23.0 Proz. an Gewicht, während einem Mol. Alkohol 21.7 Proz. entsprechen.

Der bräunliche aber nicht gesinterte Rückstand wurde darauf in der hinreichenden Menge heißen Wassers unter Zusatz von Tierkohle gelöst und durch Alkohol das Natriumsalz des Purinderivats gefällt. Dasselbe wurde darauf in heißem Wasser unter Zusatz von Tierkohle wieder gelöst, und nun durch Essigsäure das freie Purinderivat gefällt. Der Niederschlag wurde für die Analyse abgesaugt und an der Luft getrocknet.

Analysen:

1. 0.1918 g verloren bei 150° 0.0184 g H_2O.
2. 0.1032 „ lieferten 0.1630 g CO_2 und 0.0374 g H_2O.
3. 0.0729 „ „ 21.05 ccm N (16°; 750 mm).

	Gefunden:	Berechnet für $(C_6H_6N_4O_2 + H_2O)$:
H_2O :	9.63 %	9.77 %

		Berechnet für $(C_6H_6N_4O_2)$:
C :	43.09 „	43.32 %
H :	4.05 „	3.65 „
N :	33.46 „	33.79 „

Phenylthioharnstoff aus (2)-Methyl-(4.5)-diamino-(6)-oxypyrimidin.
$(CH_3)\,C_4N_4(OH)(NH_2)NH\,.\,CS\,.\,NH(C_6H_5)$.

1 g Diaminobase wird in heißem Wasser suspendiert und mit 1 g in Alkohol gelösten Phenylsenföls ungefähr $1\,^1/_2$ Stunden am Rückflußkühler gekocht. Der aus mikroskopisch kleinen Kristallen bestehende Niederschlag wird nach dem Erkalten abgesaugt. Die Ausbeute (2 g) ist quantitativ.

Der Thioharnstoff schwärzt alkalische Bleioxydlösung beim Kochen, ist schwer löslich in heißem Wasser und Alkohol, löslich in heißem Ammoniak und aus dieser Lösung durch Essigsäure fällbar in Flocken, die aus mikroskopisch kleinen Nadeln bestehen.

Zur Analyse wurde die Verbindung durch zweimaliges Fällen aus ammonikalischer Lösung mit Essigsäure unter Verwendung von Tierkohle gereinigt und im Exsikkator getrocknet.

Analysen:

1. 0.1430 g lieferten 0.2570 g CO_2 und 0.0690 g H_2O.
2. 0.0969 „   „   19.9 ccm N (18°; 763 mm).
3. 0.2010 „   „   0.1640 g Bariumsulfat.

Gefunden: Berechnet für $C_{12}H_{13}N_5OS + H_2O$.

C : 49.02 %   49.08 %

H : 5.41 „   5.16 „

N : 24.00 „   23.93 „

S : 11.20 „   10.92 „

Methylthioharnstoff aus (2)-Methyl-(4.5)-diamino-(6)-
oxypyrimidin.

$(CH_3) C_4N_4 (OH)(NH_2) NH . CS . NH (CH_3)$.

Die Darstellung dieses Thioharnstoffs ist analog der des oben beschriebenen Phenylthioharnstoffs. Der erhaltene Niederschlag, der nach ungefähr zweistündigem Kochen sich vollständig abgeschieden hat, ist fast rein und besteht aus mikroskopisch kleinen Nadeln. Er ist löslich in heißem Wasser und kristallisiert daraus in undeutlichen Kristallen; er ist außerdem löslich in fixem Alkali und heißem Ammoniak und wird aus diesen Lösungen durch Essigsäure in Flocken gefällt. Beim Kochen mit alkalischer Bleioxydlösung wird er langsam entschwefelt. Zur Reinigung wurde der Körper aus ammoniakalischer Lösung durch Essigsäure gefällt.

Analysen:

1. 0.1096 g verloren bei 140° 0.0045 g H_2O.
2. 0.0864 g gaben 23.9 ccm N (15°; 762 mm).

Gefunden: Berechnet für $C_7H_{11}N_5OS + \frac{1}{2}H_2O$:

H_2O : 4.11 %   4.05 %

Berechnet für $C_7H_{11}N_5OS$:

N : 32,67   32,90 %

Überführung des Methylthioharnstoffs in das
(2.9)-Dimethyl-(6)-oxy-(8)-thiopurin.

NH — CO
| |
(CH_3) C   C — NH
‖   ‖   〉CS
N —— C — N (CH_3)

5 g des im vorhergehenden beschriebenen Methylthioharnstoffs werden in einem Literkolben mit 200 g 20-prozentiger Salzsäure am Rückflußkühler im Sieden erhalten. Es entsteht keine Lösung, sondern ein milchig aussehendes Gemisch, welches ruhig, ohne Stoßen siedet, aber infolge Gasentwicklung große, den Kolben anfüllende Blasen treibt. An der Mündung des Kühlers entweicht Schwefelwasserstoff, von einer geringen Zersetzung herrührend. Nach ungefähr 2 Stunden hat die allmählich sich vermindernde Gasentwicklung aufgehört, und eine klare Lösung ist entstanden. Beim

Eindampfen scheiden sich kurze, durchsichtige Stäbchen aus. Der Trocken-rückstand wird mit Ammoniak versetzt, das Gemisch zur Trockne gebracht, und der rötliche Rückstand zur Entfernung der Ammonsalze mit Wasser aufgenommen. Der im Wasser unlösliche Teil wird abgesaugt; die Ausbeute (4.3 g) beträgt 87 Proz. der theoretischen.

Das Thiopurin wird durch Kochen mit alkalischer Bleioxydlösung nicht entschwefelt, was als Kriterium für die Vollständigkeit der Umwandlung des Thioharnstoffs dienen kann.

Zur Reinigung wurde die Verbindung in Alkali gelöst, die Lösung mit Tierkohle behandelt und das Purin durch Zusatz von Säure wieder aus-gefällt. Der nach dem Absaugen mit Wasser, Alkohol und Äther gewaschene und an der Luft getrocknete Niederschlag verliert bei 140° kein Wasser.

Analysen:

1. 0.1033 g lieferten 26.0 ccm N (21°; 758 mm).
2. 0.2023 „   „   0,2383 g Bariumsulfat.

Gefunden: Berechnet für $C_7H_8N_4OS$:
N : 28.77 %   28.61 %
S : 16.17 „   16.32 „

Harnstoff aus (2)-Methyl-(4.5)-diamino-(6)-oxypyrimidin.

$(CH_3)\,C_4N_2\,(OH)\,(NH_2)\,NH\,.\,CO\,.\,NH_2$.

Das Diaminooxypyrimidin wird in einem Äquivalent Chlorwasserstoff-säure gelöst und mit ungefähr der gleichen Gewichtsmenge Kaliumcyanat in konzentrierter, heißer, wässeriger Lösung versetzt. Es fällt sofort ein gelb-licher Niederschlag. Nach kurzem Kochen am Rückflußkühler läßt man erkalten und filtriert den Niederschlag ab.

Das so entstandene Karbamid ist ziemlich schwer löslich in Wasser und Alkohol, leicht löslich in verdünntem Alkali; aus dieser Lösung durch Säuren als farbloser, aus sternförmig gruppierten Nadeln bestehender Nieder-schlag fällbar.

Analysen:

1. 0.0736 g (lufttrocken) lieferten 22.5 ccm N (15°; 762 mm).
2. 0.0753 „ (lufttrocken) lieferten 23.3 ccm N (17°; 769 mm).
3. 0.0793 „ (bei 130° getrocknet) lieferten 26.0 ccm N (18°; 757 mm).
4. 0.1826 „ (bei 130° getrocknet) lieferten 0.2610 g CO_2 und 0,0833 g H_2O.

Gefunden: Berechnet für $C_6H_9N_5O_2 + \tfrac{1}{2}H_2O$:

$$N: \begin{cases} 36.12\ \% \\ 36.61\ „ \end{cases} \qquad 36.55\ \%$$

Berechnet für $C_6H_9N_5O_2$

$$\begin{array}{ll} \ \ 38.02\ „ & 38.30\ \% \\ C:\ 39.00\ „ & 39.28\ „ \\ H:\ \ 5.11\ „ & 4.96\ „ \end{array}$$

Benzoylderivat aus (2)-Methyl-(4.5)-diamino-(6)-oxypyrimidin.
$$(CH_3)\ C_4N_2\ (OH)\ (NH_2)\ NH\ .\ CO\ .\ (C_6H_5).$$

1 g Diamin wurde in der berechneten Menge Normalnatronlage (7.1 ccm) gelöst, in der Kälte mit etwa 1 g Benzoylchlorid versetzt und das Gemisch geschüttelt, bis es allmählich zu einem dicken gelben Brei erstarrte, der mit Wasser aus dem Gefäß gespült und abgesaugt wurde. Ausbeute 2 g.

Das Benzoylderivat ist leicht löslich in heißem Eisessig, wenig löslich in Alkohol und Wasser. Verdünntes Alkali und Ammoniak lösen die Verbindung leicht; durch Essigsäure wird sie aus dieser Lösung wieder gefällt. Auf diese Weise wurde das Benzoylderivat für die Analyse gereinigt.

Analysen:

1. 0.1820 g lieferten 0.3917 g CO_2 und 0.0849 g H_2O.
2. 0.0957 „   „   17.9 ccm N ($15°$; 777 mm).

Gefunden : Berechnet für $C_{12}H_{12}N_4O_2$:

C : 58.71 % 58.95 %

H : 5.23 „ 4.96 „

N : 22.55 „ 22.99 „

Einwirkung salpetriger Säure
auf das (2)-Methyl-(4.5)-diamino-(6)oxypyrimidin.

Das Diaminooxypyrimidin wurde in kaltem Wasser suspendiert, sodann die berechnete Menge Natriumnitrit und darauf mittels eines Tropftrichters die berechnete Menge Schwefelsäure (20-prozentig) in der Kälte zugesetzt. Es trat dabei Lösung ein, und allmählich schied sich die Azimidoverbindung in warzenförmigen Kristallen aus. Sie ist löslich in verdünntem Alkali und wird aus dieser Lösung durch Essigsäure in glänzenden Blättchen gefällt.

Die Azimidoverbindung löst sich ferner in Alkohol und scheidet sich beim Verdunsten desselben in kurzen, zu Drusen vereinigten Nadeln aus. Aus verdünnter alkalischer Lösung wird sie durch Essigsäure allmählich in größeren, rhombischen Tafeln abgeschieden. Aus Wasser kristallisiert sie in spießförmigen, zu Sternen angeordneten, durchsichtigen Nadeln.

Analysen:

1. 0.0805 g (lufttrocken) verloren bei $140°$ 0.0087 g H_2O.
2. 0.0609 g (bei $140°$ getrocknet) lieferten 24.4 ccm N ($21°$; 762 mm).

Gefunden: Berechnet für $C_5H_5N_5O + H_2O$:

H_2O : 10.81 % 10.64 %

Berechnet für $C_5H_5N_5O$:

N : 46.34 „ 46.40 %

Über die Einwirkung von Guanidin auf die Ester ungesättigter Säuren.

Von **Wilhelm Traube** und **Georg Scarlat**.

Wie W. Traube und R. Schwarz[1]) fanden, reagiert Mesityloxyd mit Guanidin unter Bildung eines Pyrimidinderivates nach der Gleichung:

$$CH_3 \cdot CO \qquad NH_2$$
$$CH \quad + \quad C \cdot NH_2 = H_2 O +$$
$$C (CH_3)_2 \qquad NH$$

Es tritt Abspaltung von Wasser ein, und der Ringschluß erfolgt in der Weise, daß die Iminogruppe des Guanidins sich an die doppelte Bindung des Mesityloxyds anlagert.

Es war hiernach zu erwarten, daß das Guanidin mit den Estern ungesättigter Säuren, z. B. mit Zimmtsäureester, ebenfalls unter Bildung von ringförmigen Körpern reagieren würde. Wie W. Traube[2]) bereits früher kurz mitgeteilt hat, erhält man aus Zimmtsäureester und Guanidin unter Alkoholabspaltung einen Körper der Zusammensetzung $C_{10}H_{11}N_3O$:

$$C_6 H_5 \cdot CH : CH \cdot CO_2 C_2 H_5 + \frac{NH_2}{NH} {>} C \cdot NH_2 =$$

$$C_{10} H_{11} N_3 O + C_2 H_5 OH.$$

Dieser Körper konnte ein einfaches Säurederivat des Guanidins der Formel

$$NH : C(NH_2) \cdot NH \cdot CO \cdot CH : CH C_6 H_5$$

sein. Es war aber auch möglich, daß dieses zweifellos zuerst sich bildende Säurederivat einen Ring schließen könnte nach folgender Gleichung:

---

[1]) Ber. d. deutsch. chem. Ges. **32**, 3163.
[2]) Ber. d. deutsch. chem. Ges. **32**, 3164.

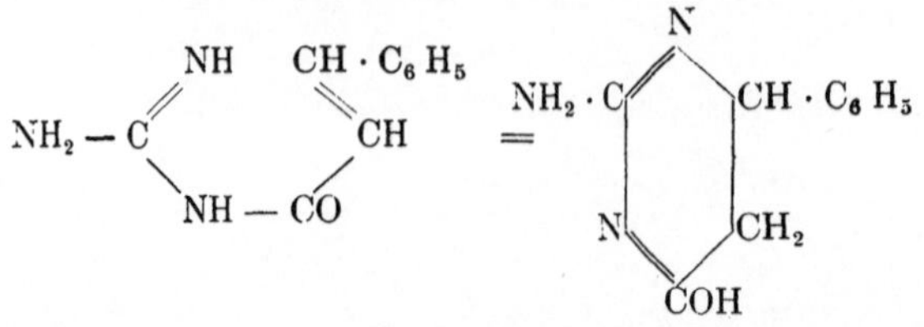

$$NH_2-C\underset{NH-CO}{\overset{NH}{\diagup}}\underset{CH}{\overset{CH\cdot C_6H_5}{\diagdown}} = NH_2\cdot C\underset{N}{\overset{N}{\diagup}}\underset{COH}{\overset{CH\cdot C_6H_5}{\diagdown}}CH_2$$

indem die Iminogruppe sich an die doppelte Bindung des Zimmtsäurerestes
anlagern würde, ebenso wie es bei den eben erwähnten Versuchen von
Traube und Schwarz bei der doppelten Bindung im Molekül des
Mesityloxyds der Fall war.

Unsere Versuche ergeben nun ohne Zweifel, daß in dem aus Guanidin
und Zimmtsäureester bei 180° erhaltenen Körper nicht ein einfaches Zimmt-
säurederivat, sondern ein Pyrimidinderivat, und zwar ein (2)-Amino-(4)-oxy-
(6)-phenyl-dihydropyrimidin vorliegt.

Dies geht besonders daraus hervor, daß der Körper nicht, wie die
Zimmtsäureverbindungen es tun, mit Brom glatt ein Bromadditionsprodukt
bildet.

Das (2)-Amino-(4)-oxy-(6)-phenyl-dihydropyrimidin besitzt ausgesprochen basische Eigenschaften; es löst sich leicht in Mineralsäuren, mit
einem Äquivalent derselben schön kristallisierende Salze bildend. Durch
Einwirkung von Salpetersäure wird die Base leicht in ein ebenfalls gut
kristallisierendes Nitroprodukt übergeführt.

Es wurde sodann noch eine Reihe weiterer gut charakterisierter Derivate
der neuen Base dargestellt. So erhielten wir leicht ihr Monobenzoylprodukt
durch Benzoylieren in wässerig alkalischer Lösung.

Durch Einwirkung von Chlorkohlensäureester entstand ein Urethan und
durch Anlagerung von Phenylsenföl ein Schwefelharnstoff. Wie auf Zimmtsäureester wirkt Guanidin auch auf Crotonsäureester unter Bildung einer
schön kristallisierenden Base ein, die als (2)-Amino-(4)-oxy-(6)-methyldihydro-
pyrimidin aufzufassen ist.

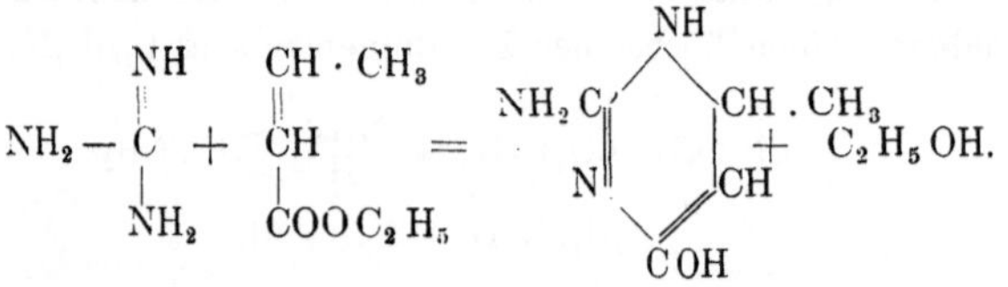

$$NH_2-\underset{NH_2}{\overset{NH}{C}} + \underset{COOC_2H_5}{\overset{CH\cdot CH_3}{CH}} = NH_2C\underset{N}{\overset{NH}{\diagup}}\underset{COH}{\overset{CH\cdot CH_3}{\diagdown}}CH + C_2H_5OH.$$

Die Reaktion verläuft hier bei niedrigerer Temperatur als bei Anwendung
des Zimmtsäureesters. Es genügt, das Gemisch der beiden Körper auf 120°
zu erhitzen, während bei Anwendung des Zimmtsäureesters eine viel höhere
Temperatur sich zur Vollendung der Reaktion nötig erwies.

Auch das (2)-Amino-(4)-oxy-(6)-methyldihydropyrimidin bildet schön
kristallisierende Salze, aus deren Zusammensetzung hervorgeht, daß die
Verbindung eine einsäurige Base ist. Dieselbe wurde weiter charakterisiert
durch den bei Einwirkung von Phenylsenföl entstehenden Schwefelharnstoff.

Die aus Guanidin und Zimmtsäureester bezw. Crotonsäureester erhaltenen Pyrimidine können auch als zyklische Guanidine aufgefaßt werden. Sie sind Analoga der von E. Fischer und Röder[1] aus Harnstoff und Zimmt- bezw. Crotonsäureester erhaltenen zyklischen Harnstoffe.

Ersetzt man bei den eben erwähnten beiden Kondensationsreaktionen das Guanidin durch Benzamidin, d. h. erhitzt man Zimmtsäureester und Crotonsäureester mit Benzamidin, so erhält man ebenfalls Pyrimidine, nämlich das (2)-(6)-Diphenyl-(4)-oxy-dihydropyrimidin resp. das (2)-Phenyl-(4)-oxy-(6)-methyldihydropyrimidin nach folgenden Gleichungen:

$$
\text{I.}\quad C_6H_5-C\underset{NH_2}{\overset{NH}{<}} \;+\; \underset{COOC_2H_5}{\overset{CH-C_6H_5}{>}}CH \;=\;
\begin{array}{c}
N \\
C_6H_5\,C\diagup\quad\diagdown CH.C_6H_5 \\
N\quad\quad CH_2 \\
\diagdown C\,OH
\end{array}
\;+\; C_2H_5OH
$$

$$
\text{II.}\quad C_6H_5\cdot C\underset{NH_2}{\overset{NH}{<}} \;+\; \underset{COOC_2H_5}{\overset{CH\cdot CH_3}{>}}CH \;=\;
\begin{array}{c}
N \\
C_6H_5\cdot C\diagup\quad\diagdown CH.CH_3 \\
N\quad\quad CH_2 \\
\diagdown C\,OH.
\end{array}
\;+\; C_2H_5OH.
$$

Wir haben dann weiterhin Guanidin auf Dikarboxylglutaconsäureester einwirken lassen. Bei gewöhnlicher Temperatur bildet sich ein gelber Körper, offenbar das Guanidinderivat des Esters. Erhitzt man aber längere Zeit das Gemisch des Esters und des Guanidins, so spaltet sich neben Alkohol auch Malonsäureester ab, gerade so, wie es bei den schon bekannten Versuchen Ruhemanns[2] über die Einwirkung des Dikarboxylglutaconsäureesters auf Benzamidin der Fall ist. Die Reaktion erfolgt nach folgender Gleichung:

$$
\begin{array}{c}
NH_2 \\
| \\
NH=C \\
| \\
NH_2
\end{array}
\;+\;
\begin{array}{c}
C(COOC_2H_5)_2 \\
\| \\
CH \\
| \\
CH(COOC_2H_5)_2
\end{array}
\;=\;
\begin{array}{c}
NH-CO \\
| \qquad | \\
NH:C \quad C\cdot CO_2C_2H_5 \\
| \qquad \| \\
NH-CH
\end{array}
\;+\; CH_2(CO_2C_2H_5)_2 \;+
$$
$$
+\, C_2H_5OH,
$$

Der dabei entstehende Körper ist hiernach als ein Derivat des Uracils aufzufassen, als Iminouracilkarbonsäureester. Wurde die Verbindung in salzsaurer Lösung mit N_2O_3 behandelt, so entstand unter Entwicklung von Stickstoff und, indem unter dem Einfluß der Salzsäure eine Verseifung der Estergruppe eintrat, eine neue Verbindung der Zusammensetzung $C_5H_4O_4N_2$

$$
\begin{array}{c}
NH-CO \\
| \qquad | \\
NH:C \quad C\cdot CO_2C_2H_5 \\
| \qquad \| \\
NH-CH
\end{array}
\;\rightarrow\;
\begin{array}{c}
NH-CO \\
| \qquad | \\
OC \quad CO_2C_2H_5 \\
| \qquad \| \\
NH-CH
\end{array}
\;\rightarrow\;
\begin{array}{c}
NH-CO \\
| \qquad | \\
OC \quad C\,COOH \\
| \qquad \| \\
NH-CH,
\end{array}
$$

die als Uracilkarbonsäure aufzufassen ist.

[1] Ber. d. deutsch. chem. Ges. **34**, 3753.

[2] Ber. d. deutsch. chem. Ges. **30**, 821.

(2)-Amino-(4)-oxy-(6)-phenyl-dihydropyrimidin.

$$\begin{array}{ccc} & N & CH\,C_6.H_5 \\ H_2N - C & & CH_2. \\ & N & C.OH \end{array}$$

Das aus Guanidinchlorhydrat in absolut alkoholischer Lösung durch Natriumalkoholat in Freiheit gesetzte Guanidin wird nach dem Abfiltrieren des Natriumchlorids und Verdampfen des Alkohols im Vakuum als ein stark kaustischer, erstarrender Sirup erhalten. Derselbe wird in einem Reagenzglas mit weniger als der äquimolekularen Menge Zimmtsäureester versetzt und im Schwefelsäurebad erhitzt. Es tritt zunächst keine Vermischung der beiden Körper ein, bei 105° beginnt jedoch eine Reaktion, welche gegen 140° sehr lebhaft wird, indem sich die Abspaltung von Alkohol und Ammoniak bemerkbar macht und die Flüssigkeitsschichten sich mischen. Man steigert dann die Temperatur langsam bis 180°, indem man die Mischung mit einem Glasstab tüchtig umrührt. Nachdem diese Temperatur eine halbe Stunde innegehalten wurde, läßt man erkalten. Das glasartig erstarrte Reaktionsprodukt wird nun zerrieben und mit absolutem Alkohol ausgekocht, wodurch unveränderter Zimmtsäureester entfernt wird.

Der ungelöst gebliebene Teil wird nunmehr ein- bis zweimal aus verdünntem Alkohol umkristallisiert. Bei dem Erkalten scheiden sich schöne, prismatische, farblose Kristalle ab, welche bei 263° schmelzen. Die Ausbeute beträgt 45—50 Proz. der theoretisch möglichen.

Für die Analyse wurde die Substanz im Vakuum über Schwefelsäure getrocknet.

Es wurden folgende Resultate erhalten:

0.1532 g Substanz gaben 0.3552 g CO_2 und 0.0796 g H_2O.
0.1610 „ „ „ 32.4 ccm N bei 27° und 760 mm.

Berechnet für $C_{10}H_{11}N_3O$:	Gefunden:
C = 63.49 %	63.36 %
H = 5.82 „	5.82 „
N = 22.22 „	22.49 „

Mit Brom bildet der Körper kein Additionsprodukt.

Der Körper reagiert basisch, löst sich in Säuren und wird durch Alkalien aus der Lösung wieder ausgefällt.

Er löst sich ferner in heißem Wasser und kochendem, verdünntem Alkohol. In warmem, absolutem Alkohol ist er nur wenig löslich. Mit konzentrierter Salzsäure gibt er ein kristallinisches, salzsaures Salz. Auch ein gut kristallisierendes salpetersaures Salz wurde erhalten, welches durch Umkristallisieren aus Alkohol gereinigt wurde. Man erhielt Blättchen, die bei 177° unter Zersetzung schmelzen. Für die Analyse wurde die Substanz im Vakuum über Schwefelsäure getrocknet

0.1362 g Substanz gaben 0.2373 g CO_2 und 0.0568 g H_2O.

0.1238 „   „   „   23.6 ccm N bei 17⁰ und 765 mm.

Berechnet für $C_{10}H_{11}O_4N_4$:	Gefunden:
C = 47.69 %	47.52 %
H = 4.76 „	4.67 „
N = 22.22 „	22.26 „

Die konzentrierte salzsaure Lösung der Base wird durch Platinchlorid-lösung gefällt; es entsteht ein kristallinisches gelbes Salz, das in heißem Wasser leicht, in absolutem Alkohol schwer löslich ist.

Wurde die trockene Base in einem Becherglas mit überschüssiger rauchender Salpetersäure übergossen, so fand eine heftige Einwirkung unter Entwicklung von Stickstoffoxyden statt. Nach dem Erkalten wurde die Flüssigkeit mit Wasser verdünnt, wobei sich gelbe Flocken ausschieden, die nach 2 Stunden abfiltriert wurden. Durch wiederholtes Umkristallisieren aus Alkohol wurden dieselben in Gestalt kleiner, nadelförmiger Kristalle gewonnen, welche bei 216⁰ unter Zersetzung schmolzen. Die Ausbeute betrug 80 Proz. der Theorie.

0.1402 g Substanz gaben 0.2104 g CO_2 und 0.0432 g H_2O.

0.1040 „   „   „   20.8 ccm N bei 17⁰ und 765 mm.

Berechnet für $C_{10}H_{11}N_5O_6$:	Gefunden:
C = 40.40 %	40.92 %
H = 3.70 „	3.45 „
N = 23.56 „	23.35 „

Aus der Analyse geht hervor, daß durch die Einwirkung der Salpeter-säure zwei Wasserstoffatome durch Nitrogruppen ersetzt sind und in dem neuen Körper also eine Dinitroverbindung vorliegt; an welcher Stelle eine Nitrierung erfolgt ist, wurde nicht untersucht. Die Verbindung ist in Wasser und verdünntem Alkohol leicht löslich, in Äther ist sie unlöslich, von Säuren wird sie nicht aufgenommen.

Phenylthioharnstoff aus (2)-Amino-(4)-oxy-(6)-phenyldihydro-pyrimidin.

Zwei Gramm des Amino-Dihydropyrimidinderivates wurden in einem kleinen Rundkolben in wenig heißem Wasser gelöst und mit 50 ccm absolutem Alkohol versetzt und darauf die auf ein Molekül berechnete Menge Phenyl-senföl zugegeben. Nach zweistündigem Kochen am Rückflußkühler ließ man das Gemisch erkalten. Im Verlauf mehrerer Stunden fiel sodann ein reichlicher gelber Niederschlag aus, welcher abfiltriert und zweimal aus absolutem Alkohol umkristallisiert wurde. Es resultierten nadelförmige Kristalle, die bei 199⁰ unter Zersetzung schmolzen. Die Analyse der im Vakuum über Schwefel-säure getrockneten Substanz ergab:

0.1500 g Substanz gaben 0.3460 g CO_2 und 0,0669 g H_2O.

0.1132 „   „   „   16.5 ccm N bei 19⁰ und 754 mm.

0.1852 „   „   „   0.1384 g SO_4 Ba.

$$\text{Berechnet für } C_{17}H_{16}ON_4S: \qquad \text{Gefunden:}$$

$$
\begin{array}{ll}
C = 62.92\ \% & 62.90\ \% \\
H = 4.96\ \text{„} & 4.99\ \text{„} \\
N = 17.17\ \text{„} & 17.06\ \text{„} \\
S = 9.87\ \text{„} & 10.00\ \text{„}
\end{array}
$$

(2)-Benzoylamino-(4)-oxy-(6)-phenyldihydropyrimidin.

Zur Gewinnung eines Benzoylderivates wurde das (2)-Amino-(4)-oxy-(6)-phenyldihydropyrimidin in wässerig-alkalischer Lösung mit einem Molekül Benzoylchlorid behandelt. Das Säurechlorid wurde allmählich zugegeben und nach jedesmaligem Zusatz die Flüssigkeit kräftig durchgeschüttelt. Das Benzoylderivat schied sich hierbei fest und kristallinisch ab. Es wurde abfiltriert und nach dem Trocknen aus heißem, absolutem Alkohol umkristallisiert. Beim Erkalten des Lösungsmittels schied es sich in schönen sternförmig angeordneten Nadeln ab, deren Schmelzpunkt bei 202° liegt.

0.1398 g Substanz gaben 0.3554 g CO_2 und 0.0682 g H_2O.
0.1382 „   „   „   16.8 ccm N bei 19° und 763 mm.

$$\text{Berechnet für } C_{17}H_{15}N_3O_2: \qquad \text{Gefunden:}$$

$$
\begin{array}{ll}
C = 69.62\ \% & 69.40\ \% \\
H = 5.11\ \text{„} & 5.46\ \text{„} \\
N = 14.36\ \text{„} & 14.06\ \text{„}
\end{array}
$$

Urethan aus (2)-Amino-(4)-oxy-(6)-phenyldihydropyrimidin.

In ähnlicher Weise wie Benzoylchlorid wirkt auch Chlorkohlensäureester auf das (2)-Amino-(4)-oxy-(6)-phenyldihydropyrimidin in wässerig-alkalischer Lösung ein. Es wurde die Base, Chlorkohlensäureester und Kaliumhydroxyd in molekularem Verhältnis in verdünnter wässeriger Lösung zusammengebracht und hierbei zunächst ein Öl erhalten, das beim Reiben mit einem Glasstab alsbald fest wurde. Die erstarrte Masse wurde sodann aus absolutem Alkohol umkristallisiert und hierbei sternförmig gruppierte Nadeln erhalten, die bei 168° erweichen, aber erst bei 170—171° völlig geschmolzen sind.

0.1054 g Substanz gaben 0.2299 g CO_2 und 0.056 g H_2O.
0.1208 „   „   „   16.6 ccm N bei 17° und 762 mm.

$$\text{Berechnet für } C_{13}H_{15}O_3N_3: \qquad \text{Gefunden:}$$

$$
\begin{array}{ll}
C = 59.77\ \% & 59.50\ \% \\
H = 5.74\ \text{„} & 5.99\ \text{„} \\
N = 16.09\ \text{„} & 15.99\ \text{„}
\end{array}
$$

Das Urethan ist unlöslich in Wasser, schwer löslich in Alkohol.

$$(2)\text{-}(6)\text{-}Phenyl\text{-}(4)\text{-}oxy\text{-}dihydropyrimidin.$$

$$
\begin{array}{c}
N \\
C_6H_5C \diagdown\ \diagup CHC_6H_5 \\
N \diagdown\ \diagup CH_2 \\
COH
\end{array}
$$

Freies Benzamidin, das aus dem Chlorhydrat gewonnen und sorgfältig im Vakuum über Schwefelsäure getrocknet wurde, wird mit der molekularen Menge Zimmtsäureester in einem Reagenzglase im Schwefelsäurebade erwärmt. Zwischen 70^0 und 90^0 nimmt die Mischung eine prachtvoll violette Färbung an, die bei höherer Temperatur verschwindet. Bei 120^0 bis 130^0 beginnt Alkohol sich abzuspalten, und schließlich bleibt ein dickes Öl zurück, welches beim Erkalten fest wird. Das Produkt wurde in heißem absoluten Alkohol gelöst; beim Erkalten kristallisierten sternförmig angeordnete Nadeln heraus, deren Schmelzpunkt bei 180^0 liegt. Diese sind in Wasser schwer löslich, dagegen leicht löslich in Säuren und aus dieser Lösung durch Alkalien unzersetzt wieder fällbar.

0.1763 g Substanz gaben 0.4964 g CO_2 und 0.0891 g H_2O.
0.1747 „   „   „   17.46 ccm N bei 19^0 und 758 mm.

Berechnet für $C_{16}H_{14}N_2O$:	Gefunden:
C = 76.80 %	76.80 %
H = 5.60 „	5.63 „
N = 11.2 „	11.4 „

Aus der salzsauren Lösung wird durch Platinchlorid ein Platinsalz in schönen Kristallen gefällt.

$$(2)\text{-}Amino\text{-}(4)\text{-}oxy\text{-}(6)\text{-}methyldihydropyrimidin.$$

$$
\begin{array}{c}
N \\
NH_2-C \diagdown\ \diagup CH.CH_3 \\
N \diagdown\ \diagup CH_2 \\
C\,OH.
\end{array}
$$

Freies, möglichst trockenes Guanidin wird mit der molekularen Menge Krotonsäureester im Schwefelsäurebad langsam erhitzt. Bei häufigem Umrühren tritt bei 105^0 lebhafte Reaktion ein unter Entweichen von Alkohol neben wenig Ammoniak, indem sich die vorher getrennten Schichten von Guanidin und Ester vermischen. Dieses Gemisch verwandelt sich sodann allmählich in einen weißen Kristallbrei: Man hält die Temperatur noch eine halbe Stunde bei 120^0 und läßt schließlich erkalten. Das entstandene Produkt wird darauf zweimal aus wenig Wasser umkristallisiert, wobei weiße prismatische, bei 297° schmelzende Kristalle ausfallen. Die Ausbeute beträgt 25 Proz. der theoretisch berechneten.

Für die Analyse wurde die Substanz im Vakuum über Schwefelsäure getrocknet und man erhielt folgende Zahlen:

0.1372 g Substanz gaben 0.2376 g CO_2 und 0.0895 g H_2O.
0.1470 „   „   „   42.7 ccm N bei 17° und 760 mm.

Berechnet für $C_5 H_9 ON_3$:	Gefunden:
C = 47.24 %	47.23 %
H = 7.08 „	7.14 „
N = 33.83 „	33.72 „

Der Körper löst sich in warmem Wasser und verdünntem Alkohol; desgleichen wird er von Säuren gelöst und von Alkalien aus einer solchen Lösung wieder ausgefällt. Er ist unlöslich in absolutem Alkohol, Äther, Chloroform und Benzol.

Die salzsaure Lösung der Base gibt mit Platinchlorid einen Niederschlag von roten Kristallen, die in absolutem Alkohol schwer, leichter in verdünntem Alkohol und Wasser löslich sind.

Das salzsaure Salz der Base wird durch Eindampfen derselben mit überschüssiger Salzsäure erhalten. Durch Umkristallisieren aus absolutem Alkohol erhält man es in zugespitzten Nadeln, deren Schmelzpunkt bei 234° liegt.

0.1666 g Substanz gaben 0.2250 g CO_2 und 0.0947 g H_2O.
0.1256 „   „   „   27.8 ccm N bei 15° und 739 mm.
0.2345 „   „   „   0.206 Ag Cl.

Berechnet für $C_5 H_{10} N_3 OCl$:	Gefunden:
C = 36.80 %	36.84 %
H = 6.13 „	6.37 „
N = 25.15 „	25.07 „
Cl = 21.47 „	21.6 „

Phenylthioharnstoff aus (2)-Amino-(4)-oxy-(6)-methyl-dihydropyrimidin.

Zu der in verdünntem Alkohol gelösten Base wurde etwas mehr als die berechnete Menge Phenylsenföl gegeben und die Flüssigkeit 2 Stunden am Rückflußkühler auf dem Wasserbade gekocht. Nach dem Abkühlen schied sich allmählich ein gelblicher Niederschlag ab, der abfiltriert und zweimal aus wenig verdünntem Alkohol umkristallisiert wurde. Hierbei wurden Nadeln erhalten, die bei 229° schmolzen.

0.1200 g Substanz gaben 0.2420 g CO_2 und 0.0618 g H_2O.
0.1040 „   „   „   18.8 ccm N bei 15° und 764 mm.
2.2   „   „   „   1.9598 g $SO_4 Ba$.

Berechnet für $C_{12}H_{14}ON_4S$:   Gefunden:
C = 54.96 %   55.00 %
H = 5.64 „   5.77 „
N = 21.54 „   21.48 „
S = 12.21 „   12.36 „

(2)-Phenyl-(4)-oxy-(6)-methyldihydropyrimidin.

$$H_5C_6 \cdot C \underset{N}{\overset{NH}{\diamond}} \begin{array}{c} CH \cdot CH_3 \\ CH \\ C \cdot OH. \end{array}$$

Freies **Benzamidin**, das sorgfältig im Vakuum über Schwefelsäure getrocknet worden war, wurde mit der molekularen Menge Krotonsäureester in einem Reagenzglase im Schwefelsäurebad erwärmt. Schon bei 98° entweicht lebhaft Alkohol. Man steigert sodann die Temperatur auf 120° und hält diese Temperatur so lange ein, bis keine Entwicklung von Alkohol mehr zu bemerken ist. Es hinterbleibt ein dickflüssiges Öl, das beim Abkühlen zu einer gelblichen Kristallmasse erstarrt. Diese wird in heißem Wasser gelöst, die Lösung durch Tierkohle entfärbt und filtriert. Beim Abkühlen scheidet sich der Körper allmählich in feinen Prismen ab, die den Schmelzpunkt 203° zeigen. Zur Analyse wurde die Substanz zweimal umkristallisiert und im Vakuum über Schwefelsäure getrocknet.

0.1367 g Substanz gaben 0.3518 g CO_2 und 0.0768 g H_2O.
0.1240 „   „   „   15.9 ccm N bei 17° und 762 mm.

Berechnet für $C_{11}H_{12}N_2O$:   Gefunden:
C = 70.21 %   70.24 %
H = 6.38 „   6.29 „
N = 14.89 „   14.92 „

Der Körper löst sich leicht in heißem Wasser und heißem, verdünntem Alkohol. Er ist unlöslich in Äther und Chloroform; mit Säuren bildet er leichtlösliche Salze.

Guanidinsalz des Dikarboxylglutaconsäureesters.

$$HC \underset{CH-(CO_2C_2H_5)_2}{\overset{C(CO_2C_2H_5)_2}{\diamond}} \cdot NH_2 \cdot C \underset{NH_2}{\overset{NH}{\diamond}}.$$

0,77 g Guanidinchlorhydrat wurden in 5 ccm absolutem Alkohol gelöst und mit der zur Bindung der Salzsäure erforderlichen Menge Natriumalkoholat versetzt. Nach dem Abfiltrieren des Natriumchlorids wurden zu dem Filtrat, welches das freie Guanidin enthält, 5—6 g wasserfreier Dikarboxylglutaconsäureester gegeben. Nach einer halben Stunde begannen sich schöne gelbe Kristalle abzuscheiden, deren Menge sich allmählich vermehrte. Nach etwa $^3/_4$ Stunden war die Reaktion beendet. Jetzt wurde der Niederschlag abfiltriert und aus absolutem Alkohol umkristallisiert. Die Ausbeute an diesem Rohprodukt entsprach nahezu der bei Addition von 1 Molekül Guanidin an 1 Molekül Ester zu erwartenden Menge. Die Kristalle sind sehr schön ausgebildete gelbe Prismen, die bei 155° erweichen und sich bei 166° zersetzen.

0.1942 g Substanz gaben 0.3505 g CO_2 und 0.1217 g H_2O.
0.2204 „   „   „   20.4 ccm N bei 18.5° und 767 mm.

	Berechnet für $C_{16}H_{27}O_8N_3$:	Gefunden:
N =	10.80 %	10.80 %
C =	49.10 „	49.25 „
H =	6.99 „	7.02 „

Dieser Analyse zufolge ist die Verbindung ein direktes Anlagerungsprodukt des Guanidins an den Säureester; man kann es wohl als das Guanidinsalz des Esters auffassen. Der Körper löst sich in der Hitze in wässerigem Ammoniak auf. Säuren spalten das Guanidin wieder ab, indem der Ester in Freiheit gesetzt wird, ein Verhalten, welches für die salzartige Natur des Körpers spricht. Läßt man die Reaktion zwischen Guanidin und dem Ester in der Wärme verlaufen, so erhält man ein anderes Produkt, indem sich aus den beiden miteinander reagierenden Verbindungen Alkohol und Malonester abspaltet.

(2)-Imino-uracil-(5)-karbonsäureester.

$$\begin{array}{ccc} & NH - CO & \\ HN:C & & C\,CO_2C_2H_5 \\ & NH - CH. & \end{array}$$

10 g Natriumdikarboxylglutaconsäureester wurden zusammen mit 2.7 g Guanidinchlorhydrat in 5 ccm absolutem Alkohol aufgeschlämmt und in einem Rundkolben von 250 ccm Inhalt auf dem Wasserbade am Rückflußkühler 2 Stunden lang erhitzt.

Es schied sich Natriumchlorid ab, dem sich allmählich ein anderer in Alkohol schwer löslicher Körper beimengte. Der Niederschlag wurde von der Flüssigkeit, die deutlichen Geruch nach Malonsäureester zeigte, getrennt und durch Auslaugen mit Wasser das Reaktionsprodukt vom Natriumchlorid getrennt. Das Reaktionsprodukt bildet ein feines, weißes Kristallpulver, welches durch Umkristallisieren aus heißem Wasser gereinigt werden konnte. Der Körper zeigt keinen Schmelzpunkt, sondern rötet sich bei langsamem Erhitzen, bis bei 280° Zersetzung eintritt. Die Ausbeute beträgt 22 Proz. der theoretisch möglichen. Es ist diese geringe Ausbeute durch das Entstehen zahlreicher Nebenprodukte bedingt.

0.1352 g Substanz gaben 0.2270 g CO_2 und 0.0636 g H_2O.
0.1304 „   „   „   25.8 ccm N bei 16° und 755 mm.

Berechnet für $C_7N_3H_9O_3$:	Gefunden:
N = 22.95 %	22.90 %
C = 45.90 „	45.8 „
H = 4.91 „	5.28 „

Der Körper ist in verdünntem und absolutem Alkohol sehr schwer löslich, er wird dagegen von Alkali aufgenommen und durch Säuren wieder
ausgefällt. Auch in Ammoniak löst er sich in der Wärme und wird durch
Essigsäure wieder ausgefällt. In einem Überschuß von Mineralsäuren wird
er unter Salzbildung gelöst.

Uracil-(5)-karbonsäure.

$$\begin{array}{ccc} NH & - & CO \\ | & & | \\ O:C & & C\,CO_2H \\ | & & \| \\ NH & - & CH. \end{array}$$

3 g Iminouracilkarbonsäureester werden in 90 ccm stark verdünnter
Salzsäure suspendiert und in die stark gekühlte Mischung gasförmige salpetrige
Säure ungefähr 1 ¹/₂ Stunden lang eingeleitet, bis die Flüssigkeit mit
salpetriger Säure gesättigt und die Substanz in Lösung gegangen ist. Dann
läßt man 20 Stunden stehen und dampft nach Verlauf dieser Zeit die Flüssigkeit auf dem Wasserbade zur Trockne ein. Der Rückstand wird hierauf
noch dreimal mit 10-prozentiger Salzsäure versetzt, wieder eingedampft und
die zurückbleibende farblose Substanz aus heißem Wasser umkristallisiert.
Es resultieren nadelförmige Kristalle, welche sich beim Erhitzen im Kapillarrohr bei 275° unter Entwicklung von Kohlendioxyd zersetzen.

Der neue Körper löst sich in Alkali und wird durch Säuren wieder
ausgefällt; in absolutem Alkohol ist er schwer löslich, dagegen löst er sich
reichlich in verdünntem Alkohol. Aus der Analyse geht hervor, daß die
Iminogruppe des Ausgangskörpers durch Sauerstoff ersetzt und durch die
Salzsäure die Verseifung des Esters eingetreten ist.

Zur Analyse wurde die Substanz bei 115° getrocknet.

0.1710 g Substanz gaben 0.2390 g CO_2 und 0.0468 g H_2O.
0.1300 „   „   „   21.2 ccm N bei 22° und 756 mm.

Berechnet für $C_5H_4O_4N_2$:	Gefunden:
N = 17.94 %	18.37 %
C = 38.46 „	38.1 „
H = 2.56 „	2.77 „

Zur Kenntnis der γ, δ-Dioxypropylmalonsäure.[1]

Von **Wilhelm Traube**.

Wie W. Traube und E. Lehmann gezeigt haben[2]), reagiert Epichlorhydrin mit Natrium-Malonester unter Bildung des Natriumsalzes des δ-Chlorvalerolakton-α-karbonesters. Aus dem letzteren wurde weiter der δ-Oxy-valerolakton-α-karbonester:

$$\begin{matrix} CH_2 . CH . COO\, C_2\, H_5, \\ | \qquad >CO \\ CH_2\,(OH) . CH . O \end{matrix}$$
und durch Behandeln dieser Verbindung mit Ammoniak das Diamid der γ, δ-Dioxypropylmalonsäure

$$CH_2\,(OH) . CH\,(OH) . CH_2 . CH . (CO\, NH_2)_2$$

gewonnen.

Da in diesem Amid bezw. dem Oxyvalerolaktonkarbonester noch ein dem ursprünglichen Malonester angehörendes, reaktionsfähiges Wasserstoffatom enthalten ist, so mußten diese Verbindungen sich leicht bromieren lassen, und es erschien möglich, von diesen Bromderivaten aus durch Bromwasserstoff-Abspaltung zu ungesättigten Dioxyverbindungen und von den letzteren aus durch Oxydation zu Tetraoxyverbindungen zu gelangen.

Ich habe derartige Versuche nicht mit dem auch unter stark vermindertem Druck nicht unzersetzt destillierenden Oxylaktonester, sondern mit dem schön kristallisierenden Diamid unternommen.

In der Tat wird dieses auch beim Behandeln mit Brom glatt in ein Bromderivat übergeführt, indem gleichzeitig unter Abspaltung von Ammoniak bezw. Bildung von Bromammonium wieder ein laktonartiger Körper, das α-Brom-δ-oxyvalerolakton-α-karbonsäureamid, sich bildet;

$$CH_2\,(OH) \cdot CH\,(OH) \cdot CH_2 \cdot CH \cdot (CO\, NH_2)_2 + Br_2$$
$$= NH_4\,Br + \begin{matrix} CH_2 \cdot CBr \cdot CO\, NH_2 \\ | \qquad >CO \\ CH_2\,(OH) \cdot CH \cdot O \end{matrix} \cdot$$

Aus dieser letzteren Verbindung gelang es indessen nicht, durch Abspaltung von Bromwasserstoff einen ungesättigten Körper zu erhalten. Bei der Einwirkung von tertiären Basen und Alkalien trat völlige Zersetzung ein,

---

[1]) Ber. d. deutsch. chem. Ges. **37**, 4540 [1904].

[2]) Ber. d. deutsch. chem. Ges. **32**, 720 [1899] und **34**, 1971 [1901].

dagegen resultierte beim Behandeln mit alkoholischem Ammoniak ein schön kristallisierter, zwar von Brom freier, jedoch gesättigter Körper. Weder diese Verbindung, die sich als ein Diamid erwies, noch die daraus dargestellte Dikarbonsäure oder die weiterhin gewonnene Monokarbonsäure addierten Brom oder entfärbten in kürzerer Zeit Permanganatlösung. Bei der Abspaltung des Bromwasserstoffs ist also jedenfalls das Brom nicht mit einem Wasserstoffatom der benachbarten Methylengruppe ausgetreten.

Am wahrscheinlichsten ist es, daß bei der Einwirkung des Ammoniaks unter Lösung des Laktonringes zunächst das Diamid der α-Brom-γ-δ-dioxypropylmalonsäure, $CH_2(OH) . CH(OH) . CH_2 . CBr(CONH_2)_2$, entsteht, und daß dann ebenfalls unter dem Einfluß des Ammoniaks das Bromatom mit dem Wasserstoff der endständigen Hydroxylgruppe unter Bromwasserstoffbildung reagiert, so daß das schließlich gebildete Diamid als ein Derivat des Furans —. als Tetrahydro-β'-oxyfuran-α-dikarbonsäurediamid — aufzufassen ist:

$$CH_2(OH) \cdot CH(OH) \cdot CH_2 \cdot CBr(CONH_2)_2 + NH_3$$

$$= NH_4Br + \overset{\overset{\textstyle O}{\diagup \ \diagdown}}{\underset{OH \cdot CH - CH_2}{CH_2 \quad C}} : (CONH_2)_2 .$$

Wie schon erwähnt, wurde dasselbe in die zugehörige, freie Dikarbonsäure, und diese durch Kohlendioxydabspaltung in eine Monokarbonsäure übergeführt, die nach dem soeben Gesagten als Tetrahydro-β'-oxyfuran-α-karbonsäure angesehen werden muß.

Die Darstellung des Chlorvalerolaktonkarbonesters, sowie dessen Überführung in den Oxyvalerolaktonkarbonester und das Diamid der Dioxypropylmalonsäure, wurde nach der Vorschrift von W. Traube und E. Lehmann vorgenommen.

Zur Gewinnung des Bromoxyvalerolaktonkarbonamids wurden 20 g des Diamids in Eisessig unter Erwärmen auf dem Wasserbade gelöst und sodann 19—20 g Brom zugefügt. Die Farbe des Halogens verschwand rasch, und es kristallisierte eine reichliche Menge des in Eisessig schwer löslichen Bromammoniums aus. Zu dessen möglichst vollständiger Entfernung überließ man die Flüssigkeit noch längere Zeit bei einer Temperatur von 0° sich selbst und trennte sodann die das Lakton enthaltende Flüssigkeit von dem Niederschlage.

Zur Isolierung des bromhaltigen Körpers wurde nunmehr der Eisessig durch Destillation unter stark vermindertem Druck entfernt, wobei das Lakton als Sirup zurückblieb.

Die letzten Anteile des Lösungsmittels haften dem letzteren hartnäckig an, so daß man zu ihrer Entfernung den Destillationsrückstand noch längere Zeit im Vakuum auf etwa 100° erhitzen muß.

Das Lakton wird sodann mit einigen Tropfen warmen Alkohols auf ein Uhrglas gespült und zur Kristallisation hingestellt, die bisweilen sehr rasch, häufig aber erst im Verlaufe mehrerer Tage erfolgte.

Die Kristalle wurden auf Ton von der anhängenden Mutterlauge befreit und darauf durch Umkristallisieren aus wenig Essigester gereinigt. Man erhielt schön ausgebildete, durchsichtige Prismen, die bei 109 ° schmolzen.

0.2149 g Sbst.: 0.2377 g CO_2, 0.0662 g H_2O. — 0.2806 g Sbst.: 14.4 ccm N (18 °, 762 mm). — 0.1972 g Sbst.: 0.1571 g AgBr.

$C_6H_8O_4NBr$. Ber. C 30.25, H 3.36, N 5.89, Br 33.61.

Gef. „ 30.13, „ 3.42, „ 5.94, „ 33.89.

Der Körper ist in Wasser und den meisten organischen Lösungsmitteln außerordentlich leicht löslich, so daß es nur schwer gelingt, ihn umzukristallisieren. Am besten eignet sich dazu, wie oben angegeben, Essigester.

Tetrahydro-β'-oxyfuran-α-dikarbonsäurediamid, $C_6H_{10}N_2O_4$.

Bringt man das bromhaltige Lakton mit einem Überschusse starken, alkoholischen Ammoniaks zusammen, so löst es sich unter Erwärmung auf, und nach dem Erkalten beginnt alsbald die Ausscheidung schwach gefärbter Kristalle, die sich sehr fest an die Gefäßwandungen anlegen. Ist die Abscheidung beendet, was nach Verlauf von etwa 24 Stunden der Fall ist, so gießt man die alkoholische Flüssigkeit, die das bei der Reaktion entstandene Bromammonium enthält, von den Kristallen ab und reinigt diese, welche nach den oben gegebenen Auseinandersetzungen als das Diamid der Tetrahydro-β'-oxyfuran-α-dikarbonsäure aufgefaßt werden, durch mehrmaliges Umkristallisieren aus verdünntem Alkohol.

0.2043 g Sbst.: 0.3112 g CO_2, 0.1091 g H_2O. — 0.1358 g Sbst.: 19.7 ccm N (16 °, 738 mm).

$C_6H_{10}O_2N_4$. Ber. C 41.37, H 5.74, N 16.09.

Gef. „ 41.54, „ 5.92, „ 16.47.

Man braucht zur Darstellung des Körpers nicht von dem reinen, kristallisierten Bromoxyvalerolaktonkarbonamid auszugehen, sondern kann hierfür das sirupöse Rohprodukt verwenden, wie es bei der Einwirkung von Brom auf das Dioxypropylmalonamid nach dem Verdampfen des Eisessigs im Vakuum zurückbleibt. Es genügt, dieses Rohprodukt mit einem reichlichen Überschusse etwa 10-prozentigen, alkoholischen Ammoniaks zu übergießen und, nachdem die erste, ziemlich lebhafte Einwirkung vorüber ist, das Gemisch einen Tag lang sich selbst zu überlassen.

Wird das Diamid mit der nötigen Menge Natronlauge auf dem Wasserbade erwärmt, so wird es verseift. Um die freie Dikarbonsäure aus der Lösung zu isolieren, führt man sie zunächst in ihr in Wasser schwer lösliches Bleisalz über, indem man die alkalische Flüssigkeit nach dem Verdünnen mit Wasser mit Essigsäure stark ansäuert, mit Bleiacetat versetzt und auf dem Wasserbade erwärmt.

Im Verlaufe einiger Stunden scheidet sich das Bleisalz als schwerer, kristallinischer Niederschlag ab, der von der Flüssigkeit getrennt, gut ausgewaschen und darauf in Wasser suspendiert und mit Schwefelwasserstoff zerlegt wird.

Wird das Filtrat vom Schwefelblei stark eingedampft, so kristallisiert beim Abkühlen die Tetrahydrooxyfurandikarbonsäure allmählich in schön ausgebildeten, großen, würfelförmigen Kristallen aus, die ein Molekül Kristallwasser enthalten.

0.2373 g Sbst.: 0.3240 g CO_2, 0.1073 g H_2O. — 0.2410 g Sbst.: 0.3287 g CO_2, 0.1124 g H_2O.

$C_6H_8O_6 + H_2O$. Ber. C 37.11,   H 5.15.

Gef. „ 37.24, 37.17, „ 5.07. 518.

Das Kristallwasser entweicht beim Erhitzen der Substanz auf etwa 130°,

1.0627 g Sbst. verloren 0.0972 g H_2O.

Berechnet für 1 Molekül Wasser 9.29, gefunden 9.19.

Die Analyse der vom Kristallwasser befreiten Substanz ergab:

0.1880 g Sbst.: 0.2828 g CO_2, 0.0755 g H_2O.

$C_6H_8O_6$. Ber. C 40.90, H 4.54.

Gef. „ 41.02, „ 4.50.

Außer dem Bleisalz der Säure wurde noch deren Silbersalz dargestellt.

Es wurde hierfür die Säure in Wasser gelöst und die zur Bildung des neutralen Salzes erforderliche Menge Natriumhydroxyd und sodann Silbernitratlösung zugefügt. Der sich alsbald ausscheidende Niederschlag des Silbersalzes wurde für die Analyse mehrere Male aus Wasser umkristallisiert.

0.3119 g Sbst.: 0.2085 g CO_2, 0.0507 g H_2O. — 0.1879 g Sbst. 0.1028 g Ag.

$C_6H_6O_6Ag_2$. Ber. C 18.55, H 1.55, Ag 55.15.

Gef. „ 18.23, „ 1.80, „ 54.71.

Tetrahydro-β'-oxyfuran-α-karbonsäure, $C_5H_8O_4$.

Um aus der Dikarbonsäure eine Karboxylgruppe zu eliminieren, erhitzt man die erstere in wässeriger Lösung im geschlossenen Rohr während einiger Stunden auf 150—160°. Nach dem Erkalten wird sodann der Rohrinhalt auf dem Wasserbade bis zur Sirupkonsistenz eingedampft. Aus dem Rückstand scheidet sich die Monokarbonsäure langsam in wasserhellen, gut ausgebildeten Prismen ab, welche häufig beträchtliche Größe besitzen. Der Schmelzpunkt der aus absolutem Alkohol umkristallisierten Säure liegt bei 110°.

0.1509 g Sbst.: 0.2525 g CO_2, 0.0785 g H_2O.

$C_5H_8O_4$. Ber. C 45.45, H 6.06.

Gef. „ 45.63, „ 5.83.

Über (2)-Amino-Adenin [(2.6)-Diaminopurin][1].
Von **Wilhelm Traube**.

Die durch Kondensation von Cyanessigsäure mit Harnstoffen und Amidinen entstehenden, in Stellung 4 durch eine Aminogruppe substituierten Pyrimidine sind, wie ich in mehreren Mitteilungen[2] gezeigt habe, ein sehr geeignetes Ausgangsmaterial zur Synthese verschiedener Xanthinbasen.

Später[3] habe ich gefunden, daß auch das aus Malonitril und Schwefelharnstoff sich bildende, zwei Aminogruppen — in Stellung 4 und 6 — enthaltende, Pyrimidinderivat sich in einen Purinkörper verwandeln läßt, aus welchem weiterhin durch Abspaltung des Schwefels Adenin, (6)-Aminopurin gewonnen wurde.

Zu einem an Stickstoff noch reicheren Purinderivat gelangt man von dem durch Einwirkung von Malonitril auf Guanidin nach der Gleichung:

$$\begin{array}{ccccc}
NH_2 & CN & NH-C:NH & & N=C\cdot NH_2 \\
HN:C & +CH_2 = HN:C & CH_2 & \text{bezw.} & H_2N\cdot C \quad CH \\
NH_2 & CN & NH-C:NH & & N-C\cdot NH_2
\end{array}$$

entstehenden (2.4.6)-Triaminopyrimidin.

Die Methylengruppe auch dieses Körpers reagiert mit salpetriger Säure leicht unter Bildung einer gefärbten Isonitrosoverbindung, und das durch Reduktion dieser letzteren gewonnene, vollständig durch Aminogruppen substituierte Pyrimidin:

$$\text{(2.4.5.6)-Tetraaminopyrimidin,} \quad \begin{array}{c} N=C\cdot NH_2 \\ H_2N\cdot C \quad C\cdot NH_2 \\ N-C\cdot NH_2 \end{array}$$

gibt beim Erhitzen mit Ameisensäure, unter Zwischenbildung eines Formylkörpers, das 2-Amino-Adenin oder (2.6)-Diaminopurin:

$$\begin{array}{c}
N=C\cdot NH_2 \\
H_2N\cdot C \quad C-NH \\
\| \quad \| \quad >CH. \\
N-C-N
\end{array}$$

---

[1]) Ber. d. deutsch. chem. Ges. **37**, 4544 [1904].

[2]) Ber. d. deutsch. chem. Ges. **33**, 1371, 3035 [1900]; **37**, 2267 [1904].

[3]) Annalen d. Chemie **331**, 64 [1904].

(2.4.6)-Triaminopyrimidin, $C_4H_7N_5$.

Man bringt je ein Molekulargewicht freies Guanidin und Malonitril in
alkoholischer Lösung zusammen und kocht die Mischung auf dem Wasserbade am Rückflußkühler. Schon nach kurzer Zeit beginnt die Ausscheidung
schwerer, farbloser Kristalle, deren Menge sich rasch vermehrt.

Man unterbricht das Kochen nach etwa zwei Stunden, kühlt ab, trennt
die Flüssigkeit von den Kristallen und verdampft den Alkohol. Darauf löst
man den hierbei verbleibenden Rückstand samt den Kristallen in Wasser und
versetzt die Flüssigkeit mit verdünnter Schwefelsäure. Das Sulfat des
Triaminopyrimidins scheidet sich hierbei als schwerer, kristallinischer
Niederschlag aus, dessen Menge etwa 5 g beträgt bei Anwendung von 2 g
Malonitril.

Die Analyse des aus Wasser umkristallisierten Salzes ergab:

0.1303 g Sbst.: 33.5 ccm N $(22^{\circ}, 752$ mm$)$. — 0.1971 g Sbst.: 0.1887 g
SO_4Ba.

$$C_4H_7N_5 \cdot SO_4H_2 + H_2O. \quad \text{Ber. N } 29.04, \text{ } SO_4H_2 \text{ } 40.66.$$
$$\text{Gef. } „ \text{ } 28.95, \quad „ \quad 40.25.$$

Der freie Triaminokörper löst sich in Wasser sehr leicht, schwerer
in Alkohol und Äther. Beim Umkristallisieren aus heißem verdünnten
Alkohol scheidet er sich in langen Nadeln aus. Wie aus der Analyse des
Sulfats hervorgeht, ist er eine zweisäurige Base.

Das salzsaure Salz der Verbindung wird von Wasser sehr leicht aufgenommen; schwerer löslich ist, wie aus dem vorhergehenden schon ersichtlich ist, das Sulfat, sowie ferner das Nitrat. Das letztere kristallisiert
aus heißem Wasser in prismatischen Nadeln aus.

(2.4.5.6)-Tetraaminopyrimidin, $C_4H_8N_6$.

Versetzt man eine Lösung des Sulfats der Triaminoverbindung mit der
einem Molekulargewicht entsprechenden Menge in Wasser gelösten Natrium-
nitrits, so scheidet sich sogleich ein rosenroter Niederschlag des Isonitroso-
derivats ab. Zu dessen völliger Abscheidung übersättigt man die Flüssigkeit mit Ammoniak, in welchem die Isonitrosoverbindung kaum löslich ist.
Der Niederschlag nimmt hierbei eine mehr ziegelrote Färbung an.

Man filtriert nun ab und trägt den Isonitrosokörper noch feucht in
etwa 5-prozentige Schwefelammoniumlösung ein, wobei er unter Abscheidung
von Schwefel rasch reduziert wird. Nachdem man einen etwaigen Überschuß
des Reduktionsmittels durch Kochen entfernt hat, trennt man die Flüssigkeit
vom Schwefel und versetzt sie mit verdünnter Schwefelsäure im Überschuß.
Das (2.4.5.6)-Tetraaminopyrimidin scheidet sich hierbei als Sulfat in feinen,
langen, glänzenden Nadeln ab, die durch Umkristallisieren aus Wasser rein
erhalten werden.

0.1408 g Sbst.: 35.7 ccm N (17°, 766 mm). — 0.2357 g Sbst.: 0.1893 g SO$_4$ Ba.

$$C_4H_8N_6.SO_4H_2 + 3 H_2O.$$ Ber. N 28.82, SO$_4$H$_2$ 33.57.
Gef. „ 29.60, „ 33.78.

Eine Schwefelbestimmung des bei 140—150° getrockneten Sulfats ergab:

0.3504 g Sbst.: 0.3394 g SO$_4$Ba.

$$C_5H_8N_6 . SO_4H_2.$$ Ber. H$_2$SO$_4$ 41.17. Gef. SO$_4$H$_2$ 40.81.

Der Tetraaminokörper ist der Analyse nach trotz der vier Aminogruppen eine nur zweisäurige Base. Zwecks Darstellung der freien Verbindung wurde die bei der Reduktion des obigen Isonitrosokörpers, wie angegeben, erhaltene Lösung vorsichtig eingedampft. Das Tetraamin schied sich hierbei in schwach. gefärbten, konzentrisch gruppierten Nadeln ab, die aus heißem Wasser umkristallisiert werden konnten. Sowohl die freie Base wie ihre Salze reduzieren ammoniakalische Silberlösung.

(2)-Amino-Adenin [(2.6)-Diaminopurin], $C_5H_6N_6$.

Wird das schwefelsaure Salz des Tetraamins mit der äquivalenten Menge Natriumformiat und der 10—15-fachen Gewichtsmenge starker Ameisensäure zum Sieden erhitzt, so löst es sich auf. Nach Verlauf von etwa zwei Stunden entfernt man die überschüssige Ameisensäure durch Erhitzen auf dem Wasserbade, nimmt den Rückstand mit Wasser auf und versetzt die wässerige Lösung mit Ammoniakflüssigkeit bis zur alkalischen Reaktion.

Die Formylverbindung des Tetraaminopyrimidins kristallisiert hierbei in langen, glänzenden, in heißem Wasser ziemlich leicht löslichen Nadeln aus. Ammoniakalische Silberlösung wird beim Erwärmen mit dem Formylkörper reduziert.

0.1433 g Sbst.: 0.1854 g CO$_2$, 0.0577 g H$_2$O. — 0.0734 g Sbst.: 31.9 ccm N (20°, 760 mm),

$$C_5H_8N_6O.$$ Ber. C 35.71, H 4.76, N 50.00.
Gef. „ 39.29, „ 4.46, „ 49.72.

Die Formylverbindung schmilzt bei 152—155°, indem sich Wasser abspaltet. Der Rückstand wird bald wieder fest und besteht nunmehr aus dem (2)-Amino-Adenin.

Zur Reinigung wird das letztere in heißem Wasser gelöst, die Lösung mit Tierkohle behandelt und filtriert. Das Amino-Adenin fällt hierauf in farblosen, schön ausgebildeten, dicken prismatischen Kristallen allmählich aus.

0.1324 g Sbst.: 0.1924 g CO$_2$, 0.0480 g H$_2$O. — 0.0698 g Sbst.: 35.1 ccm N (22°, 751 mm).

$$C_5H_6N_6.$$ Ber. C 40.00, H 4.00, N 56.00.
Gef. „ 39.64, „ 4.06, „ 56.12.

Wie das Adenin selbst gibt auch sein Aminoderivat in heißer salpetersaurer Lösung beim Versetzen mit Silbernitrat einen kristallinischen Niederschlag, während sich eine amorphe Verbindung ausscheidet, wenn man die
Lösung des Silbersalzes zu einer ammoniakalischen Lösung des Purin-
derivates fügt. Mit Mineralsäuren bildet das Amino-Adenin gut kristallisierende
Salze. Schwer löslich ist unter diesen besonders das Nitrat. Das Platin-
chloriddoppelsalz ist in Wasser verhältnismäßig leicht löslich und kristallisiert
in schönen dunkelgelben Nadeln.

Hrn. F. Winter, der mich bei der Ausführung der Versuche dieser
und der voranstehenden Abhandlung eifrigst unterstützte, sage ich besten Dank.

Wie ich nachträglich erfahre[1]), ist das (2.4.6)-Triaminopyrimidin und
das (2.4.5.6)-Tetraaminopyrimidin von Gabriel[2]) auf anderem Wege bereits
früher dargestellt worden.

Das Triaminopyrimidin wurde durch Einwirkung von Ammoniak auf
das (2.4.6)-Trichlorpyrimidin erhalten, welches seinerseits beim Behandeln
der Barbitursäure mit Phosphoroxychlorid entsteht.

Wie Gabriel fand, wird der Triaminokörper durch Salpetersäure in
das (2.4.6)-Triamino-5-nitropyrimidin übergeführt, und dieses letztere liefert
bei der Reduktion das (2.4.5.6)-Titraaminopyrimidin.

) Ber. d. deutsch. chem. Ges. **38**, 149 [1905].
) Ber. d. deutsch. chem. Ges. **34**, 3362 [1901].

Über die Einwirkung von Salpetersäure auf Phloroglucintrimethyläther.[1)]

Von **C. Mannich**.

Zur Ergänzung der bisher aus dem Pharmazeutischen Institut der Universität Berlin hervorgegangenen Arbeiten über die Phenoläther, hatte ich es auf Veranlassung des Hrn. Prof. Dr. Thoms hin übernommen, die Einwirkung von Salpetersäure auf den Phloroglucintrimethyläther zu studieren. Daß zwischen diesen beiden Körpern eine eigentümliche und wahrscheinlich komplizierte Reaktion verlaufen müsse, war nach den in der Literatur zu findenden Angaben ohne weiteres klar.

Die ersten, die das merkwürdige Verhalten des Phloroglucintrimethyläthers gegen Salpetersäure beobachteten, waren Jul. Jobst und O. Hesse[2)]. Es gelang ihnen, aus Phloroglucintrimethyläther (von Jobst und Hesse Hydrocoton genannt) beim Erwärmen mit konzentrierter Salpetersäure einen in kupferglänzenden Blättchen kristallisierenden Körper zu erhalten, der sich mit königsblauer Farbe in Wasser, Alkohol, konzentrierter Salzsäure und Salpetersäure löste. Auf Grund der Bildungsweise und einer Analyse erblickten Jobst und Hesse in dem Reaktionsprodukt ein nitriertes Chinon, dem sie die Formel $C_{18}H_{20}(NO_2)_2O_6$ zuschrieben und den Namen Dinitrocoton beilegten.

Weiterhin hat W. Will[3)] aus konzentrierter Salpetersäure und Phloroglucintrimethyläther denselben blauen Farbstoff erhalten und kurz beschrieben. Seine Auffassung über die chemische Natur dieses Körpers ist indessen eine ganz andere; er gibt an, daß der Farbstoff „sich als das salpetersaure Salz einer farblosen Base erweist, die aus dem Nitrat durch Zusatz von Alkali als ein farbloser, in Wasser unlöslicher Niederschlag erhalten wird. Sie löst sich wieder in kalten Säuren mit intensiv blauer Farbe, welche beim Kochen in Rot umschlägt, indem sich gleichzeitig ein Niederschlag von rötlich gefärbten Kristallen bildet". Nähere Mitteilungen über die chemische Natur dieses Körpers, die Will ankündigte, sind nicht erfolgt.

Dieser Ansicht von Will widerspricht O. Hesse[4)] in einer späteren Arbeit. Er betrachtet den blauen Farbstoff — sein früheres Dinitrocoton —

[1)] Archiv d. Pharm. **242**, 501 [1904].

[2)] Annalen d. Chemie **199**, 47.

[3)] Ber. d. deutsch. chem. Ges. **21**, 603.

[4)] Annalen d. Chemie **276**, 338.

indessen nicht mehr als ein nitriertes Chinon, sondern als ein **Hexamethyl-dinitrodiphloroglucin**, das sich „ohne Zweifel vom **Diphloroglucin** $C_{12}H_{10}O_6$ ableitet". Wegen allzu großer Zersetzlichkeit des Körpers hat **Hesse** von einer weiteren Untersuchung Abstand genommen.

Wie man sieht, sind diese Angaben recht verworren. In **Beilsteins** Handbuch ist daher weder die Auffassung von **Jobst** und **Hesse**, noch die von **Will** aufgenommen; vielmehr findet sich der blaue Farbstoff dort als Trimethyläther des Nitrophloroglucins, $C_6H_2(NO_2)(OCH_3)_3$, beschrieben, eine Anschauung, die keiner der Autoren je ausgesprochen hat, und die mit Bestimmtheit als falsch bezeichnet werden kann.

Wer alle diese Hypothesen über die chemische Natur des blauen Farbstoffes kritisch betrachtet, wird finden, daß sie sämtlich im höchsten Grade unwahrscheinlich sind. Nitrierte Chinone sind überhaupt nicht bekannt, ebensowenig kennt man Nitrokörper, die sich mit blauer Farbe in Wasser lösen. Noch merkwürdiger erscheint die Auffassung von **Will**, daß sich durch Einwirkung von Salpetersäure auf einen neutralen Phenoläther eine Base bilden soll. Und doch hat **Will** im wesentlichen das Richtige getroffen: der blaue Farbstoff ist in der Tat ein salpetersaures Salz.

Übergießt man Phloroglucintrimethyläther mit verdünnter Salpetersäure, so tritt eine prächtig blaue Färbung auf. Erwärmt man dann auf $50-60^0$, so verschwindet die tiefblaue Färbung innerhalb 1—2 Stunden und macht einer rotvioletten Platz. Kühlt man nun ab, so scheidet sich ein gut kristallisierter Körper ab, der nach der Reinigung bei 249^0 schmilzt und sich als das bereits öfters auf anderen Wegen erhaltene Dimethoxychinon $C_8H_8O_4$

$$
\begin{array}{c}
O \\
H \diagup \diagdown H \\
CH_3\,O \diagdown \diagup O\,CH_3 \\
O
\end{array}
$$

erweist. Dieses Chinon ist das Endprodukt der Einwirkung von Salpetersäure auf Phloroglucintrimethyläther, ein Resultat, das weiter nicht überraschend ist.

So leicht es gelingt, dieses Chinon zu fassen und zu charakterisieren, ebenso schwierig ist es, einen Einblick in die Konstitution des als Zwischenprodukt auftretenden blauen Farbstoffes zu gewinnen. Zwar ist der Körper leicht in ausgezeichneter Ausbeute erhältlich; indessen ist er, wie bereits O. **Hesse** angibt, äußerst unbeständig, namentlich in Lösung, sodaß an eine Reinigung durch Umkristallisieren nicht gedacht werden kann. Die Lösungen, besonders wässerige, scheiden unter Umschlag der Farbe in Rot nach kurzer Zeit reichliche Mengen Dimethoxychinon ab. Das Filtrat davon bildet eine stark sauer reagierende Flüssigkeit, aus der sich nichts isolieren läßt. Unter diesen Umständen ist den Analysen dieses blauen Farbstoffes ein erheblicher Wert nicht beizumessen. Es war folglich zu versuchen, irgendwelche

Derivate zu gewinnen, die sich zu einer eingehenden Untersuchung besser eigneten.

Der Farbstoff trägt den Charakter eines salpetersauren Salzes. Es lassen sich daraus durch Alkalien zwei basische Körper gewinnen, allerdings nicht ohne technische Schwierigkeiten. Von diesen Basen erhält man die eine durch Zusatz von alkoholischer Kalilauge; sie bildet sehr zersetzliche, in reinem Zustande schön rot gefärbte Kristallnadeln, die sich in verdünnten Säuren mit blauer, bald in Rot umschlagender Farbe lösen und der Zusammensetzung $C_{18}H_{21}NO_6 + C_2H_5 \cdot OH$ entsprechen. Mit Salpetersäure entsteht ein Salz, das dem aus Phloroglucintrimethyläther und Salpetersäure entstehenden Farbstoff völlig ähnlich ist. Dieser Farbstoff dürfte daher in der Hauptsache aus einem Nitrat der Base $C_{18}H_{21}NO_6$ bestehen. — Die zweite Base wird gewonnen, wenn man die Lösung des blauen Farbstoffes mit konzentrierter wässeriger Kalilauge versetzt. Nach zwei Tagen haben sich dann große Kristalle abgeschieden, die nach dem Reinigen bei 131—132° schmelzen und der Zusammensetzung $C_{17}H_{21}NO_5$ entsprechen. Diese Base löst sich in verdünnten Säuren farblos auf und färbt sich nur mit konzentrierter Schwefelsäure und konzentrierter Salpetersäure blau. Aus weiter unten zu erörternden Gründen ist anzunehmen, daß diese Base aus der vorigen durch Spaltung entstanden ist, und daß ihr die Konstitution eines Pentamethoxydiphenylamins zukommt.

Weit leichter und in erheblich besserer Ausbeute gelingt die Darstellung einer dritten Base. Der blaue Farbstoff läßt sich nämlich, auch in stark salpetersaurer Lösung, durch schweflige Säure sehr leicht reduzieren. Versetzt man, nachdem die blaue Farbe vollständig verschwunden ist, mit Ammoniak, so fällt eine schön kristallisierende Leukobase aus, die nach der Reinigung bei 142° schmilzt und bei der Analyse Zahlen liefert, die auf die Formel $C_{18}H_{23}NO_6$ stimmen. Diese Leukobase glaube ich mit einem hohen Grade von Wahrscheinlichkeit als ein Hexamethoxydiphenylamin:

$$\text{CH}_3\cdot\text{O}\underset{\text{H}\quad\text{O}\cdot\text{CH}_3}{\overset{\text{H}\quad\text{O}\cdot\text{CH}_3}{\bigcirc}}-\text{NH}-\underset{\text{O}\cdot\text{CH}_3\;\text{H}}{\overset{\text{O}\cdot\text{CH}_3\;\text{H}}{\bigcirc}}\text{O}\cdot\text{CH}_3$$

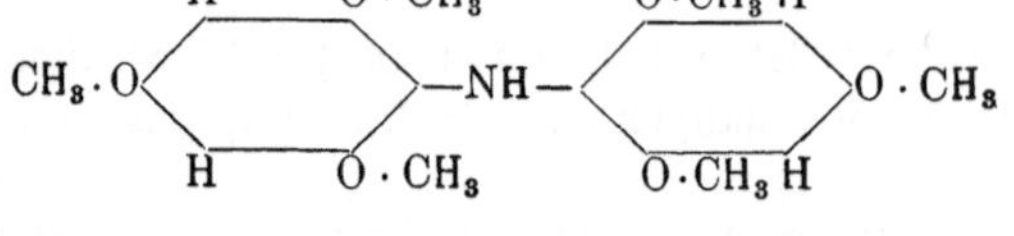

bezeichnen zu dürfen. Die Aufstellung dieser Konstitutionsformel gründet sich, abgesehen von den Analysenzahlen, 1. auf den Nachweis von 6 Methoxylgruppen (nach Zeisel bestimmt); 2. auf den Nachweis des sekundären Charakters der Base durch Darstellung eines Nitrosamins; 3. auf das Verhalten bei der Oxydation, die sehr glatt zum Dimethoxychinon führt. Auch der sehr schwach basische Charakter der Verbindung, der so wenig entwickelt ist, daß bei genügender Konzentration sogar aus mineralsaurer Lösung die freie Base auskristallisiert, paßt gut auf ein Diphenylaminderivat.

Vergleicht man die Zusammensetzung der Leukobase, $C_{18}H_{23}NO_6$, mit derjenigen der roten Base, $C_{18}H_{21}NO_6 + C_2H_5 \cdot OH$, die durch alkoholische

Kalilauge aus dem Farbstoff erhalten wird, so findet man eine Differenz von zwei Wasserstoffatomen, also das normale Verhältnis zwischen Farbbase und Leukobase. Es kann keinem Zweifel unterliegen, daß diese beiden Basen in engster Beziehung zu einander stehen. Versucht man für die Farbbase eine Konstitutionsformel aufzustellen, indem man der Leukobase, dem Hexamethoxydiphenylamin, zwei Atome Wasserstoff entzieht, so stößt man auf erhebliche Schwierigkeiten. Der Farbstoffcharakter der Base, ihre Neigung, unter Bildung eines Chinons zu zerfallen, sind gewiß triftige Gründe, sie den Indophenolen an die Seite zu stellen. Indessen ist es nicht möglich, wenigstens nicht ohne eine Methoxylgruppe preiszugeben, in das Molekül des Hexamethoxydiphenylamins eine chinoïde Bindung, wie sie in den Indophenolen enthalten ist, hineinzubringen, ohne daß ein gezwungen aussehendes Formelbild entsteht. Es sind nun in der Tat Gründe vorhanden, daß in dem Farbstoff eine Methoxylgruppe verändert ist, und daß diese erst bei der Reduktion wieder hergestellt wird. Die rote Farbbase, $C_{18} H_{21} NO_6 + C_2 H_5 \cdot OH$, liefert nämlich bei der Methoxylbestimmung nach Zeisel auf ein Molekül nur 6 Moleküle Jodsilber. Da von diesen eins auf die Rechnung des aus dem Kristallalkohol entstehenden Jodaethyls zu setzen ist, so werden durch die Methoxylbestimmung tatsächlich nur 5 OCH_3-Gruppen in der Farbbase gefunden. Für die Anwesenheit von nur 5 Methoxylgruppen in der Farbbase spricht auch die bereits oben erwähnte Bildung eines Pentamethoxydiphenylamins aus dem Farbstoff und starker Kalilauge. Wären in dem blauen Farbstoff 6 unveränderte Methoxylgruppen enthalten, wie sie in der durch schweflige Säure entstehenden Leukobase nachweisbar sind, so wäre die Entstehung eines Körpers mit nur 5 Methoxylgruppen durch Behandlung mit Kalilauge nicht zu erklären. Die angeführten Gründe und einige weitere Anzeichen deuten darauf hin, daß beim Übergang der Leukobase in die Farbbase eine der Methoxylgruppen in Mitleidenschaft gezogen wird. Von den Formeln, die sich dann aufstellen lassen, scheint mir die folgende am besten mit den beobachteten Reaktionen in Einklang zu stehen:

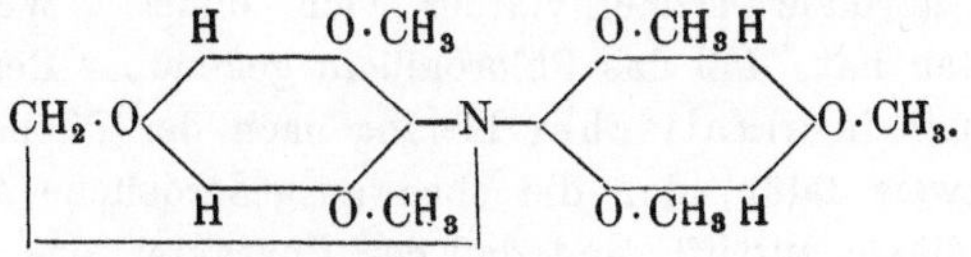

$$CH_2 \cdot O \overbrace{\underset{H \qquad O \cdot CH_3}{\overset{H \qquad O \cdot CH_3}{\bigcirc}}} - N - \overbrace{\underset{O \cdot CH_3\, H}{\overset{O \cdot CH_3\, H}{\bigcirc}}} O \cdot CH_3.$$

Diese Formel erinnert in vieler Hinsicht an die alte Superoxydformel für Chinone und Chinonimide; sie unterscheidet sich von dieser dadurch, daß die beiden in p-Stellung zu einander befindlichen Substituenten nicht direkt, sondern mit Hilfe einer CH_2-Gruppe an einander gebunden sind. Obgleich diese Formel, da ähnliche Fälle nicht bekannt sind, hier keineswegs als sicher hingestellt werden soll, so erklärt sie doch immerhin die folgenden Beobachtungen: 1. daß in der Farbbase nur 5 Methoxylgruppen nachweisbar sind, 2. daß durch Reduktion ihres Nitrats eine Leukobase mit 6 Methoxylgruppen entsteht, 3. daß durch starke Kalilauge ein Pentamethoxydiphenylamin entsteht (durch Aufnahme von H_2O und Abspaltung von Ameisensäure). Endlich steht auch der leichte Zerfall in Dimethoxychinon in guter Übereinstimmung mit dem Formelbilde.

Einige Versuche, durch Synthese zur Leukobase $C_{18}H_{23}NO_6$, dem Hexamethoxydiphenylamin, zu gelangen, haben den gewünschten Erfolg bisher nicht gehabt. Der erste Weg, vom Nitrophloroglucin ausgehend, erwies sich als ungangbar, da sich das Nitrophloroglucin nicht in glatter Weise in seinen Trimethyläther überführen ließ. Das durch Reduktion des Nitrophloroglucins entstehende, bisher nicht bekannte Aminophloroglucin, war, wie vorauszusehen, zu zersetzlich, um als Ausgangsmaterial für die Synthese eines Diphenylaminderivates dienen zu können. Auch vom symmetrischen Hexanitrodiphenylamin aus, das leicht durch Nitrieren des Diphenylamins zu erhalten ist, wurden einige synthetische Versuche unternommen, gleichfalls ohne den gewünschten Erfolg.

Darstellung des Phloroglucintrimethyläthers.

Bei der Methylierung des Phloroglucins mit Jodmethyl und Alkali entstehen bekanntlich nicht die normalen Äther, es werden vielmehr Pseudoäther gebildet, indem die Methylreste — bis zu sechs — direkt an die Kohlenstoffatome des Benzolkernes treten; das Phloroglucin reagiert also nach der sekundären (Keto-) Form. Diese letztere scheint in alkalischer Lösung überhaupt die begünstigte Konfiguration für das Phloroglucin zu sein, wofür als weitere Beweise die Entstehung eines Trioxims in alkalischer Lösung und die Reduktion zu Cyklohexantriol durch Natriumamalgam, also ein alkalisches Reduktionsmittel, dienen mögen. Auch die Bildung des Phloramins mit Ammoniak, das man mit Baeyer[1]) wohl richtiger von der Ketoform ableitet, spricht für diese Auffassung. In saurer Lösung kommt dem Phloroglucin hingegen die tertiäre Form zu. So konnte Will[2]) durch Einleiten von Salzsäure in eine Lösung von Phloroglucin in Methylalkohol den Dimethyläther erhalten, und Herzig und Kaserer[3]) zeigten weiter, daß dabei auch der normale Trimethyläther sich bildet. Wenn neuerdings Kaufler[4]) dargetan hat, daß das Phloroglucin gegenüber Benzylchlorid und Säurechloriden auch in alkalischer Lösung nach der Phenolform reagiert, so ist das ein Beweis dafür, daß die eben ausgesprochene Ansicht nur für ganz neutrale Radikale zutrifft, und daß der Charakter des einzuführenden Substituenten von noch größerem Einflusse auf die Konfiguration des Phloroglucins ist, als die Reaktion des Lösungsmittels. Selbst mit einem Radikal von so schwach saurer Natur, wie es der Benzylrest ist, verträgt sich die Ketoform des Phloroglucins nicht mehr. Gegenüber völlig neutralen Radikalen,

---

[1]) Ber. d. deutsch. chem. Ges. **19**, 163.
[2]) Ber. d. deutsch. chem. Ges. **21**, 603.
[3]) Monatsh. f. Chemie **21**, 876.
[4]) Monatsh. f. Chemie **21**, 1003.

wie Methyl und Äthyl, verhält sich das Phloroglucin in saurer Lösung wie ein Phenol, in alkalischer Lösung wie ein Triketon. Bei der Einführung basischer Radikale ist die Ketoform, bei der Einführung saurer Radikale die Enolform die bevorzugte Konfiguration. Nach Kaufler reagiert ferner das Phloroglucin um so eher nach der tertiären Form, je größer das einzuführende Radikal ist.

Das Verfahren von Will[1]) zur Darstellung des Phloroglucintrimethyläthers gibt, wie auch von anderer Seite[2]) konstatiert ist, sehr schlechte Ausbeuten. Bei dem hohen Werte des Phloroglucins habe ich mich bemüht, eine geeignetere Methode auszuarbeiten. Nach folgendem Verfahren erhält man aus Phloroglucin den Trimethyläther in einer Ausbeute von 55—65 Proz. der Theorie:

Man mischt 50 g Methylalkohol mit 20 g konzentrierter Schwefelsäure, gibt 20 g Phloroglucin hinzu und kocht 5 Stunden lang am Rückflußkühler. Dann setzt man 100 ccm Wasser hinzu und erwärmt einige Zeit auf dem Wasserbade, bis die Hauptmenge des Methylalkohols vertrieben ist. Nun schüttelt man dreimal mit Äther aus, destilliert den Äther ab und gibt zu dem Rückstand 100 g 40-prozentige Kalilauge. Zu der Mischung setzt man dann unter Umschütteln in kleinen Portionen 60 g Methylsulfat. Unter beträchtlicher Erwärmung vollzieht sich die Bildung des Trimethyläthers, der sich auf der Oberfläche als ölige, beim Erkalten erstarrende Flüssigkeit abscheidet. Man treibt mit Wasserdämpfen über, wobei der Körper leicht im Kühler erstarrt, stellt das Destillat in Eis und saugt nach einigen Stunden ab. Ausbeute 12—13 g. Durch Umkristallisieren aus Petroläther erhält man lange, bei 52° schmelzende, weiße Nadeln.

Einwirkung von Salpetersäure auf Phloroglucintrimethyläther.

1 g Phloroglucintrimethyläther wurde mit 15 g 10-prozentiger Salpetersäure bei 50—60° geschüttelt. Als nach 1—2 Stunden die anfangs auftretende prächtig blaue Farbe verschwunden war, wurde abgekühlt und von den ausgeschiedenen Kristallen abgesaugt. Nach zweimaligem Umkristallisieren aus heißem Wasser wurden lange, gelbbraune Nadeln erhalten, die bei 249° schmolzen und sich als stickstofffrei erwiesen. Die Elementaranalyse ergab folgende Werte:

0.1183 g Substanz lieferten 0.2474 g CO_2 und 0.0531 g H_2O.

$$\text{Berechnet für } C_8H_8O_4: \qquad \text{Gefunden:}$$

C: 57.12   57.04 %

H: 4.81   5.03 „.

Der Körper erweist sich also als das bereits bekannte Dimethoxychinon der Konstitution:

---

[1]) Ber. d. deutsch. chem. Ges. **21**, 603.

[2]) P. Friedländer und L. C. Schnell, Ber. d. deutsch. chem. Ges. **30**, 2151.

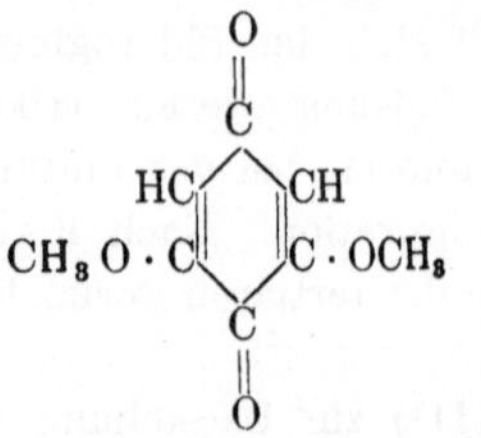

$$
\begin{array}{c}
\mathrm{O} \\
\parallel \\
\mathrm{C} \\
\mathrm{HC}\diagup\;\diagdown\mathrm{CH} \\
\mathrm{CH_3O\cdot C}\quad\quad\mathrm{C\cdot OCH_3} \\
\mathrm{C} \\
\parallel \\
\mathrm{O}
\end{array}
$$

Die Darstellung des bei der Einwirkung von Salpetersäure auf Phloroglucintrimethyläther intermediär entstehenden blauen Farbstoffes wird zweckmäßig auf folgende Art vorgenommen:

4 ccm 33-prozentige Salpetersäure werden auf einem Uhrglase auf dem Wasserbade vorgewärmt. Man gibt dann 0,5 g Ploroglucintrimethyläther hinzu und erwärmt noch einige Augenblicke, bis der Äther geschmolzen ist. Dann nimmt man sofort vom Wasserbade und rührt kräftig mit dem Glasstabe, bis die Masse zu kristallisieren beginnt. Nachdem man noch kurze Zeit hat erkalten lassen, saugt man ab, wäscht mit Wasser und trocknet möglichst rasch ohne Anwendung von Wärme im Vakuumexsikkator. Hat man zu lange erwärmt oder nicht rasch genug gearbeitet, so ist dem Reaktionsprodukt bereits sichtlich Dimethoxychinon beigemengt. Es ist daher zu empfehlen, nicht größere Mengen als 0.5 g Trimethyläther auf einmal zu verarbeiten. Die Reaktion verläuft so rasch, daß man in einer Stunde bequem zehnmal 0.5 g verarbeiten kann. Ausbeute etwa 0.55 g Farbstoff.

Der blaue Farbstoff löst sich in Wasser, Alkohol, Aceton, Benzol, Essigäther, Äther und Choroform. Er ist unlöslich in Petroläther und Tetrachlorkohlenstoff. Die Lösungen sind unbeständig; besonders wässerige Lösungen entfärben sich nach einiger Zeit, fast momentan beim Aufkochen, unter Abscheidung von Dimethoxychinon. Neben diesem konnte ein anderes festes Zersetzungsprodukt niemals aufgefunden werden. Die vom ausgeschiedenen Chinon abfiltrierte Flüssigkeit reagiert stark sauer, es läßt sich in ihr Salpetersäure nachweisen.

Erhitzt man den Farbstoff, so tritt bald eine lebhafte Verpuffung ein, wobei reichliche Mengen saurer Dämpfe entweichen. Der Rückstand, nach dem Trocknen etwa 70 Proz. des angewandten Farbstoffs, besteht wieder aus Dimethoxychinon.

Jobst und Hesse haben den Farbstoff bereits früher analysiert und darin gefunden:

$$
\begin{aligned}
\mathrm{C}: &\quad 50.7\ \% \\
\mathrm{H}: &\quad 5.2\ \text{„}.
\end{aligned}
$$

Ähnliche Zahlen habe ich nie erhalten können, sondern im Durchschnitt aus mehreren Analysen gefunden:

$$
\begin{aligned}
\mathrm{C}: &\quad 48.4\ \% \\
\mathrm{H}: &\quad 5.1\ \text{„} \\
\mathrm{N}: &\quad 7.0\ \text{„}.
\end{aligned}
$$

Da man keinerlei Garantien für die Reinheit des Körpers hat, so ist diesen Zahlen ein besonderer Wert nicht beizumessen.

Reduktion des Farbstoffs mit schwefliger Säure.

Trägt man den zerriebenen Farbstoff in kleinen Portionen in wässerige schweflige Säure ein, oder setzt man zu einer Lösung desselben schweflige Säure hinzu, so verschwindet die blaue Farbe rasch. Hat man in .sehr konzentrierter Lösung gearbeitet, so kristallisiert ein Teil des Reaktionsproduktes heraus; anderenfalls filtriert man einige harzige Klumpen, in denen ein nicht näher untersuchter, kristallisierender Körper enthalten ist, ab und fällt die Leukobase durch Zusatz von Ammoniak aus. Die Base läßt sich gut aus Alkohol umkristallisieren, ist aber schwer ganz weiß zu erhalten. Sie schmilzt bei 142° und färbt sich nicht mit verdünnten Säuren, wohl aber mit konzentrierter Schwefelsäure und konzentrierter Salpetersäure. Bei der Analyse wurden folgende Werte gefunden:

1. 0.1487 g Substanz lieferten 0.3363 g CO_2 und 0.0907 g H_2O.
2. 0.1135 „ „ „ 0.2586 „ „ „ 0.0694 „ „
3. 0.1535 „ „ „ 0.3492 „ „ „ 0.0904 „ „
4. 0.1745 „ „ „ 0.3937 „ „ „ 0.1038 „ „
5. 0.2186 „ „ „ 7.6 ccm N, bei 21° und 765 mm gemessen.
6. 0.1327 „ „ „ 4.6 „ „ „ 16° „ 768 „ Druck gemessen.

Berechnet für $C_{18}H_{23}NO_6$:	Gefunden:					
	1.	2.	3.	4.	5.	6.
C: 61.84	61.68	62.14	62.04	61.53%	—	—
H: 6.65	6.84	6.85	6.60	6.67 „	—	—
N: 4.02	—	—	—	—	3.99	4.08%

Zwei Methoxylbestimmungen nach Zeisel ergaben folgende Zahlen[1]):

1. 0.1520 g Substanz lieferten 0.5971 g AgJ.
2. 0.1891 „ „ „ 0.7412 „ „

Berechnet für $C_{18}H_{23}NO_6$:	Gefunden:	
	1.	2.
6 OCH₃: 53.30% OCH₃	51.92	51.81%
5 OCH₃: 44.42 „ „	—	—

Nach diesen Methoxylbestimmungen läßt sich die Formel $C_{18}H_{23}NO_6$ also auflösen in $C_{12}H_5(OCH_3)_6N$.

Um über die Funktion des Stickstoffs in der Base Aufschluß zu erhalten, wurde ihr Verhalten gegen salpetrige Säure studiert.

---

[1]) Die Bestimmungen ergaben 1.5 Proz. Methoxyl zu wenig. Läßt man den Kohlensäurestrom recht langsam gehen, so findet man noch etwa 0.5 Proz. Methoxyl weniger. Wenn schon ein Zweifel nicht bestehen kann, für welche Formel man sich zu entscheiden hat, so sei doch darauf hingewiesen, daß gerade mehrfach alkylierte Phloroglucinderivate bei der Alkoxylbestimmung häufig zu niedrige Werte liefern. Vgl. Kaufler, Monatsh. f. Chemie 21. 995.

54 C. Mannich,

1 g der Base wurde in 40 g 5-prozentiger Schwefelsäure gelöst und die
auf 0° abgekühlte Lösung mit einer gleichfalls eiskalten Lösung von 1 g
Natriumnitrit versetzt. Die Flüssigkeit färbt sich dabei schwach blau und
scheidet einen reichlichen weißen Niederschlag ab. Dieser wurde gesammelt,
ausgewaschen und zweimal aus Alkohol umkristallisiert. Es wurden so farblose Nadeln erhalten, die unter Zersetzung bei 193° schmolzen und bei der
Analyse folgende Zahlen ergaben:

1. 0.1447 g Substanz lieferten 0.3034 g CO_2 und 0.0748 g H_2O.
2. 0.1425 „ „ „ 9.3 ccm N, bei 24° und 760 mm gemessen.

Berechnet für	Gefunden:	
$C_{18}H_{22}N_2O_7$:	1.	2.
C: 57.10:	57.18 %	—
H: 5.87:	5.80 „	—
N: 7.42:	—	7.32 %

Der Körper muß seiner Bildungsweise und seinem Verhalten nach als
ein Nitrosamin angesprochen werden. Seine Konstitution läßt sich durch die
Formel $C_{12}H_4(OCH_3)_6N.NO$ zum Ausdruck bringen, die der zu Grunde
liegenden sekundären Base durch $C_{12}H_4(OCH_3)_6:NH$. Die zwölf Kohlenstoffatome, über deren Bindungsweise diese Formel noch nichts aussagt, sind
in Gestalt zweier Benzolringe im Molekül enthalten, wie sich aus dem Verhalten bei der Oxydation ergibt. Durch einmaliges Aufkochen mit Kaliumdichromat in schwefelsaurer Lösung entsteht sehr glatt Dimethoxychinon.
Bei einem quantitativ angelegten Versuche wurden z. B. 85 Proz. vom Gewicht der angewandten Base an Chinon erhalten. Eine so hohe Ausbeute
ist natürlich nur dann möglich, wenn ein Molekül der Base $C_{12}H_4(OCH_3)_6:NH$
zwei Moleküle des Chinons $C_6H_2(OCH_3)_2.O_2$ liefert. In der Base müssen also
zwei Benzolringe enthalten sein, womit die Bindungsart aller im Molekül enthaltenen Kohlenstoffatome bestimmt ist. Da die Methoxylgruppen in derselben
Weise angeordnet sein werden, wie in dem Ausgangsmaterial, dem Phloroglucintrimethyläther, so hat man die Formel $C_{18}H_{23}NO_6$ aufzulösen in
$C_6H_2(OCH_3)_3NH.C_6H_2(OCH_3)_3$.

Einwirkung von Alkalien auf den blauen Farbstoff.

Versetzt man eine Lösung des Farbstoffs mit Alkalien, so tritt sofort
Entfärbung ein, indem sich eine braune Flüssigkeit bildet, aus der sich bei
genügender Konzentration ein braunes, zähes Öl abscheidet. Säuert man
gleich nach dem Alkalizusatz wieder an, so färbt sich die Flüssigkeit blau;
läßt man die alkalische Lösung erst einige Zeit stehen, so wird durch Säure-
zusatz keine Blaufärbung mehr hervorgerufen.

W. Will[1] hat früher angegeben, daß aus dem Farbstoff auf Zusatz von
Alkali eine farblose, in Wasser unlösliche Base ausfällt, die sich in kalten
Säuren wieder mit intensiv blauer Farbe löst. Trotz vielfacher Abänderungen

---

[1] Ber. d. deutsch. chem. Ges. **21**, 603.

der Versuchsbedingungen habe ich einen derartigen Körper nicht erhalten können. Indessen ist es gelungen, zwei andere Basen zu isolieren, von denen die eine rot gefärbt ist und sich in verdünnten Säuren mit blauer Farbe löst, die andere farblos ist und sich in verdünnten Säuren farblos löst.

Die Darstellung der roten Base ist ziemlich schwierig; die besten Erfolge wurden noch nach dem folgenden Verfahren erzielt:

1 g des blauen Farbstoffs wird mit 7.5 ccm 4-prozentiger alkoholischer Kalilauge so lange verrieben, bis alle blauen Stellen verschwunden sind. Man setzt dann in kleinen Portionen Wasser hinzu und reibt sehr stark mit dem Glasstabe. Tritt nicht in kürzester Zeit Kristallisation ein, so darf man den Versuch als mißlungen betrachten, es wird sich dann auf weiteren Wasserzusatz nur eine zähe Schmiere ausscheiden. Bei günstigem Verlauf erhält man nach kurzer Zeit einen Kristallbrei, den man mit etwas Wasser verdünnt und in Eis stellt. Nach einigen Stunden wird abgesaugt, ausgewaschen und möglichst rasch getrocknet. Man erhält so, nicht selten in recht guter Ausbeute, eine braune Kristallmasse. Große Verluste entstehen immer beim Umkristallisieren, wozu etwa die 30fache Menge absoluten Alkohols verwandt wurde. Bei der zweiten oder dritten Kristallisation erhält man lange, prächtig rot gefärbte Nadeln, die in reinem Zustande auch nicht mehr so zersetzlich sind.

Die Ergebnisse der Elementaranalyse sind nachstehend aufgeführt:

1. 0.1250 g Substanz lieferten 0.2789 g CO_2 und 0.0773 g H_2O.
2. 0.1515 „ „ „ 0.3383 „ „ „ 0.0900 „ „
3. 0.1347 „ „ „ 0.3001 „ „ „ 0.0794 „ „
4. 0.1366 „ „ „ 4.6 ccm N, bei 22^0 und 760 mm Druck.
5. 0.1439 „ „ verloren beim Trocknen im Kohlensäurestrome bei 110^0 0.0162 g.

Berechnet für		Gefunden:				
$C_{18}H_{21}NO_6 + C_2H_5 . OH$:		1.	2.	3.	4.	5.
C:	61.03	61.05	60.90	60.76 %	—	—
H:	6.92	6.93	6.66	6.61 „	—	—
N:	3.57	—	—	—	3.82 %	—
$C_2H_5 . OH$:	11.71	—	—	—	—	11.33 %

Bei zwei Methoxylbestimmungen nach Zeisel wurden folgende Werte gefunden:

1. 0.1557 g Substanz lieferten 0.5509 g Ag J, statt 0.5578 g Ag J, die theoretisch bei Gegenwart von 5 Methoxylgruppen und 1 Molekül Kristallalkohol zu erwarten waren.

2. 0.1511 g Substanz lieferten 0.5341 g Ag J, statt 0.5413 g Ag J.

Der Kristallalkohol wurde durch folgenden besonderen Versuch nachgewiesen: 0.1439 g der roten Base wurden drei Stunden lang im Kohlensäurestrom auf 110^0 erhitzt. Die entweichende Kohlensäure, die den ausgetriebenen Alkohol mit fortführte, wurde durch ein auf 0^0 abgekühltes Reagensglas geleitet, das 1 ccm Wasser enthielt. Bei Beendigung des Versuchs war die Base mißfarbig geworden und hatte 0,0162 g, gleich 11.33 Proz., an Gewicht verloren. In dem vorgelegten Wasser wurde mittels der Lieben schen Probe Aethylalkohol durch die Bildung von Jodoformkristallen mit Sicherheit erkannt. 1 ccm eines 1.5-prozentigen Alkohols gab eine etwa ebenso starke Jodoformreaktion.

Über die mutmaßliche Konstitution der Base sind oben nähere Angaben gemacht worden.

Beim Übergießen mit verdünnten Säuren tritt sofort eine prächtig blaue Färbung auf. Nach kurzem Erwärmen mit 33-prozentiger Salpetersäure scheiden sich im Verlauf einiger Minuten kupferglänzende Kristalle ab, die sich in Wasser mit blauer Farbe lösen und ohne Zweifel ein Nitrat der Base darstellen. Dieses Salz zeigt die größte Ähnlichkeit mit dem aus Phloroglucintrimethyläther und Salpetersäure entstehenden, in kupferglänzenden Blättchen kristallisierenden blauen Farbstoff; ich glaube daher, daß dieser Farbstoff in der Hauptsache aus dem salpetersauren Salz der soeben beschriebenen Base $C_{18}H_{21}NO_6$ besteht.

Die Gewinnung einer zweiten Base durch Kalilauge geschah auf folgende Art:

2 g dieses blauen Farbstoffes wurden mit 10 g Alkohol und 10 g Wasser verrieben und dann 20 g 50-prozentige Kalilauge zugesetzt. Nach Verlauf von zwei Tagen hatten sich 0.6 g dunkel gefärbter Kristalle abgeschieden, die sich mit verdünnten Säuren nicht mehr blau färbten, wohl aber mit konzentrierter Schwefelsäure. Nach häufigem Umkristallisieren wurde die Base fast weiß erhalten mit dem Schmelzpunkte 131—133°. Dem Äußeren und ihrem Verhalten nach hat sie mit der aus dem blauen Farbstoffe durch Reduktion mit schwefliger Säure entstehenden Leukobase $C_{18}H_{23}NO_6$ große Ähnlichkeit; so liefert sie mit Natriumnitrit in eiskalter schwefelsaurer Lösung ein weißes Nitrosamin. Da sie sich von der oben als Hexamethoxydiphenylamin gekennzeichneten Base $C_{18}H_{23}NO_6$ in der Zusammensetzung um OCH_2 unterscheidet, so liegt die Vermutung nahe, daß in dieser Base ein Pentamethoxydiphenylamin vorliegt, welches infolge der langen Berührung mit der starken Kalilauge durch Spaltung aus der Farbbase $C_{18}H_{21}NO_6$ entstanden ist.

Die bei der Analyse erhaltenen Werte sind die folgenden:

1. 0.1179 g Substanz lieferten 0.2754 g CO_2 und 0.0718 g H_2O.
2. 0.1827 „   „   „   6.9 ccm N, bei 18° und 756 mm.

Berechnet für	Gefunden:	
$C_{17}H_{21}NO_5$:	1.	2.
C: 63.91	63.71 %	—
H: 6.64	6.83 „	—
N: 4.40	—	4.34 %.

II.

Botanisch- u. chemisch-pharmakognostische Arbeiten.

Die Strophanthus-Frage.[1]

In dem Pharmazeutischen Institut wurde die Strophanthusfrage nur vom chemischen Standpunkt aus bearbeitet. Da aber die botanisch-pharmakognostische und pharmakologisch-klinische Bearbeitung zu dem chemischen Teil in naher Beziehung stehen und in gewissem Sinne durch die im Institut ausgeführte chemische Bearbeitung der Strophanthus-Frage ergänzt werden, so seien der Übersichtlichkeit halber im nachfolgenden auch die Ausführungen des Botanikers und Mediziners wiedergegeben.

Botanisch-pharmakognostischer Teil.

Von Ernst Gilg.

Mit Tafel I.

Schon seit langem war es das Bemühen der Pharmakologen, ein Heilmittel zu finden, welches geeignet wäre, an die Stelle der oft unzuverlässigen Digitalis-Droge zu treten. Dieser Wunsch schien gegen Ende des vorigen Jahrhunderts in Erfüllung gehen zu wollen [2]).

Im Jahre 1865 waren zu gleicher Zeit aus Ost- und Westafrika Samen bekannt geworden, aus welchen von gewissen Eingeborenenstämmen gefürchtete Pfeilgifte gewonnen wurden. Es konnte bald darauf nachgewiesen werden, daß beide Samensorten von zwei verschiedenen Arten der Gattung Strophanthus abstammten, und daß sich in ihnen als wirksames Prinzip das Glykosid Strophanthin findet, das in sehr charakteristischer Weise auf das Herz einwirkt.

Aber erst infolge der eingehenden physiologischen Versuche Frasers, deren Veröffentlichung im Jahre 1890 erfolgte und aus denen hervorging, daß dieses Glykosid sehr wichtige, charakteristische Eigenschaften besitze, wurde Semen Strophanthi in den Arzneischatz wohl sämtlicher Kulturnationen eingereiht. Man glaubte allgemein, jetzt das Mittel in Händen zu

---

[1]) Ber. d. deutsch. pharm. Ges. **14**, 90 [1904].

[2]) Da die Geschichte der Einführung der Strophanthus-Samen in den Arzneischatz schon mehrmals in zutreffender Weise geschildert worden ist, so beschränke ich mich darauf, auf die wichtigsten Momente hinzuweisen.

haben, welches in gleicher Weise wie Digitalis auf das Herz einwirkte, ohne aber dessen Nachteile, besonders die ungleichmäßige Wirksamkeit, aufzuweisen.

Eine Fülle wichtiger Arbeiten botanischer, pharmakognostischer, chemischer und physiologisch-medizinischer Natur erschien infolgedessen über unseren Gegenstand. Aber es unterliegt keinem Zweifel, daß in den letzten Jahren die Verwendung des Strophanthins als Heilmittel ganz bedeutend nachgelassen hat, daß in letzter Zeit infolge mangelnder Nachfrage nur noch recht geringe Mengen der Droge aus Afrika eingeführt wurden. Und es ist sehr interessant, den Gründen nachzugehen, welche dazu geführt haben.

Als das Interesse an der Droge nach dem Jahre 1890 sehr groß war, kamen bedeutende Mengen von Strophanthus-Samen auf den Markt. Da diese hoch bewertet wurden und man über ihre Ursprungsgebiete botanisch nicht oder nur schlecht unterrichtet war, waren — wie ich schon an anderer Stelle ausgeführt habe — selbstverständlich alle Vorbedingungen für ein sehr weitgehendes Fälschen der Droge gegeben: neben den Samen zahlreicher, bis dahin unbekannter und auf ihre Wirksamkeit noch nicht geprüfter Arten der Gattung Strophanthus wurden die Samen mehrerer anderer Gattungen der Apocynaceae als „Semen Strophanthi" eingeführt und ihre Glykoside zum Teil als „Strophanthin" verwertet.

Sehr bald fing man jedoch auch an, die eingeführten verschiedenartigen Samen zu sortieren und auf ihre Artabstammung zu prüfen. Es war allerdings recht leicht, diejenigen Samen als Fälschungen zu erkennen und dadurch von der Verarbeitung auszuschließen, welche nicht von Arten der Gattung Strophanthus abstammten, d. h. z. B. Samen von Kickxia-, Holarrhena-Arten u. dergl. mehr. Als sehr schwierig erwies sich jedoch die Aufgabe, die Samen der zahlreichen in Afrika vorkommenden Strophanthus-Arten sicher von einander zu trennen; auch jetzt noch kann diese Frage als nicht gelöst gelten.

Sehr frühzeitig half man sich in der pharmakognostischen Praxis damit, daß man nur zwei Arten, oder zeitweise die eine oder aber die andere derselben ausschließlich, für offizinell erklärte, deren Samen durch eine sehr charakteristische Reaktion ausgezeichnet sind, Strophanthus hispidus P. DC. aus dem tropischen Westafrika und Strophanthus kombe Oliv. aus dem tropischen Süd-Ostafrika. Bringt man nämlich Schnitte durch die Samen dieser beiden Arten in Schwefelsäure, so nehmen die Schnittflächen sehr bald eine intensiv grüne Färbung an, was bei den anderen Arten der Gattung nicht der Fall ist[1]). Obgleich nun absolut keine Beobachtungen

---

[1]) Mir ist bisher kein sicherer Fall vorgekommen, wo von anderen Arten stammende Samen die Grünfärbung ergeben hätten. Die wenigen entgegengesetzten Angaben Hartwichs kann ich nicht für beweisend halten. G.

darüber vorliegen, daß diese letzteren, nicht durch die sogenannte Strophanthin-Reaktion ausgezeichneten Arten weniger wertvoll sind, als Strophanthus hispidus und Strophanthus kombe, und man sogar weiß, daß die Samen mehrerer „reaktionsloser" Arten in ihrer Heimat als pfeilgiftliefernd bekannt sind, ja an Wirksamkeit weit über jene gestellt werden, hat man doch nur die erwähnten beiden Arten für offizinell erklärt, da sie verhältnismäßig gut botanisch bekannt sind, da ihre Samen ziemlich charakteristisch erscheinen, sich leicht von einander unterscheiden und sich vor allem durch die sogenannte Strophanthin-Reaktion von den übrigen Arten der Gattung trennen lassen.

Zwei Umstände waren es jedoch in erster Linie, welche dazu führten, daß allmählich die Verwendung des Strophanthins immer mehr eingeschränkt wurde. Erstens gelingt es nur sehr schwer, das Glykosid aus den offizinellen Arten in kristallisierter Form zu erhalten; meist stellt jenes eine amorphe Masse dar, für deren absolute Reinheit ganz ausschließlich die Reinheit des Rohmaterials bürgt. Und zweitens ist es eben sehr schwer, für die Reinheit des Rohmaterials eine Bürgschaft zu übernehmen. Wenn es auch in den allermeisten Fällen gelingen wird, die Samen verschiedener Arten nach bestimmten Merkmalen auseinanderzuhalten, wenn es auch zweifellos möglich ist, aus einem Gemisch verschiedener Samensorten in vielen Fällen die zu bestimmten Arten gehörigen zu sortieren, so ist doch zweifellos, daß es ganz außerordentlich schwierig, in vielen Fällen nicht möglich ist, eine Vermengung von Strophanthus-Samen zu erkennen und zu entwirren, wenn größere Massen daraufhin zu untersuchen sind. Die Ausführung der Strophanthin-Reaktion ist — wenn sie in richtiger Weise durchgeführt werden soll — eine ziemlich zeitraubende Arbeit, und ich habe mich in sehr zahlreichen Fällen davon überzeugen können, daß sie in der Praxis sicher nur sehr selten einmal in Anwendung gelangt. Es sei an dieser Stelle nur erwähnt, daß es meiner Erfahrung nach eine große Seltenheit ist, wenn man selbst von den größten Drogenimporthäusern reine Proben der Samen von Strophanthus kombe erhält, der Art, welche allein in Deutschland jetzt offizinell ist.

Da die Dosierung des Heilmittels durch den Arzt bei der großen Giftigkeit eine sehr vorsichtige sein muß und sich die einzelnen Arten der Gattung Strophanthus hinsichtlich ihrer physiologischen Wirksamkeit ganz verschieden verhalten, liegt es auf der Hand, daß nur bei vollständiger Reinheit des Rohmaterials eine bestimmte Reaktion am Kranken erwartet werden darf. War jedoch das Ausgangsmaterial verfälscht oder enthielt es — dies ist nicht selten! — überhaupt keine der offizinellen, physiologisch bisher allein einigermaßen bekannten Samen, so konnten drei Fälle eintreten: entweder wirkte das Präparat in der gewünschten Weise auf den Kranken — das ist der reine Zufall —, oder es übte überhaupt keine Wirkung oder endlich eine deutlich schädigende Wirkung aus. Da derartige Fälle in der Praxis oft genug zur Beobachtung gelangten und man sich überzeugte, daß mit dem Heilmittel Strophanthin keine sichere physiologische Reaktion erzielt werden könne, so geriet es allmählich in Mißkredit. —

Seit dem Jahre 1899 beschäftige ich mich mit der Gattung Strophanthus in botanischer und pharmakognostischer Hinsicht. Ich begann die Arbeit in der Erwägung, daß es bei den weitgehenden Beziehungen des Berliner Botanischen Museums zu unseren Kolonien möglich sein müsse, von den in Deutsch-Ost- und -Westafrika nachgewiesenen offizinellen Strophanthus-Arten beliebige Mengen rein und unvermengt beziehen zu können. Zuvor war es jedoch notwendig, ein Bild von dem Stand der Kenntnisse über Strophanthus zu erwerben, sodann die einzelnen Arten und die geographischen Gebiete kennen zu lernen, welche sie einnehmen, endlich zu versuchen, möglichst viele neue Materialien herbeizuschaffen; erst durch diese konnten die vielen Lücken geschlossen werden, welche sich bis dahin dem Bearbeiter ständig fühlbar gemacht hatten.

Daß meine Bemühungen erfolgreich waren, habe ich schon an anderer Stelle mitgeteilt[1]). Ich wurde erst dadurch auch instand gesetzt, eine Monographie über die Gattung Strophanthus[2]) zu veröffentlichen, welche alles in botanischer Hinsicht bisher über diese Pflanzengruppe bekannt Gewordene enthält, welche manches Neue bringen konnte und vor allem sehr vielfache Fehler früherer Autoren endgiltig berichtigte.

Es war meine Absicht, dieser zusammenfassenden botanischen Bearbeitung der Gattung Strophanthus eine ebensolche pharmakognostischen Inhalts folgen zu lassen, und ich habe zu diesem Zwecke alle Vorarbeiten und Untersuchungen schon längst beendigt.

Sehr wenig befriedigend ist das Studium der außerordentlich umfangreichen pharmakognostischen und chemisch-therapeutischen Literatur[3]). Die meisten Arbeiten behandeln einen einzigen bestimmten Fall ohne oder mit nur loser Bezugnahme auf das schon vorher Bekannte, wodurch natürlich ebensoviele ständige Wiederholungen wie Widersprüche hervorgerufen werden und unsere Kenntnisse über die Strophanthus-Frage im allgemeinen nur recht wenig Förderung erfahren.

Eine Ausnahme machen auf pharmakognostischem Gebiete die Arbeiten Hartwichs, welche in jeder Hinsicht, besonders was Zuverlässigkeit der Untersuchungen und ausgiebigste Literaturberücksichtigung betrifft, als musterhaft bezeichnet werden müssen. Nur in einem Punkte stehe ich in prinzipiellem Gegensatz zu diesem Forscher; und ich glaube, dieser Punkt ist wichtig genug, daß er eine eingehende Besprechung rechtfertigt.

---

[1]) E. Gilg in Ber. d. deutsch. pharm. Ges. 12, 182 [1902]; in Englers Botan. Jahrb. 32, 153 [1902]; in „Tropenpflanzer" 6, 551 [1902].

[2]) E Gilg, Strophanthus, in Engler, Monographien afrikanischer Pflanzenfamilien und -Gattungen 7 [Leipzig 1903].

[3]) Vgl. E. Gilg, Strophanthus, l. c. p. 1; Payrau, Recherches sur les Strophanthus [Paris 1900] p. 165.

In der letzten Arbeit Hartwichs über Strophanthus[1]) findet sich folgender Satz: „..... Wie man sieht, sind die Versuche, die neuen Sorten (von Strophanthus-Samen) sicher zu identifizieren, nicht sehr befriedigend ausgefallen, einmal mögen die Samen in den Dimensionen, vielleicht auch in der Farbe stärker variieren, wie man annimmt, für starke Variationen in der Größe habe ich ja schon 1892 und wieder oben Beweise beigebracht, dann aber sind die botanisch-systematischen Beschreibungen der Samen oft für den Pharmakognosten ganz unzulänglich, da sie sich oft auf wenige Stücke stützen und nur makroskopische Merkmale berücksichtigen, während zu einer Identifizierung ein möglichst genaues Eingehen auf den Bau und die Anwendung mikrochemischer Reagenzien unerläßlich sind. Durch solche geringen Erfolge darf sich aber die Pharmakognosie nicht entmutigen lassen, die einzelnen Sorten der Droge weiter zu studieren, nur sollte man sehr vorsichtig sein, sie mit den botanisch bestimmten Arten zu identifizieren. Es wird am besten sein, wenn Pharmakognosten und Botaniker vorläufig getrennt marschieren. Ich weiß wohl, daß die ersteren dabei in Gefahr kommen können, Samen derselben Art, die vielleicht infolge weiter Verbreitung der Pflanze stark variieren, zu trennen und daß sie andererseits einander sehr ähnliche Samen verschiedener Arten vereinigen können, aber das ist nicht zu vermeiden und auch zunächst kein großer Schaden. Wenn die Früchte der bis jetzt nur in den Blüten bekannten Arten allmählich zu uns kommen werden, wird sich schon finden, wohin die einzelnen Sorten gehören ....."

Ich glaube, ich hätte meine Ansicht, daß der Pharmakognost niemals getrennt vom Botaniker marschieren darf, nicht besser ausführen können als durch den eben wiedergegebenen Ausspruch Hartwichs. Wie viel ist bisher schon geschrieben, wieviel Zeit ist schon vergeudet worden durch die genaue makro- und mikroskopische Untersuchung und Schilderung zahlreicher Strophanthus-Samen, welche meist mit Namen bezeichnet, welche auf bestimmte Arten der Gattung zurückzuführen versucht wurden, ohne daß auch nur das allergeringste über die Variabilität oder Stabilität der Strophanthus-Samen bekannt gewesen wäre; und welche Mühe wird es in der Folgezeit noch bereiten, diese in der Literatur besprochenen und vielfach physiologisch und chemisch untersuchten Samensorten mit solchen zu identifizieren, welche von botanisch genau bekannten Arten abstammen, besonders wenn das Material nicht mehr alles zu beschaffen ist und ein Forscher auf die Literaturangaben angewiesen ist!

Die Variabilität der Strophanthus-Samen ist eine bedeutend größere, als man bisher angenommen hat. Ich konnte mit Bestimmtheit nachweisen, daß, abgesehen von vereinzelten seltenen Fällen, als Substitut für die Samen von Strophanthus hispidus P. DC. nur diejenigen von Strophanthus sarmentosus P. DC. in Frage kommen, welche letzteren

---

[1]) Hartwich in Apotheker-Zeitung 1901, Sep.-Abdr. S. 14.

man in der Literatur in eine ganze Reihe von „Sorten" zerlegt hat. Im Gegensatz hierzu ist es weder anderen Autoren, noch mir selbst gelungen, festzustellen, ob die der Kombesaat stets oder wenigstens fast stets in mehr oder weniger großer Masse beigemengten Strophanthus-Samen von einer oder zwei oder gar drei botanisch verschiedenen Arten abstammen. Es ist mir trotz größter Bemühungen nicht gelungen, ausreichendes authentisches Material zu erhalten, welches gestattete, diese wichtige Frage zu lösen; und da dies auch in absehbarer Zeit nicht zu erwarten ist, dürfte es angezeigt sein, Strophanthus kombe aus der Liste der offizinellen Pflanzen zu streichen.

Als letzter hat Payrau[1]) in pharmakognostischer Hinsicht Strophanthus sehr ausführlich bearbeitet. Diesem Autor stand das große Material des Pariser Museums zur Verfügung, welches kurz vorher von Franchet[2]) ausgezeichnet bearbeitet worden war, und es ließ sich erwarten, daß seine Arbeit die Strophanthus-Frage zu einem gewissen Abschluß gebracht hätte. Leider wurde diese Erwartung getäuscht. Schon eine oberflächliche Betrachtung des Payrauschen Buches zeigt, wie flüchtig die Bearbeitung ist; das Literaturverzeichnis umfaßt zwar neun Seiten, ist aber infolge von Druckfehlern, Wiederholungen, Mißverständnissen usw. kaum brauchbar; die Literatur ist — offenbar weil der Autor nur die französische Sprache beherrscht — mit Ausnahme des Werkes von Franchet so gut wie unbenutzt geblieben.

Noch schlimmer wird das Bild von dieser Arbeit, wenn man genauer auf sie eingeht. Wie schon Hartwich[3]) sehr zutreffend bemerkt, bildet Payrau zweimal Strophanthus sarmentosus (Tab. VI, 4; tab. VII, 5) mit Kristallen in der Samenschale ab, erwähnt diese jedoch in der ausführlichen Beschreibung der Art mit keinem Wort, führt sogar später in seinem „Essai d'une classification des graines de Strophanthus" Strophanthus sarmentosus P. DC. unter der Rubrik auf: „Tegument de la graine ne contenant pas de cristaux d'oxalate de chaux"; d. h. also, er sagt in der Beschreibung genau das Gegenteil von dem, was er abbildet! Derartige oder ähnliche Fälle ließen sich noch genug anführen; doch mag der obenstehende genügen. Es ist sehr schade, daß die große Arbeit, welche Payrau zweifellos geleistet hat, auf diese Weise fast zwecklos, das Buch selbst fast unbrauchbar ist.

An dieser Stelle möchte ich auch anführen, daß fast sämtliche chemischen Untersuchungen, welche bisher über die offizinellen Strophanthus-Arten vorliegen, mit großer Vorsicht aufzunehmen sind. Fraser[4]), der erste,

---

[1]) Payrau, Recherches sur les Strophanthus [Paris 1900].

[2]) Franchet, Etude sur les Strophanthus, in Nouv. Arch. du Mus., 3. ser. **5**, 221 [1893].

[3]) Hartwich in Apotheker-Zeitung 1901, Sep.-Abdr. S. 14.

[4]) Fraser, Strophanthus hispidus: its natural History, Chemistry and Pharmacology, in Transact. Roy. Soc. Edinburgh **35**, 955 [1890].

welcher eine große, zusammenfassende Arbeit über „Strophanthus hispidus"
veröffentlichte, hat tatsächlich — wie ich nach Untersuchung des Materials
bestätigen kann, das ihm vorgelegen hat — gar nicht diese Art, sondern
hauptsächlich Strophanthus kombe untersucht, und seine Angaben sind
deshalb die Quelle vielfacher Irrtümer geworden. Weiter hat sich Feist[1]
in neuerer Zeit sehr eingehend mit der chemischen Seite der Strophanthus-
Frage beschäftigt und spricht es aus, daß die bisher vorliegenden physiologischen Untersuchungen wenig Anspruch auf Gültigkeit machen dürfen,
da über das Ausgangsmaterial fast durchweg Unsicherheit herrsche. Die
meisten Chemiker und Pharmakologen hätten bisher mit Ausdrücken wie
„brauner Strophanthus" oder „grüner Strophanthus" operiert. Auf
eine Anfrage von Holmes[2] erklärte aber auch Feist, er sei nicht ver-
antwortlich für die Namen, unter welchen er die Samen aufführe; er habe
sich nicht mit der botanischen, bezw. pharmakognostischen Seite der Frage
beschäftigt. Solche Fälle ließen sich noch in großer Zahl anführen. Holmes
weist deshalb (l. c.) sehr zutreffend darauf hin, daß alle Resultate der
Chemiker, auch diejenigen Feists, sehr vorsichtig aufzunehmen sind, da
keine Sicherheit dafür vorliege, daß reines Rohmaterial benutzt wurde, daß
überhaupt die untersuchte Saat in irgend einer Beziehung steht zu dem
Namen, unter dem sie aufgeführt wurde. Holmes bestätigt auch die von
mir oft gemachte Beobachtung, daß Saat von Strophanthus kombe nur
dann wirklich rein ist, wenn man sie aus sicher bestimmten, in ganzem Zustand nach Europa gelangten Früchten entnommen hat.

Selbst Pharmakognosten wie Tschirch und Oesterle[3] ist es vorgekommen, daß ihnen beim Zeichnen der einschlägigen Tafel für den prächtigen
„Anatomischen Atlas" unreines Material von Strophanthus kombe vorgelegen hat. Schon Hartwich[4] hat sehr zutreffend darauf aufmerksam
gemacht, daß die beiden Forscher auf Taf. 78, Fig. 27, in der Samenschale
von Strophanthus kombe Kristalle abbilden, obgleich solche von allen
den zahlreichen Untersuchern der Droge noch niemals beobachtet worden
sind. Trotzdem ich Hunderte von echten Kombe-Samen untersucht habe und
in mikroskopischen Kursen habe untersuchen lassen, sind mir Kristalle in
der Samenschale bisher noch nicht zur Beobachtung gekommen; es bleibt
mir deshalb nur die Erklärung, daß Tschirch und Oesterle unreines
Material vorgelegen haben muß, wie es im Handel ganz allgemein — fast
ohne Ausnahme — vorkommt.

Im Jahre 1903, als ich meine Monographie der Gattung Strophanthus
veröffentlichte, war es noch meine Absicht[5], eine pharmakognostische Arbeit

---

[1] Vgl. Feist, in Ber. d. deutsch. chem. Ges. **31**, 534 [1898] und Apotheker-
Zeitung 15, Nr. 55 und 56, S. 469 [1900].

[2] Holmes in Pharm. Journ. and Transact. London, 4. ser. **11**, 388 [1900].

[3] Tschirch und Oesterle, Anatomischer Atlas, Taf. 78.

[4] Hartwich in Apotheker-Zeitung 1901, Sep.-Abdr. S. 16.

[5] Vgl. l. c. p. 46.

Arb. a. d. Pharm. Institut II.

herauszugeben, in welcher die Samen der einzelnen Strophanthus-Arten
eingehend morphologisch und anatomisch beschrieben und abgebildet werden
sollten. Inzwischen bin ich von dieser Absicht vollständig zurückgekommen;
die Gründe hierfür werde ich im folgenden ausführlich anzugeben versuchen.

Da Form, Größe, Behaarung und Färbung der Samen nicht nur pharmakognostische, sondern auch große systematische Bedeutung besitzen, schien
es mir wichtig zu sein, alle diejenigen Strophanthus-Samen einmal möglichst
deutlich erkennbar abzubilden, welche hinsichtlich ihrer Artzugehörigkeit
bisher festgelegt werden konnten. Es lagen in der Literatur nur unkolorierte
Abbildungen von Strophanthus-Samen vor, und nur die wenigen von
Franchet in seiner Monographie gegebenen können infolge ihrer vorzüglichen
technischen Ausführung einigermaßen zur Identifizierung der betreffenden
Samen genügen. Da erfreulicherweise der Verlag sich bereit erklärte, eine
mit der Hand kolorierte Tafel herstellen zu lassen, konnte ich schon in meiner
Monographie eine Tafel (Taf. X.) veröffentlichen, welche alle auf die Art be-
stimmten Strophanthus-Samen so genau zur Darstellung bringt, als sich
dies technisch überhaupt ermöglichen läßt. Es erübrigte sich also, diese
Samen in einer pharmakognostischen Arbeit nochmals abzubilden.

Als ich vor Jahren mit der anatomischen Untersuchung der mir damals
zur Verfügung stehenden Strophanthus-Samen begann, schien es mir verhältnismäßig leicht zu sein, die einzelnen Sorten nach der Anatomie der
Samen auseinander zu halten. Je mehr aber mein Material anschwoll, je
mehr sich die Lücken füllten, desto unzuverlässiger stellten sich allmählich
die bis dahin festgehaltenen Unterschiede heraus. Und ich stehe jetzt
nicht an zu erklären, daß ich nicht imstande bin, die mir bekannten Strophanthus-Samen anatomisch zu trennen. Zahlreiche
Samen sind allerdings anatomisch vortrefflich charakterisiert; es sind dies
jedoch diejenigen, welche durch Kahlheit oder durch geringe, kurze oder sehr
lange, fast wollige Behaarung auch makroskopisch so ausgezeichnet gekennzeichnet sind, daß eine mikroskopische Untersuchung für sie überflüssig erscheint.

Ich habe oben schon auf einen „Essai d'une classification des graines
de Strophanthus" hingewiesen, welchen Payrau[1] veröffentlicht hat, und
welchem ich mit großem Interesse entgegensah. Ich überzeugte mich jedoch
sehr bald, daß Payrau genau zu demselben Resultat gekommen ist wie ich,
allerdings ohne einzugestehen, daß es unmöglich ist, die Samen der einzelnen
Arten durch mikroskopische Charaktere voneinander zu trennen. In seiner
Bestimmungstabelle der Samen finden wir als Unterscheidungsmerkmale
„Behaarung der Blätter", „Konsistenz der Blätter" in verschiedenen Ab-
teilungen aufgeführt, ferner wird zu diesem Zwecke das Größenverhältnis des
Schopfstiels zum Samen verwertet, alles Merkmale, welche sich niemals an

---

[1] Payrau l. c. p. 160.

den zur pharmazeutischen Verwendung eingeführten Samen vorfinden und untersuchen lassen, pharmakognostisch also so gut wie wertlos sind.

Man wußte schon früher, besonders durch die grundlegenden Untersuchungen Hartwichs, daß sich die anatomischen Unterschiede zwischen den einzelnen Sorten von Samen auf recht wenige Punkte beschränken. Abgesehen von der Schwefelsäurereaktion, welche meiner Ansicht nach nur für Strophantus hispidus und Strophanthus kombe sichere Resultate ergibt, kommen noch in Betracht das Fehlen oder Vorhandensein von Oxalatkristallen in der Samenschale, im Nährgewebe oder im Embyro, die Gestalt und Verdickungsweise der Epidermiszellen und die Art ihres Auswachsens in die Haare, endlich das Längenverhältnis des unbehaarten Teils der Granne zum behaarten[1]), bez. zur Länge des Samens.

Alle diese Merkmale sind meiner Erfahrung nach von großer Inkonstanz. Von Samen, die erfahrungsgemäß in einer ihrer Schichten Calciumoxalat führen, kann man manchmal zahlreiche Schnitte anfertigen, ohne Kristalle sicher nachweisen zu können, da diese oft nur recht vereinzelt vorkommen. Daß ferner die Verschiedenheiten der für die Gattung Strophanthus so außerordentlich charakteristischen Verdickungsweise der Epidermiszellen, wie sie bei den einzelnen Arten (innerhalb geringer Grenzen) beobachtet worden sind, nicht immer als Merkmale für die einzelnen Arten aufgefaßt werden dürfen, läßt sich leicht zeigen; man braucht nur einen Samen in verschiedenen Höhen durch zahlreiche Querschnitte zu zerlegen, um sogleich die Erfahrung zu machen, daß die Leistenbildung, die Form der Epidermiszellen, sogar häufig die Art der Haarausstülpung aus den Epidermiszellen an einem und demselben Samen sehr bedeutend wechseln kann, worauf zum Teil auch schon Hartwich aufmerksam gemacht hat. Daß endlich der letzte Punkt, das Längenverhältnis des unbehaarten Teils der Granne zum behaarten, resp. zur Länge des Samens für die Erkennung der einzelnen Sorten nur sehr selten, in der Praxis so gut wie nie in Frage kommen wird, habe ich oben schon hervorgehoben; die Droge kommt im Handel stets von der Granne befreit vor.

Ich gestehe ganz offen, daß es mir nur recht selten gelungen ist, auf Grund anatomischer Merkmale unbestimmte Sorten von Strophanthus-Samen mit bestimmten sicher zu identifizieren, wenn ich sie nicht schon vorher auf Grund von Form, Größe, Farbe und Behaarung hatte identifizieren können.

Da die anatomischen Merkmale so außerordentlich geringfügig und dabei noch so sehr schwankend sind, glaube ich sagen zu dürfen, daß ihr pharmakognostischer Wert ein recht geringer ist; ein Wert für die Praxis ist ihnen absolut abzusprechen, da sich kaum einmal Praktiker finden werden,

---

[1]) Vgl. Hartwich in Apotheker-Zeitung 1901, Sep.-Abdr. S. 15 ff.

welche die Kenntnisse und die Geduld besitzen, die nicht einfachen mikroskopischen Untersuchungen auszuführen!

Ich hoffe jedoch, daß derartige Untersuchungen überhaupt recht bald
vollständig überflüssig sein werden. Schon in meiner ersten in d. Ber. d. d.
pharm. Ges. erschienenen Arbeit „über einige Strophanthus-Drogen" [1])
machte ich auf eine Art dieser Gattung aufmerksam, deren Samen von den
Eingeborenen des südlichen Kameruns an Wirksamkeit weit über die
von Strophanthus hispidus P. DC. gestellt werden. Die betreffenden
Samen waren schon vor längerer Zeit unter der Bezeichnung „Strophanthus
glabre du Gabon" pharmakognostisch beschrieben worden; es war mir
gelungen, mit Sicherheit festzustellen, daß diese Samen von Strophanthus
gratus (Wall. et Hook.) Franch. abstammen.

Nachdem mir der rühmlichst bekannte Forscher und Sammler Zenker
in Kamerun größere Mengen der Samen dieser Art zugesandt hatte, gelang
es Hrn. Prof. Thoms, aus diesen ein kristallisiertes Glykosid herzustellen,
von dem ich damals (l. c.) folgendes sagen konnte:

„Ganz außerordentlich wichtig ist es, daß wir jetzt eine Strophanthus-
Art genau kennen, aus deren Samen ein kristallisiertes, mit voller Sicherheit eine absolut präzise Dosierung gestattendes Strophanthin gewonnen
wird, ein Strophanthin, welches, wie eingehende physiologische Versuche
ergeben haben, in ganz hervorragender Weise auf das Herz einwirkt. Diese
Versuche sind noch nicht abgeschlossen und werden energisch fortgesetzt;
sie lassen aber schon jetzt deutlich erkennen, daß die Strophanthin-Frage in
ein neues Stadium eingetreten ist, daß vielleicht das kristallisierte Strophanthin
in kurzem das unkristallisierte verdrängen und auch eine weitaus wichtigere
Stellung im Arzneischatz einnehmen wird als dieses".

Dieser Ausspruch hat sich vollständig bewahrheitet; ich halte es deshalb für notwendig, Strophanthus gratus und den Samen dieser Art
hier eingehend pharmakognostisch zu charakterisieren. Die botanischen
Daten habe ich in meiner Monographie[2]) schon ausführlich gegeben; hier
soll nur das angeführt werden, was mir in pharmakognostischer Hinsicht
notwendig erscheint.

Strophanthus gratus (Wall. et Hook.) Franch. ist eine hochwindende
Liane, welche in Westafrika in den Urwäldern des Küstengebiets von Sierra
Leone im Norden bis nach Gabun (an der Kongomündung) im Süden verbreitet ist. Die Pflanze kommt, wie es scheint, nirgends in größeren Mengen
vor und findet sich nur vereinzelt in den Urwäldern, hier und da einen
hohen Baum erkletternd und hoch oben in dessen Krone ihre prächtigen
Blüten entfaltend, welchen später die großen, auffallenden Früchte folgen.
Diese Früchte werden im südlichen Kamerun von den im Klettern sehr
geübten eingeborenen Zwergvölkern kurz vor der Reifezeit gesammelt und

---

[1]) E. Gilg in Ber. d. d. pharm. Ges. 12, 189 [1902].
[2]) E. Gilg, Strophanthus, p. 17.

bilden, da die Samen das geschätzteste Pfeilgift liefern, ein nicht unwichtiges
Handelsprodukt im Verkehr der Eingeborenenstämme im Hinterlande von
Kamerun und sicher auch in der französischen Kolonie Gabun; im südlichen
Kamerun und in Gabun, welche ein fest geschlossenes pflanzengeographisches
Gebiet bilden, hat die Pflanze, resp. ihre Früchte und Samen denselben
Namen: enaeé (in Kamerun), inayé oder onayé (in Gabun; dasselbe Wort,
nur französisch geschrieben!).

Wie bei allen Strophanthus-Arten besteht auch bei Strophanthus
gratus die reife Frucht aus zwei Balgfrüchten, welche einem kräftigen
Stiel so ansitzen, daß sie von ihrem Ausgangspunkt wagerecht abspreizen,
d. h. eines die Fortsetzung des anderen bildet. Bei der Reife lösen sie sich
leicht von ihrem Stiel los und springen mit einem Längsrisse an der Bauch-
naht von unten bis oben auf. Die Fruchtwandung ist holzhart, braunschwarz,
fein längsgestreift, mit sehr zahlreichen, feinen Lenticellen (Korkwärzchen)
versehen. Die einzelnen Balgfrüchte (Taf. I, 1) variieren in ihrer Länge sehr,
ungefähr zwischen 20 und 40 cm; in der unteren Hälfte, wo sie am dicksten
sind, messen sie 3—4 cm an Dicke, nach oben zu verjüngen sie sich ganz
allmählich in eine ziemlich lange und dünne Spitze, welche am (Narben-)
Ende nicht (wie bei vielen anderen Arten der Gattung) verdickt oder ab-
geplattet ist.

In den Handel der Eingeborenen kommen die Samen nicht in losem
Zustand, sondern von der Frucht noch umhüllt. Da die Früchte bei der
Reife stets mit grosser Kraft aufspringen, müssen sie vor der vollständigen
Reife gesammelt und einzeln oder zu mehreren mit Baststreifen umschnürt
werden (Taf. I, 1); andernfalls würden die Samen davonfliegen. Bei den für
den Handel präparierten Früchten ist die äußere Fruchtschicht, wohl aus
Gewichts- oder Raumausnutzungsgründen stets entfernt, und die Samen sind
dann nur von der dünnen, gelben elastischen Innenschicht umschlossen.

Die Samen habe ich zwar in meiner früheren Arbeit in d. Ber. d. d. pharm.
Ges.[1] schon beschrieben, kann auch, trotzdem ich seitdem sehr viel neues
Material gesehen habe, nur verhältnismäßig wenig hinzufügen; ich möchte jedoch
hier, der Vollständigkeit halber, nochmals eine genaue Beschreibung geben.

Die kahl erscheinenden Samen von Strophanthus gratus (Taf. I,
2—9) besitzen eine breit spindelförmige Gestalt; sie sind an der Basis mehr
oder weniger abgerundet, manchmal fast abgeschnitten, seltener sehr schwach
zugespitzt; am Rande sind sie scharfkantig, manchmal fast geflügelt, seltener
mehr oder weniger abgerundet oder etwas unregelmäßig gedrückt; der Spitze
zu laufen sie ganz allmählich aus in den ziemlich kurzen Stiel des Haar-
schopfes. Die Farbe der Samen ist ein charakteristisches leuchtendes Gelb
bis Gelbbraun; nur verdorbene Samen, welche längere Zeit durch Feuchtigkeit gelitten haben, zeigen eine mehr dunkler braune Farbe. Die Maße sind
die folgenden: Länge des eigentlichen Samens 11—19 mm, Breite 3—5 mm,

---

[1] E. Gilg, l. c. **12**, 192 [1902].

Dicke 1—1,3 mm, Länge der Granne (des unbehaarten Schopfträgers) 1—2 cm,
Länge des behaarten Teils des Schopfes 4—5 cm. Der Geschmack ist ganz
ausserordentlich und lange anhaltend bitter. Nach zahlreichen Abzählungen
ergeben 33—38, in einem Falle sogar erst 40 Samen das Gewicht von 1 g.
Sie lassen sich leicht und scharf rechtwinklig brechen.

Unter dem Mikroskop zeigen die Samen folgenden Bau (Taf. I, 10—12):
Die Epidermis der Samenschale besteht aus tafelförmigen, etwas längsge-
streckten Zellen, deren Radialwände in der für die Samen von Strophanthus
charakteristischen Weise in der Mitte sehr stark verdickt sind. Die Cuticula
ist deutlich rauh, feinkörnig-warzig. Einzelne der Epidermiszellen laufen in
kurze kegel- oder eckzahnförmige Papillen aus, welche an den mit blossem
Auge kahl erscheinenden Samen bei Benutzung einer guten Lupe schon
deutlich, wenn auch natürlich nur als winzige Hervorragungen wahrzunehmen
sind. (Taf. I, 10—12). Unterhalb dieser Epidermis folgen zahlreiche Lagen
eines unregelmäßigen, dünnwandigen, stark zusammengedrückten Parenchyms,
die sogenannte Nährschicht der Samenschale. Das Endosperm besteht aus
ziemlich großlumigen, unregelmäßig isodiametrischen Zellen und zeigt im
allgemeinen — wie der Embryo — ganz den normalen Bau, welchen man
bei sämtlichen Strophanthus-Arten beobachtet (Taf. I, 8 u. 9); Calciumoxalatkristalle habe ich niemals beobachtet.

Nach Zusatz vou $SO_4 H_2$ färbt sich der Querschnitt sehr bald rötlich
bis rosa, um rasch ein sattes Rot bis Violett anzunehmen.

Ich hatte früher (l. c. p. 191) auf Grund der Literaturangaben und
unrichtig bestimmten Materials die Meinung vertreten, daß diesen soeben
geschilderten Samen von Strophanthus gratus (Wall. et Hook.) Franch.
die Samen einer morphologisch sehr nahe verwandten Art, Strophanthus
Thollonii Franch., sehr ähnlich seien. Dies muß ich nun auf Grund sehr
reichlicher, neuerdings von Hrn. Zenker aus Süd-Kamerun eingelaufener
Materialien berichtigen. Wie aus der in meiner Monographie[1]) gegebenen
Abbildung hervorgeht, unterscheidet sich der Samen von Strophanthus
Thollonii ganz auffallend stark von demjenigen von Strophanthus
gratus; jener ist sehr lang und schmal spindelförmig, oben und unten lang
zugespitzt, von winzigen gelbbraunen Haaren ziemlich schwach besetzt; der
unbehaarte Schopfträger ist nur 5—7 mm lang, die Länge des behaarten
Teils beträgt nur 9—12 mm. Es geht aus diesen Angaben hervor, daß die
Unterschiede zwischen den beiden Arten sehr tiefgehende sind; eine Verwechslung der Samen ist vollständig ausgeschlossen.

Und damit ist eine der wichtigsten pharmakognostischen Eigenschaften
der Samen von Strophanthus gratus festgestellt worden: sie lassen
sich auf den ersten Blick, ohne jegliche morphologische und
anatomische Untersuchung, von allen anderen Strophanthus-
Samen trennen; selbst aus den kompliziertesten Gemischen sind die

---

[1]) E. Gilg, Strophanthus, t. X, Fig. P.

Samen von **Strophanthus gratus** stets mit größter Leichtigkeit und
Schnelligkeit zn trennen. Von allen afrikanischen Arten der Gattung sind
sie durch ihre Kahlheit, von den indisch-malayischen Arten [die ebenfalls
kahle, aber dunkelbraune bis schwarze und anders gestaltete Samen besitzen[1])]
schon durch ihre leuchtend hellgelbe bis goldbraune Färbung unterschieden.

Die bedeutenden Vorzüge, welche die Samen von **Strophanthus gratus**
(Wall. et Hook.) Franch. vor allen übrigen der Gattung bieten, möchte ich
hier zum Schlusse nochmals zusammenfassend hervorheben:

1. Während aus fast allen bisher zur Untersuchung gelangten Samen
der **Strophanthus-Arten** das Glykosid meist als eine amorphe Masse gewonnen wird, für deren genaue physiologische Wirksamkeit ganz allein ein
reines Ausgangsmaterial Bürgschaft leisten kann, liefert **Strophanthus
gratus** aus seinen Samen ein leicht zu gewinnendes kristallisiertes
Strophanthin; dieses gestattet eine ganz genaue Dosierung und **muß** mit
absoluter Sicherheit bestimmt festzustellende Reaktionen im tierischen und
menschlichen Körper auslösen.

2. Die Samen der einzelnen **Strophanthus-Arten** besitzen verschiedenartige physiologische Wirkungen auf den menschlichen Körper. Es
mußte deshalb das Bestreben sein, bestimmte Arten als offizinelle auszuwählen,
deren Wirksamkeit genau erforscht wurde, deren pharmakognostisch-botanische
Unterschiede gegenüber den übrigen Arten man so scharf als möglich
präzisierte, um die offizinellen Arten sicher und ohne große Schwierigkeiten
erkennen zu können.

Trotz zahlreicher hierher zielender Forschungen ist eine solche Unterscheidung nicht oder doch nur ganz ungenügend zu ermöglichen gewesen,
wird auch mit Sicherheit hinsichtlich der bisher offizinellen Arten niemals
erzielt werden. Im Gegensatz hierzu zeigt der in allen seinen Teilen jetzt
genau bekannte **Strophanthus gratus** (Wall. et Hook.) **Franch.** die
pharmakognostisch hochwichtige Eigenschaft, daß seine Samen sich mit
Leichtigkeit und absoluter Sicherheit von allen übrigen der Gattung unterscheiden lassen.

3. Da **Strophanthus gratus**, wie aus den folgenden beiden Arbeiten
zweifellos hervorgeht, auch in chemischer und physiologischer Hinsicht weitaus den Vorzug vor den bisher gebräuchlichen Arten der Gattung verdient,
dürfte es sich empfehlen, **Strophanthus kombe** Oliv. und **Strophanthus
hispidus** P. DC. zu verwerfen und in den Arzneibüchern ausschließlich die
Samen von **Strophanthus gratus** (Wall. et Hook.) Franch. als offizinelle
Sem. Strophanthi zu bezeichnen.

---

[1]) Vergl. E. Gilg, Strophanthus, t. X, Fig. R. S.

Erklärung der Figuren auf Tafel I.

Strophanthus gratus (Wall. et Hook.) Franch.

Fig. 1. Ganze, geschälte, mit Baststreifen umwickelte Frucht, wie sie im Handel der Eingeborenen im südlichen Kamerun vorkommt; etwas verkleinert.

„ 2. Samen in natürlicher Größe mit dem als Flugapparat dienenden Haarschopf.

„ 3. 4, 5, 6, 7 verschiedene Formen des Samens, *a* in natürlicher Größe, *b* dreimal vergrößert und von der Rapheseite aus gesehen, *c* dreimal vergrößert im Querschnitt, *d* von der Rückenseite gesehen, dreimal vergrößert.

„ 8. Längschnitt durch den Samen, *a* von der breiten Seite, *b* von der schmalen Seite gesehen und 4 mal vergrößert.

„ 9. Querschnitt durch den Samen, 10 mal vergrößert.

„ 10. Samenschalenepidermis von oben gesehen, 100 mal vergrößert, 4 eckzahnförmige Härchen zeigend.

„ 11. Querschnitt durch den Samen, 150 mal vergrößert; *e* Epidermis mit den verdickten Radialwänden und einem nicht durchschnittenen Haar, *r* die sogenannte Nährschicht der Samenschale, sehr dünnwandige vollständig kollabierte Zellen, *end.* Endosperm oder Nährgewebe, *em.* Gewebe der Kotyledonen des Embryo.

„ 12. Stückchen eines Längsschnittes durch die Samenschale, um die Ausstülpung einer Epidermiszelle zu einem eckzahnförmigen Härchen und die starke Verdickung der Radialwände zu zeigen.

(Alles Original.)

Additional material from *Arbeiten aus dem Pharmazeutischen Institut der Universität Berlin,*
ISBN 978-3-662-39339-0 (978-3-662-39339-0_OSFO1),
is available at http://extras.springer.com

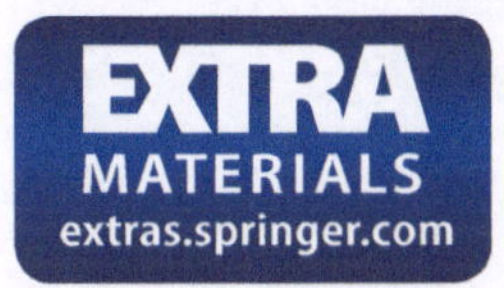

Die Strophanthus-Frage vom chemischen Standpunkt.[1]

Von **H. Thoms**.

Über die chemische Natur der Bestandteile der Strophanthus-Samen liegen bisher nur dürftige Angaben vor. Hardy und Gallois[2]) isolierten aus Strophanthus-Samen zuerst ein Glykosid von großer Giftwirkung. Sie nannten es Strophanthin. Fraser[3]) ermittelte für das schwierig zu gewinnende Glykosid die Formel $C_{16}H_{26}O_8$ oder $C_{20}H_{34}O_{10}$, während Arnaud[4]) für ein aus Kombe-Samen erhaltenes kristallisiertes Strophanthin die Zusammensetzung $C_{31}H_{48}O_{12}$ feststellte. Aus den Samen von Strophanthus glaber von Gaboon hat Arnaud[5]) ein Glykosid abgeschieden, welches er für identisch mit dem aus Ouabaïo-Holz (von Akokanthera abyssinica oder A. Schimperi) isolierten Ouabaïn erklärte.

Aus den Samen von Strophanthus hispidus konnte bislang nur ein amorphes Glykosid abgeschieden werden, dem übrigens anfänglich eine geringere Giftwirkung als dem kristallisierten Strophanthin aus Kombe-Samen zugeschrieben wurde.

Außer dem Strophanthin soll sich in Strophanthus-Samen nach Catillon[6]) auch ein stickstoffhaltiger glykosidischer Körper vorfinden, welcher in Alkohol und Äther unlöslich ist und mit Säuren in Zucker und einen basischen Anteil zerfällt.

Im Jahre 1898 habe ich begonnen mich mit der Strophanthus-Frage zu beschäftigen und mich zunächst darauf beschränkt, die Strophanthine des Handels einer vergleichenden Prüfung zu unterziehen. Die mir von verschiedenen Handelshäusern zugegangenen Präparate waren ohne Ausnahme amorph, besaßen voneinander abweichende chemische Eigenschaften und hatten — was hinsichtlich einer therapeutischen Verwendung besonders bedenklich erschien — einen verschieden hohen Grad der Giftigkeit. Einige

---

[1]) Ber. d. d. pharm. Ges. **14**, 104 [1904].
[2]) Journ. de Pharm. **25**, 177 [1877].
[3]) Pharm. Journ. Transact. **18**, 69 und **20**, 207.
[4]) Compt. rend. **107**, 1162 [1888], Journ. de Pharm. **19**, 245 [1889].
[5]) Compt. rend. **107**, 1011 [1888].
[6]) Journ. de Pharm. **17**, 221 [1888].

dieser Strophanthine zeigten saure Reaktion, die meisten enthielten in wechselnden Mengen Stickstoff. Es war mir nicht möglich, von allen Fabrikanten zu erfahren, welches Verfahren sie zur Gewinnung ihrer Strophanthine gewählt hatten. Von einigen Fabrikanten erfuhr ich, daß sie die von Fraser angegebene Methode zur Darstellung des Strophanthins benutzten. Hiernach werden die vom fetten Öl befreiten Samen mit 70-prozentigem Alkohol extrahiert, der alkoholische Auszug wird verdunstet, der Rückstand mit Wasser aufgenommen, die wässerige Lösung mit Gerbsäure ohne Anwendung eines lösend wirkenden Überschusses gefällt und die Fällung mit Bleioxyd eingetrocknet. Aus dem Rückstande zieht man mit Alkohol das Strophanthin aus und schlägt es aus dieser Lösung mittels reichlicher Mengen Äther nieder.

Ein nach dieser Methode selbst bereitetes Strophanthin stellt nach dem Trocknen und Zerreiben ein schwach gelbliches, in Wasser leicht lösliches Pulver dar, in welchem geringe Mengen Stickstoff nachgewiesen werden konnten. Es lag mir daher zunächst daran, die chemische Natur dieser Stickstoffverbindung festzustellen und die Verunreinigung aus dem Strophanthin zu beseitigen. Es gelang mir. Ich habe in den Berichten der Deutschen Chem. Gesellschaft früher darüber berichtet [1]).

Die Trennung des Stickstoffkörpers von dem Strophanthin wurde mit Hilfe von Ammoniumsulfat bewirkt. Trägt man in die nicht allzu verdünnte wässerige Strophanthinlösung fein gepulvertes reines Ammoniumsulfat ein, so scheidet sich das Strophanthin flockig aus. Die Flocken vereinigen sich alsbald zu einem klebrigen Teige, der an der Gefäßwandung festhaftet, während die darüber stehende Flüssigkeit sich vollkommen klärt. In dieser bleiben die stickstoffhaltigen Bestandteile des käuflichen Strophanthins gelöst.

3 kg Samen wurden in einem Mörser zerstoßen, durch Pressen von dem größten Teil des fetten Öles befreit und die letzten Anteile desselben mit Petroläther ausgewaschen. Das wieder getrocknete Material wurde sodann in einem Perkolator mit 70-prozentigem Alkohol kalt extrahiert, der Auszug durch Abdampfen auf dem Wasserbade vom Alkohol befreit und der Rückstand mit kaltem Wasser ausgezogen.

Der wässerige Auszug wurde so lange mit Bleiessig versetzt, als noch eine Fällung entstand, aus dem Filtrat durch vorsichtigen Zusatz von Ammoniumsulfat das überschüssige Blei ausgefällt und nunmehr durch Eintragen von gepulvertem Ammoniumsulfat in großem Überschuß das Strophanthin vollkommen abgeschieden. Selbstverständlich wurde ein von organischen Basen völlig freies Ammoniumsulfat zur Ausfällung benutzt.

Das Filtrat von der Ammoniumsulfatfällung lieferte nach starkem Ansäuern mit Schwefelsäure auf Zusatz von Kaliumwismutjodidlösung einen reichlichen roten Niederschlag, der nach dem Auswaschen mit verdünnter Schwefelsäure und darauffolgend mit Wasser durch feuchtes Silberkarbonat zerlegt wurde. Nach der Abscheidung des in Lösung gegangenen Silbers aus dem Filtrat durch Salzsäure hinterblieb beim Abdampfen des salzsauren Filtrats auf dem

---

[1]) Ber. d. d. chem. Ges. **31**, 273 [1898].

Wasserbade ein gelblich gefärbter, kristallinischer Rückstand, der sich durch die Behandlung mit kaltem absoluten Alkohol in zwei Fraktionen zerlegen ließ.

Bei der eingehenderen Untersuchung ergab sich, daß der von absolutem Alkohol gelöste Körper das salzsaure Salz des Cholins

$$N \equiv \begin{cases} CH_2 - CH_2 - OH \\ (CH_3)_3 \\ OH \end{cases}$$

war, während sich der von absolutem Alkohol nicht gelöste Körper als identisch mit dem salzsauren Salz des Trigonellins:

$$\begin{array}{c} \text{—CO} \\ | \\ \text{N—O} \\ | \\ CH_3 \end{array}$$

dem salzsauren Methylbetaïn der Nikotinsäure, erwies.

Später fand ich auch in Kombe-Samen Cholin und Trigonellin auf [1], und Karsten-Helsingfors [2] hat auf meine Veranlassung die Wurzel von Strophanthus hispidus untersucht, welche uns Herr Prof. Gilg zur Verfügung gestellt hatte, und darin neben Strophanthin ebenfalls Cholin und Trigonellin gefunden.

Das von mir aus Strophanthus hispidus-Samen gewonnene stickstofffreie Strophanthin stellt ein schwach gelblich gefärbtes, amorphes Pulver dar. Wie die Untersuchung dieses Strophanthins durch A. Schulz [3] ergeben hat, wurde eine sehr erhebliche Toxizität des Körpers festgestellt, und zwar zeigte sich ein bemerkenswerter Unterschied zwischen subkutaner und intravenöser Einverleibung. Während ein 2100 g schweres Kaninchen bei intravenöser Injektion von 0.01 g dieses Strophanthins in 2 Minuten erlag, erlag ein anderes nur halb so schweres Kaninchen bei subkutaner Injektion der gleichen Menge erst nach 7 Minuten.

Versuche, das Strophanthin aus Hispidus-Samen in den kristallisierten Zustand zu bringen, schlugen trotz vielfacher Bemühungen fehl. Die Analysen des bei 100° getrockneten Strophanthins ergaben folgende Werte:

1. 0.1499 g Substanz . . . . 0.3296 g CO_2 und 0.1104 g H_2O
2. 0.1832 „ „ . . . . 0.4007 „ „ „ 0.1290 „ „
3. 0.1572 „ „ . . . . 0.3449 „ „ „ 0.1185 „ „
4. 0.1261 „ „ . . . . 0.2747 „ „ „ 0.0959 „ „
5. 0.1230 „ „ . . . . 0.2701 „ „ „ 0.0846 „ „
6. 0.1212 „ „ . . . . 0.2654 „ „ „ 0.0868 „ „

Die aus diesen Werten berechneten Prozentgehalte an Kohlenstoff und Wasserstoff kommen der für das Strophanthin aus Kombe-Samen durch Arnaud ermittelten Formel $C_{31}H_{48}O_{12}$ nahe.

---

[1] Ber. d. d. chem. Ges. **31**, 404 [1898].

[2] Ber. d. d. pharm. Ges. **12**, 241 [1902].

[3] Vierteljahrsschrift für gerichtl. Medizin und öffentl. Sanitätswesen 3. Folge **17**, 2.

	Berechnet für $C_{31}H_{48}O_{12}$	Berechnet für $C_{31}H_{48}O_{12} + H_2O$	Berechnet für $C_{31}H_{48}O_{12} + \frac{1}{2}H_2O$
C . . .	$= 60.74\ \%$	$59.00\ \%$	$59.85\ \%$
H . . .	$= 7.91$ „	8.00 „	7.96 „

Gefunden

	I.	II.	III.	IV.	V.	VI.
C	$= 59.97$	59.65	59.83	59.41	59.88	59.72
H	$= 8.18$	7.82	8.36	8.40	7.64	7.95

Ich habe in meiner damaligen Publikation in den Ber. d. d. chem. Ges. diese Zahlen nicht veröffentlicht, weil sie mir nicht hinlänglich beweiskräftig erschienen für die Reinheit und Einheitlichkeit des vorliegenden Körpers. Ich glaube aber doch, die von mir erhaltenen Zahlen zu Gunsten der von Arnaud aufgestellten Formel für sein Strophanthin $C_{31}H_{48}O_{12}$ deuten zu sollen.

Meine Zahlen zeigen eine gute Übereinstimmung mit einem Strophanthin von der Zusammensetzung $C_{31}H_{48}O_{12} + \frac{1}{2}H_2O$ (siehe oben).

Kurze Zeit nach Erscheinen meiner Arbeit haben Kohn und Kulisch[1]) sowie Feist[2]) über Versuche berichtet, die sie mit Kombe-Strophanthin ausführten.

Kohn und Kulisch hatten aus Kombe-Samen ein kristallisiertes Produkt erhalten, deren Verbrennungsanalyse die Werte

$$C = 60.89 \text{ und } H = 7.82\ \%$$

lieferte.

Genannte Forscher berichten, daß mit diesen Zahlen die bei Analyse eines von E. Merck in Darmstadt bezogenen und von ihnen aus heißem Wasser wiederholt umkristallisierten Strophanthins gut übereinstimmen:

$$\text{Gefunden: } C = 60.53, H = 7.85\ \%.$$

Aus diesen Zahlen lassen sich die Formeln $C_{13}H_{20}O_5$,

$$\text{Berechnet: } C = 60.93 \text{ und } H = 7.81\ \%$$

oder $C_{31}H_{48}O_{12}$

$$\text{Berechnet: } C = 60.74 \text{ und } H = 7.91\ \%$$

ungezwungen ableiten.

Kohn und Kulisch schien die erstere Formel auf Grund des Resultates einer Methoxylbestimmung im Strophanthin ausgeschlossen, und glaubten sie sich daher für die von Arnaud aufgestellte Formel $C_{31}H_{48}O_{12}$ aussprechen zu sollen, während sie die von Fraser angegebenen Formeln $C_{16}H_{26}O_9$ oder $C_{20}H_{34}O_{10}$ nicht annehmen können. Auch wurden von Kohn und Kulisch für ihr getrocknetes Strophanthin noch die Formeln $C_{30}H_{46}O_{12}$ und $C_{38}H_{56}O_{15}$ diskutiert. Die letztere Formel stimmte am besten mit dem gefundenen Methoxylgehalt überein.

---

[1]) Ber. d. d. chem. Ges. **31**, 514 [1898].
[2]) Ber. d. d. chem. Ges. **31**, 534 [1898]. — **33**, 2063 [1898]. — **33**, 2091 [1898].

Feist hingegen entschied sich auf Grund seiner Analysen eines aus Kombe-Samen technisch bereiteten kristallisierten Strophanthins für die Formel $C_{32}H_{48}O_{16}$, die er später endgültig in $C_{40}H_{66}O_{19}$ für „Strophanthin in wasserfreiem Zustande" abänderte.

Feist[1]) führte aus, die Studien von Fraser[2]) und die seinigen auf der einen Seite und diejenigen von Arnaud[3]), Kohn und Kulisch[4]) andererseits hätten mit unzweifelhafter Sicherheit ergeben, daß unter der Bezeichnung Strophanthin zwei total verschiedene Verbindungen in der Literatur aufgeführt werden, die durch Hydrolyse zwei ebenso verschiedene Strophanthidine liefern. Um in der Folge daher jeglicher Verwechselung vorzubeugen, hielt es Feist für notwendig, getrennte Bezeichnungen für die verschiedenen Substanzen einzuführen, und da es recht und billig sei, die Namengebung des ersten Autors beizubehalten, so sei der Name Strophanthin dem zuerst von Fraser beschriebenen und chemisch charakterisierten Glykosid aus den Samen der jetzt wieder Strophanthus kombe genannten Apocynaceenart zu belassen. Das hydrolytische Spaltprodukt desselben benannte schon Fraser Strophanthidin. Auf diese Substanzen bezögen sich auch die Feist schen Untersuchungen. Für das von Arnaud und von Kohn und Kulisch bearbeitete Glykosid, mit welchem Strophanthin Merck identisch sei, und sein Spaltungsprodukt schlägt daher Feist die Bezeichnungen Pseudostrophanthin (ψ-Strophanthin) und Pseudostrophanthidin (ψ-Strophanthidin) vor.

Ich will kein Hehl daraus machen, daß mir dieser Vorschlag Feists wenig sympathisch ist und überdies geeignet erscheint, noch größere Verwirrung in das Gebiet der Strophanthine hineinzutragen, als schon jetzt darin herrscht.

Bei der Wichtigkeit des Gegenstandes und zur besseren Begründung meiner weiter unten gemachten, für notwendig erachteten Abänderungsvorschläge in der Nomenklatur der Strophanthine sei es mir gestattet, die Erwägungen Feists, die ihn zur Bezeichnung „Strophanthin" und „Pseudostrophanthin" drängten, ausführlicher wiederzugeben und zu erörtern.

Feist[5]) sagt:

„Beide Pflanzen (nämlich Strophanthus kombe und Strophanthus hispidus) sind jetzt als getrennte gute Arten genau charakterisiert (während früher zeitweilig Kombe als Varietät von Hispidus betrachtet wurde). Die Kombe-Samen sind hellgrün, die Hispidus-Samen sind braun, beide geben, auf dem Querschnitt mit konzentrierter Schwefelsäure benetzt, eine intensiv smaragdgrüne Färbung. Nun sind mit Sicherheit nicht weniger als 14 Stro-

---

[1]) Ber. d. d. chem. Ges. **33**, 2069 [1900].

[2]) Pharm. Journ. **16**, 109 [1885]; **18**, 6, 69 [1888]; **19**, 660 [1889]; **20**, 328 [1889] und Monography, Edinburgh 1887.

[3]) Compt. rend. 107, 181, 1162.

[4]) Ber. d. d. chem. Ges. **31**, 514 [1888] und Wiener Monatshefte **19**, 385.

[5]) Ber. d. d. chem. Ges. **33**, 2063 [1900].

phanthus-Arten allein vom afrikanischen Kontinent bekannt, teils mit grünen, teils mit braunen Samen. Sowohl unter den einen als den anderen aber gibt es solche, die grüne Strophanthinreaktion zeigen, als solche, die sich mit Schwefelsäure rot, blaßgelbgrün oder (eine Art) blau färben.

Mit anderen Worten, es gibt glykosidhaltige und glykosidfreie Samenarten. Der Drogenhandel kennt von jeher aber, dem Pharmakopöeverlangen entsprechend, nur grüne („Kombe"-)Samen und braune („Hispidus"-) Samen und kümmert sich nicht um deren Schwefelsäurereaktion. Da die Samen stets lose, nicht in der Frucht gehandelt werden, stößt ihre botanische Bestimmung oft auf Schwierigkeit und gibt zu Verwechslungen Anlaß."

„Als Semen Strophanthi zuerst (1887) auf den Markt kam, wurde die Tinktur aus grünem Samen, als die angeblich therapeutisch wirksamere bevorzugt; erst als gelegentlich (1889) Mangel an solchem Samen am Markt war, wurde brauner Samen in größerer Menge verarbeitet und für ebenso wirksam erklärt. Trotzdem blieb stets der Preis des grünen „Kombe-Samens" etwa der drei- bis vierfache von dem des braunen Samens. Dies zeitigte den Mißstand, daß namentlich der grüne Samen gemischt wurde, wenn nicht bereits Mischungen schon aus Afrika auf den Londoner Markt gelangten. So konnten Tinkturen, die die grüne Reaktion zeigten, aus Samen gewonnen sein, die vielleicht nur zum kleinen Teil selbst diese Reaktion lieferten. Es ist ferner klar, daß Tinkturen aus solchen Gemischen von Darstellung zu Darstellung verschieden sein müssen."

„Viel wichtiger jedoch als die Frage, ob die benützten Samen strophanthinhaltig oder strophanthinfrei sind, ist der Umstand, daß sich mit Sicherheit die Existenz zweier verschiedener Strophanthus-Glykoside (abgesehen von Ouabaïn aus Strophanthus glaber) herausgestellt hat. Das Strophanthin, das Fraser aus Strophanthus kombe und das Arnaud aus „Strophanthus hispidus ou Kombe" isoliert hat, hat nicht die Formel $C_{20}H_{34}O_{10}$ (Fraser) oder $C_{31}H_{48}O_{13}$, sondern beide Autoren hatten eben zwei sowohl chemisch als toxisch verschiedene Verbindungen unter Händen. Das Frasersche Strophanthin, zu dessen Erforschung die nachstehenden Mitteilungen beitragen sollen, ist in dem grünen Samen von Strophanthus kombe (Ostafrika) enthalten; ob noch in anderen Strophanthus-Arten, vermag ich nicht zu sagen. Das von Arnaud, später von Kohn und Kulisch bearbeitete Glykosid — künftig als Pseudo-(ψ-)Strophanthin bezeichnet — ist sicher in mehreren Arten enthalten, die festzulegen Sache der Botaniker ist. Arnaud gewann es aus einem damals von Christy als Strophanthus kombe gelieferten, also wahrscheinlich grünen Samen; ebenso benutzte Kohn grünen Samen, der sicher nicht als Strophanthus hispidus anzusprechen war, dagegen fabriziert Merck genau dasselbe Glykosid — identifiziert von Kohn und Kulisch — aus braunem Samen (hispidus)."

„Daraus erhellt nun auch, daß die in früheren Jahren angestellten pharmakologischen und klinischen Vergleichsversuche aus Strophanthin einerseits, Tinctura Strophanthi andererseits so widersprechende Resultate ergaben und heute wertlos sind, da nicht zu sehen ist, ob die Experimentatoren Strophanthin oder ψ-Strophanthin benutzten."

„Es handelt sich also zunächst darum, den Unterschied zwischen beiden Glykosiden in chemischer und physiologischer Hinsicht festzulegen."

„Das zu meinen Versuchen verwandte Strophanthin stellten die Herren C. F. Boehringer Söhne in Waldhof aus großen Posten grünen Samens her, der zu etwa 95 Proz. einheitlich war. Der geringe Rest der Körner gab rote oder blaßgrüne Schwefelsäurereaktion. Die Strophanthin präparate waren aber stets ganz einheitlich. Namentlich zeigte das Verhalten derselben bei der Hydrolyse, daß kein ψ-Strophanthin darin enthalten war. Die beigemengten, nicht von Strophanthus kombe herrührenden Samen müssen also glykosidfrei gewesen sein. Die Darstellungsmethode war die von Fraser angegebene, ebenso besaß das Strophanthin die von diesem Autor beschriebenen Eigenschaften. (Anm.: Fraser, Monographie über Strophanthus, Edinburgh 1887, siehe auch Feist, Ber. d. d. chem. Ges. 31, 534 [1898])."

Soweit Feist.

In den vorstehenden Ausführungen Feists erscheinen mir einige Behauptungen desselben nicht hinlänglich begründet und bewiesen. Wenn Feist sagt, daß es unter den Strophanthus-Samen solche gäbe, die grüne Strophanthinreaktion zeigten, und solche, die sich mit Schwefelsäure rot, blassgelbgrün oder blau färbten, „mit anderen Worten, daß glykosidhaltige und glykosidfreie Samenarten" vorkämen, so ist dieser Schluß, wenn er sich nicht auf noch andere Beweismomente als die angeführten stützt, keineswegs einleuchtend. Feist ist uns den Beweis schuldig geblieben, daß Strophanthus-Samen, die mit Schwefelsäure eine rote, blaßgelbgrüne oder blaue Reaktion geben, glykosidfrei sind. Zwar berichtet Feist, daß für ihn die Firma Boehringer Söhne ein Strophanthus-Samengemisch verarbeitet habe, das etwa 5 Proz. Samen mit roter oder blaßgrüner Schwefelsäurereaktion enthielt, und dennoch seien stets ganz einheitliche Strophanthinpräparate erhalten worden. Die beigemengten, nicht von Strophanthus kombe herrührenden Samen müßten demnach glykosidfrei gewesen sein. Eine derartige indirekte Beweisführung kann meiner Ansicht nach als zulässig nicht angesehen werden. Umsoweniger, als es auch Strophanthine mit roter Schwefelsäurereaktion gibt. Feist berichtet selbst über solche. Es liegt daher doch wohl nahe, anzunehmen, daß die Reaktionen der Strophanthus-Samen mit Schwefelsäure durch die Art der jeweilig vorliegenden Strophanthine in den Strophanthus-Samen bedingt sind.

In der auf Seite 2064 seiner zweiten Abhandlung mitgeteilten Tabelle stellt Feist zum Vergleiche die Eigenschaften seines und des Fraserschen Strophanthins einerseits und des Pseudostrophanthins (nach Arnaud, Kohn, Kulisch und Merck) andererseits zusammen. In der Tabelle figuriert auch ein „angeblich aus Hispidus-Samen dargestelltes Strophanthin (von Schuchardt bezogen)." Dieses färbte sich ebenso wie die Strophanthine von Kohn, Kulisch und Merck mit Schwefelsäure rot, war im übrigen aber, „namentlich was toxische Wirkung und Verhalten bei der Hydrolyse anlangt, identisch mit dem echten Strophanthin (Fraser-Feist)".

Wenn man daher zu der Meinung sich hätte verleiten lassen können, daß die Strophanthine von den Pseudostrophanthinen sich durch die Schwefelsäurereaktion unterscheiden ließen, indem die ersteren mit dem Reagenz eine

Grünfärbung, die letzteren eine Rotfärbung lieferten, so würde man einen Irrtum verfallen sein. Es gibt nach F e i s t also zweifellos auch echte Strophanthine, die sich mit Schwefelsäure rot färben. Aber ebensowenig kann man, wie ich hinzufügen will, ein Strophanthin, das mit Schwefelsäure eine Grünfärbung liefert, als ein echtes Strophanthin im F e i s tschen Sinne bezeichnen. Ich verdanke nämlich der Freundlichkeit des Hrn. A r n a u d eine kleine Probe seines Originalpräparates, das er aus Kombe-Samen in schön kristallisierter Form isoliert, und für welches er die Formel $C_{31}H_{48}O_{12}$ festgestellt hat. Dieses A r n a u d sche Strophanthin aber (nach F e i s t ψ-Strophanthin) liefert mit S c h w e f e l s ä u r e e i n e s c h ö n e G r ü n f ä r b u n g. F e i s t hat in seiner oben erwähnten Tabelle den Platz, welcher über die Reaktion des A r n a u d schen Glykosids mit Schwefelsäure Auskunft geben sollte, mit einem ? versehen, wohl weil F e i s t das Präparat A r n a u d s nicht in Händen gehabt hat.

Aus allem Gesagten geht zur Genüge hervor, daß der Vorschlag F e i s t s, zwischen S t r o p h a n t h i n und ψ - S t r o p h a n t h i n Unterschiede konstruieren zu wollen, mindestens als verfrüht bezeichnet werden muß. Denn sämtliche namhaft gemachten Forscher, welche über das Strophanthin gearbeitet haben, wollen es aus Kombe-Samen gewonnen haben, und dennoch zeigen sich in den Untersuchungsergebnissen die größten Verschiedenheiten. Man kann daraus doch nur zweierlei folgern: entweder haben die Strophanthine der einzelnen Forscher nicht den gleichen Grad chemischer Reinheit besessen, oder aber sie haben das Strophanthin aus Nicht-Kombe-Samen oder aus S t r o p h a n t h u s - Samengemischen dargestellt. Man vergleiche hierüber die vorstehend mitgeteilten Ansichten G i l g s. Wer hatte nun „echtes" Strophanthin und wer „Pseudo"-Strophanthin in Händen?

Aber selbst, wenn sich herausstellen sollte, daß Fraser-Feist das „echte" Kombe-Strophanthin, die übrigen Forscher aber ein „Pseudostrophanthin" in Untersuchung gehabt haben, ist damit schon die Frage beantwortet, daß es nur d i e s e b e i d e n Strophanthine gibt? Keineswegs. Mir selbst war es möglich, aus einem mir von Hrn. Privatdozenten Dr. W. B u s s e freundlichst übermittelten Samen, welcher nachweislich von S t r o p h a n t h u s E m i n i abstammt, ein Strophanthin zu isolieren, welches sich sowohl hinsichtlich seiner Zusammensetzung wie seines Schmelzpunktes und hinsichtlich seines chemischen Verhaltens verschieden erwies von den übrigen Strophanthinen. Wie soll man nun dieses Strophanthin aus Samen von S t r o p h a n t h u s E m i n i bezeichnen? Man sieht, auf welche Schwierigkeiten man stößt, wollte man dem Vorschlage F e i s t s, zwischen Strophanthin und Pseudostrophanthin kurzerhand zu unterscheiden, Rechnung tragen.

Ich glaube aus meinen bisherigen Untersuchungsresultaten annehmen zu dürfen, daß sich zwischen den einzelnen Strophanthinen einfache Beziehungen ergeben werden, die vielleicht in einem Mehr oder Weniger an Konstitutionswasser oder an Alkylen (Methylgruppen) im Molekül dieser Verbindungen begründet sind. Schon A r n a u d hat nachgewiesen, daß sich sein

Kombe-Strophanthin von dem sogenannten Ouabaïn aus Strophanthus glaber durch eine Methylgruppe, die das erstere mehr besitzt, voneinander unterscheiden.

Aber alle diese Fragen werden sich erst dann befriedigend beantworten lassen, wenn die Chemiker aus botanisch gut und sicher bestimmten einheitlichen Strophanthus-Samen die Strophanthine selbst isolieren und untersuchen. Deshalb erscheint mir eine Vereinigung von Botanikern und Chemikern zwecks Erreichung der vorstehend bezeichneten Ziele dringend geboten. Diese Erkenntnis ist mir nicht erst neuerdings gekommen, sondern schon vor vier Jahren, als ich die Ausführungen Feists über die Strophanthine zuerst las. Sie war auch die Veranlassung, daß ich meine damals begonnene Untersuchung des Strophanthins aus Samen von Strophanthus hispidus unterbrach, da nicht außer allem Zweifel feststand, daß das von mir bearbeitete Samenmaterial ein absolut reines war. Zu jener Zeit habe ich meinen Freund und Kollegen Hrn. Professor Gilg für die Strophanthus-Frage lebhafter zu interessieren gesucht und hatte die Freude, durch die gütige Vermittelung des Genannten alsbald in den Besitz eines größeren Postens Samen einer Strophanthus-Art aus Kamerun zu gelangen, die mit voller Sicherheit als Strophanthus gratus Franch. bestimmt werden konnte.

Diese Strophanthus-Samen habe ich gemeinsam mit meinem Assistenten, Hrn. Dr. C. Mannich, auf Strophanthin untersucht.

Wir verfuhren wie folgt:

8.2 kg der hellbraunen, unbehaarten Samen werden gequetscht und kalt ausgepreßt; es wurden hierbei 1.1 kg fettes Öl und 6.6 kg Preßkuchen gewonnen.

Der letztere wurde nach dem Zerreiben im Perkolator mit 96-prozentigem Alkohol extrahiert. Die vollständige Erschöpfung der Droge geht nur sehr allmählich vor sich. Von den Auszügen wird der Alkohol durch Abdestillieren auf dem Wasserbade entfernt. Der Destillationsrückstand zeigt nach dem Erkalten und einigem Stehen die folgenden Schichten: zu oberst eine dünne Schicht fetten Öles, darunter eine alkoholisch-wässerige Schicht, worauf eine gelblich-braun gefärbte Kristallmasse folgt, unter dieser ein braunes Extrakt, aus welchem sich ein amorphes Strophanthin isolieren ließ. Die Flüssigkeit wird abgegossen, das kristallisierte Produkt mechanisch getrennt und aus heißem Wasser umkristallisiert. Hierbei bleiben auf dem Filter Flocken zurück, vermutlich herrührend von einer Spaltung des Strophanthins. Der extraktartige Rückstand, welcher reichliche Mengen eines Zuckers enthält, wird nach Entfernung dieses fest, läßt sich aber nur in Form einer amorphen, sehr bitter schmeckenden und stark toxischen Masse gewinnen.

Zwecks einer genauen quantitativen Bestimmung, wie groß der Gehalt der Samen von Strophanthus gratus an kristallisierendem Strophanthin ist, wurden 20 g Samen fein zerrieben und mit Pretoläther entfettet. Dann wurde während dreier Tage mit absolutem Alkohol im Soxhlet extrahiert, der Alkohol verjagt und der Rückstand mit warmem Wasser aufgenommen.

Nach längerem Stehen wurde filtriert, das Filtrat eingeengt und zur Kristallisation bei Seite gestellt. Aus der Mutterlauge wurde eine neue Menge kristallisierenden Strophanthins gewonnen. Die Ausbeute betrug 0.723 g = 3.615 Proz. an kristallisiertem Produkt.

Nach mehrmaligem Umkristallisieren unter Zuhilfenahme von Knochenkohle gab das lufttrockene, in atlasglänzenden Tafeln kristallisierende Präparat bei der Analyse die folgenden Werte:

$$0.1563 \text{ g Substanz}: 0.2716 \text{ g } CO_2 \text{ und } 0.1148 \text{ g } H_2O$$
$$0.5614 \text{ „ „ verloren bei } 130^\circ = 0.1194 \text{ „ } H_2O$$

Berechnet für: $C_{30}H_{46}O_{12} + 9 H_2O$		Gefunden:
C . . . . = 47.25 %		47.39 %
H . . . . = 8.48 „		8.16 „
H_2O . . . = 21.31 „		21.27 „

Analysen des bei 130° getrockneten Strophanthins:

$$0.2007 \text{ g Substanz}: 0.4396 \text{ g } CO_2 \text{ und } 0.1365 \text{ g } H_2O$$
$$0.1505 \text{ „ „ } 0.3308 \text{ „ „ „ } 0.1058 \text{ „ „}$$

Berechnet für: $C_{30}H_{46}O_{12}$	Gefunden:	II.
C . . . . = 60.15 %	59.74 %	59.95 %
H . . . . = 7.76 „	7.54 „	7.81 „

Das Strophanthin dreht in wässeriger Lösung bei 20° die Polarisationsebene $[a]_D = -30.8^\circ$.

Der Schmelzpunkt des wasserfreien Produktes liegt bei 187—188°. Mit konzentrierter Schwefelsäure färbt es sich rot; auf Zusatz von Wasser zu der rot gefärbten Schwefelsäurelösung schlägt die Färbung in Grün um, und es scheiden sich grünlich-weiße Flocken ab.

Beim Erwärmen des Strophanthins mit verdünnter Salzsäure oder Schwefelsäure tritt hydrolytische Spaltung ein. Zur Charakterisierung der hierbei entstehenden Zuckerart wurde wie folgt verfahren.

20 g Strophanthin wurden mit einem Gemisch von 6 g Schwefelsäure und 240 g Wasser 40 Stunden lang auf dem Wasserbade erwärmt. Das Strophanthidin hatte sich hierbei harzartig ausgeschieden. Das Filtrat wurde mit Baryumkarbonat neutralisiert, von dem Baryumsulfat und überschüssigen Baryumkarbonat abfiltriert und das Filtrat zum Sirup eingedunstet. Dieser wurde von neuem mit Wasser aufgenommen, wobei sich noch einige Flocken abschieden, und abermals auf dem Wasserbade konzentriert. Nach nochmaligem Aufnehmen mit Wasser und Filtrieren lieferte das Filtrat nach seiner Entfärbung mit Tierkohle beim Eindampfen einen Sirup, der alsbald kristallinisch erstarrte.

Die Analyse dieser bei 93° schmelzenden Kristalle gab die folgenden Werte:

$$0.1880 \text{ g Substanz}: 0.2711 \text{ g } CO_2 \text{ und } 0.1280 \text{ g } H_2O$$

Berechnet für: $C_6H_{12}O_6 + H_2O$		Gefunden:
C . . . = 39.56 %		39.33 %
H . . . = 7.69 „		7.56 „

Das kristallisierte Produkt zeigte sich mit R h a m n o s e identisch..

Die Zusammensetzung, die Eigenschaften und das Verhalten des aus den Samen von Strophanthus gratus isolierten Strophanthins und seiner Spaltprodukte ließen keinen Zweifel darüber bestehen, daß dieses Strophanthin mit dem von Arnaud[1]) aus dem Ouabaïo-Holz erhaltenen und von ihm Ouabaïn genannten Glykosid volle Identität zeigte. Diese Identität konnte ich auch durch Vergleich mit einem Ouabaïn ermitteln, welches Herr Prof. Arnaud-Paris die Freundlichkeit hatte, mir zur Verfügung zu stellen.

Wie mir später Herr Prof. G i l g mitteilte, müssen die Samen von Strophanthus gratus und Strophanthus glaber, aus welcher „Art" Arnaud ebenfalls Ouabaïn gewann, als identisch angesehen werden. Aber weiter teilte mir Herr Gilg mit, daß die Samen des Strophanthus gratus botanisch und pharmakognostisch sich gut und sicher jederzeit mit Leichtigkeit identifizieren lassen (s. die vorhergehende Mitteilung Gilgs), so daß eine Verwechslung mit anderen Arten so gut wie ausgeschlossen ist. Und da ferner unsere deutsche Kolonie Kamerun über hinreichende Vorräte an Strophanthus gratus verfügt und auch eine Kultur dieser Art keine größeren Schwierigkeiten bieten dürfte, so war uns der Weg gezeigt, wo und wie wir unsere Bemühungen einzusetzen hatten, um die S t r o p h a n t h u s - Droge im Arzneischatz wieder zu Ehren zu bringen.

Zu dem Zweck war es zunächst nötig, den Toxizitätsgrad des in guter Ausbeute und in ausgezeichnetem Kristallisationszustand aus der Droge erhältlichen Strophanthins feststellen zu lassen und dann eine pharmakologische und klinische Prüfung des Strophanthins zu versuchen.

Die physiologische Untersuchung desselben haben sich die Herren Dr. Arth. S c h u l z[2]), Assistent am Institut für Staatsarzneikunde in Berlin, Prof. Dr. G o t t l i e b in Heidelberg, Dr. E. R o s t in Berlin, Prof. Dr. K o b e r t in Rostock in dankenswerter Weise angelegen sein lassen. Die ersten klinischen Versuche übernahm Herr Privatdozent Dr. B r a n d e n b u r g in der Kgl. Charité in Berlin; die durch letzteren erzielten Resultate befriedigten indes nicht besonders, wohl weil wir mit Rücksicht auf die hohe Toxizität dieses Strophanthins allzu zaghaft hinsichtlich der Dosierung vorgegangen waren. Wesentlich ermutigender sind die Resultate einer klinischen Prüfung ausgefallen, welche Herr Dr. S c h e d e l in Bad Nauheim erzielte, und über welche derselbe nachfolgend ausführlich berichtet.

Hiernach scheint uns der hohe therapeutische Wert des aus S t r o p h a n t h u s g r a t u s erhältlichen S t r o p h a n t h i n s z u r G e n ü g e erwiesen und seine Einführung in den Arzneischatz an Stelle

---

[1]) Compt. rendus, t. **57**, p. 1011—1162.

[2]) Vierteljahrsschrift für gerichtl. Medizin und öffentl. Sanitätswesen. 3. Folge **21 2** [1901].

anderer, unsicher und ungleich wirkender, weil in ihrer Zusammensetzung schwankender Strophanthine geboten zu sein.

Eine Gewähr für die Reinheit des Gratus-Strophanthins bietet
sein ausgezeichnetes Kristallationsvermögen. Zu den physiologischen, pharmakologischen und klinischen Prüfungen diente das mit 9 Molekülen Wasser
kristallisierende Präparat.

Von Wichtigkeit war es daher, festzustellen, ob dieses kristallwasserhaltende Präparat hinsichtlich seiner Zusammensetzung bei der Aufbewahrung
auch konstant blieb, oder ob es vielleicht schon bei mittlerer Temperatur
Wasser verliert und dadurch natürlich seine Giftwirkung steigert. Die nach
dieser Richtung hin gemachten Erfahrungen haben indes unsere Besorgnisse
zerstreut.

Ein nahezu vier Jahre lang in einem häufig geöffneten Gefäß, auch bei
Sommerhitze ohne besondere Vorsicht aufbewahrtes Strophanthin zeigte sich,
wie die nachfolgenden Analysendaten beweisen, nach dieser Zeit in seiner
Zusammensetzung unverändert.

$$0.2417 \text{ g Substanz: } 0.4145 \text{ g } CO_2 \text{ und } 0.1830 \text{ g } H_2O$$
$$0.5730 \text{ „ } \text{ „ } \text{ verloren bei } 105^0 \quad 0.1174 \text{ „ „ }$$

Berechnet für:	Gefunden:
$C_{30}H_{46}O_{12} + 9\ H_2O$	
C . . . . $= 47.25\ \%$	$46.78\ \%$
H . . . . $=\ 8.48$ „	8.40 „
H_2O . . . $= 21.31$ „	20.5 „

Um eine pharmaceutisch-chemische Charakterisierung des Gratus-
Strophanthins zu ermöglichen, sind neben den vorstehend mitgeteilten Daten
noch die Löslichkeitsverhältnisse des Körpers in den üblichen Solventien
festzustellen. Diese Arbeit haben meine Assistenten, die Herren Dr. Biltz
und Lucius, ausgeführt, und zwar unabhängig voneinander, um den Grad
der Verläßlichkeit der ermittelten Lösungskoëffizienten zu erhöhen.

Die Löslichkeitsbestimmungen wurden in der Weise ausgeführt, daß
man das fein gepulverte Gratus-Strophanthin mit den betreffenden Solventien
erwärmte; nach mehrstündigem Stehen der Flüssigkeit bei 15° wurde vom
Bodensatz abfiltriert und ein bestimmter Anteil des Filtrates auf dem Wasserbade eingedunstet. Nach Austrocknen im Exsikkator wurde der Rückstand
gewogen.

Die Löslichkeitsbestimmungen haben das Folgende ergeben:

1 Teil Gratus-Strophanthin löst sich

in etwa	52 000	Teilen	Äther bei 15°
„	„	30 000	„ Chloroform bei 15°
„	„	20 000	„ Essigäther bei 15°
„	„	30	„ Amylalkohol bei 15°
„	„	30	„ Absol. Äthylalkohol bei 15°
„	„	100	„ Wasser bei 15°.

Hierzu sei bemerkt, daß der zu den Versuchen verwendete Amylalkohol ein durch Destillation gereinigter, bei 132° siedender Gärungsamylalkohol war. Die verhältnismäßig leichte Löslichkeit des Gratus-Strophanthins in Gärungsamylalkohol macht diesen geeignet, als Ausschüttelflüssigkeit in toxikologischen Fällen zum Auffinden bezw. Nachweis des Strophanthins zu dienen. Zwar läßt sich das Ausschütteln des Strophanthins aus wässerigen Lösungen mit Amylalkohol nur schwer bewirken; erleichtert ist der Übergang des Strophanthins in die Ausschüttelflüssigkeit, wenn man das Strophanthin aus der wässerigen Lösung mit Natrium- oder Ammoniumsulfat aussalzt.

In heißem Wasser löst sich das Gratus-Strophanthin sehr leicht und bildet dann oft übersättigte Lösungen. So konnte eine Lösung von $1^1/_2$ Teilen Strophanthin in $^1/_2$ Teil heißem Wasser längere Zeit aufbewahrt werden, ohne daß ein Auskristallisieren stattfand. Erst beim Schütteln mit größeren Mengen kalten Wassers kristallisierte der Überschuß an Strophanthin heraus. Das wasserfreie Gratus-Strophanthin ist sehr hygroskopisch.

Das Gratus-Strophanthin löst sich, wie bereits erwähnt, in konzentrierter Schwefelsäure mit roter Farbe; auf Zusatz von Wasser schlägt die Farbe in Grün um, und grünlichweiße Flocken scheiden sich ab. Man kann diese Reaktion in folgender Weise ausführen:

Man unterschichtet eine kalte, gesättigte wässerige Lösung in einem Reagenzglas mit konzentrierter Schwefelsäure. Die Schwefelsäure färbt sich allmählich rosa bis rot, während in der darüberstehenden wässerigen Flüssigkeit grüne Farbentöne auftreten. Ähnlich verhält sich auch eine Lösung des Strophanthins in Amylalkohol beim Unterschichten mit konzentrierter Schwefelsäure.

Vorstehend ist das aus Strophanthus gratus isolierte Strophanthin als Gratus-Strophanthin bezeichnet worden, wenngleich sich eine Identität desselben mit dem von Arnaud aus Akokanthera- bezw. Ouabaïo-Holz isolierten Glykosid ergeben hat, für welches Arnaud den Namen Ouabaïn wählte.

Es entspricht nun zwar dem Brauche, daß man einem bereits bekannten chemischen Körper den Namen beläßt, den ihm sein Entdecker oder Erfinder zuerst gegeben. Ich würde auch gar nicht daran denken, an diese gute alte Gepflogenheit zu rütteln, wenn ich nicht befürchten müßte, daß sich Schwierigkeiten und Mißverständnisse in medizinischen und pharmazeutischen Kreisen ergeben würden, wenn man für ein wohl charakterisiertes, aus einer Strophanthus-Art gewonnenes Glykosid den Namen Ouabaïn benutzte. Aber und vor allem erscheint mir dieser Name Ouabaïn auch nicht zweckmäßig zu sein aus Rücksicht auf die chemische Durchforschung der verschiedenen Strophanthine und die Notwendigkeit, diese alle zu bezeichnen. Nachdem sich einmal herausgestellt hat, daß es mehr als zwei oder drei verschiedene Strophanthine gibt, die aus den botanisch mehr oder weniger nahe verwandten Strophanthus-Arten darstellbar sind, so würden wir ge-

zwungen sein, für diese Strophanthine, für welche sich vielleicht nahe chemische
Beziehungen auffinden lassen, dennoch Namen zu bilden, die mit dem Wortlaut Strophanthus nicht das Geringste zu tun haben. Für die chemische
Nomenklatur, für welche man mit Recht in der Neuzeit Vereinfachungen an-
strebt, würde das als ein großer Übelstand bezeichnet werden müssen. Deshalb bin ich auch der Ansicht, daß man für das Ouabaïn Arnauds den
Namen Strophanthin mit näherer Bezeichnung, um welches Strophanthin es
sich handelt, belassen sollte. Die Bezeichnungsweise Strophanthin und
Pseudostrophanthin anzunehmen, wie Feist es vorgeschlagen hat, vermag
ich aus den oben angeführten Gründen nicht zu befürworten.

Meiner Ansicht nach wird ohne Gefahr eines Mißverständnisses eine
Bezeichnung der Strophanthine nach ihrer Abkunft am besten in der Weise
sich ermöglichen lassen, daß man dem Wort Strophanthin — durch Binde-
strich von ihm getrennt — den kleinen Anfangsbuchstaben der Artbezeichnung
des betreffenden Strophanthus voransetzt. So würde also heißen:

g-Strophanthin = Str. aus Strophanthus gratus,

h-Strophanthin = Str. aus Strophanthus hispidus,

k-Strophanthin = Str. aus Strophanthus kombe,

e-Strophanthin = Str. aus Strophanthus Emini

u. s. f.

Dieser Bezeichnungsweise folgend, wird die Firma E. Merck in Darmstadt das g-Strophanthin unter dem Namen

g-Strophanthin. cristallis. Thoms

in den Handel bringen. Mein Name soll vorläufig dem Worte Strophanthin
beigefügt sein, um anzudeuten, daß ich diese Bezeichnung für ein bestimmtes
und wohl charakterisiertes Glykosid aus Strophanthus gratus gewählt
habe. Mit Warenschutzabsichten hängt diese Bezeichnungsweise, wie ich
ausdrücklich betonen will, nicht zusammen.

Für die eventuelle Aufnahme des Artikels Gratus-Strophanthin in das
Arzneibuch würde die folgende Fassung als Richtschnur dienen können:

g-Strophantinum cristallisatum.

$$C_{30}H_{46}O_{12} + 9\,H_2O$$

Das aus den Samen von Strophanthus gratus Franch. erhaltene
kristallisierte wasserhaltige Glykosid.

Farblose, atlasglänzende, quadratische Tafeln von bitterem Geschmack,
leicht löslich in heißem Wasser, in etwa 100 Teilen Wasser von 15°, in etwa
30 Teilen absolutem Alkohol, etwa 30 Teilen Amylalkohol löslich, schwer
löslich in Essigäther, Äther und Chloroform.

Die Lösung von 0.01 g in 1 g Wasser, mit konzentrierter Schwefelsäure unterschichtet, färbt diese rosa bis rot, während die wässerige Flüssigkeit eine schmutziggrüne Färbung annimmt.

Das g-Strophanthin verliert im Trockenschrank bei 105° 20 Proz. Feuchtigkeit; das so getrocknete Präparat schmilzt gegen 187—188°.

g-Strophanthin soll nach dem Verbrennen einen wägbaren Rückstand nicht hinterlassen.

Sehr vorsichtig aufzubewahren.

Größte Einzelgabe . . .
Größte Tagesgabe . . .

Die Strophanthus-Frage
vom pharmakologischen und klinischen Standpunkt.[1]
Von H. Schedel.

Mit Tafel II.

Als im Jahre 1885 F r a s e r[2] (1.2) und nach ihm L. B r u n t o n (3) ihre
Versuche veröffentlichten, die sie mit der aus den Samen von S t r o p h a n t h u s -
K o m b e[3] bezw. h i s p i d u s hergestellten T i n c t u r a   S t r o p h a n t h i innerlich und in subkutaner Applikation mit dem angeblich wirksamen Prinzip
derselben dem S t r o p h a n t h i n, einem Glykosid, an Herzkranken angestellt
hatten, erschien im Laufe der nächsten drei Jahre eine wahre Flut von
Veröffentlichungen über dies neue Herzmittel, ein Zeichen, daß die Verwendung
der Digitalis doch nicht allen Anforderungen genügte, da ihre Wirksamkeit
von verschiedenen Umständen abhängig ist, die sich nicht immer vermeiden
lassen.

Es würde den Rahmen dieses Vortrages weit überschreiten, wollte ich,
so interessant es wäre, die von den Autoren über die Wirkung dieses
Medikamentes gemachten Erfahrungen einzeln durchgehen, so fasse ich
dieselben in drei Gruppen zusammen. Wie bei jedem auch heute noch auf
den Markt kommenden Mittel waren die ersten Veröffentlichungen überaus
enthusiastisch, andere kühl überlegend und endlich gab es solche, die von
den zuerst bekannt gegebenen Resultaten gänzlich abwichen.

Fast von allen Beobachtern wird der S t r o p h a n t h u s - T i n k t u r die
Wirkung eingeräumt, eine Vergrößerung der Systole des Herzens und eine
Pulsverlangsamung schon in bedeutend kleineren Gaben als die Digitalis-
tinktur hervorzurufen. Während aber F r a s e r, D a n a und A. S m i t h in
New York (4), B o w d i t s c h (5), R o s e n b u s c h (6), B l u m e n a u (7), G a r n e t
und K l e i n s c h m i d t (8), H u t c h i s o n und H i l l (9), Q u i n l a n (10) und
L o e b i s c h (11) die weiteren diuretischen, antidyspnoischen und antifebrilen
Eigenschaften ebenso wie die nicht kumulative Wirkung der S t r o p h a n t h u s -

---

[1] Vortrag, gehalten in der D. Pharm. Ges. s. Ber. d. deusch. pharm.
Ges. 14, 120 [1904].

[2] Die in Klammern gesetzten Zahlen dienen zur leichteren Orientierung
in der am Schlusse angeführten Literaturangabe.

[3] Richtiger Kombe.

Tinktur rühmten und ferner betonten, daß sie im Gegensatz zur Digitalis keine Wirkung auf die Gefäße und den Magen-Darmkanal habe, ja einzelne von ihnen in ihrem Enthusiasmus so weit gingen, sie der Digitalis in jeder Weise als überlegen zu preisen [Dutton (12), Grätz (13), Pins (14), Zerner und Löw (15), Csatàry (16)], fehlte es nicht an Stimmen, die von all diesen Wirkungen nichts oder nur sehr wenig gesehen hatten [Hochhaus (17), Fraenkel (18), Lichtheim (19), Guttmann (20), Fürbringer (21), Kiernan (22)], nur die von Hochhaus beobachtete günstige Wirkung auf die Dyspnoe der Herzkranken wurde von fast allen Seiten bestätigt.

Auf einem ganz abweichenden Standpunkte befinden sich Haas (23), A. Mairet, Combemale und Grognier (24) und Balfour (25). Während nach Balfour Strophanthus-Tinktur keineswegs ein Herztonikum ist und ihre Anwendung, wie er beobachtete, zur Erschöpfung des Herzens führte, geben A. Mairet und seine Mitarbeiter zwar die klinischen Befunde zu, daß durch dieses Mittel Diurese und Blutdruck gesteigert und die Pulsfrequenz herabgesetzt wird, widersprechen aber der bisher allgemein angenommenen Hypothese, daß die Ursache davon in einer Einwirkung auf das Herz zu suchen ist. Weder auf den Herzmuskel selbst, noch auf die Herzganglien, noch auf das verlängerte Mark übe der Strophanthus eine spezifisch giftige Wirkung aus. Vielmehr glauben sie, daß das Medikament lediglich reizend wirke und zwar vornehmlich auf die Nieren. Haas endlich behauptet auf Grund sehr eingehender Versuche, daß die Strophanthus-Tinktur in ausgiebiger, anhaltender Weise die gesteigerte Herztätigkeit herabsetze und gleichzeitig den Tonus der Gefäße vermindere. — Aber nicht allein die Beobachtung am Krankenbette hat solche krassen Unterschiede gezeitigt, sondern auch Versuche, die von Fraser, Langgaard (26), Paschkis und Zerner (27), Blumenau (7), Kobert und Paldrock (28) an Fröschen, Warmblütern und mit künstlicher Durchblutung an überlebenden Organen angestellt wurden, führten zu großen Differenzen der gewonnenen Resultate, denn während die ersteren keine Gefäßveränderung nach Strophanthus konstatieren konnten, haben diese Blumenau, Kobert und Paldrock gesehen, dagegen ist die Ansicht Langgaards, Strophanthus wirke als ein cerebrales und spinales Sedativum, von keiner Seite bestätigt worden.

Es ist unzweifelhaft, daß diese überaus großen Verschiedenheiten in der Wirkungsweise der Strophanthus-Tinktur (das von Fraser dargestellte Strophanthin konnte der örtlich reizenden Eigenschaften wegen nicht weiter verwendet werden) auf eine Verschiedenheit der Präparate zurückzuführen sind, denn es bestehen, wie Langgaard angibt, zwischen den verschiedenen Tinkturen nicht nur quantitative, sondern auch qualitative Unterschiede, so daß die tödliche Dosis pro Kilogramm Tier zwischen 0.2 und 1.5 ccm schwankte, und große Fabriken die Intensität der Wirkung zwischen 2 : 90 bezeichnen.

So ist es nicht zu verwundern, daß man andere Herzmittel bevorzugte, und daß Kobert in seinen Lehrbüchern und Vorlesungen unter Betonung des Schwankens der Wirkung der Strophanthus-Tinktur die Einführung von reinem Strophanthin als das einzig Richtige hinstellt.

Dieser Forderung sind wir durch die Darstellung des reinen Strophanthins durch Merck, Böhringer und Thoms gerecht geworden. Ob die Firmen Merck und Böhringer ihr Strophanthin aus den Samen einer bestimmten Strophanthus-Art darstellen und aus welchen, ist mir nicht bekannt, Herr Prof. Dr. Thoms gewinnt das seinige aus Strophanthus gratus Franch. (Kamerun). Dasselbe ist ein kristallinisches, weißes Pulver von bitterem Geschmack.

Physiologische Versuche an Kaninchen und Hunden im Berliner Institut für Staats-Arzneikunde von Dr. Arthur Schulz (29) angestellt, ergaben bezüglich der Wirkungsqualität des g-Strophanthin Thoms, daß es ein exquisites Herzgift ist. Auch die Intensität der Wirkung konnte beobachtet werden, da es durch seine jederzeit erreichbare gleichartige Zusammensetzung die Stetigkeit im Ablauf der Erscheinungen bei seiner Anwendung gewähr-leistet. Die durch subkutane oder intravenöse Einverleibung des Strophanthins herbeigeführte Vergiftung, welche unter dem Bilde der Erstickung verlief, war im wesentlichen eine Lähmung des Herzens, das Absinken des Blut-druckes auf 0 fiel mit dem Lähmungsstillstand des rechten Ventrikels zu-sammen, der zuerst erlag. Der definitive Herzstillstand, der stets in der Diastole erfolgte, wurde von der Atmung überdauert. Ich will gleich ein-schalten, daß hierin das Strophanthin sich von den Digitaliskörpern nicht unterscheidet, denn der für alle Mittel dieser Gruppe charakteristische Reizungsstillstand in Systole kommt nur an Kaltblütern regelmäßig zustande. Die tödliche Dosis des g-Strophanthins bei subkutaner Injektion (Kaninchen), nach Kilogramm Tier berechnet, liegt nach Schulz zwischen $^{1}/_{10}$ und $^{2}/_{10}$ mg. Als auffallend groß muß hierzu die Dosis bezeichnet werden, die der Hund vom Magen-Darmkanal aus vertragen hat, auf das Kilogramm Tier berechnet 2 mg, also per os das Zehnfache der Menge, an welcher er subkutan injiziert zugrunde ging. Bemerkenswert ist ferner die außerordentliche Schnelligkeit der Wirkung, die subkutan nach 5—15 Minuten, per os nach etwa 1 Stunde eintrat. Als Nebenerscheinung wurden Erbrechen und Speichelfluß beobachtet, eine Gewöhnung an das Mittel trat nicht ein.

Weitere Versuche mit g-Strophanthin Thoms am überlebenden Herzen unter Verwendung des von Prof. Langendorff-Rostock angegebenen Apparates, der es ermöglicht, ein aus dem Tier herausgenommenes Herz viele Stunden schlagend zu erhalten, haben Gottlieb und Magnus (30) angestellt, um die Herzarbeit unter dem Einfluß der Digitaliskörper zu er-mitteln.

Als Durchströmungsflüssigkeit benutzten sie 500 ccm mit physiologischer Kochsalzlösung verdünnten defibrinierten Blutes desselben Tieres. Die Blut-lösung wurde in zwei gleiche Teile geteilt, die eine Hälfte mit dem Gift, in

diesem Falle, 0.1—0.4 mg, am besten 0.2 mg Strophanthin, versetzt. Statt
der von Langendorff angegebenen Häckchenschreibung zur Übertragung
der Herzkontraktionen auf eine rotierende Trommel benutzten Gottlieb und
Magnus auch Herzsonden mit einem Ballon, der in den Ventrikel einge-
lassen war. Auf diese Weise gelang es ihnen, ein allmähliches Eintreten
der gewünschten Erscheinungen herbeizuführen und den Ablauf der Strophanthinwirkung graphisch darzustellen. Nach ihren Beobachtungen sieht
man, sobald das Giftblut das Herz durchströmt, in den meisten Fällen die
Herzkontraktionen beträchtlich zunehmen, wobei beide Ventrikel beteiligt
sind. Während die Zunahme der Pulshöhen verschieden lange Zeit dauert,
ist die Pulsfrequenz unverändert oder vermehrt, eine Verminderung der
Pulszahl beim ausgeschnittenen Herzen im Anfange gehört zur Ausnahme.
Die starke Pulsverlangsamung, welche am intakten Warmblüter und, wie
später erwähnt wird, auch beim herzkranken Menschen regelmäßig eintritt,
wird also am isolierten Warmblüterherzen vermißt, weil sie fast ausschließlich
zentraler Natur ist. Nach Strophanthin nimmt aber nicht bloß die systolische
Zusammenziehung, sondern auch die diastolische Erschlaffung derart zu,
daß die Kurven mit ihren Fußpunkten wesentlich unter die Abszisse herunter-
gehen. Die Höhe des systolischen Stillstandes liegt in der Regel ungefähr
in der Höhe des systolischen Maximums der normalen Kontraktionen. Neben
der Verstärkung sehen wir aber auch eine Regulierung der Herztätigkeit im
Anfangsstadium, die so weit gehen kann, daß ein flimmerndes Herz wieder
zum regelmäßigen Schlagen gebracht wird — gerade diese Wirkung kommt
beim herzkranken Menschen ganz besonders zur Geltung.

Die Strophanthin-(1 : 1 250 000) Einwirkung auf die Herztätigkeit bringt
also nach Gottlieb und Magnus im Anfangsstadium keine Veränderung
der Pulsfrequenz, wohl aber ein Wachsen der Exkursionsgröße aufs Doppelte
durch Zunahme der systolischen Druckwerte hervor, aber auch ein Zunehmen
der Diastole ist zu bemerken — also Steigerung des Pulsvolumens.

Was nun die Herzarbeit betrifft, die sich zusammensetzt aus dem erzeugten Druck und dem Volumen der ausgetriebenen Flüssigkeitsmenge, so
ergeben die Versuche mit Strophanthin eine beträchtliche Steigerung derselben. Nach diesem ersten therapeutisch wichtigen Stadium der verstärkten
Herzkontraktionen folgt ein zweites, in dem die Pulse irregulär werden oder
allmählich an Höhe abnehmen, das isolierte durchströmte Herz erschlafft
immer weniger in der Diastole und kommt in den meisten Fällen schließlich
in einer systolischen Kontraktionsstellung zur Ruhe.

An demselben Langendorffschen Apparate unter Benutzung der
sogen. Ringerschen Flüssigkeit, einer als Ersatz der Blutflüssigkeit nach
bestimmtem Prozentgehalt gemischten Lösung aus Natriumbikarbonat,
Calciumchlorid, Kaliumchlorid und Kochsalz zum Durchströmen, welche inzwischen in der Dissertation von Hoff (38) als die weitaus geeignetste
Flüssigkeit zur Infusion dargetan worden ist, hat Dr. Kakowski aus Kiew
im Kobertschen Institute zu Rostock unabhängig von Gottlieb und

Magnus und gleichzeitig mit ihnen ebenfalls Versuche am isolierten Warm-
blüter- (Katzen- und Kaninchen-) Herzen u. a. auch mit Strophanthin angestellt, aus denen hervorgeht, daß das Strophanthin von Merck und das
von Thoms schon in unglaublich kleinen Dosen alle Wirkungen hervorbringt, welche man als typische Digitalinwirkungen bezeichnet. Eine vorläufige Mitteilung findet sich in der Februar-Nummer der von Dr. Lipliawski
in Berlin redigierten russischen Zeitschrift „Terapia".

Kakowski sagt dort: „Strophanthinum crystallisatum Thoms
gibt in einer Konzentration von 1:4 000 000 ein typisches Bild: Anfangs
Verlangsamung, später Beschleunigung, Arrythmie und Schwächung der
Herztätigkeit bis zum Stillstande in der Systole (wirkt anfangs auf den
Hemmungsapparat des Herzens, darauf auf den Bewegungsapparat)." Aus
einem von mir gemeinschaftlich mit Dr. Kakowski angestellten Versuche
geht hervor, daß schon so geringe Giftmengen wie $^1/_{25}$ mg: 100 Schwächung
des Herzens hervorbringen, während die Konzentration $^1/_{12}$ mg: 100 zunächst
die Kontraktionen regelmäßig gestaltet, um dann aber unter zunehmender
Beschleunigung in dauernde Systole überzugehen, d. h. das Herz tötet.

Beide Stadien dieses Versuches zeigen also schon die toxische Wirkung,
denn die Herzkontraktionen nach $^1/_{25}$ mg: 100 Strophanthin sind, obwohl
etwas verlangsamt, doch unregelmäßige, und wir wissen durch die Versuche
von Gottlieb und Magnus, daß das isolierte Warmblüterherz im Gegensatz zum Froschherz durch Strophanthin nicht direkt verlangsamt wird. Bei
der doppelten Dosis $^1/_{12}$ mg: 100 Strophanthin werden zunächst die Herzkontraktionen regelmäßiger, aber auch erheblich beschleunigt, um dann in
dauernde Systole überzugehen. Anders die Wirkung beim intakten Warmblüterherzen. Hier ist die Pulsverlangsamung durch den Erregungszustand
des Vaguszentrums bedingt, welcher abhängig ist von der Höhe des Blutdrucks. Die Blutdruckerhöhung kann eine Folge sein sowohl der vermehrten
Leistungsfähigkeit des Herzmuskels selbst, als auch einer Verengerung der
peripheren Gefäße. Beides trifft für Strophanthin zu. Erhöht sich der Blutdruck, so wirkt er bis zu einer gewissen Grenze reizend auf das Zentrum
des Herzhemmungsnerven (vagus), und es tritt dann regulatorisch Pulsverlangsamung auf, wird aber diese Grenze überschritten, so fällt die
Hemmung weg, d. h. das Herz wird nicht mehr durch den hemmenden
Zügel des Vagus zurückgehalten, der Puls wird sehr beschleunigt. Wir
können daher aus dem Eintritt und der Stärke der Pulsverlangsamung auf
das Bestehen einer Strophanthus-Wirkung und auf den Grad derselben
schließen [Fränkel (31)].

Im Gegensatz zu der eingangs erwähnten Beobachtung von Haas (23)
über das Verschwinden des Spitzenstoßes konnte Fränkel (31) an Katzen
eine zweifellose Verstärkung desselben nach Strophanthin wahrnehmen.

Wir haben vorweg genommen, daß Strophanthin Blutdruck erhöhend
wirkt, und daß diese Wirkung sowohl auf einer vermehrten Leistungsfähigkeit
des Herzmuskels nach den Versuchen von Gottlieb und Magnus als auch

auf einer Verengerung der peripheren Gefäße beruht. Letztere Behauptung gründet sich auf Durchströmungsversuche von Fuß und Niere vom Rind, die Kobert und Paldrock 1896 im Kobert-Thomsonschen Apparate mit Strophanthin angestellt haben. Im Gegensatz zu der von Stockvis (32), Popper (33), Delsaux (34), Steinach (35) und Pawinski (36) geäußerten Ansicht, welche eine Gefäßwirkung des Strophanthins leugnen, konnten Kobert-Paldrock dieselbe deutlich, wenn auch schwächer als bei Digitalin und Digitoxin nachweisen. Es ist demnach zu schließen, daß wie bei den übrigen Körpern der Digitalisgruppe das Ansteigen des Blutdrucks nach Strophanthin zum, wenn auch geringeren Teil auf Reizung der in die Gefäßwandungen eingelagerten peripheren, vasomotorischen Apparate, d. h. auf einer vom Zentrum unabhängigen Gefäßkontraktion, beruht. Zeigt somit das Strophanthin bisher alle Eigenschaften der Digitaliskörper, so ist endlich noch die Frage zu erörtern: Wirkt es kumulativ?

Die meisten früheren Beobachter mit Ausnahme von Kiernan (22) verneinen diese Frage für die Strophanthus-Tinktur. Bezüglich des Strophanthin Böhringer und Merck, welches aber in seiner pharmakologischen Wirkung in nichts von dem g-Strophanthin Thoms abweicht, wie Gottlieb und Magnus gezeigt haben, hat Fränkel (31) Beobachtungen an Katzen nach dieser Richtung hin veröffentlicht. Danach besteht zwischen Strophanthin einerseits, Digitalin und Digitoxin andererseits in der Resorption ein großer Unterschied. Nach einer den beiden anderen Stoffen vergleichbaren Dosis setzt die Strophanthin-Wirkung bedeutend schneller ein und zeigt bei nicht toxischen Dosen schon nach 4—5 Stunden Pulsverlangsamung, welche bei Digitalin nach 24 Stunden, bei Digitoxin noch später auftritt; auch die Vergiftungserscheinungen treten weit schneller ein nach 10—20 Minuten, bei Digitoxin nicht vor einer Stunde. Ist die Wirkung einmal eingetreten, so wird sie beim Strophanthin ebenso wie bei den anderen Stoffen festgehalten, es kommt ihm also eine ausgeprägte Nachwirkung zu. An und für sich ungiftige Einzelgaben wirken bei täglicher Zuführung (0.03—0.05 pro kg Tier) toxisch. Es ist also die Verneinung der Kumulation sicher eine Folge unwirksamer Präparate gewesen.

Auf Grund der physiologisch-pharmakologisch gewonnenen Resultate konnten nun Versuche am Menschen mit gutem Gewissen begonnen werden. Mein teils aus Kranken der Rostocker inneren Klinik, für deren gütige Überlassung ich Hrn. Prof. Martius auch an dieser Stelle meinen aufrichtigsten Dank ausspreche, teils aus Patienten des Nauheimer städt. Krankenhauses und der Privatklientel bestehendes Beobachtungsmaterial im Alter von 21—77 Jahren, bezieht sich auf eine große Zahl von Fällen, von denen ich die prägnantesten 12 hier anführe.

Diese setzen sich nach der Art des Leidens zusammen aus

I. 2 inkompensierten Herzklappenfehlern,

II. 3 chronischen Degenerationen des Herzmuskels ohne Klappenerkrankungen,

III. 4 akuten Herzschwächezuständen nach überstandenen Infektionskrankheiten und Operation,

IV. 1 Nierentuberkulose,

V. 2 anderen Krankheiten.

Drei Kranke wurden ambulant behandelt, die übrigen befanden sich schon längere oder kürzere Zeit in Anstaltspflege. Das Präparat, dessen ich mich bediente, war ausschließlich eine 1-prozentige sterile Lösung von g-Strophanthin Thoms, und zwar wurde es dreimal täglich zu je 5 Tropfen, d. i. bei 5 mm Tropffläche 0.00375 g Strophanthin pro dosi, von 2 zu 2 oder von Tag zu Tag steigend um 1 Tropfen, verabreicht, über 10 Tropfen (0.0075 g Strophanthin pro dosi) wurde nur bei einem Kranken gegangen. Täglich wurde ein-, in manchen Fällen zweimal, zur bestimmten Zeit der Puls gezählt, der Blutdruck mittels des Gärtnerschen Tonometers gemessen und eine Pulskurve mit dem Dudgeonschen, in einem Falle mit dem Jaquetschen Sphygmographen aufgenommen. Die Art der Dosierung in Tropfenform mit Steigerung der Anzahl derselben erscheint nach dem vorher Erwähnten von besonderem Vorteil, da sich bei der allmählich gesteigerten Gabe stets leichter die wirksame Dosis (meist zwischen acht und zehn liegend) erkennen läßt, und damit ein Umschlag der Wirkung in das toxische vermieden wird.

Bei fast allen Kranken konnte schon 5—6 Stunden nach der Strophanthin-Darreichung eine Besserung des subjektiven Befindens, Verminderung der Atemnot bei Dyspnoe und in vielen Fällen eine Verstärkung des sichtbaren Spitzenstosses und des Radialpulses wahrgenommen werden, die sich auch durch eine Erhöhung des ansteigenden Teils der Kurve im Pulsbilde zu erkennen gab. Die Vermehrung der ausgeschiedenen Harnmenge ließ sich erst viel später konstatieren.

Die beiden Klappenfehler (Mitral- und Aortenfehler) befanden sich im Stadium der Kompensationsstörung mit beschleunigter, unregelmäßiger Herztätigkeit, weichem, leicht unterdrückbarem Pulse, in einem Fall mit starker Dyspnoe, Ödeme waren nur in geringem Grade vorhanden. Bei beiden war Digitalis gegeben und zwar mit gutem Erfolge, nur hatten die dyspnoischen Beschwerden des einen Kranken sich nicht ganz verloren. Nachdem die Wirkung der Digitalis nachzulassen begann, indem sich vermehrte Atembeschwerden wieder einstellten, der Puls frequenter und kleiner wurde, die Diurese zu stocken begann, wurde in dem einen Falle fünf, im anderen sieben Tage nach dem Aussetzen des Digitalisinfuses, Strophanthin dreimal täglich 5 Tropfen, jeden zweiten Tag um 1 Tropfen steigend, gereicht. Schon am dritten Tage waren sämtliche Erscheinungen, wie nach der Digitalis zurückgegangen, die Pulsfrequenz von 92—72 gefallen, die Stärke desselben hatte wieder zugenommen, der Blutdruck war um 15 mm Quecksilber gestiegen und demgemäß war auch die Diurese eine bessere. Die Verbreiterung der Herzdämpfung, die in dem einen Falle erheblich war, konnte am sechsten Tage nicht mehr nachgewiesen werden. Der andere

Patient, welcher durch eine Erkältung einen quälenden Hustenreiz acquiriert
hatte, zu dessen Unterdrückung nach Aussetzen des Strophanthins Codeïn-
tropfen gegeben wurden, zeigte schon am zweiten Tage wieder geringere
Blutdruckwerte und verminderte Harnmenge, Erscheinungen, die sich sofort
wieder besserten, als zum Strophanthin zurückgegriffen wurde. Patient
konnte bald darauf entlassen werden und seine Arbeit als Uhrmacher ver-
richten, Strophanthin hat er nahezu drei Wochen genommen, ohne irgend
welche Beschwerden von Magen und Darm.

Bei den drei chronischen degenerativen Prozessen des Herzmuskels infolge alter arteriosklerotischer Veränderungen, Schrumpfniere und einer auf
Arteriosklerose beruhender Erkrankung der Kranzgefäße des Herzens war
im ersten und letzten Falle Strophanthin von ausgezeichneter Wirkung, im
ersten Falle, bei dem die Digitalis wegen kumulativer Wirkung ausgesetzt
werden mußte, wirkte in 17tägiger Verabreichung Strophanthin derart, daß
sich zuerst die Dyspnoe verlor, der Blutdruck von 75 auf 100 mm stieg,
die ausgeschiedene Harnmenge erheblich zunahm und die starken Ödeme
schwanden, Herztätigkeit und Puls setzten nicht mehr aus (siehe Kurven I a
und b des Anhanges); nach 14 Tagen konnte Patient zum ersten Male das
Bett verlassen. Die andere Patientin mit Verkalkung der Kranzgefäße und
daraus resultierenden häufigen stenokardischen Anfällen fühlte sich bei
12tägigem Gebrauch des Strophanthin bedeutend wohler, von einem Anfall
ist sie jetzt in der vierten Woche noch nicht gequält worden. Der dritte
Patient dieser Gruppe endlich, eine wahre Hünengestalt mit Schrumpfniere,
starker Herzerweiterung, Atemnot und starker Arrythmie des Pulses, nahm
von vornherein 10 Tropfen Strophanthin dreimal täglich. Nach zwei Tagen
fühlte sich Patient wohler, die Atemnot hatte erheblich nachgelassen, jedoch
zeigte die im Sitzen aufgenommene Pulskurve keine erhebliche Veränderung,
die Neigung zu Bigeminien war noch deutlich ausgeprägt, eine Verlangsamung
war nicht eingetreten. Nach einer Unterbrechung von zwei Tagen, während
welcher kein Strophanthin zur Verfügung stand, nahm Patient an zwei auf-
einanderfolgenden Tagen zusammen acht Pulver à 0.1 Fol. Digitalis. Der
Puls ging darauf in der Frequenz von 90 auf 80 zurück, war bedeutend
regelmäßiger und kräftiger geworden, die Atemnot war befestigt. Zur Bei-
behaltung dieser günstigen Wirkung nahm Patient mit bestem Erfolg
Strophanthin dreimal täglich 10—14 Tropfen, nach zwölf Tagen konnte er
eine Reise nach dem Süden antreten. Die Kurven Nr. 2 a, b und c veranschaulichen deutlich die Wirkung der kombinierten Digitalis-Strophanthin-
Therapie.

Die vier an akuter Herzschwäche leidenden Patienten hatten diese nach
akutem Gelenkrheumatismus, Gesichtsrose, Rippenfellentzündung und die letzte,
77jährige Patientin, nach Operation eines eingeklemmten Schenkelbruches zu-
rückbehalten. Bei der ersten und den beiden letzten Patientinnen wirkte
das Mittel wiederum herzkräftigend und damit das Allgemeinbefinden
äußerst günstig beeinflussend, die bei der einen namentlich nachts

auftretende Dyspnoe schwand, der Puls ging bei einer anderen ambulant Behandelten von 82 auf 62 herab, der Blutdruck stieg um 10—25 mm (siehe Kurven 3a und b). Nur bei der einen Kranken, die ein Recidiv eines Gesichtserysipels überstanden hatte und kolossale Pulsbeschleunigung bei starken nervösen Symptomen zeigte, mußte am dritten Tage mit der Medikation (sie hatte von Anfang an gleich 10 Tropfen erhalten) ausgesetzt werden, weil sich Übelkeit und Diarrhoe eingestellt hatten. Trotzdem war eine Pusverlangsamung von 124 auf 80 zu konstatieren. Ich bin aber weit entfernt, bei diesen Nebenerscheinungen dem Strophanthin die Schuld beizumessen, da die Patientin nach eigener Angabe schon früher öfter derartige Zufälle gehabt hatte und auf beginnende Darmtuberkulose verdächtig ist.

Interessant ist die Wirkung bei einer Nierenkranken, deren Harn nach langer Beobachtung einen Eiweißgehalt von $^1/_2$—1 Proz. aufwies, und bei der auf Grund des Nachweises von Tuberkelbazillen im Harn die Diagnose auf Nierentuberkulose gestellt wurde. Nach einer längeren Behandlung mit Strontium lacticum zur etwaigen Verminderung des Eiweißgehaltes bekam die fiebernde Patientin Strophanthin in steigender Dosis mit dem Erfolg, daß Pulsverlangsamung von 82 bis auf konstant 66 eintrat, die Harnmenge von etwa 1300 bis auf 2000 ccm und ebenso der Blutdruck von 80—85 auf 105 mm stieg und bei der Medikation von 8 Tropfen das Fieber schwand, um aber nach dem Aussetzen des Strophanthins nach vier Tagen wieder anzusteigen.

Bei einem an Biermerscher Anämie leidenden Kranken gelang es, neben einer Kräftigung des vorher kaum fühlbaren Pulses dessen Frequenz von 96—100 auf 72 herabzusetzen, die Diurese zu heben und den Blutdruck, der kaum 20 betrug, auf 40 und 45 mm zu erhöhen.

Endlich sei noch die günstige Wirkung erwähnt, die Strophanthin in einem Falle von frischem, blutendem Magengeschwür leistete. Patientin vertrug 5 Tropfen Strophanthin sehr gut, der Puls wurde kräftiger, die infolge Blutarmut des Gehirns vorhandenen Kopfschmerzen und Beklemmungen ließen nach, der Puls fiel von 120 Schlägen bis auf 92, Appetit und Kräfte hoben sich. Der Schwere des Falles entsprechend wurde die Dosis Strophanthin nur von 4 zu 4 Tagen vorsichtig um je 1 Tropfen erhöht bis zu 10. Die günstige Wirkung (siehe Kurven 4a und b) in diesem Falle bei einer frischen Blutung bin ich geneigt, auf die Gefäßwirkung des Strophanthins zu beziehen.

Resümiere ich nach dem Gesagten kurz den Gesamteindruck über die Wirkungsweise und Indikation des g-Strophanthin Thoms, so kann ich folgendes sagen:

Strophanthin ist angezeigt bei allen auf Klappenerkrankung, Entartung des Muskels beruhenden und nach überstandenen anderen Krankheiten aufgetretenen Schwächezuständen des Herzens. Am günstigsten beeinflußt werden Beschleunigung der Herztätigkeit, die

Additional material from *Arbeiten aus dem Pharmazeutischen Institut der Universität Berlin*,
ISBN 978-3-662-39339-0 (978-3-662-39339-0_OSFO2),
is available at http://extras.springer.com

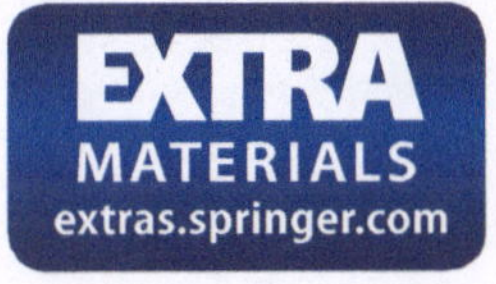

Atemnot; in zweiter Linie wirkt Strophanthin Blutdruck erhöhend und damit die Diurese vermehrend und die Ödeme beseitigend.

Wegen der geringeren Wirkung auf die peripheren Gefäße ist es auch bei den Erkrankungen der Aorten-Ostien besser zu verwenden als die Digitalis. Wenn es auch in schweren Fällen die letztere nicht zu ersetzen vermag, so hat es doch vor dieser voraus:

1. **die schnellere Wirkung, die sich meist schon nach wenigen Stunden geltend macht,**

2. **dass es im Notfall, wie die Tierversuche zeigen, auch subkutan verwendet werden kann,**

3. **daß es weniger unangenehme Nebenerscheinungen hervorbringt, selbst nach wochenlanger Darreichung,**

4. **daß die kumulative Wirkung später eintritt und diese vermöge der rascheren Resorption und schneller eintretenden Pulsverlangsamung schon ein früheres Warnungssignal für die weitere Verabreichung wird.**

Die Dosis hat am besten tropfenweise steigend mit etwa fünf Tropfen einer 1-prozentigen, wässerigen Lösung zu beginnen, selten sind mehr als 10 Tropfen zur Erzielung des gewünschten Effektes nötig.

Das enorme Schwanken in der Wirksamkeit der Strophanthus-Tinktur und die Unmöglichkeit, sie im Notfalle subkutan zu verwenden, sind berechtigte Gründe von der Verordnung derselben abzugehen und statt dessen das reine **g-Strophanthin Thoms** zu verordnen.

Literatur.

1. **Fraser, Thomas R.**, The action and uses of Digitalis and its substitutes with special reference to Strophanthus. The British Med. Journal, 1885, S. 904.

2. **Fraser**, Note on Tincture of Strophanthus. The British Med. Journal 1887, S. 151.

3. **Brunton, L.**, Pharmacology London 1886.

4. **Dana, C. L.** und **A. Smith** aus New-York cit. nach Pins siehe Nr. 14 der Literatur.

5. **Bowditsch**, cit. n. Dtsch. Med. Wochenschrift 1888.

6. **Rosenbusch**, Über Strophanthus hispidus 1888.

7. **Blumenau**, Strophanthus Kombe als Herzmittel und Diureticum. Berl. klin. Wochenschr. 1888, Nr. 4 u. 8.

8. **Garnet, P.** und **A. Kleinschmidt**, The Glasgow Medical Journal Dezember 1886.

9. **Hutchison, J.** und **J. Hill**, British Medical Journal 1887, Bd. 1.

10. **Quinlan, F. J. B.**, Mitteilungen über Strophanthus. British Med. Journal 1887, Aug. 27, Nr. 1391; cit. nach Therapeut. Monatshefte 1887, S. 502.

11. L o e b i s c h , Eulenburgs Real-Encyclopaedie, III. Aufl. Bd. 23, Strophanthus hispidus.
12. D u t t o n , E. G., British Med. Journal 1888, S. 132, cit. nach Dtsch. Med. Wochenschr. 1888, Nr. 23.
13. G r ä t z , Dr. H., Strophanthus-Tinktur bei akuter Herzschwäche. Münch. Med. Wochenschr. 1888, S. 125.
14. P i n s , Dr. E m i l , Über die Wirkung der Strophanthus-Samen im allgemeinen und deren Anwendung bei Herz- und Nierenkrankheiten. Therapeut. Monatshefte 1887, S. 209.
15. Z e r n e r , jun. Dr. Th. und A. L ö w , cand. med., Über den therapeutischen Wert der Präparate von Strophanthus Kombe. Wiener med. Wochenschrift 1887, Nr. 37—40.
16. C s a t á r y , Dr. A u g u s t , Über die Wirkung des Strophanthus hispidus Orvosi Hetilap 1887, Nr. 36 und 38, cit. nach Therapeut. Monatshefte 1887, S. 451.
17. H o c h h a u s , Dr. H., Zur Würdigung des therapeutischen Wertes der Strophanthus-Tinktur. Dtsch. med. Wochenschr. 1887, Nr. 42.
18. F r ä n k e l , Prof. Dr. A., Über Strophanthus-Wirkung. Dtsch. Med. Wochenschr. 1888, Nr. 8 und 9.
19. L i c h t h e i m , Verhandl. des Kongresses für innere Medizin 1888.
20. G u t t m a n n , Dtsch. Med. Wochenschr. 1888, Nr. 9.
21. F ü r b r i n g e r , Dtsch. Med. Wochenschr. 1888, Nr. 9.
22. K i e r n a n , cit. n. Therapeut. Monatshefte 1888, S. 182.
23. H a a s , Dr. H., Strophanthus in seinen Beziehungen zum Spitzenstoss des Herzens. Prager med. Wochenschr. 1887, Nr. 44.
24. H a a s , Dr. H., Die Tinctura Strophanthi Kombé und ihre Wirkung auf den sichtbaren, tastbaren und graphischen Herzstoß. Dtsch. Archiv für klinische Medizin, 1888, Bd. 43.
25. M a i r e t , A., Combemale und Grognier. Journ. des Soc. scientif. cit. n. Dtsch. Med. Wochenschr. 1888, Nr. 31.
26. B a l f o u r , G. W. cit. n. Eulenburgs Real-Encyclopädie, 3. Aufl. Bd. 23, S. 534.
27. L a n g g a a r d , Über Strophanthus, Therapeut. Monatshefte 1888, S. 180 und 306.
28. P a s c h k i s , H. u. Z e r n e r , jun., Zur Kenntnis der Strophanthin-Wirkung. Wiener med. Jahrbücher 1887.
29. P a l d r o c k , A l b . , Über die Beeinflussung der Gefäße überlebender Organe warmblütiger Tiere durch pharmakologische Agentien. Arbeiten des Pharmakologischen Instituts zu Dorpat. 1896. Bd. 13.
30. S c h u l z , Dr. A r t h u r , Ein weiterer Beitrag zur Strophanthinwirkung. Vierteljahresschr. für gerichtl. Medizin u. öffentl. Sanitätswesen. 3. Folge. Bd. 17 und 21, 2.
31. G o t t l i e b , R. und M a g n u s , R., Digitalis und Herzarbeit. Nach Versuchen am überlebenden Warmblüterherzen, Archiv f. exper. Pathologie und Pharmakologie. Bd. 51, S. 30.
32. F r ä n k e l , Dr. A l b e r t , Vergleichende Untersuchungen über die kumulative Wirkung der Digitaliskörper. Arch. f. exper. Pathologie und Pharmakologie, Bd. 51.

33. Stockvis, Neues über Cardiotonica, Niederl. Tijdschr. 1889, p. 149, cit. n. Paldrock,

34. Popper, J., Über die physiologische Wirkung des Strophanthus. Ztschr. f. klin. Med. Bd. 16, 1889, p. 97.

35. Delsaux, E., Note sur l'action physiologique et sur l'action thérapeutique du Strophanthus hispidus. Bruxelles 1889, cit. n. Paldrock.

36. Steinach, E., Wirkung des Strophanthus auf die Cornea. Wiener klin. Wochenschr. 1888, Nr. 21.

37. Pawinski, J., Strophanthus und seine Wirkung auf das Herz. Gaz. Lekarska 9, 1889, S. 23. Polnisch; Referat in Schmidts Jahrbüchern, Bd. 224, 1889, S. 131.

38. Kakowski, Dr. Anton, Über die Wirkung verschiedener Arzneimittel auf das ausgeschnittene Herz. Russisch; Terapia, Februar 1904.

39. Hoff, Justus, Einige Versuche über die Anwendung kalkhaltiger Salzlösungen zur Infusion. Inaug.-Diss., Rostock 1904.

Über das Matico-Öl[1].

Von H. Thoms.

Das Matico-Öl hat vor einigen Dezennien als Mittel gegen Gonorrhöe im Arzneischatz eine nicht unbedeutende Rolle gespielt. Man ist von seiner Verwendung zu genanntem Zweck indes wieder zurückgekommen, wohl weil in der Zusammensetzung des auf den Markt gebrachten Matico-Öles sich erhebliche Schwankungen bemerkbar machten und damit die Verläßlichkeit der therapeutischen Wirkung erschüttert war. Mit dem Namen Matico werden nämlich in Südamerika sehr verschiedene Pflanzen bezeichnet, deren Blätter von den echten des Maticobaumes Piper angustifolium Ruiz et Pavon nur schwierig unterschieden werden können. So sind denn absichtliche oder unbeabsichtigte Verwechselungen der Blätter die Ursache gewesen, daß unter dem Namen Matico - Öl ganz verschiedene Produkte gehandelt wurden.

E. Gildemeister und Fr. Hoffmann[2] berichten, die neuerdings importierten Maticoblätter unterschieden sich von den früher im Handel befindlichen zwar wenig im Aussehen, aber beträchtlich in Bezug auf ihren Gehalt an ätherischem Öl und dessen Eigenschaften. Während man früher 1—3.5 Proz. eines auf Wasser schwimmenden Öles erhielt, gewinne man jetzt 3—6 Proz. eines in Wasser untersinkenden Öles.

Das Matico-Öl früherer Jahre vom spez. Gew. 0.93—0.99 war schwach rechtsdrehend, das neuerdings erhaltene Öl vom spez. Gew. 1.06—1.13 dreht die Ebene des polarisierten Lichtes $a_D = - 0° 25'$ oder bis $+ 5° 34'$. Ein anscheinend von einer dritten Blättersorte herrührendes Öl (Ausbeute 0.3 °/₀) hatte das spez. Gew. 0.922 und den Drehungswinkel $a_D = - 27° 28'$.

Flückiger[3] entdeckte in dem Matico - Öl, das Anfang der 80er Jahre des vorigen Jahrhunderts in den Handel kam, den Maticokampher, welcher nach dem Abdestillieren der bis 200° übergehenden Anteile aus dem Rückstande „in bis 2 cm langen und 5 mm dicken hexagonalen Säulen" erhalten werden konnte. Der Schmelzpunkt des Kamphers liegt nach Hintze[4]

---

[1] Vorgetragen in der Sitzung der D. Chem. Ges. in Berlin am Montag, den 28. März 1904. Abgedruckt im Arch. d. Pharm. 242, 328 [1904].

[2] Die ätherischen Oele, S. 424, Berlin, Verlag von Julius Springer, 1899.

[3] Pharmakognosie, III. Aufl., S. 747.

[4] Tschermaks Mineralogische Mitteilungen 1874, 227.

bei 94°. Er ist optisch aktiv und besitzt nach H. Traube[1] in Chloroformlösung das spezifische Drehungsvermögen $[\alpha]_D = -28.73°$ bei 15°, in geschmolzenem Zustande auf 15° berechnet $[\alpha]_D = -29.17°$.

Auf Grund einer im Flückigerschen Institut in Straßburg i. E. von
Kügler[2] ausgeführten Elementaranalyse hält dieser die Identität des Matico-
kamphers mit Aethylkampher $C_{10}H_{15}(C_2H_5)O$ für möglich.

Schimmel & Co.[3] haben in neuem Matico-Öl keinen Maticokampher
mehr auffinden können. Aus einem von ihnen destillierten Öle (spez. Gew.
1.077; $\alpha_D = -0°25'$) konnten sie Asaron isolieren. Außerdem vermuten
sie in dem Öl Methyleugenol, da bei der Oxydation mit Permanganat eine
bei 174° schmelzende Säure entstanden sei, die sie für Veratrumsäure
ansprechen.

In neuerer Zeit haben E. Fromm und K. van Emster[4] eine eingehende Untersuchung von Matico-Öl ausgeführt. Sie hatten von Schimmel & Co.
ein Matico-Öl erhalten, welches die Bezeichnung „schwere Anteile" trug. Es
hatte bei 15° ein spezifisches Gewicht von 1.123 und unterscheide sich hierin
also nicht von den neueren Matico-Ölen. „In seinen chemischen Eigenschaften
aber sei das Öl von allen bisher untersuchten verschieden, denn es enthalte
weder Maticokampher noch Asaron und scheide überhaupt unter keinen Bedingungen weder vor noch nach dem Fraktionieren, auch nicht bei größter
Winterkälte, irgend einen festen Bestandteil ab.

Die fraktionierte Destillation des Öles zeige, daß es im wesentlichen aus
einer einzigen Substanz bestehe, welche als Maticoäther bezeichnet wird.
Dieser stellt, frisch destilliert, ein hellgelbes, schwach fluoreszierendes, mit
Wasserdämpfen schwer übergehendes Öl vom spez. Gewicht 1.136 bei 17° und
dem Sdp. 282—285° dar. Nach dem Ergebnis zahlreicher Analysen und Mole-
kulargewichtsbestimmungen entspreche der Maticoäther der Formel $C_{14}H_{18}O_4$.
Bei der Einwirkung von Brom auf diese Verbindung entstände unter Abspaltung
von 3 Kohlenstoffatomen und 1 Sauerstoffatom ein Bromderivat von der Zusammensetzung $C_{11}H_{13}O_3Br_3$.

Durch die Permanganatoxydation erhielten Fromm und van Emster
aus dem Maticoäther einen Aldehyd und eine Säure (Schmp. 138°). Auf Grund
von Elementaranalysen und von Methoxylbestimmungen gelangen Verfasser zu
folgender Auffassung über die Konstitution der erhaltenen Verbindungen:

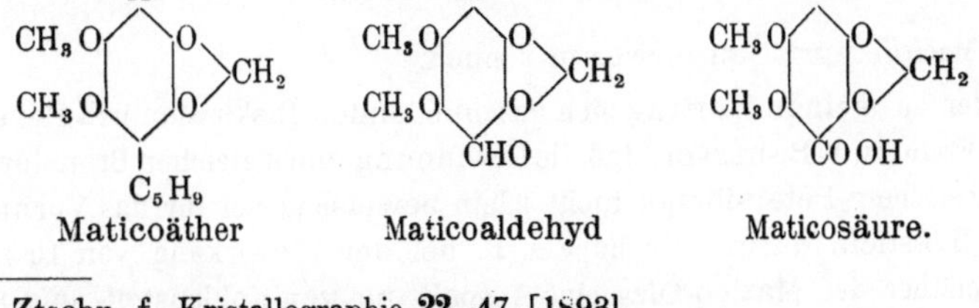

Maticoäther	Maticoaldehyd	Maticosäure.

---

[1] Ztschr. f. Kristallographie **22**, 47 [1893].

[2] Ber. d. deutsch. chem. Ges. **16**, 2841 [1883].

[3] Bericht von Schimmel & Co., Oktober 1898, S. 37.

[4] Ber. d. deutsch. chem. Ges. **35**, 4347 [1902] und Inaugural-Dissertation
Freiburg i. Breisgau von Konrad van Emster aus Aachen (Buchdruckerei
E. Kuttruff, Freiburg i. Breisgau 1903).

Da bei gemäßigter Oxydation Fromm und van Emster aus dem Maticoäther eine um die Gruppe CH_2 reichere Säure, die Homomaticosäure, erhielten, so glauben sie für den Maticoäther die folgenden beiden Formeln diskutieren zu können:

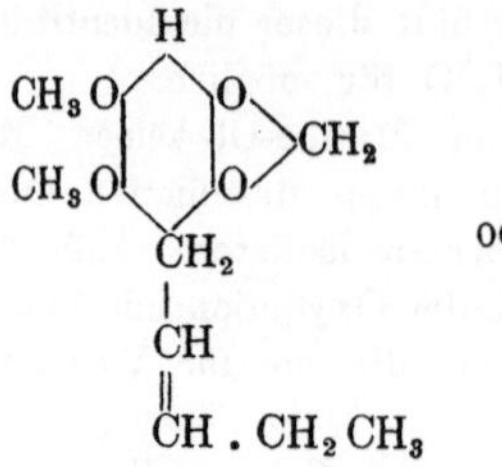

oder

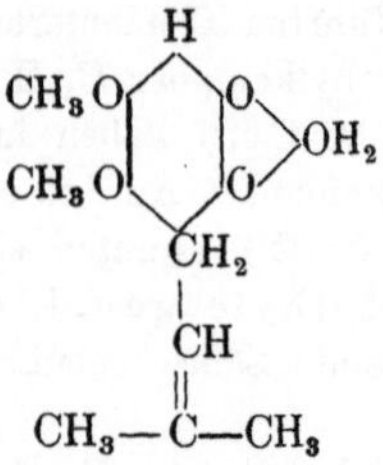

Die Stellung der Substituenten im Benzolkern bezeichnen Fromm und van Emster als willkürliche.

Veranlassung für mich, eine Untersuchung des Matico-Öles aufzunehmen, war der folgende Umstand.

Auf der Naturforscherversammlung in Cassel im Herbst 1903 habe ich in der Sektion Chemie über den von Semmler entdeckten Phenoläther des Macisöles, das Myristicin, vorgetragen und festgestellt [1]), daß ihm die nachfolgende Konstitution zukommt:

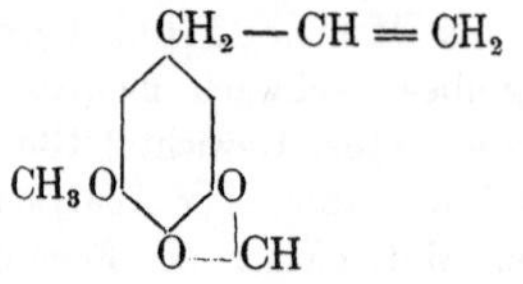

bzw.

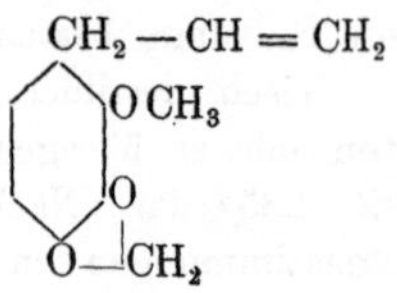

Ich habe diesen Phenoläther neben Apiol auch in französischem Petersilienöl auffinden [2]) und seine Identität durch das bei 130° schmelzende Tetrabromderivat

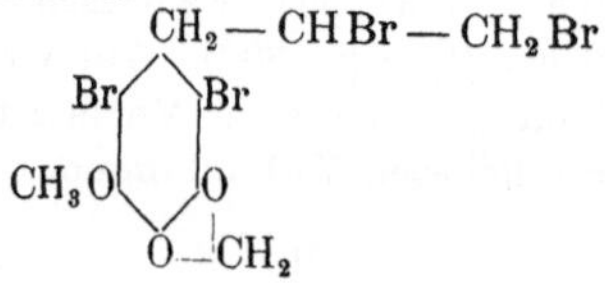

bzw.

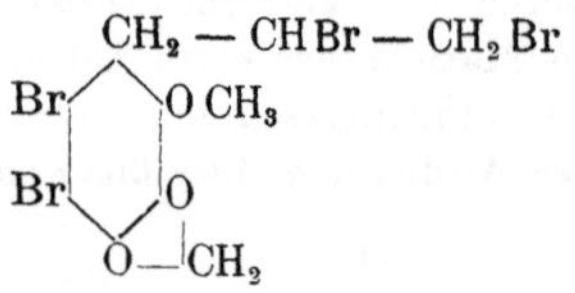

mit dem Macisöl-Myristicin erweisen können.

In der an meinen Vortrag sich anschließenden Diskussion hob Herr Prof. Fromm-Freiburg i. B. hervor, daß die Gewinnung eines gleichen Bromderivates aus französischem Petersilienöl nicht allein beweisend sei für das Vorhandensein von Myristicin darin. Er habe z. B. bei der Einwirkung von Brom auf den Phenoläther des Matico-Öles eine Abspaltung von Kohlenstoff- und Sauerstoffatomen feststellen können (s. vorstehend). Ich konnte diesem Einwande Fromms dadurch begegnen, daß ich darauf hinwies, die Anwesenheit des

[1]) Ber. d. deutsch. chem. Ges. 36, 3446 [1903].

[2]) Ber. d. deutsch. chem. Ges. 36, 3451 [1903].

Myristicins im französischen Petersilienöl könne auch durch die geglückte
Überführung jenes in das gut krystallisierende Isomyristicin

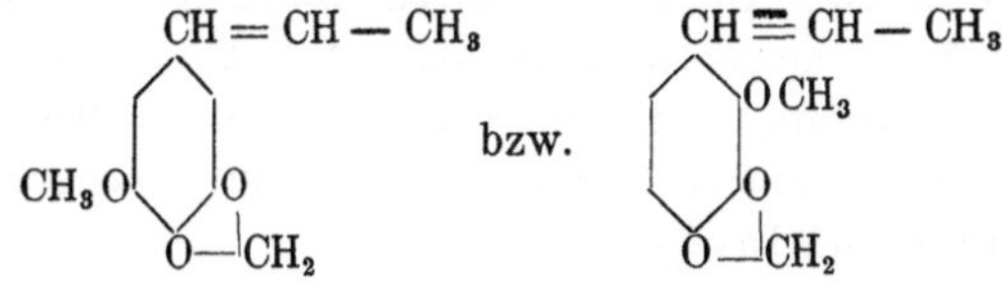

$$CH = CH - CH_3 \qquad\qquad CH \equiv CH - CH_3$$

bzw.

$$CH_3O \quad O \qquad\qquad O CH_3$$
$$O - CH_2 \qquad\qquad O - CH_2$$

lediglich durch die Einwirkung von alkoholischer Kalilauge auf die betreffende
Fraktion des französischen Petersilienöles als erbracht gelten.

Die von Fromm angenommene Abspaltung von 3 Kohlenstoffatomen
und 1 Sauerstoffatom aus einem Phenoläther der Zusammensetzung $C_{14}H_{18}O_4$
lediglich durch die Einwirkung von Brom erschien mir jedoch so interessant,
daß ich mich entschloß, diese Reaktion weiter zu verfolgen und zu erforschen.
Ich habe daher diese Wirkung des Broms an einem Matico-Öl festzustellen
gesucht, das mir von der Firma Schimmel & Co. geliefert wurde. Die
genannte Firma schrieb mir, daß von der Matico-Öl-Fraktion, die Herr
Prof. Fromm seiner Zeit untersucht habe, leider nichts mehr vorhanden
sei. Das jetzige Matico-Öl habe aber ein· sehr hohes spezifisches Gewicht,
das wahrscheinlich auf einen bedeutenden Gehalt an Phenoläthern zurückzuführen sei[1]).

Es ergab sich nun bei der Prüfung des mir von Schimmel & Co.
übersandten Öles, daß dieses mit dem Fromm-van Emster'schen Matico-
Öle fast völlige Uebereinstimmung zeigte. Auch konnte ich die Identität
der Hauptfraktion an einer mir von Hrn. Professor Fromm freundlichst
zur Verfügung gestellten Probe seines Matico-Öles erweisen. Meine Unter-
suchungsbefunde beziehen sich daher zweifellos auf das gleiche Öl, wie es
auch Fromm und van Emster vorgelegen hat. Es ist mir nun möglich
gewesen festzustellen, daß die Hauptfraktion des Matico - Öles, welche
Fromm und van Emster als Maticoäther bezeichnen, kein einheitlicher Körper ist, sondern aus mindestens 3, wahrscheinlich 4
verschiedenen Verbindungen besteht. Als wesentlicher Bestandteil
des Maticoäthers wurde eine Fraktion erkannt, deren Analyse Werte lieferte,
die sich auf die Formel des Apiols beziehen lassen. Ebenso
sprach der Ausfall einer Methoxylbestimmung für die Anwesenheit von Apiol.

Als dann diese Hauptfraktion stark abgekühlt und mit einem Kriställchen
Apiol geimpft wurde, schieden sich Kristalle ab, die nach dem Umkrystalli-

---

[1]) Die Firma Schimmel & Co. hat mir auf meine Bitte eine Probe von
Blättern übersandt, welche im Jahre 1902 zur Destillation von Matico-Öl be-
nutzt wurden. Das Öl habe folgende Konstanten gehabt: $d_{15} = 1.1437$, $a_D =$
$- 0° 20'$. Es sei sehr wahrscheinlich, daß dieses Öl mit dem von Herrn
Prof. Fromm untersuchten identisch sei. Mein hiesiger Kollege Herr Prof.
Gilg hat die Freundlichkeit gehabt, die übersandte Probe Blätter zu unter-
suchen und sie für echte Maticoblätter, herstammend von Piper angustifolium
Ruiz et Pav., erklärt.

sieren mit dem bei 30° schmelzenden Apiol aus Petersilienöl völlige Identität zeigten. Der flüssig gebliebene Anteil der Fraktion konnte durch erneutes Abkühlen nicht mehr zum Erstarren gebracht werden. Die Analyse ergab jedoch, daß er die Zusammensetzung des Apiols besaß. Ein aus dem flüssig gebliebenen Anteil dargestelltes Bromderivat zeigte die völlige Identität mit dem von Ciamician und Silber[1]) aus dem Dillöl isolierten, bei 110° schmelzenden Tribromdillapiol.

Wurde der flüssig gebliebene Anteil mit alkoholischer Kalilauge längere Zeit gekocht, so konnte aus dem Reaktionsprodukt ein gut krystallisierender Körper gewonnen werden, welcher sich als identisch mit dem von Ciamician und Silber aus Dillapiol erhaltenen, bei 44° schmelzenden Dillisapiol erwies.

Es war somit die Hauptfraktion des Matico-Öles in zwei isomere Körper, das Petersilienapiol und das Dillapiol zerlegt worden:

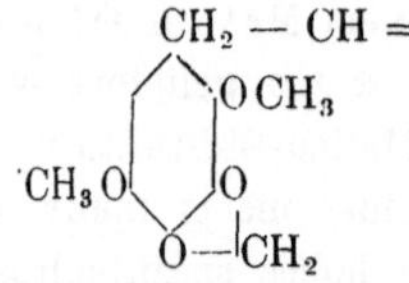

$$
\begin{array}{cc}
\text{Petersilienapiol.} & \text{Dillapiol.}
\end{array}
$$

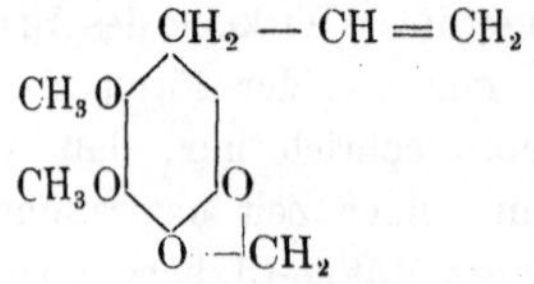

Wurde das Gemisch dieser Apiole, also die Hauptfraktion des Matico-Öles, nach Fromm und van Emster mit Permanganat oxydiert, so wurde eine bei 138—140° schmelzende Säure, wie auch die genannten Verfasser berichten, erhalten. Diese von ihnen Maticosäure genannte Säure ist aber kein einheitlicher Körper, sondern ein Gemisch aus der bei 151° schmelzenden Dillapiolsäure und der bei 175° schmelzenden Petersilienapiolsäure. In den ersten Fraktionen fand ich einen Kohlenwasserstoff auf, der beim Abkühlen auf —18° erstarrte und einen dritten Phenoläther, welcher vermutlich zum größten Teil das Material zur Bildung des bei 116° schmelzenden Bromkörpers nach Fromm und van Emster geliefert hat. Da mir bei der Prüfung des Matico-Öles das von mir seit längerer Zeit vergeblich gesuchte Dillapiol unerwartet in die Hände gefallen war, habe ich nicht gezögert, die noch offene Frage nach der Konstitution dieses Körpers zu lösen. Es ist mir gelungen, Beweise für die oben mitgeteilte Konstitution des Dillapiols zu erbringen. Ich werde darüber in dem folgenden Artikel berichten.

Experimenteller Teil.

Zur Untersuchung gelangten 700 g eines von Schimmel & Co. in Miltitz bei Leipzig bezogenen Oleum Matico foliorum. Es war schwach gelbbraun gefärbt und von Maticogeruch. Spez. Gew. 1.1343 bei 16°. Zum Vergleich mit dem von Fromm und van Emster untersuchten Öle wurden 100 g nach den Angaben der Verfasser im Kohlensäurestrom fraktioniert.

---

[1]) Ber. d. d. chem. Ges.

Es gingen über:

1. bis 270° = 1.9 g (etwas wasserhaltig),
2. „ 282° = 17.1 „ ⎫
3. „ 286° = 46.0 „ ⎬ schwach grün
4. „ 288° = 20.1 „ ⎭ gefärbte Flüssigkeiten,
5. Rückstand 14.9 „ (harzig).

Den Geruch des Ausgangsmaterials besaß besonders Fraktion 1. In Fraktion 3 war er nicht mehr wahrnehmbar.

Die Fraktionen 1—3 wurden durch fünfmaliges Fraktionieren im Vakuum in die folgenden Fraktionen zerlegt:

a) 130—160° siedend ⎫
b) 160—163° „ ⎬ bei 14 mm Druck.
c) 163—166° „ ⎪
d) über 167° „ ⎭

Analysen:

a) 0.2040 g Substanz: 0.5346 g CO_2 und 0.1445 g H_2O.
   0.2020 „ „ 0.5309 „ „ „ 0.1442 „ „
   (OCH_3) nach Zeisel: 0.1848 g Substanz: 0.2422 g AgJ.
b) 0.1623 g Substanz: 0.3951 g CO_2 und 0.0961 g H_2O.
   (OCH_3) nach Zeisel: 0.1425 g Substanz: 0.2741 g AgJ.

Berechnet für Fromms Maticoäther $C_{14}H_{18}O_4$:		Berechnet für Apiol $C_{12}H_{14}O_4$:
C	67.20	64.82
H	7.20	6.36
OCH_3	24.80	27.9.

	Fromm gefunden im Mittel:	Thoms gefunden: a)	b)
C	67.22	71.47 71.68	66.39
H	7.05	7.94 8.00	6.64
OCH_3	23.15—24.96	17.32 —	25.34.

Von der Fraktion b wurden 2 g nach Fromm's Vorschrift in ätherischer Lösung bromiert. Zur Entfernung der grünen Harzmasse wurde das Einwirkungsprodukt mit wenig Aceton gewaschen, der Körper schließlich fünfmal aus Alkohol umkristallisiert. Er schmilzt bei 109—110°. (Fromm's Bromkörper schmilzt bei 116°).

0.2607 g Substanz: 0.2921 g CO_2 und 0.0615 g H_2O.
0.1885 „ „ 0.2358 „ AgBr.

Berechnet für $C_{11}H_{18}O_3Br_3$ (nach Fromm):		Berechnet für Tribromdillapiol (Schmp. 110°):
C	30.48	31.24
H	3.00	2.82
Br	55.42	52.06

Fromm gefunden: Thoms gefunden:
C   29.85—30.39   30.56
H   2.49— 3.65   2.63
Br 54.7 —55.35   53.23

Aus Fraktion a wurde auf gleiche Weise ein Bromkörper erhalten, dessen Schmelzpunkt bei 115° lag.

0.1100 g Substanz: 0.1420 g AgBr, d. i. Br = 54.95 %.

Das mir zur Untersuchung vorliegende Matico-Öl zeigte also, wie die vorstehenden Daten beweisen, ein gleiches Verhalten, wie das von Fromm und van Emster untersuchte Öl. Die geringen Unterschiede sind, wie ich noch weiter erhärten werde, darauf zurückzuführen, daß die von Fromm und van Emster für einheitlich gehaltene Hauptfraktion aus verschiedenen Körpern bestand, und daß daher je nach dem Mehr- oder Weniger-Gehalt an diesem und jenem Körper die Analysen der Fraktionen und der daraus dargestellten Bromderivate differieren müssen.

Die Gleichheit des Fromm'schen Untersuchungsmaterials mit dem meinigen ging aber auch weiterhin daraus hervor, daß bei der Oxydation der Fraktionen b und c mit Permanganat eine Säure vom Schmp. 138—140° erhalten wurde, wie ihn Fromm für seine Maticosäure angibt.

Um die Hauptfraktion auf Allylgruppen zu prüfen, wurde das gleiche Verfahren eingeschlagen, wie es beim Myristicin und Apiol mit Erfolg benutzt werden kann. 8 g der Fraktion c wurden mit alkoholischem Kali in die Propenylverbindung umzulagern versucht; das als braunes Öl isolierte Umlagerungsprodukt war indessen nicht zum Erstarren zu bringen. Es wurde in alkoholischer Lösung mittels Natrium hydriert. Neben der Bildung eines Dihydrokörpers war hierbei eine Aufspaltung zu einem Phenol erfolgt. Der Dihydrokörper siedete bei 139—155° unter 16 mm Druck, das Phenol bei 160—175° unter 14 mm Druck.

Das Phenol wurde hierauf mit Dimethylsulfat methyliert und sein Verhalten gegen Salpetersäure geprüft, worüber mir von früheren Arbeiten her Erfahrungen zu Gebote stehen.

Beim Behandeln des Phenoläthers in Eisessiglösung mit sehr verdünnter Salpetersäure in der Kälte entstand ein Nitrokörper, der nach zweimaligem Umkristallisieren aus Alkohol bei 64—65° schmolz und bei der Analyse folgende Werte gab:

0.1153 g Substanz: 0.2400 g CO_2 und 0.0734 g H_2O.
0.0925 „   „   4.9 ccm N bei 18° und 766.7 mm Druck.

Berechnet für $C_{12}H_{17}NO_5$:   Gefunden:
C   56.42   56.76
H   6.73   7.13
N   5.50   6.10

Das Nitroprodukt zeigte volle Identität mit dem aus dem Apiol auf analoge Weise früher von mir dargestellten[1]) (1) Propyl-(2, 3, 5)-trimethoxy-(4)nitro-benzol:

---

[1]) Ber. d. deutsch. chem. Ges. **36**, 1718 [1903].

$$\begin{array}{c} \mathrm{C_3H_7} \\ \diagup\diagdown \\ \mathrm{CH_3O}\diagdown\diagup\mathrm{OCH_3} \\[-2pt] \mathrm{OCH_3} \\ \mathrm{NO_2} \end{array}$$

Eine Mischprobe aus diesem und dem aus dem Matico-Öle erhaltenen Nitrokörper erniedrigte den Schmp. 64—65° nicht.

Hiermit war der sehr wichtige Hinweis gegeben, daß in der untersuchten Fraktion des Matico-Öles Apiol vermutet werden durfte.

Es wurde daher die Fraktion c auf —18° abgekühlt und mit einem kleinen Kristall Apiol geimpft; sie erstarrte zum Teil und wurde, da sie bei normaler Temperatur sich wieder verflüssigte, bei starker Kälte abgesaugt. Es hinterblieb hierbei eine kleine Menge Kristalle, die nach dem Umkristallisieren den Schmelzpunkt 30° hatten, welcher im Gemisch mit Apiol sich nicht änderte.

Um das Apiol aus der Fraktion in hinreichender Menge zur Analyse zu erhalten, wurde es in die höher schmelzende Iso-Form übergeführt. Zu dem Zwecke wurden 12 g (Fraktion c) durch 36stündiges Kochen mit alkoholischer Kalilauge umgelagert, das isolierte Öl in eine Kältemischung gebracht und mit einem Kriställchen Isapiol geimpft. Die sich ausscheidenden Kristalle zeigten nach dem Umkristallisieren aus Alkohol den Schmp. 56° und erwiesen sich identisch mit Isapiol:

0.1929 g Substanz: 0.4594 g CO_2 und 0.1037 g H_2O.

Berechnet für $C_6H(C_3H_5)(OCH_3)_2(O_2CH_2)$:   Gefunden:

		Gefunden:
C	64.82	64.95
H	6.36	6.03.

Die Hauptfraktion des Matico-Öles enthält also Apiol.

Auch die Hauptfraktion des von Fromm und van Emster untersuchten Matico-Öles enthält Apiol, wie ich an einer mir von Hrn. Professor Fromm freundlichst zur Verfügung gestellten kleinen Probe des von ihm untersuchten Öles feststellen konnte.

Es waren 10 g einer mir übersandten gelbbraunen Flüssigkeit von Maticogeruch. Das mit Äther verdünnte Öl wurde mit 2-prozentiger Kalilauge geschüttelt, um freies Phenol und Fettsäuren abzuscheiden, sodann im Vakuum fraktioniert und in folgende zwei Fraktionen zerlegt:

1. siedend bei 115—145° ⎫
2.   „   bis 160° ⎭ unter 11 mm Druck.

Die Fraktion II, welche die größere Menge bildete, wurde auf — 18° abgekühlt und mit Apiol geimpft. Die Fraktion erstarrte kristallinisch; das abgesaugte und umkristallisierte Produkt zeigte den Schmelzpunkt 30° für Petersilienapiol.

Ein anderer Teil der Fraktion II wurde mit alkoholischer Kalilauge umlagert; die beim Abkühlen und Impfen mit Isapiol sich ausscheidenden Kristalle erwiesen sich als Isapiol vom Schmelzpunkt 56°.

Durch das Auffinden des Apiols in der Hauptfraktion des Matico-Öles erklärt sich zwanglos die Bildung der von Fromm und van Emster bei der Oxydation mit Kaliumpermanganat erhaltenen Säure $C_6H(OCH_3)_2(O_2CH_2)COOH$. Die Fromm'sche Maticosäure vom Schmelzpunkt 138° ist aber trotzdem nicht identisch mit der Petersilienapiolsäure, welche bei 175° schmilzt. Jene ist noch verunreinigt. Neben dem Apiol der Hauptfraktion hatte nämlich noch ein anderer Bestandteil derselben bei der Oxydation mit Permanganat eine Säure geliefert, welche der Apiolsäure isomer ist. Diese Verhältnisse konnten mit Sicherheit aufgeklärt werden, als eine größere Menge des Matico-Öles zur Verarbeitung kam.

550. g Matico-Öl wurden nach Abscheidung von freien Phenolen und Fettsäuren in folgende Fraktionen zerlegt:

1. Siedepunkt 100—157° bei 12 mm Druck = 200 g.

Durch achtmaliges Durchfraktionieren bei 12 mm Druck wurden hieraus gewonnen:

α) Siedepunkt 80 bis 130° . . . 17 g
β)   „   „ 140° . . . 18 „
γ)   „   „ 150° . . . 7 „
δ)   „   „ 156° . . . 14 „
ε) Rückstand   über 156° siedend 140 „

2. Siedepunkt 157—163° bei 11 mm Druck = 317 g.

3. Rückstand.

Weiter zerlegt in eine Fraktion von Sdp. 135—141° bei 4 mm Druck und abermaligen Rückstand.

Untersuchung der einzelnen Fraktionen.

Fraktion I α.

Spez. Gew. 0.9614 bei 17°. Die Fraktion blieb beim Abkühlen auf — 18° flüssig.

0.1444 g Substanz: 0.4475 g CO_2 und 0.1409 g H_2O.
(OCH₃) nach Zeisel: 0.2649 g: 0.0407 g AgJ.
Gefunden: C 84.52, H 10.93, OCH_3 2.03.

Eine Prüfung auf Alkohol-, Aldehyd- oder Ketongruppen mit Phenylisocyanat und Hydroxylamin verlief resultatlos, ebenso ein Oxydationsversuch und die Bromeinwirkung.

Fraktion I β.

Die Fraktion erstarrt bei — 18° vollkommen, die Kristalle zerfließen jedoch schon wieder bei mehreren Graden unter Null und können daher nicht gewonnen werden.

0.2057 g Substanz: 0.6152 g CO_2 und 0.2000 g H_2O. .
(OCH_3) nach Zeisel: 0.2378 g: 0.0916 g AgJ.
Gefunden: C 81.57, H 10.89, OCH_3 5.09.

Die Fraktion liefert ein bei 122—123° schmelzendes Bromderivat, dessen Schmelzpunkt nach dem Umkristallisieren aus Petroläther keine Änderung zeigt.

0.1178 g Substanz: 0.1369 g CO_2 und 0.0290 g H_2O.
0.1382 „ „ 0.1968 „ AgBr.
(OCH_3) nach Zeisel: 0.2816 g: 0.1397 g AgJ.
Gefunden: C 31.69, H 2.76, Br 60.56, OCH_3 6.56.

Die Fraktion wurde über metallischem Natrium im Vakuum destilliert. Sdp. 125—135° bei 11 mm Druck. Der Siedepunkt war also herabgesetzt.

0.1230 g Substanz: 0.3754 g CO_2 und 0.1235 g H_2O.
(OCH_3) nach Zeisel: 0.3265 g: 0.1016 g AgJ.
Gefunden: C 83.24, H 11.25, OCH_3 4.11.

Eine völlige Beseitigung des sauerstoffhaltigen Körpers war durch die Behandlung mit metallischem Natrium nicht erreicht worden. Da sich eine Scheidung des Gemisches, welches zweifellos vorlag, auf dem Wege der fraktionierten Destillation als unmöglich erwies, wurde versucht, durch das verschiedene Verhalten der Körper gegenüber Lösungsmitteln eine Trennung jener zu erzielen. Hierbei stellte es sich heraus, daß beim Schütteln des Gemisches mit 98-prozentiger Essigsäure der sauerstofffreie Körper, der Kohlenwasserstoff, darin schwer löslich ist, während der sauerstoffhaltige Körper von der Essigsäure leicht aufgenommen wird.

Der nicht von der Essigsäure gelöste Anteil wurde mit Wasser gewaschen, getrocknet und nochmals fraktioniert. Er siedet bei 120—130° unter 13 mm Druck und erstarrt beim Abkühlen auf — 18°. Der Versuch einer Methoxylbestimmung zeigte, daß der Körper methoxylfrei war. Ein Bromderivat ließ sich aus dem Körper nicht darstellen.

0.1108 g Substanz: 0.3500 g CO_2 und 0.1253 g H_2O.
Gefunden: C 86.15, H 12.67, OCH_3 0.

Die noch vorhandene kleine Menge dieses Körpers ließ eine weitere Reinigung nicht mehr zu, und muß daher die Feststellung der Zusammensetzung und der Eigenschaften dieses Kohlenwasserstoffes — denn um einen solchen handelt es sich zweifellos — auf eine spätere Zeit verschoben werden, wenn eine reichlichere Menge Material vorliegt.

Der von der Essigsäure aufgenommene Anteil der mit Natrium behandelten Fraktion I β wurde nach dem Verdünnen mit Wasser und Absättigen der Essigsäure mit Natriumkarbonat mit Äther ausgeschüttelt und nach dem

Abdestillieren des Äthers fraktioniert. Er siedet bei 125—140⁰ unter 13 mm
Druck. Das Destillat erstarrte beim Abkühlen nicht mehr.

Brom in ätherischer Lösung lieferte einen Körper vom Schmp. 124⁰.

0.1204 g Substanz: 0.1320 g CO_2 und 0.0212 g H_2O.
0.0854 „　　„　　0.1188 „ AgBr.
Gefunden: C 29.90, H 1.97, Br 59.20.

Fraktion Iγ.

Es wurde ein Bromkörper erhalten vom Schmp. 117—120⁰. Dieser
wurde beim Umkristallisieren aus Aceton nicht verändert.

Bei einer Kristallisation aus Alkohol wurden die zuerst und zuletzt
ausgeschiedenen Kristalle gesondert von der Hauptmenge gesammelt. Alle
drei Teile zeigten den gleichen unscharfen Schmp. 117—120⁰.

Fraktion Iδ.

4 g dieser Fraktion wurden bromiert und das Bromprodukt achtmal
aus Alkohol umkristallisiert. Schmp. 115—116⁰. Auch beim Umkristallisieren
aus Benzol zeigte sich keine Änderung des Schmelzpunktes. Die Annahme,
daß vielleicht eine unvollkommene Bromierung des Körpers stattgefunden
hatte, erwies sich als hinfällig, denn in Eisessiglösung nahm der Körper
Brom n i c h t m e h r auf.

Der Rest der Fraktion Iδ wurde nochmals destilliert. Die bei 12 mm
Druck bis 153⁰ überdestillierenden Anteile lieferten folgende Analysenergebnisse:

0.1434 g Substanz: 0.3746 g CO_2 und 0.1003 g H_2O.

Berechnet für $C_9H_{12}O_2$:　　　　　Gefunden:
　　C　71.05　　　　　　　　　　71.25
　　H　7.9　　　　　　　　　　　7.84

Ein aus dieser Fraktion dargestellter Bromkörper hatte den Schmp.
117—118⁰.

Fraktion Iε.

Diese Fraktion erstarrte zum Teil beim Abkühlen und nach dem Impfen
mit einem kleinen Kristall Apiol. Nach dem Umkristallisieren der festen
Anteile aus wasserhaltigem Alkohol resultierte Apiol vom Schmp. 30⁰.

Fraktion II.

Beim Abkühlen auf — 18⁰ kristallisierte Apiol vom Schmp. 30⁰ heraus.
Es wurden aus den 317 g der Fraktion 46 g Apiol erhalten. Der Rest war
nicht mehr zum Erstarren zu bringen. Er wurde nochmals fraktioniert
und in folgende Anteile zerlegt:

α) Vorlauf bis 150⁰ . . . . ⎫
β) Fraktion 150—154⁰ (Hauptmenge) ⎬ unter 9 mm Druck.
γ) Rückstand.　　　　　　　　　　⎭

Aus dem Rückstand schied sich nach einiger Zeit noch Apiol ab.

Die Fraktion IIβ lieferte bei der Verbrennung die folgenden Zahlen:

0.2457 g Substanz: 0.5923 g CO_2 und 0.1353 g H_2O.

(OCH_3) nach Zeisel: 0.1526 g: 0.3005 g AgJ.

Berechnet für Apiol $C_{12}H_{14}O_4$:	Gefunden:
C 64.82	65.74
H 6.36	6.17
OCH_3 27.9	26.02

Das Ergebnis der Analyse spricht dafür, daß in der Fraktion IIβ der Hauptmenge nach ein Körper vorliegt, der noch die Zusammensetzung des Apiols besitzt. Da diese Fraktion nicht mehr zum Erstarren zu bringen war, mußte man daran denken, daß vielleicht das dem Petersilienapiol isomere Apiol vorliege, welches Ciamician und Silber[1] aus dem Dillöl isoliert haben. Dieses Dillapiol ist von den genannten Forschern durch ein Dillisapiol (Schmp. 44—45°), durch ein Bromdillapioldibromid (Schmp. 110°) und die Dillapiolsäure (Schmp. 151°) gut charakterisiert worden. Es wurden daher diese Verbindungen aus dem flüssig gebliebenen Anteil der Fraktion IIβ darzustellen versucht.

Darstellung des Dillisapiols:

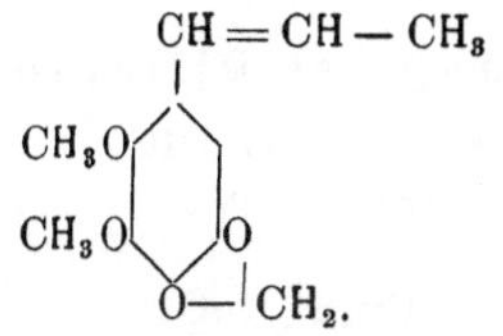

$$CH = CH - CH_3$$

30 g der Fraktion IIβ wurden mit 75 g Kaliumhydroxyd und 200 g Alkohol 30 Stunden lang am Rückflußkühler gekocht, das umgelagerte Produkt isoliert und fraktioniert.

1. Siedepunkt 155—160° ⎫
2. „ 160—164° ⎬ unter 10 mm Druck.
3. „ —168° ⎭

Beim Abkühlen auf —18° und Reiben mit dem Glasstab wurde nur 3 fest, 1 und 2 erst, als sie mit der erstarrten Fraktion 3 geimpft wurden. Die Kristallisationen lieferten nach dem Absaugen und Umkristallisieren aus Alkohol lange Prismen vom Schmp. 44—45°, dem des Dillisapiols. Das Petersilienisapiol kristallisiert in Tafeln und schmilzt bei 56°. Ein ad hoc bereitetes Gemisch gleicher Teile des Dillisapiols und Petersilienisapiols schmolz zwischen 25 und 35°; ein Gemisch von 3 Teilen des bei 44—45° schmelzenden Körpers mit 1 Teil des bei 56° schmelzenden Petersilienisapiols erstarrte, einmal geschmolzen, auch nach mehreren Tagen nicht.

---

[1] Ber. d. deutsch. chem. Ges. **29**, 1800 [1896].

0.1557 g Substanz: 0.3712 g CO_2 und 0.0869 g H_2O.

Berechnet für $C_{12}H_{14}O_4$ (Dillisapiol):   Gefunden:

	Berechnet	Gefunden
C	64.82	65.02
H	6.36	6.26

Darstellung des Bromdillapioldibromids:

$$CH_2-CHBr-CH_2Br$$

3 g der Fraktion II β wurden bromiert und das Bromprodukt aus Alkohol umkristallisiert. Es wurden bei 109—110° schmelzende Kristalle erhalten.

0.2761 g Substanz: 0.3133 g CO_2 und 0.0664 g H_2O.

0.1711 „   „   0.2106 „ AgBr.

Berechnet für $C_{12}H_{13}O_4Br_3$:		Gefunden:
C	31.23	30.95
H	2.86	2.69
Br	52.05	52.38.

Darstellung der Dillapiolsäure:

$$COOH$$

5 g der Fraktion II β wurden mit Kaliumpermanganat in der von Ciamician und Silber beschriebenen Weise oxydiert. Hierbei wurde eine Säure erhalten, die anfänglich bei 139—140° schmolz. Nach zwölfmaligem Umkristallisieren wurde der Schmelzpunkt schließlich auf 151° hinaufgerückt, welcher bei nachfolgendem dreimaligen Umkristallisieren aus Alkohol konstant bleibt. Nach Ciamician und Silber schmilzt die Dillapiolsäure bei 151°. Das bei 139—140° schmelzende anfängliche Produkt ist zweifellos wohl noch mit etwas Petersilienapiolsäure verunreinigt, die erst allmählich beim Umkristallisieren beseitigt wird. Auf eine Analyse der von mir dargestellten Dillapiolsäure wurde verzichtet.

Rückstand der Fraktion III.

Aus diesem Rückstand schieden sich nach mehrwöchentlichem Stehen Kristalle ab, die durch ihren Schmp. bei 30° als Petersilienapiol charakterisiert werden konnten.

Ergebnisse der vorliegenden Untersuchung.

1. In dem von mir untersuchten Maticoöl konnten vier verschiedene
   Körper nachgewiesen werden.

   a) ein Kohlenwasserstoff, der bei 121—130° unter 13 mm Druck
      siedet und bei — 18° erstarrt.

   b) in kleiner Menge ein Phenoläther von noch unbekannter Zusammen-
      setzung, welcher ein bei 123—124° schmelzendes Bromderivat
      liefert. Ob dieses bereits völlig rein und einheitlich ist, müssen
      weitere Versuche lehren.

   c) in weitaus größter Menge Dillapiol:

$$CH_2 - CH = CH_2$$
$$CH_3O$$
$$CH_3O \quad O$$
$$O - CH_2.$$

   d) in kleinerer Menge Petersilienapiol:

$$CH_2 - CH = CH_2$$
$$OCH_3$$
$$CH_3O \quad O$$
$$O - CH_2.$$

2. Die in Maticoölen, welche vor ca. 20 Jahren in den Handel kamen,
   beobachteten Körper Maticokampfer und Asaron konnten
   nicht aufgefunden werden.

3. Das von mir untersuchte Maticoöl hat sich mit dem von Fromm
   und van Emster studierten Öle identisch erwiesen.

4. Der von Fromm und van Emster als wesentlicher Bestandteil
   des Maticoöles angesprochene Maticoäther $C_{14}H_{18}O_4$ ist kein
   einheitlicher Körper, sondern besteht zum weitaus größten Teile aus
   einem Gemisch von Dillapiol und Petersilienapiol.

5. Hieraus erklärt sich auch die Entstehung der von Fromm und
   van Emster bei der Oxydation mit Permanganat erhaltenen Säure,
   der sog. Maticosäure, welche nichts anderes ist als ein Gemisch
   der bei 151° schmelzenden Dillapiolsäure und der bei 175°
   schmelzenden Petersilienapiolsäure.

6. Für die von Fromm und van Emster angenommene Abspaltung
   von Kohlenstoff- und Sauerstoffatomen durch die Einwirkung von
   Brom auf den Maticoäther haben sich keine Beweise erbringen lassen.
   Es kann keinem Zweifel unterliegen, daß die genannten Forscher das
   Gemisch des Bromkörpers eines noch näher zu ermittelnden Phenoläthers und von Tribromapiol in Händen gehabt haben. Nur bei Verarbeitung größerer Mengen Maticoöl ist Aussicht vorhanden, daß
   durch wiederholtes Fraktionieren dieser Phenoläther von den Apiolen

getrennt werden kann. Eine Scheidung des Phenoläthers von dem begleitenden Kohlenwasserstoff läßt sich durch 98-prozentige Essigsäure, worin dieser schwer löslich ist, bewirken. An der Bildung des Bromderivates ist der Kohlenwasserstoff n i c h t beteiligt.

Meine Versuche haben ergeben, daß die aus den niedrigst siedenden Fraktionen des Maticoöles dargestellten Bromkörper

den relativ höchsten Schmelzpunkt,

den relativ höchsten Bromgehalt und

den relativ niedrigsten Methoxylgehalt

zeigten. Je apiolreicher die Fraktionen waren, desto niedriger war der Schmelzpunkt des daraus dargestellten Bromderivates, desto niedriger der Bromgehalt und desto höher der Methoxylgehalt.

Bei der Ausführung der vorliegenden Arbeit habe ich mich der wertvollen Hilfe meines Assistenten, des Hrn. Schönewald, erfreuen können.

Nachschrift.

Herr Professor Dr. E. Fromm in Freiburg, dem ich von dem Ergebnis meiner Untersuchung des Maticoöles Mitteilung machte, hat eine Durchsicht seines Materials im Sinne meiner Angaben vorgenommen und schreibt mir unter dem 19. April ds. Js. das folgende Ergebnis seiner Prüfung:

„Leider habe ich meine besten Präparate zur Ausstellung nach St. Louis geschickt und bin daher nicht mehr im Besitze eines brauchbaren Präparates von Maticosäure. Dagegen lag mir noch ein sehr schönes Präparat von Maticoaldehyd vom Schmp. 88° vor. Als ich dieses Präparat aus ziemlich viel 50-prozentigem Alkohol umkristallisierte, erhielt ich eine geringe Menge schöner großer Nadeln vom Schmp. 102°, während sich aus dem Filtrat durch Wasser kleine Nädelchen vom Schmp. 72° abscheiden ließen. Es ist mir also geglückt, den vermeintlichen Maticoaldehyd in Apiolaldehyd und Dillapiolaldehyd zu spalten, und ich kann daher Ihren Angaben nur beipflichten.“

„Ich bemerke noch, daß ich den Apiolaldehyd (102°), welchen ich aus sog. Maticoaldehyd erhalten habe, mit Sicherheit dadurch zu identifizieren vermochte, daß mir Herr Professor C i a m i c i a n - Bologna in liebenswürdiger Weise Apiolaldehyd zur Verfügung stellte. Beide Präparate und auch ein eigens zusammengeriebenes Gemenge beider schmolzen scharf bei 102°.“

„Es ist also sicher Maticosäure ein Gemenge beider Apiolsäuren, Maticoaldehyd ein Gemenge beider Apiolaldehyde, und jedenfalls Homomaticosäure ein Gemenge der zwei noch unbekannten Homoapiolsäuren. Da alle diese

Gemenge Gemenge isomerer Verbindungen sind, ist es auch keineswegs ver-
wunderlich, daß die Analysen van Emsters für diese Substanzen genau
stimmende Werte geliefert haben."

gez. E. Fromm.

Zum Schluß seiner Mitteilungen gibt Herr Professor Fromm der
Ansicht Ausdruck, daß noch ein dritter Körper in dem Maticoäther vorhanden sein muß. (S. meine vorstehenden Angaben.)

Steglitz-Dahlem, den 25. April 1904. Thoms.

Über die Konstitution des Petersilienapiols und Dillapiols.[1]

Von **H. Thoms**.

Für das aus Petersilienöl erhältliche Apiol habe ich unlängst[2] die folgende Konstitution:

$$CH_2 - CH = CH_2$$

ermittelt, das Apiol also als ein (1)-Allyl-(2.5)-Dimethoxy-(3.4)-methylen-dioxybenzol bezeichnet.

Der Beweis für diese Auffassung wurde wie folgt geführt.

Bei der Einwirkung von alkoholischem Kali auf die Allylverbindung entsteht die Propenylverbindung

$$CH = CH - CH_3$$

welche durch Einwirkung von metallischem Natrium in alkoholischer Lösung teils in ein Dihydroprodukt, teils unter Aufspaltung der Methylendioxygruppe in ein Phenol übergeht:

$$CH_3 - CH_2 - CH_3 \qquad und \qquad CH_2 - CH_2 - CH_3$$

[1] Arch. d. Pharm. **242**, 344 [1904].
[2] Ber. d. deutsch. chem. Ges. **36**, 1714 [1903].

Durch Methylieren dieses Phenols wurde eine dem Dihydroasaron isomere Verbindung erhalten, die beim Nitrieren in Eisessiglösung mit verdünnter Salpetersäure sowohl ein Nitroprodukt wie auch ein Chinon bildet:

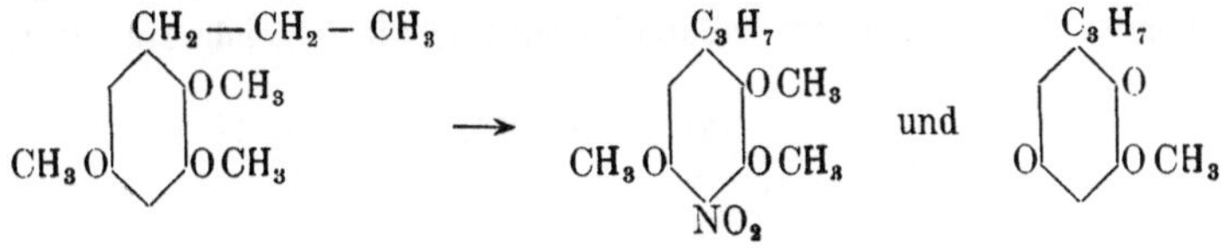

$$
\begin{array}{ccc}
\underset{\underset{CH_3O\;\;\;\;OCH_3}{\quad OCH_3}}{CH_2-CH_2-CH_3}
&\xrightarrow{}
\underset{\underset{CH_3O\;\;\;\;OCH_3}{\quad OCH_3}}{\underset{NO_2}{C_3H_7}}
&\text{und}\quad
\underset{\underset{O\;\;\;\;OCH_3}{\quad O}}{C_3H_7}
\end{array}
$$

Da, wie Ciamician und Silber nachgewiesen hatten, die vier Phenolgruppen des Apiols sich in benachbarter Stellung zu einander befinden, so konnten für das Apiol nur die beiden Formen:

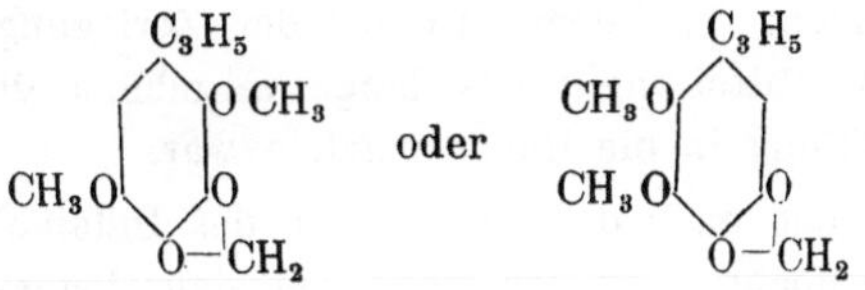

$$
\underset{\underset{\underset{O-CH_2}{CH_3O\;\;\;\;O}}{\quad OCH_3}}{C_3H_5}
\qquad\text{oder}\qquad
\underset{\underset{\underset{O-CH_2}{CH_3O\;\;\;\;O}}{CH_3O}}{C_3H_5}
$$

in Betracht kommen. Bei der Hydrierung und Aufspaltung der Methylendioxygruppe durch Natriummetall waren daher die folgenden beiden Formeln für die Phenole möglich:

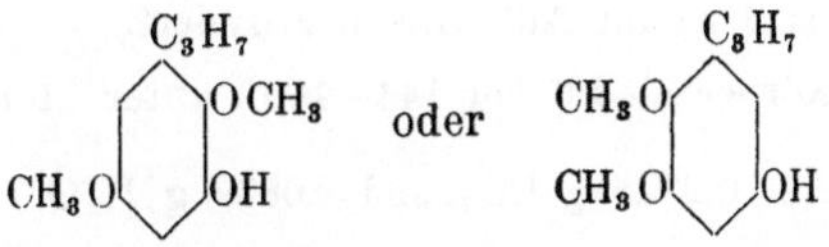

$$
\underset{\underset{CH_3O\;\;\;\;OH}{\quad OCH_3}}{C_3H_7}
\qquad\text{oder}\qquad
\underset{\underset{CH_3O\;\;\;\;OH}{CH_3O}}{C_3H_7}
$$

Beim Methylieren dieser Phenole mußte man zu dem gleichen Phenoläther gelangen. Setzte man hingegen an Stelle des Hydroxylwasserstoffatoms eine dem Methyl ungleichartige Alkylgruppe, z. B. eine Aethyl- oder Propylgruppe ein, so mußte, je nachdem die eine oder andere Konstitution für das Phenol die richtige war, bei der Einwirkung von Salpetersäure entweder das Chinon:

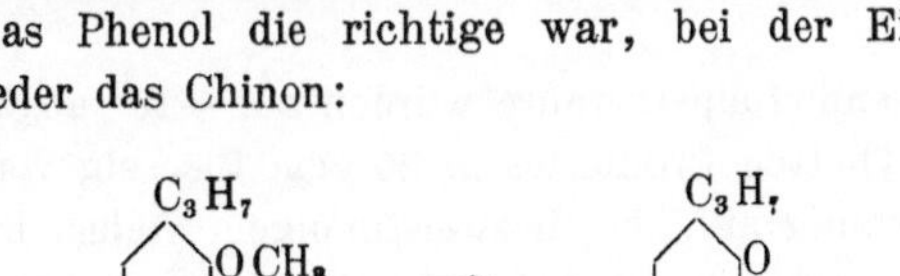

$$
\underset{\underset{CH_3O\;\;\;\;OC_2H_5}{\quad OCH_3}}{C_3H_7}
\xrightarrow{}
\underset{\underset{O\;\;\;\;OC_2H_5}{\quad O}}{C_3H_7}
$$

oder das Chinon:

$$
\underset{\underset{CH_3O\;\;\;\;OC_2H_5}{CH_3O}}{C_3H_7}
\xrightarrow{}
\underset{\underset{CH_3O\;\;\;\;O}{O}}{C_3H_7}
$$

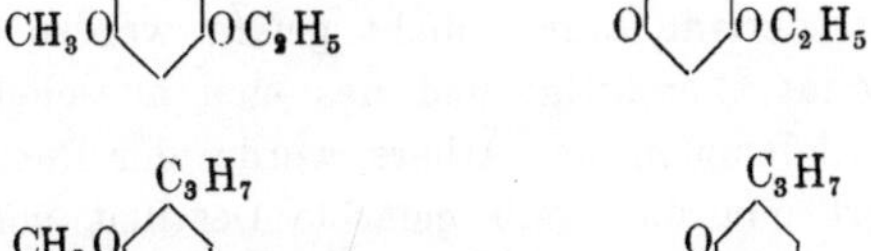

gebildet werden. Da das erstere entstand, mußte die Konstitution des Phenols die eines (1)-Propyl-(2.5)-dimethoxy-(3)-phenols sein und das Apiol demnach ein (1)-Allyl-(2.5)-dimethoxy-(3.4)-methylendioxybenzol darstellen.

Das von Ciamician und Silber[1]) im Dillöl aufgefundene Apiol erwies sich als isomer dem Petersilienapiol; auch bei jenem konnte festgestellt werden, daß die vier Phenolgruppen in benachbarter Stellung zu einander sich befinden. Wenn nun für das Petersilienapiol die Konstitution ermittelt war, so konnte für das isomere Dillapiol wohl nur die folgende Konstitution:

$$
\begin{array}{c}
CH_2-CH=CH_2 \\
CH_3O\!\!-\!\!\bigcirc\!\!-\!\!O \\
CH_3O \\
O-CH_2
\end{array}
$$

in Frage kommen. Daß diese Annahme richtig war, konnte ich neuerdings experimentell bestätigen, nachdem mir bei der Zerlegung des Maticoöles (s. die vorhergehende Mitteilung!) das lange vergeblich gesuchte Material, das Dillapiol, zur Prüfung in die Hände gefallen war.

Ich habe die Frage nach der Konstitution des Dillapiols auf demselben Wege zu lösen vermocht, den ich auch bei dem Petersilienapiol eingeschlagen hatte.

Dillisapiol vom Schmp. 44°, durch Umlagerung mit alkoholischer Kalilauge aus Dillapiol des Maticoöles erhalten, wurde hydriert und das entstandene Phenol (12.2 g) im Autoklaven äthyliert.

Der äthylierte Körper siedet bei 144—150° unter 11 mm Druck.

0.1082 g Substanz: 0.2745 g CO_2 und 0.0839 g H_2O.

Berechnet für $C_6H_2(C_3H_7)(OCH_3)_2(OC_2H_5)$:   Gefunden:
C   69.59   69.19
H   9.00   8.69.

Zur Darstellung des Chinons aus diesem äthylierten Produkt wurde wie folgt verfahren:

12 g rauchende Salpetersäure wurden auf —18° abgekühlt und langsam mit 3 g des äthylierten Produktes in 30 ccm Eisessig versetzt. Es tritt eine tief rotgelbe Färbung auf. Nach zweistündigem Stehen in dem Kältegemisch wird auf Eis ausgegossen, wobei sich ein ölartiger Körper ausschied. Ein kristallisiertes Nitroderivat konnte nicht gefaßt werden. Das Filtrat wurde mit Natriumkarbonat übersättigt und das sich ausscheidende Chinon ausgeäthert. Nach Abdampfen des Äthers wurde der Rückstand mit Wasserdämpfen destilliert und das gelb gefärbte Destillat abermals ausgeäthert. Der Abdampfrückstand bestand aus gelben Kristallen, die nach dem Umkristallisieren aus Alkohol bei 78—79° schmolzen, also den Schmelzpunkt des (1)-Propyl-(5)-methoxy-(3.6)-chinons[2]) ergaben:

[1]) Ber. d. deutsch. chem. Ges. **29**, 1800 [1896].
[2]) Ber. d. deutsch. chem. Ges. **36**, 1719 [1903].

$$C_3H_7$$

Eine Probe dieses Präparates, mit einem solchen von früherer Darstellung aus dem Apiol herrührend gemischt, zeigte keine Schmelzpunktsdepression.

0.1545 g Substanz: 0.3798 g CO_2 und 0.0903 g H_2O.

Berechnet für $C_6H_2(C_3H_7)(OCH_3)O_2$:	Gefunden:
C 66.63	67.04
H 6.72	6.56.

Auch das durch Einwirkung von schwefliger Säure auf eine Probe dieses Chinons erhaltene Hydrochinon

$$C_3H_7$$

zeigte sich identisch mit diesem bereits bekannten Körper[1]). In der früheren Abhandlung war angegeben, daß das Hydrochinon bei 105° schmelze. Das mehrmals umkristallisierte Produkt schmilzt indessen bei 107°.

Das Ergebnis der vorstehenden Versuche beweist, daß in dem äthylierten Phenol die Äthoxygruppe in Parastellung zu der einen Methoxygruppe sich befinden muß, sodaß bei der Chinonbildung eine Methyl- und eine Äthylgruppe abgespalten werden. In dem Dillapiol müssen daher die beiden Methoxylgruppen in benachbarter Stellung vorhanden sein. Das Dillapiol ist somit als ein (1)-Allyl-(5.6)-dimethoxy-(3.4)-methylendioxybenzol anzusprechen:

$$CH_2 - CH = CH_2$$

---

[1]) Loc. cit.

Über Maticoöl und Maticokampfer [1].

Von **H. Thoms**.

Gelegentlich meiner im Archiv der Pharmazie [2]) veröffentlichten Arbeit über das Maticoöl wies ich darauf hin, daß sich in der Zusammensetzung des auf den Markt gebrachten Maticoöles erhebliche Schwankungen bemerkbar gemacht haben. Das von mir eingehender untersuchte Maticoöl war von Schimmel & Co. in Miltitz bei Leipzig bezogen und erwies sich identisch mit einem Öl derselben Firma aus dem Jahre 1902, über welches Fromm und van Emster [3]) gearbeitet haben. Die letzteren hatten als wesentlichen Bestandteil des Öles einen Phenoläther aufgefunden, welchen sie mit dem Namen Maticoäther belegten. Ich konnte nachweisen, daß dieser Maticoäther keine einheitliche Substanz war, sondern zum größten Teil aus zwei isomeren Verbindungen besteht, dem Petersilienapiol und dem Dillapiol:

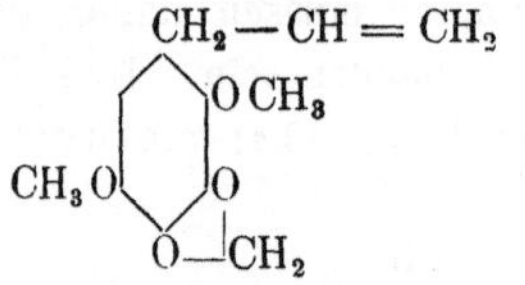

$$\text{Petersilienapiol.} \qquad \text{Dillapiol.}$$

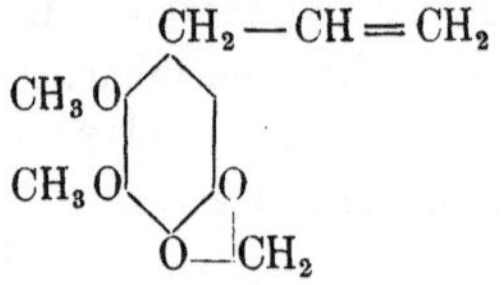

Neben diesen Körpern befand sich in dem Öl noch ein dritter Phenoläther, dessen Menge jedoch zu klein war, um mit Sicherheit identifiziert werden zu können, und ein Kohlenwasserstoff. Das Blättermaterial, welches von der Firma Schimmel & Co. zur Gewinnung der Maticoöle im Jahre 1902 benutzt war und mir zur Verfügung stand, wurde von meinem Kollegen, Hrn. Professor Gilg, als herstammend von Piper angustifolium Ruiz et Pav. charakterisiert.

---

[1]) Vortrag, gehalten in der XIII. Abteilung, Pharmazie und Pharmakognosie der 76. Versammlung deutscher Naturforscher und Ärzte in Breslau, Sept. 1904.

[2]) Arch. d. Pharm. **242**, Heft 5, [1904].

[3]) Ber. d. deutsch. chem. Ges. **35**, 4347 [1902].

Im April des Jahres 1904 hat die Firma S c h i m m e l & C o. einen neuen Posten Maticoblätter, die von Hrn. Professor G i l g in Berlin und Hrn. Professor D e C a n d o l l e in Genf übereinstimmend als echte Maticoblätter der Stammpflanze Piper angustifolium Ruiz et Pav. bezeichnet wurden, destilliert und mir das Öl übersandt.

Um so überraschter war ich, als sich dieses neue Maticoöl in seiner Zusammensetzung vollständig verschieden von dem früheren Öl erwies. Schon nach mehrtägigem Aufbewahren an einem kühlen Orte hatten sich aus dem neuen Öl erhebliche Mengen Kristalle abgeschieden, die nach dem Umkristallisieren aus Alkohol bei 60—61° schmolzen und mit Asaron identisch waren:

$$CH = CH - CH_3$$

Asaron.

0.1733 g Substanz: 0.4384 g CO_2 und 0.1200 g H_2O.

Berechnet für $C_{12}H_{16}O_3$	Gefunden:
C : 69.2 %	68.99 %
H : 7.7 „	7.76 „

Asaron wurde von S c h i m m e l & C o. bereits vor mehreren Jahren in einem Maticoöl aufgefunden.

Aus 500 g des neuen Maticoöles waren nach wenigen Tagen 31 g Asaron auskristallisiert. Nach Entfernung der Kristalle zeigte das Öl ein spezifisches Gewicht von 0.930 bei 18° C. und eine schwache Linksdrehung (— 0.3° bei 18° C. im 100 mm-Rohr).

Es wurde durch Schütteln mit 2-prozentiger Kalilauge von Säuren und Phenolen befreit und nach dem Trocknen mit entwässertem Natriumsulfat einer fraktionierten Destillation unter vermindertem Druck unterworfen. Es ging bei 14 mm Druck zum größten Teil (zu etwa 85 Proz.) bis 162° über, während das früher untersuchte Öl bei 12 mm Druck bis 156° nur etwa 10 Proz. Destillat gab. Die über 156° bei 12 mm Druck siedenden Anteile des früheren Öles bestanden zum weitaus größten Teil aus flüssigem Dillapiol, zum kleineren Teil aus kristallisierendem, bei 30° schmelzendem Petersilienapiol. Aus den niedrig siedenden Fraktionen des neuen Öles konnten bei 56—57° unter 14 mm Druck etwa 10 Proz. eines Terpengemisches isoliert werden, das noch einer näheren Charakterisierung bedarf, bei 70—71° unter 13 mm Druck etwa 5 Proz. einer Fraktion, die mit konzentrierter Arsensäurelösung erstarrte. Die Masse wird abgesaugt, mit Wasser zerlegt und mit Wasserdämpfen abdestilliert. Das ölige Destillat wird von Wasser befreit und destilliert. Es erweist sich als C i n e o l:

$$
\begin{array}{c}
CH \\
H_2C \diagup\ \diagdown CH_2 \\
CH_3 . C . CH_3 \\
| \\
H_2C\ |\ CH_2 \\
O \\
C \\
| \\
CH_3
\end{array}
$$

0.1770 g Substanz: 0.5070 g CO_2 und 0.1870 g H_2O.

Berechnet für $C_{10}H_{18}O$:	Gefunden:
C : 77.9 %	78.12 %
H : 11.7 „	11.84 „

Eine weitere Bestätigung, daß diese Fraktion mit Cineol identisch ist, wurde darin erblickt, daß bei der Oxydation des Körpers mit Permanganat die bei 196.5° schmelzende Cineolsäure entstand.

Die höher siedenden Anteile ließen sich in folgende Fraktionen zerlegen:

A. Siedepunkt 90—115° bei 14 mm.

Gibt mit Arsensäure noch Cineolreaktion.

B. Siedepunkt 118—125° bei 14 mm.

Geraniolartig riechende Flüssigkeit. Cineol konnte mit Hilfe von Arsensäure nicht mehr nachgewiesen werden, auch gelang es nicht, Geraniol aus dieser Fraktion auszuscheiden.

C. Siedepunkt 126—137° bei 15 mm. Spez. Gew. 0.894 bei 19°.

0.1975 g Substanz: 0.6204 g CO_2 und 0.2124 g H_2O.
0.1785 „ „ 0.5626 „ „ „ 0.1911 „ „
0.3082 „ „ 0.0311 „ AgJ.

Gefunden:	I.	II.	III.
C :	85.67 %	85.95 %	—
H :	12.05 „	11.96 „	—
OCH_3 :	— „	— „	1.33 %

Nach den Ausfall der Analysen liegt in dieser Fraktion zweifellos ein Gemisch vor, welches in seine Bestandteile zu zerlegen weder auf dem Wege wiederholter Fraktionierung noch durch Behandeln mit Eisessig gelang. Zwar blieb beim Behandeln mit Eisessig ein Anteil der Fraktion ungelöst, ein anderer ging in Lösung, indes ließ sich mit den Analysenresultaten der so erhaltenen Produkte nichts anfangen.

D. **Siedepunkt 137—142° bei 13 mm** (Thermometer ganz im Dampf).

0.1622 g Substanz: 0.4993 g CO_2 und 0.1740 g H_2O.
0.304 „ „ 0.0926 g AgJ.

Gefunden: I. II.
C : 83.95 % —
H : 12.02 „ —
OCH_3 : — 3.98 %

Nach längerem Stehen schieden sich aus dieser Fraktion Kristalle ab, die nach dem Umkristallisieren aus Alkohol den Schmelzpunkt des Asarons zeigten.

E. **Siedepunkt 142—152° bei 13 mm** (Thermometer ganz im Dampf).

0.1916 g Substanz: 0.5744 g CO_2 und 0.2008 g H_2O.
0.3194 „ „ 0.1864 „ AgJ.

Gefunden: I. II.
C : 81.75 % —
H : 11.74 „ —
OCH_3 : — 7.7 %

Auch diese Fraktion schied nach einiger Zeit Kristalle aus, die sich mit Asaron identisch erwiesen.

F. **Siedepunkt 155—162° bei 14 mm** (Thermometer ganz im Dampf).

0.1762 g Substanz: 0.5268 g CO_2 und 0.1787 g H_2O.
0.1994 „ „ 0.5952 „ „ „ 0.2100 „ „
0.3268 „ „ 0.2390 „ AgJ.
0.3292 „ „ 0.2372 „ „

Gefunden: I. II. III. IV.
C : 81.53 % 81.40 % — —
H : 11.37 „ 11.80 „ — —
OCH_3 : — — 9.66 % 9.52 %

Diese Fraktion scheidet nach kurzem ebenfalls Asaron ab.

G. **Über 162° bei 14 mm siedend.**

0.2252 g Substanz: 0.6308 g CO_2 und 0.1998 g H_2O.
0.3490 „ „ 0.4404 „ AgJ.

Gefunden: I. II.
C : 76.37 % —
H : 9.94 „ —
OCH_3 : — 16.68 %

Beim Abkühlen erstarrt die Fraktion zum weitaus größten Teil. Die Kristalle werden aus Alkohol umkristallisiert und erweisen sich als Asaron:

0.1384 g Substanz: 0.3508 g CO_2 und 0.0970 g H_2O.

Berechnet für $C_{12}H_{16}O_3$ (Asaron): Gefunden:
C : 69.2 % 69.12 %
H : 7.7 „ 7.85 „

Mit steigendem Siedepunkt nimmt, wie aus den vorstehend mitgeteilten Analysenergebnissen hervorgeht, der Kohlenstoffgehalt der einzelnen Fraktionen ab, während der Methoxylgehalt steigt. Letzteres ist durch die Anwesenheit von Asaron in den Fraktionen bedingt, welches zweifellos mit einem Kohlenwasserstoff vermischt ist, derart, daß die niedriger siedenden Fraktionen kohlenwasserstoffreicher als die höhersiedenden sind.

Insgesamt konnten aus dem Öl etwa 10 Proz. A s a r o n isoliert werden. Nach der Abscheidung desselben wurden die höher siedenden Fraktionen besonders auf einen Gehalt an Dillapiol und Petersilienapiol untersucht, doch k o n n t e w e d e r d a s e i n e n o c h d a s a n d e r e a u f g e f u n d e n w e r d e n. Um die leichter charakterisierbaren, weil höher schmelzenden Isoverbindungen des Dillapiols und Petersilienapiols eventuell zu gewinnen, wurde auch versucht durch 24-stündiges Kochen der hoch siedenden Fraktionen mit alkoholischer Kalilauge die entsprechende Umlagerung der „A l l y l"- in die „Propenyl"-Verbindungen zu bewirken, doch führte auch dieser Versuch zu einem negativen Ergebnis, so daß mit Sicherheit die Abwesenheit der Apiole in dem neuen Maticoöl angenommen werden kann.

Die auffallende Erscheinung, daß zwei unter dem Namen Maticoöl gehandelte, aus echten Maticoblättern destillierten Öle in ihrer Zusammensetzung vollkommen verschieden von einander sind, läßt nur zweierlei Deutung zu: entweder ist das zur Destillation benutzte Blattmaterial trotz seiner anscheinenden äußeren Identität dennoch verschieden, indem es vielleicht einer dem echten Piper angustifolium sehr nahe verwandten Art entstammt, oder aber es kommen hier verschiedene Reifezustände der Blätter in Betracht, auch vielleicht klimatische und Bodenverhältnisse, die eine Verschiedenheit in der Zusammensetzung der ätherischen Öle der Maticoblätter im Gefolge haben. Französische Forscher haben wiederholt durch den Einfluß der Atmosphärilien, der Bodenverhältnisse, besonderer Kulturbedingungen usw. die Schwankungen in der Zusammensetzung der ätherischen Öle zu erklären versucht. Ob derartige Verhältnisse zur Erklärung der wechselnden Zusammensetzung der ätherischen Öle von Maticoblättern verschiedener Provenienz herangezogen werden können, vermag ich auf Grund des mir vorliegenden Materials nicht zu entscheiden. Ganz von der Hand zu weisen ist indes diese Deutung nicht, denn ich möchte bei dieser Gelegenheit daran erinnern, daß es mir vor etwa Jahresfrist gelang, in dem ätherischen Öl aus französischen Petersilienfrüchten Myristicin in größerer Menge nachzuweisen, während Apiol nur in sehr kleiner Menge darin vorkam, während deutsches Petersilienöl zum weitaus größten Teil aus Apiol besteht. Myristicin ist von dem Apiol nur durch das Minus einer Methoxylgruppe unterschieden. Im übrigen mag darauf hingewiesen werden, daß auch zwischen Asaron und den Apiolen nahe konstitutionelle Beziehungen bestehen.

Für die praktische Pharmazie ergibt sich aus dieser Untersuchung die wichtige Tatsache, daß unter Maticoöl ganz verschieden zusammengesetzte Produkte gehandelt werden können, ohne daß die Fabrikanten eine Schuld hieran träfe. Für die therapeutische Anwendung des Maticoöles ist die Tatsache aber nicht ohne Bedeutung. —

Ein Bestandteil des Maticoöles, welcher Mitte der siebziger Jahre des vorigen Jahrhunderts von Flückiger[1] entdeckt wurde, der Maticokampfer, ist in den Maticoölen der Neuzeit nicht wieder beobachtet worden. Herr Direktor Dr. E. Gildemeister der Firma Schimmel & Co. schrieb mir: „Maticokampfer haben wir seit langer Zeit nicht mehr aus dem Öl isolieren können; früher muß das Öl aus anderem Material destilliert worden sein". Durch die Güte des Freiherrn von Seherr-Thoß in Berlin, der von jener Zeit her noch ein kleines Quantum Maticokampfer aufbewahrt, sind mir auf meine Bitte einige Gramm seines Vorrats ausgehändigt worden, so daß es mir heute möglich ist, eine vorläufige Charakteristik dieses Körpers zu geben.

Das mir übergebene, ausgezeichnet kristallisierende Material, zeigte die in der Literatur hierüber vorliegenden physikalischen Eigenschaften. Der Maticokampfer ist linksdrehend, nach H. Traube[2] $[a]_D = -28.73$, und schmilzt nach dem Umkristallisieren aus Alkohol bei 94°.

Das mir vorliegende Präparat zeigte nach dem Umkristallisieren den gleichen Schmelzpunkt (94°). Eine 10-prozentige alkoholische Lösung des Maticokampfers dreht im 100 mm-Rohr bei 19° die Polarisationsebene — 2.12°. Das spez. Gewicht der Lösung bei 19° beträgt 0.806, woraus sich berechnet $a]_D = -26.3°$. Auf Grund einer im Flückigerschen Institut in Straßburg i. E. von Kügler[3] vorgenommenen Elementaranalyse hält dieser die Identität des Maticokampfers mit Aethylkampfer $C_{10}H_{15}(C_2H_5)O$ für möglich. Drei von mir ausgeführte übereinstimmende Elementaranalysen beweisen indes, daß die empirische Formel des Maticokampfers $C_{15}H_{26}O$ ist.

0.1629 g Substanz: 0.4840 g CO_2 und 0.1698 g H_2O
0.1701 „   „   0.5046 „   „   „ 0.1806 „   „
0.1785 „   „   0.5299 „   „   „ 0.1881 „   „

Berechnet für		Gefunden:	
$C_{15}H_{26}O$	I	II	III
C : 81.1 °/₀	81.02 °/₀	80.90 °/₀	80.95 °/₀
H : 11.7 „	11.68 „	11.90 „	11.81 „

Kocht man den Körper 1—2 Stunden mit 50-prozentiger Schwefelsäure am Rückflußkühler, so findet Spaltung statt, und mit Wasserdämpfen läßt sich ein blau gefärbtes Öl übertreiben, das auch bei der Rektifikation (Sdp. 256—262° unter normalem Druck) blau gefärbt übergeht und der empirischen Formel $C_{15}H_{24}$ entspricht.

---

[1] Pharmakognosie, III. Aufl., S. 747.
[2] Zeitschr. f. Krystallographie **22**, 47 [1893].
[3] Ber. d. deutsch. chem. Ges. **16**, 2841 [1883].

0.1508 g Substanz: 0.4828 g CO_2 und 0.1579 g H_2O.

Berechnet für $C_{15}H_{24}$ Gefunden:

C : 88.2 %   87.32 %

H : 11.8 „   11.73 „

Der Maticokampfer gehört daher zur Gruppe der Sesquiterpen-
alkohole und läßt sich wie diese durch die Einwirkung verdünnter
Schwefelsäure in der Hitze unter Abspaltung von Wasser in ein Sesquiterpen
überführen.

Mangel an Material hinderte mich daran, die Regeneration des Sesqui-
terpens zu dem Alkohol zu versuchen, wie eine solche Wallach bei dem
Caryophyllen zu dem Caryophyllenalkohol geglückt ist.

Die von mir eingeleiteten Versuche, Maticoblätter verschiedener Provenienz zu erhalten und daraus die ätherischen Öle zu gewinnen, werden
mich hoffentlich in die Lage bringen, auch dem Maticokampfer wieder einmal zu begegnen und die Untersuchung dieses Körpers und anderer Bestandteile der Maticoöle und ihre Beziehungen zu einander weiter aufzuklären.

Bei der Ausführung der vorliegenden Arbeit hat mich mein Assistent
Herr Tuurala bestens unterstützt.

Über die Bestandteile des weißen Perubalsams. [1)

Von **H. Thoms** und **A. Biltz**.

Über die Untersuchung des sogenannten „weißen Perubalsams", der uns seinerzeit von der Firma Eugen Dietrich-Helfenberg freundlichst zur Verfügung gestellt worden war, hatten wir bereits eine vorläufige Mitteilung [2)] veröffentlicht, deren Inhalt hier zunächst wiedergegeben sei.

Läßt man den Balsam unter beständigem Rühren in die doppelte Menge absoluten Alkohols einfließen, so scheiden sich sofort weiße Flocken ab, die sich bald in Form einer knetbaren Paste auf dem Boden absetzen. Diese läßt sich nach dem Trocknen leicht zu einem feinen weißen Pulver zerdrücken, bezw. zerreiben, ihr Schmelzpunkt liegt unscharf bei 96 bis 98°. Der Körper ist stickstofffrei und verbrennt mit eigentümlichem Geruch unter Zurücklassung einer geringen Aschenmenge. Er ist nur löslich in Essigäther, Benzol und Chloroform, läßt sich jedoch aus diesen in keiner Weise kristallisiert erhalten, so daß seine Reinigung in der Weise versucht wurde, daß eine durch Essigäther hergestellte Lösung in der oben angegebenen Weise in Alkohol gegossen wurde. Nach mehrmaliger Wiederholung dieser Operation stieg der Schmelzpunkt auf 120 bis 130°, blieb aber unscharf; der Aschengehalt war geblieben. Der Körper dürfte wohl mit dem von German [3)] beschriebenen Myroxocerin identisch sein. Die von der Paste abgegossene Lösung wurde vom Alkohol befreit und der Balsamrückstand in Äther aufgenommen. Die hier erhaltene klare Lösung wurde zur Ermittelung freier Säuren mit 5-prozentiger Sodalösung mehrmals geschüttelt, worauf aus letzterer nach dem Ansäuern mit Schwefelsäure und Umkristallisieren aus Wasser eine bei 133° schmelzende Säure erhalten wurde, die sich als Zimtsäure erwies. Wurde das Schütteln mit Sodalösung längere Zeit fortgesetzt, so schied sich spontan eine braungefärbte, außerordentlich klebrige Masse ab, die durch wiederholtes Behandeln mit Alkohol gereinigt wurde. Es konnte schließlich aus verdünntem Alkohol eine in langen weißen Nadeln kristallisierende Verbindung erhalten werden, die bei 270° unter Zersetzung

---

[1)] Zeitschr. d. Allgem. Oesterr. Apoth.-Vereins 1904, **Nr. 37**.

[2)] Chem. Ztg. 1902, 436.

[3)] Arch. d. Phram. **234**, 641 ff.

schmilzt. Ihre sehr geringe Menge ließ eine nähere Charakterisierung nicht zu. Sie ist unlöslich in Alkalien und stickstofffrei; eine Analyse ergab 63.9 Proz. C und 10.0 Proz. H. Bei einem Oxydationsversuch mit Chromsäure entstand ein schweres sandiges Produkt, welches nicht kristallisierbar war und hartnäckig Spuren von Chrom festhielt.

Nach der Abscheidung dieses Körpers wurde die ätherische Balsamlösung mit 1-prozentiger Kalilauge geschüttelt, zwecks Abscheidung von Phenolen. Bei längerem Stehen der Alkalilösung, schneller durch Zufügen konzentrierter Lauge schieden sich braune Flocken ab (Myroxol nach German), die nicht in kristallisierter Form zu erhalten waren. Sie erweichen beim Erhitzen gegen 100°. Da sich bei der weiteren Behandlung der Balsamlösung mit Natriumbisulfit ergab, daß Aldehyde (Vanillin) oder Ketone nicht anwesend waren, wurde der Balsam nach dem Abziehen des Äthers verseift in der für die Verseifung des Cinnameïns des schwarzen Balsams angegebenen Weise[1]), worauf die flüchtigen Bestandteile durch einen kräftigen Wasserdampfstrom übergetrieben und als gelbliches Öl erhalten wurden. In dem Destillationsrückstand wurde nach dem Ansäuern neben einer größeren Menge eines braunen Harzes Zimtsäure nachgewiesen.

Die Charakterisierung des eben genannten Öls schien uns von den mitgeteilten Bestandteilen des Balsams am wichtigsten, zumal wir darin das aus dem schwarzen Balsam isolierte Peruviol[2]) in größerer Menge zu finden hofften. Infolge anderer Arbeiten wurde die Untersuchung des Öls seinerzeit zurückgestellt und erst später wieder aufgenommen. Die dabei erhaltenen Resultate folgen hier:

Das mit den Wasserdämpfen flüchtige Öl wurde in Äther aufgenommen, getrocknet und schließlich im Vakuum wiederholt fraktioniert. Bei 10 mm Druck ging zunächst ein Teil des Öls zwischen 60 und 135° über, der im Kolben verbleibende Rückstand erstarrte nach dem Erkalten zu einer strahligkristallinischen Masse. Das übergegangene Öl, von neuem der Destillation unterworfen, hinterließ wiederum einen Teil des kristallisierten Körpers, und es gelang nach 15 maligem Fraktionieren das Öl vollständig von diesem zu befreien. Der Siedepunkt sank dabei bis auf 112°, bei welcher Temperatur die Gesamtmenge des Öls konstant überging.

Die erhaltene Kristallmasse wurde nach dem Abpressen auf Ton aus verdünntem Alkohol bei niedriger Temperatur kristallisiert erhalten. Sie bildete hyazinthenähnlich riechende Nadeln vom Schmelzpunkt 33°, ihre Menge betrug 55 Proz. der Gesamtölmenge.

Beim Stehen an der Luft zersetzte sich die Substanz allmählich unter Bildung eines gelblichen, nach Benzaldehyd riechenden Öls. Unsere Annahme, daß Zimtalkohol vorliege, wurde bestätigt dadurch, daß der Körper beim Vermischen mit Zimtalkohol anderer Herkunft seinen Schmelzpunkt

---

[1]) Arch. d. Pharm. **237**, 272.
[2]) Arch. d. Pharm. **237**, 274.

(33°) beibehielt sowie durch Elementaranalyse und Darstellung des Dibromprodukts. Bei der Verbrennung gaben

0.1333 g Substanz 0.3926 g CO_2 und 0.0919 g H_2O.

Berechnet für $C_6H_5-CH = CH-CH_2OH$ 80.55 % C, 7.51 % H.

Gefunden . . . . 80.32 „ „ 7.71 „ „

Durch Bromieren des Körpers wurde das von Grimaux[1]) beschriebene Stycerindibromhydrin $C_6H_5.CHBr.CHBrCH_2OH$ dargestellt, indem zu dem in Chloroform gelösten Zimtalkohol unter starker Kühlung solange eine Lösung von Brom in Chloroform zugefügt wurde, als noch Entfärbung eintrat. Die nach dem Abdunsten des Chloroforms hinterbleibende kristallinische Masse wurde aus Äther in feinen weißen Nadeln vom Schm. 74° erhalten. Es gaben

0.1204 g Substanz 0.1528 g AgBr.

Berechnet für $C_6H_5.CHBr.CHBr.CH_2OH$ 54.42 % Br.

Gefunden . . . . 54.36 „ „

Das Öl, welches durch das Fraktionieren erhalten war, ging unter 10 mm Druck konstant bei 112° über und wurde daher als einheitlich betrachtet. Es stellt eine farblose, stark lichtbrechende Flüssigkeit dar, von angenehmem Geruch. Mehrere Analysen gaben — auch nach erneutem Fraktionieren — gut übereinstimmende Zahlen mit

C 84.19, 84.04, 84.07 %
H 10.40, 10.41, 10.64 %,

aus denen sich eine Formel $C_{20}H_{28}O$ oder $C_{20}H_{30}O$ berechnen würde. Es wurde nun versucht, zum Nachweis der Hydroxylgruppe eine Acetylverbindung herzustellen durch Kochen mit Essigsäureanhydrid und Natriumacetat. Das hierbei erhaltene, angenehm fruchtartig riechende Öl siedete unter 13 mm Druck bei 122 bis 124°. Aber weder die Elementaranalyse noch die Verseifungszahl gaben Werte, die sich mit einer der angegebenen Formeln vereinigen ließen.

Bei zahlreichen, unter verschiedenen Bedingungen ausgeführten Versuchen, durch Oxydation der Alkoholgruppe zu einer charakterisierbaren Säure zu kommen, gelang es unter vorsichtiger Anwendung von Natriumdichromat und Schwefelsäure, eine kleine Menge einer kristallisierten Säure vom Schm. 47.5° zu erhalten, die nach dem Vermischen mit Hydrozimtsäure ihren Schmelzpunkt nicht änderte und daher als solche angesehen werden konnte. Alle Versuche, eine größere Menge dieser Säure herzustellen, blieben jedoch erfolglos, da stets nur ölige Abscheidungen erhalten wurden, die wohl zum Kristallisieren neigten, aber nicht zum Erstarren gebracht werden konnten. Es ließen sich nur durch fraktionierte Fällung Silbersalze darstellen, deren Silbergehalt auf hydrozimtsaures Silber sich beziehen ließ:

---

[1]) Bull. **20**, 120.

0.1834 g von Fraktion I gab 0.0766 g Ag
0.2025 „ „   „ II „ 0.0849 „ „

Berechnet für $C_6H_5 . CH_2 . CH_2 . COOAg$ 42.00 % Ag.
Gefunden: I. 41.77 %, II. 41.92 % Ag.

Zum weiteren Nachweis der Anwesenheit einer Hydroxylgruppe in dem Öl wurde versucht, mit Hilfe von Phenylisocyanat ein Urethan darzustellen. Zu dem Zweck wurde 1 g des Öls mit 0.5 g Phenylisocyanat im Einschmelzrohr etwa 6 Stunden auf 100° erhitzt. Nach dem Erkalten war das Gemisch dickflüssiger geworden, ohne aber irgendwie Neigung zur Kristallisation zu zeigen. Nach wochenlangem Stehenlassen im Eisschrank (bei gewöhnlicher Temperatur erst nach 2 bis 3 Monaten) und durch häufiges Reiben der Gefäßwand mit einem Glasstabe konnte schließlich eine Kristallabscheidung herbeigeführt werden. Die Kristallmasse wurde durch Abpressen auf Ton von anhaftender Flüssigkeit befreit und durch Behandeln mit Benzol von nebenbei entstandenem Diphenylharnstoff gereinigt. Nach wiederholtem Umkristallisieren aus verdünntem Alkohol wurden lange feine Nadeln vom Schmelzpunkt 47—48° erhalten. Es gaben:

I 0.1384 g Substanz 0.3814 g CO_2, 0.0831 g H_2O,
II 0.2114 „   „   10.1 ccm Stickstoff bei 20° und 764 mm,

entsprechend

$$75.16 \% \; C \;\Big\} \; I$$
$$6.72 \text{ „ } H$$
$$5.59 \text{ „ } N \quad II$$
$$\underline{12.53 \text{ „ } O \quad —}$$
$$100.00 \%.$$

Aus diesen Zahlen berechnet sich die Formel $C_{16}H_{17}O_2N$, welche erfordert

$$75.24 \% \; C$$
$$6.71 \text{ „ } H$$
$$5.50 \text{ „ } N$$
$$\underline{12.55 \text{ „ } O}$$
$$100.00 \%.$$

Von Verbindungen dieser Formel mit dem Schm. 47—48° ist bisher eine einzige bekannt, nämlich das Urethan des Phenyl-n-propylalkohols,[1]) und es lag die Vermutung nahe, daß das aus dem Öl erhaltene Urethan mit dieser Verbindung identisch sei. Da außer der kurzen Notiz über den Schmelzpunkt dieser Verbindung keine weiteren Daten angegeben sind, wurde eine kleine Menge derselben zum Vergleich synthetisch hergestellt durch Hydrieren von Zimtalkohol nach der Vorschrift von Rügheimer[2]) unter Berücksichtigung der Angabe von Hatton und Hodgkinson,[3]) daß bei Gegenwart von viel Wasser aus Zimtalkohol vorzugsweise Phenylpropylalkohol bei der Reduktion

---

[1]) Ber. d. deutsch. chem. Ges. **33**, 2300 Anm.
[2]) Ann. Chem. **172**, 129.
[3]) Chem. Soc. 1881, I, 319.

entstehe, während sich andernfalls Phenyläthylen bilde. Der hier erhaltene Phenylpropylalkohol wurde in der oben angegebenen Weise mit Phenylsiocyanat behandelt, wodurch das Urethan vom Schm. 47—48⁰ in feinen Nadeln erhalten wurde. Beim Mischen dieser Verbindung mit dem aus dem Öl erhaltenen Urethan blieb der Schm. 47—48⁰ konstant, so daß also tatsächlich **Phenyl-propylalkohol** in dem Öl enthalten ist, wodurch auch die oben erwähnte Bildung von Hydrozimtsäure (Phenylpropionsäure) ihre Erklärung findet. Es wurde übrigens versucht, den Phenylpropylalkohol durch Verseifung des aus dem Balsam gewonnenen Urethans zurückzubilden, um ihn dann in Hydro-zimtsäure überzuführen. Es gelang zwar schließlich, aus 5 g Urethan durch Kochen mit alkoholischem Kali, Ansäuern der Lösung und Abdampfen des Alkohols ein mit Wasserdämpfen flüchtiges Öl in geringer Menge zu erhalten, das jedoch bei der von Rügheimer[1]) für die Oxydation von Phenylpropyl-alkohol zu Hydrozimtsäure angegebenen Methode kein faßbares Produkt lieferte. Mangel an Material verbot leider die Wiederholung des Versuchs.

Um eventuell eine Trennung des Phenylpropylalkohols von anderen Bestandteilen in dem Öl von S.P. 112⁰ (10 mm) herbeizuführen, wurde dieses wiederholt bei gewöhnlichem Druck fraktioniert. Es konnten keine kon-stanten Siedepunkte erhalten werden, und so wurden die einzelnen Fraktionen analysiert, um einen Anhalt über den Sauerstoffgehalt der einzelnen Teile zu gewinnen. Es gaben die Fraktionen von

226⁰	. . . . .	80.3 % C		9.5 % H	
228⁰	. . . . .	80.9 „ „		9.4 „ „	
230⁰	. . . . .	81.7 „ „		9.68 „ „	
235⁰	. . . . .	82.86 „ „		10.30 „ „	
240⁰	. . . . .	85.55 „ „		11.03 „ „	

Es zeigt sich aus diesen Zahlen, daß Phenylpropylalkohol nicht direkt isoliert werden konnte. Er enthält 79.36 Proz. C und 8.88 Proz. H, die Fraktionen sind also offenbar sämtlich noch mit einem höhersiedenden Kohlenwasserstoff verunreinigt, wofür auch das Resultat der Verbrennung der höchsten Fraktion spricht; die Summe der Prozente an C und H liegt nahe bei 100. Den Kohlenwasserstoff selbst rein zu erhalten, gelang nicht, doch möge erwähnt sein, daß er einen zedernholzartigen Geruch besitzt, dem wir überall da begegneten, wo auf die Anwesenheit des Kohlenwasserstoffs in fast reiner Form geschlossen werden konnte, auch bei Fraktion 240⁰.

Aus dem weißen Perubalsam haben wir somit isoliert: **Myroxocerin, freie Zimtsäure,** einen **kristallisierten Körper** (Schm. 270⁰), **Myroxol,** sowie mit Zimtsäure veresterten **Zimt- und Phenylpropylalkohol;** außerdem ist die Anwesenheit eines **Kohlenwasserstoffs** sehr wahr-scheinlich. Benzylalkohol und Peruviol, wichtige Bestandteile des schwarzen Perubalsams, wurden im weißen Perubalsam von uns **nicht** gefunden.

---

[1]) Ann. Chem. **172,** 123.

Über die Wurzel von Heteropteris pauciflora Juss., eine neue Verfälschung der Ipecacuanha. [1]

Von **C. Mannich** und **W. Brandt**.

Hierzu Abbildung S. 143.

Das Verdienst, rechtzeitig auf die Heteropteriswurzel als Verfälschung der Ipecacuanha hingewiesen zu haben, gebührt Hrn. Dr. Peckolt in Rio, dem unermüdlichen Erforscher der brasilianischen Heil- und Nutzpflanzen. In seinen Briefen an Hrn. Prof. Dr. Thoms teilt Dr. Peckolt über die Droge folgendes mit: Die Wurzel stammt mit Sicherheit von Heteropteris pauciflora Juss., zur Familie der Malpighiaceen gehörig. Die Pflanze ist in Brasilien schon lange bekannt; Dr. Peckolt sandte sie bereits im Jahre 1858 von Cantagallo aus an Martius zur Bestimmung. In Cantagallo wurde die Wurzel damals vom Volke Poaya cipo und Ipecacuanha falsa benannt und gegen Husten und Diarrhöe verwendet. Weil damals die echte Ipecacuanhawurzel des Urwaldes an Ort und Stelle nur mit 50 Pf. für das Kilo bezahlt wurde, beachtete Dr. Peckolt die Heteropteriswurzel nicht weiter, zumal er für seine Studien reiche Auswahl an anderen wichtigeren Pflanzen hatte. Jetzt hingegen, wo nach vielfacher Ausrodung des Urwaldes und bei sparsamer Zufuhr von Matto Grosso die echte Ipecacuanha in Rio mit 14 Mk. für das Kilogramm bezahlt wird, verkaufen die spekulativen Kräutersammler die Heteropteriswurzel als echte Ipecacuanha zu einem Preise von 5 Mk. für das Kilogramm. Viele Apotheker und Drogisten in Rio haben die Wurzel gekauft. Dr. Peckolt kaufte die Wurzel ebenfalls, aber nur unter der Bedingung, daß ihm die ganze Pflanze mitgebracht würde. Es gelang ihm so, zwei vollständige Exemplare, glücklicherweise mit Blüten, zu erhalten, die als Heteropteris pauciflora Juss. bestimmt werden konnten. Zur Sicherheit wandte sich Dr. Peckolt indessen noch an den Botaniker Dr. Capanema, interimistischer Direktor des dortigen botanischen Gartens, der die Bestimmung bestätigte. Dr. Peckolt sandte dann die Wurzel nebst einer von ihm daraus dargestellten weißen Substanz an Hrn. Prof. Dr. Thoms, der uns mit der weiteren Untersuchung betraute. Wir teilten uns in die Bearbeitung des

---

[1] Ber. d. deutsch. pharm. Ges. **14**, **297** [1904].

Materials in der Weise, daß der eine (Br.) den botanisch-pharmakognostischen Teil, der andere (M.) den chemischen Teil übernahm.

Die Resultate unserer Untersuchungen lassen sich dahin zusammenfassen, daß die Wurzel von Heteropteris pauciflora Juss. als Ersatzmittel der Ipecacuanha vollständig wertlos ist.

Glücklicherweise ist es · trotz beträchtlicher äußerer Ähnlichkeit nicht schwer, eine Unterschiebung der Heteropteriswurzel festzustellen. In ganzer Form ist eine Unterscheidung der beiden Wurzeln dadurch sehr erleichtert, daß die in der echten Ipecacuanha reichlich vorhandene Stärke der Heteropteris vollständig fehlt; auch für den Nachweis einer Verfälschung des Pulvers der echten Ipecacuanha mit dem Pulver der Heteropteriswurzel sind genügende Anhaltspunkte vorhanden. Was die Bestandteile der Wurzel anbetrifft, so fehlen Alkaloide vollständig. Dagegen findet sich in geringer Menge ein in konzentrisch angeordneten Nadeln kristallisierender Körper vor, über den erst später genauere Mitteilungen folgen können, da die bisher (aus 6 g Wurzel) erhaltene Menge zu einer eingehenden Untersuchung nicht ausreicht. Ferner enthält die Wurzel kleine Mengen eines sich mit Eisenchlorid grün färbenden Gerbstoffs und beträchtliche Mengen eines im Äußeren der Stärke oder dem Dextrin ähnlichen, aber optisch linksdrehenden Kohlehydrates, welches in trocknem Zustande der Zusammensetzung $C_6 H_{10} O_5 + \frac{1}{6} H_2 O$ entspricht und bei der Hydrolyse nur Lävulose liefert (siehe die folgende Mitteilung).

Botanisch-pharmakognostischer Teil.

Die Droge besteht aus der Wurzel der zur Familie der Malpighiaceen gehörenden Heteropteris pauciflora Juss., doch finden sich auch Teile des beblätterten Stengels und Früchte beigemischt. Die Wurzeln sind unverzweigt, ziemlich gewunden, querwulstig, deutlich längsgestreift, manchmal bis an den Holzkern aufgerissen, grau von Farbe und zeigen auf dem Querschnitt eine weißliche, gegen das Kambium hin bräunliche Rinde, die von einem dunklen Kork umgeben ist, und ein gelbliches Holz. Der Querbruch ist feinkörnig und läßt viele glitzerne Pünktchen erkennen. Wegen der zahlreichen, die Wurzel nie vollständig umlaufenden Querwülste erscheint das Holz meist exzentrisch. Es besitzt eine Dicke von etwa 1.00 mm, während die Wurzel selbst etwa 4.00 mm dick ist. Der Geschmack der Droge ist schwach bittersüß, ein Geruch fehlt. Im allgemeinen ist die Wurzel der echten Ipecacuanha äußerlich nicht unähnlich, jedoch ist die letztere etwas bräunlicher, stärker geringelt, nicht längstreifig, meist auch dünner.

Bedeutende Unterschiede zeigen sich nun bei mikroskopischer Betrachtung. Auf dem Querschnitt sieht man einen 6—10reihigen Kork, dessen äußere Zelllagen große Mengen eines dunkelbraunen Farbstoffes enthalten. Vielfach sieht man größere oder kleinere absplitternde Korkschüppchen. Unter dem Kork liegt das Phellogen, und auf dieses wiederum folgt eine breite, sehr unregelmäßig gebaute Mittelrinde. Die Zellen derselben erreichen bedeutende Größe, sind teils isodiametrisch, teils radialteils tangential gestreckt. Sie zeigen auch keine bestimmte Anordnung, nur hier und da ist eine solche angedeutet. Die Innenrinde ist ebenfalls ziemlich breit. Man sieht in ihr die Querschnitte der Siebröhren, Parenchym, Kambiform, sowie Kristalle und einen braunen Farbstoff führende Zellen. Kristallzellen und Farbstoffzellen kommen auch in der Mittelrinde vor. Ferner erkennt man in der Innenrinde die sekundären Markstrahlen. Ein schmales Kambium trennt die Rinde vom Holzkörper. Er zeigt auf dem Querschnitte radiale Anordnung. Man sieht die großen Gefäße und die sekundären Markstrahlen. Mark und primäre Markstrahlen fehlen natürlich. Es muß noch bemerkt werden, daß von der Endodermis nichts mehr zu sehen ist. Betrachtet man nun den Längsschnitt der Droge, so erkennt man folgende Verhältnisse: Fast ebenso unregelmäßig wie auf dem Querschnitt liegen auch hier die Parenchymzellen. Im Parenchym der Mittelrinde verstreut finden sich Farbstoffzellen und Zellen mit Calciumoxalat in großen Drusen. In der Innenrinde hingegen liegt das Oxalat in Kristallkammerfasern, welche die Siebröhren begleiten. Auch die Farbstoffzellen liegen meist in Komplexen. Die Siebröhren sind stark gewunden und haben einfache Siebplatten. Man findet im Leptom außerdem viel Parenchym und Kambiform. Das Holz enthält Gefäße von teilweise beträchtlicher Weite (bis 70 μ), mit Hoftüpfeln versehen und mit ringförmiger Perforation. Die Gefäße sind begleitet von Tracheiden, denen die bei Ipecacuanha vorkommenden seitlichen Löcher fehlen. Ferner findet man Ersatzfasern, Fasern und Parenchym; also mit Spaltentüpfeln ausgestattete Zellformen.

Von geformten Zellinhaltsstoffen sind nur Calciumoxalatkristalle zu erwähnen. Die Drusen der äußeren Rindenschichten werden bis 25 μ groß, die der Kristallkammerfasern 8—10 μ. Stärke fehlt vollständig. Dagegen ist in reichlicher Menge im Rindenparenchym ein anderer Nährstoff in Form von hyalinen Klumpen aufgespeichert. Er löst sich in kaltem Wasser nicht, ebensowenig in Alkohol, selbst wenn dieser heiß ist, wird von Kalilauge sofort und von Salzsäure langsam angegriffen und aufgelöst. In erwärmtem Wasser ist er löslich, kann aus dieser Lösung in Form von winzigen runden Kriställchen wieder gefällt werden durch Zusatz von absolutem Alkohol und geht nach Entfernung des Alkohols in kaltem Wasser sofort wieder in Lösung. Es ist daher anzunehmen, daß er sich schon beim Lösen in heißem Wasser zersetzt hat. Ein zweiter, ungeformter Zellinhaltsstoff sind die oben wiederholt erwähnten braunen Farbstoffklumpen. Es scheint sich hier um einen gerbstoffhaltigen oder gerbstoffartigen Körper zu handeln, da die Klumpen mit Ferrichlorid sich augenblicklich schwarz färben.

Von der echten Ipecacuanha unterscheidet sich diese Wurzel mithin in folgenden Punkten: Sie besitzt keine Stärke, besitzt keine Oxalatnadeln, sondern Oxalatdrusen, besitzt Farbstoffzellen, endlich im Holz echte Gefäße und größere Mengen Holzparenchym, welches im Holz der echten Ipecacuanha nur selten auftritt, da hier die sekundären Markstrahlen, wenn man von solchen reden will, aus Ersatzfasern aufgebaut werden. Diese Punkte genügen, um auch diese neue falsche Ipecacuanha mit Sicherheit im Pulver der echten nachweisen zu können.

Chemischer Teil.

Für die chemische Untersuchung standen nur noch 10 g Wurzel zur Verfügung, so daß die folgenden Angaben in mancher Hinsicht noch unvollständig sind und erst dann werden ergänzt werden können, wenn größere Mengen Material aus Brasilien eingegangen sein werden. — Bei der chemischen Untersuchung einer Wurzel, welche die Ipecacuanha ersetzen soll, war naturgemäß in erster Linie auf Emetin bezw. Ipecacuanhaalkaloide Rücksicht zu nehmen. Dr. Peckolt hat sich mit dem Nachweise von Emetin in der Wurzel bereits beschäftigt und teilt in einem seiner an Hrn. Professor Dr. Thoms gerichteten Briefe mit, daß er bisher kein Emetin gefunden habe. In der Tat enthält die Wurzel weder Emetin, noch ein anderes Alkaloid.

Zur Prüfung auf Emetin wurden 0.2 g der zerkleinerten Wurzel 10 Minuten lang mit warmer, verdünnter Salzsäure geschüttelt und auf das Filtrat Chlorkalk gestreut. Die schwach gefärbte Flüssigkeit wurde nicht rotgelb, wie es bei Gegenwart von Emetin hätte der Fall sein müssen, vielmehr trat infolge der bleichenden Wirkung des Chlorkalks eine deutliche Aufhellung der Farbe ein.

Ein im Verhältnis 1 : 5 bereitetes wässeriges Dekokt der Wurzel reagiert schwach sauer, besitzt gelbbraune Farbe und unangenehm bitterlichen zusammenziehenden Geschmack. Nach dem Erkalten tritt auf Zusatz von Jodwasser keine Blaufärbung ein, mithin enthält die Wurzel keine Stärke. — Nach dem Verdünnen mit der gleichen Menge Wasser färbt sich die Flüssigkeit auf Zusatz einer Spur Eisenchlorid grün; diese Färbung ist auf die Anwesenheit von Gerbstoffen zurückzuführen, welche sich auch schon durch den Geschmack zu erkennen geben. — Auch in diesem konzentrierten Auszuge (1 : 5 bereitet) war durch die Chlorkalk-Salzsäure-Reaktion Emetin nicht nachzuweisen. — Auf Zusatz von Kaliumquecksilberjodid entsteht keine Veränderung, auf Zusatz von Quecksilberchlorid eine schwache weißliche Trübung, die indessen durch Salzsäure wieder verschwindet. Nach dem Ansäuern mit Schwefelsäure tritt auf Zusatz von Kaliumwismutjodlösung keine Fällung ein; Alkaloide in wasserlöslicher Form sind also in der Wurzel bestimmt nicht enthalten.

Zur weiteren Prüfung auf Alkaloide wurden 6 g der grob gepulverten Wurzel mit 50 g 90-prozentigem Alkohol und 0,1 g Weinsäure eine halbe Stunde lang auf dem Wasserbade digeriert. Das Filtrat wurde stark eingedampft und der Rückstand mit Wasser aufgenommen, wobei ein rötlichweißer, undeutlich kristallinischer Körper ausfiel, der auf einem Filter gesammelt wurde. Das Filtrat wurde dreimal mit Äther ausgeschüttelt, dann mit Natronlauge schwach alkalisch gemacht und wieder dreimal mit Äther ausgeschüttelt. Die ätherischen Flüssigkeiten wurden dann bei geringer Wärme verdunstet. Die Ausschüttelung aus saurer Lösung hinterließ eine geringe Menge eines teilweise kristallinischen Rückstandes. Er wurde mit wenig angesäuertem Wasser aufgenommen und die Flüssigkeit mit einigen Alkaloidreagentien versetzt; es entstand indessen in keinem Falle ein Alkaloidniederschlag. Der äußerst geringe Rückstand der Ätherausschüttelung aus alkalischer Flüssigkeit wurde in derselben Weise auf Alkaloide geprüft, indessen gleichfalls mit negativem Erfolge.

Der soeben erwähnte undeutlich kristallinische Körper, der beim Durchrühren des alkoholischen Extrakts mit Wasser sich ausscheidet, ist natürlich noch nicht rein. Obgleich wegen der sehr geringen Menge, schätzungsweise 1—2 cg aus 6 g Wurzel, Reinigungsversuche nicht vorgenommen werden konnten, ist es doch gelungen, den Körper aus Äther oder einem Gemisch von Äther und Alkohol in konzentrisch angeordneten Nadeln zu erhalten, die ziemlich scharf bei 109° schmolzen. Der Körper ist stickstoffhaltig, gibt aber mit Kaliumwismuthjodidlösung oder mit Kaliumquecksilberjodidlösung keine Niederschläge, hat also nicht die Eigenschaften eines Alkaloids.

Durch kurzes Kochen mit sehr verdünnter Schwefelsäure tritt keine Abspaltung von Zucker ein, anscheinend erfolgt überhaupt keine Veränderung. In Natronlauge und Natriumkarbonat lösen sich die Kristalle auf, fallen aber beim Ansäuern nicht wieder aus. Ein bestimmter Schluß auf die Natur des Körpers läßt sich aus diesem Verhalten nicht machen, vielleicht ist er ein Säureamid.

Über das in reichlicher Menge in der Wurzel enthaltene, stärkeähnliche Kohlehydrat siehe die folgende Abhandlung.

Über ein hochmolekulares Kohlehydrat aus der Wurzel von Heteropteris pauciflora.[1]

Von C. Mannich.

Die Wurzel der Malpighiacee Heteropteris pauciflora enthält keine Stärke. Indessen ist sie keineswegs frei von Reservestoffen aus der Gruppe der Kohlehydrate, sie enthält vielmehr, wie schon aus der mikroskopischen Betrachtung des Querschnittes hervorgeht, in reichlicher Menge einen Stoff, welcher der Stärke ähnlich ist und ihre Stelle zu vertreten scheint, ohne jedoch die für Stärke charakteristischen Reaktionen zu geben.

Der Fall, daß hochmolekulare Kohlehydrate, die von der Stärke verschieden sind, von der Pflanze gespeichert werden, kommt, wenn auch nicht gerade häufig, so doch immerhin öfters vor. Zunächst sei an das Inulin erinnert, welches sich in der Familie der Kompositen nicht selten findet, z. B. in Inula Helenium, Dahlia, Cichorium Intybus, Helianthus tuberosus, Taraxacum officinale usw. Das Inulin unterscheidet sich von der Stärke scharf dadurch, daß es bei der Behandlung mit verdünnten Säuren Lävulose liefert, während aus Stärke bei der Hydrolyse bekanntlich Dextrose entsteht. Ferner sind einige stärkeähnliche Kohlehydrate bekannt, welche, obwohl von dem Inulin verschieden, ähnlich wie dieses bei der Hydrolyse ausschließlich oder fast ausschließlich Lävulose ergeben. Hier wären zu nennen das Irisin (aus Iris pseudacorus), das Triticin (aus Triticum repéns), das Sinistrin (aus Scilla maritima), das Graminin (aus Trisetum alpestre und anderen Gramineen). Andere stärkeähnliche Kohlehydrate liefern bei der Hydrolyse Dextrose und Lävulose nebeneinander, so das aus Dahlia variabilis und Helianthus tuberosus gewonnene Lävulin.

Seltener sind die Fälle, in denen die Pflanze Reservestoffe speichert, welche bei der Hydrolyse andere Zuckerarten, z. B. Galaktose und Mannose, ergeben. So läßt sich der Reservestoff der Steinnuß (Phytelephas macrocarpa), das sogenannte Seminin, durch Säuren in Mannose überführen. Das in den Zellmembranen der Lupinensamen enthaltene Paragalaktan geht bei der Behandlung mit Säuren in Galaktose über. Man sieht

---

[1] Ber. d. deutsch. pharm. Ges. **14**, 392 [1904].

also, daß die Pflanzen imstande sind, recht verschiedenartige hochmolekulare Kohlehydrate zu bilden und auch zu verwerten.

Unter den Zuckerarten, die zum Aufbau komplizierterer Kohlehydrate verwendet werden, nimmt die Glukose den ersten Platz ein; ist doch das Molekül der Stärke nur aus Glukoseresten gebildet. In andern, im Pflanzenreiche ebenfalls weit verbreiteten Kohlehydraten, wie im Rohrzucker, bildet die Glukose einen wesentlichen Bestandteil des Moleküls. Weit seltener schon tritt der Rest der Fruktose in kompliziertere Kohlehydrate ein; nur vereinzelte Fälle sind bekannt, in denen noch andere Zuckerarten von der Pflanze zum Aufbau von Reservestoffen verwertet werden. Aus diesem Grunde haben diejenigen Kohlehydrate, welche bei der Hydrolyse von der Dextrose verschiedene Zuckerarten liefern, stets die Aufmerksamkeit der Botaniker und Chemiker auf sich gezogen. Die folgenden Angaben über das Vorkommen einer stärkeähnlichen Substanz in der Wurzel von Heteropteris pauciflora, welche bei der Behandlung mit Säuren nur Lävulose liefert, dürften daher nicht ohne Interesse sein.

Das untersuchte Produkt ist nicht von mir dargestellt worden, ich erhielt es vielmehr von Hrn. Prof. Dr. Thoms, dem es von Hrn. Dr. Theodor Peckolt in Rio (Brasilien) mit den folgenden Angaben über die Bereitungsweise zugegangen war: Die Substanz wurde von Dr. Peckolt dargestellt, indem die mit Alkohol erschöpfte Wurzel mit siedendem Wasser extrahiert wurde, die abfiltrierte wässerige Flüssigkeit auf ein kleines Volumen eingedampft und mit neutralem Bleiacetat gefällt wurde. Die vom Niederschlage abfiltrierte Flüssigkeit wurde entbleit, zum dünnen Sirup eingedampft und dann mit Alkohol versetzt, bis keine weitere Trübung mehr bemerkbar war, worauf das ausgeschiedene Präzipitat (I) gesammelt wurde. Das alkoholische Filtrat von dieser Fällung zeigte bei Anfang des Abdampfens wieder Ausscheidung einer weißen Substanz (II). Diese letztere, welche offenbar mit dem durch Alkohol aus der wässerigen Lösung ausgeschiedenen Präzipitat (I) identisch ist, habe ich auf Veranlassung des Hrn. Dr. Thoms untersucht.

Das etwas gelbliche Präparat wurde zunächst zur Reinigung in Wasser gelöst und durch vorsichtigen Zusatz von Alkohol wieder ausgefällt. Diese Operation wurde dreimal wiederholt. Die Substanz bildet dann ein weißes, im Äußeren der Stärke ähnliches Pulver von schwachem, nicht süßem Geschmack, das bei mikroskopischer Betrachtung aus runden Körnern zusammengesetzt erscheint. Trotz der Reinigung enthielt sie immer noch 0,1 Proz. Asche. Das Produkt ist außerordentlich hygroskopisch, so daß man nur durch Trocknen im Vakuum über Schwefelsäure oder bei 100° Gewichtskonstanz erreicht. Es zieht leicht bis zu 10 Proz. Wasser an, zerfließt aber dabei nicht, sondern erscheint bei äußerlicher Betrachtung vollkommen trocken. Die beiden folgenden Analysen, von denen I. mit im Vakuumexsikkator über Schwefelsäure getrockneter Substanz, II. mit bei 100° getrockneter Substanz ausgeführt wurde, zeigen, daß es sich bei dem Körper nur um ein Kohlehydrat handeln kann. Die angewandte Menge ist auf aschefreie Substanz umgerechnet.

I. 0.1770 g Substanz lieferten 0.2843 g CO_2 und 0.0959 g H_2O.
II. 0.1694 „ „ „ 0.2714 „ „ „ 0.0945 „ „

Berechnet für	Berechnet für	Gefunden	
$C_6H_{10}O_5$	$C_6H_{10}O_5 + {}^1/_6 H_2O$	I.	II.
C : 44.42 %	C : 43.61 %	C : 43 81 %	43.70 %
H : 6.23 „	H : 6.32 „	H : 6.07 „	6.25 „

Man sieht, daß auch durch Trocknen bei 100° nicht ein Körper von der Zusammensetzung $C_6H_{10}O_5$ erhalten wird, sondern daß immer noch etwa $^1/_6$ Molekül Wasser gebunden ist. Kohlehydrate, die nach vollständigem Austrocknen der Zusammensetzung $C_6H_{10}O_5 + {}^1/_6 H_2O$ entsprechen, sind übrigens mehrfach bekannt; so hat man für die schon kurz erwähnten Kohlehydrate Graminin, Irisin und Triticin ebenfalls die Formeln $C_6H_{10}O_5 + {}^1/_6 H_2O$ aufgestellt. Das Molekulargewicht ist indessen sicher ein Vielfaches des durch diese Formel ausgedrückten Wertes; bei einer nach der kryoskopischen Methode vorgenommenen Molekulargewichtsbestimmung wurde eine so geringe Gefrierpunktserniedrigung beobachtet, daß sie fast noch innerhalb der Fehlergrenzen liegt.

Beim Erhitzen im Kapillarröhrchen bleibt der Körper bis 140° unverändert, erweicht dann, ist bei 160° dickflüssig, aber nicht durchsichtig, fängt bei 195° an infolge Schäumens sich auszudehnen und geht bei 210° infolge Zersetzung im Röhrchen ziemlich rasch in die Höhe.

Die Substanz löst sich, wenn man die Bildung von Klumpen vermeidet, in kaltem Wasser ziemlich leicht auf, in heißem Wasser sehr leicht. Die wässerige Lösung reduziert, auch bei längerem Kochen, Fehlingsche Lösung nur spurenweise; erwärmt man sie aber vorher kurze Zeit mit verdünnter Salzsäure, so wird Fehlingsche Lösung sehr stark reduziert. — Kocht man die Substanz mit 25-prozentiger Salzsäure, so tritt rasch Bräunung ein, da die unter dem Einfluß der Säure aus dem Kohlehydrat entstehende Lävulose gegen konzentrierte Säuren sehr empfindlich ist. — Die wässerige Lösung gibt mit Barytwasser einen weißen Niederschlag und reduziert ammoniakalische Silberlösung bei kurzem Kochen.

Die Lösung des Kohlehydrates gibt beim Erwärmen mit Phenylhydrazin und Chlornatrium in ganz schwach essigsaurer Lösung auf dem Wasserbade selbst nach $2^1/_2$ Stunden nur eine winzige Menge Osazon. Man erhält ein Osazon aber in sehr reichlicher Menge, wenn man die Lösung des Kohlehydrats vorher mit 0.1-prozentiger Salzsäure einige Zeit auf dem Wasserbade erwärmt hat. Das entstehende Osazon ist Glukosazon (Schm. 204°).

Das Kohlehydrat in unveränderter Form ist nicht gärungsfähig, wohl aber entsteht beim Behandeln mit verdünnten Säuren ein gärungsfähiger Zucker. 0.5 g Substanz wurden mit 30 ccm Salzsäure von 0.02 Proz. HCl $^3/_4$ Stunde lang auf dem Wasserbade erwärmt; wie unten gezeigt werden wird, ist nach dieser Behandlung die Hydrolyse praktisch beendet. Die Flüssigkeit wurde dann mit Natronlauge neutralisiert und mit Hefe 36 Stunden lang im Brutschrank bei 34° der Gärung überlassen. Dann wurde aufgekocht, filtriert und mit Fehlingscher Lösung geprüft. Es zeigte sich keine Spur von Reduktion mehr, so daß mithin aller Zucker vergoren war. Der beim Eindampfen der vergorenen Lösung hinterbleibende geringe Rückstand bestand zum größten Teile aus Natriumchlorid. — Zuckerarten, die mit gewöhnlicher Hefe vergären, kennt man nur vier: d-Glukose, d-Fruktose, d-Mannose und d-Galaktose, von denen die d-Fruktose optisch stark linksdrehend, die andern drei mehr oder weniger stark rechtsdrehend sind. Das Drehungsvermögen der bei der Hydrolyse mit Säuren entstehenden Zuckerlösung mußte also wichtige Hinweise auf die Natur der vorliegenden Zuckerart liefern.

Nachdem orientierende Versuche gezeigt hatten, daß sowohl das Kohlehydrat selbst, als auch der daraus durch Säure entstehende Zucker stark linksdrehend waren, wurde die spezifische Drehung genau festgestellt.

Eine Lösung mit einem Gehalt von 6.068 Proz. Kohlehydraht (spezifisches Gewicht 1.0235) drehte bei Natriumlicht im 2-Dezimeterrohr bei 20° um 5.09° nach links. Daraus berechnet sich die spezifische Drehung des Kohlehydrates zu

$$[a]_D = -40.98°.$$

Es war nun noch die spezifische Drehung des bei der Hydrolyse mit Säuren entstehenden Zuckers zu bestimmen. Da man wegen der starken Linksdrehung Lävulose erwarten durfte, so mußte die Behandlung mit Säuren sehr vorsichtig vorgenommen werden, da Lävulose gegen Säuren empfindlich ist und, namentlich in konzentrierter Lösung, leicht Reversionserscheinungen[1] zeigt.

Die Lösung, mit der die Drehung des Kohlehydrats bestimmt worden war, wurde mit soviel Salzsäure versetzt, daß ihr Gehalt an HCl 0.04 Proz. betrug und dann 10 Minuten lang im Wasserbade erwärmt. Nach dem Abkühlen auf 20° und Herstellung des ursprünglichen Gewichtes wurde die Drehung im 2 Dezimeterrohr bestimmt, sie betrug —9.5°, war also durch die kurze Einwirkung der Säure um —4.5° gestiegen. Die Lösung wurde dann noch zweimal im Wasserbade je $\frac{1}{4}$ Stunde lang erwärmt, wodurch die Drehung auf —11.55° stieg und bei diesem Werte konstant blieb.

Will man aus dieser Zahl die spezifische Drehung des in Lösung befindlichen Zuckers berechnen, so hat man zu beachten, daß die Lösung, welche vorher 6.068 Proz. Kohlehydrat enthielt, jetzt infolge Wasseraufnahme bei der Hydrolyse einen höheren Prozentgehalt an Zucker besitzt; ferner konnte sich das spezifische Gewicht der Lösung geändert haben. Die Korrektur, die man anbringen muß, um den Gehalt der ursprünglichen Lösung an Kohlehydrat in den Zuckergehalt nach der Inversion

---

[1] Wohl, Ber. d. deutsch. chem. Ges. **23**, 2084.

umzurechnen, ist einigermaßen willkürlich, da die elementare Zusammensetzung des Kohlehydrates nicht völlig sicher bekannt ist. In der Tat ist es, zumal bei einer derart hygroskopischen Substanz, kaum möglich, durch Elementaranalyse zu entscheiden, ob das Kohlehydrat der Formel $C_6H_{10}O_5 + \frac{1}{6}H_2O$ oder $C_6H_{10}O_5 + \frac{1}{4}H_2O$ entspricht, da die Differenzen innerhalb der Fehlergrenzen liegen. Der folgenden Berechnung ist die Formel $C_6H_{10}O_5 + \frac{1}{6}H_2O$ zugrunde gelegt. Dann beträgt der Zuckergehalt der vorher 6.068-prozentigen Lösung jetzt 6.62 Proz. Bei einer Drehung von -11.55° im 2-Dezimeterrohr und einem spezifischen Gewicht der Lösung von 1.025 berechnet sich die spezifische Drehung des durch Hydrolyse aus dem Kohlehydrat entstandenen Zuckers für 20° C zu

$$[a]_D = -85.21^\circ.$$

Nimmt man die Zusammensetzung des Kohlehydrates zu $C_6H_{10}O_5 + \frac{1}{4}H_2O$ an, so findet man die spezifische Drehung des Zuckers zu -85.88°.

Diese Werte kommen dem spezifischen Drehungsvermögen der Lävulose, welches bei 20° für Lösungen ähnlicher Konzentration etwa -91° beträgt, so nahe, daß man annehmen darf, daß bei der Hydrolyse des Kohlehydrats nur Lävulose entsteht. Die Differenz ist, da es sich nicht um kristallisierte Präparate handelt, schon erklärlich, zumal es überhaupt Schwierigkeiten zu haben scheint, Lävulose durch Hydrolyse von Lävulanen in so reiner Form zu erhalten, daß die Lösung die richtige spezifische Drehung zeigt. So haben Hönig und Schubert[1]) gezeigt, daß durch Einwirkung von $\frac{1}{2}$-prozentiger Schwefelsäure Inulin in 18- bis 20-prozentiger Lösung sich nicht vollständig in Lävulose überführen läßt, sondern daß nebenher schwächer drehende und schwächer reduzierende, dextrinartige Körper entstehen. Die richtige Erklärung dafür hat Wohl[2]) gegeben, indem er feststellte, daß die Bildung der schwächer drehenden Substanzen von geringerem Reduktionsvermögen auf Kondensation der Lävulose unter dem Einfluß der Säure, also Reversion, zurückzuführen ist.

Es ist nun noch zu entscheiden, ob das vorstehend beschriebene Kohlehydrat eine neue Verbindung darstellt, oder ob es mit einem anderen, schon beobachteten identisch ist. In der Literatur finden sich eine Anzahl stärkeähnlicher Substanzen beschrieben, die mit dem Kohlehydrat aus Heteropteris pauciflora zweifellos große Ähnlichkeit haben; so das Tricitin aus der Wurzel von Triticum repens, das dem Triticin sehr ähnliche Kohlehydrat aus Dracaena australis, das Graminin aus Trisetum alpestre und den Rhizomen anderer Gramineen, das Sinistrin der Meerzwiebel, das Irisin aus Iris Pseud-Acorus, die Kohlehydrate aus den Wurzeln von Phleum pratense und den Rhizomen von Baldingera arundinacea. Alle diese geben, wie das Inulin, bei der Hydrolyse ausschließlich oder fast ausschließlich Lävulose. Sie unterscheiden sich aber sowohl von diesem als auch untereinander durch

---

[1]) Monatshefte für Chemie, 8, 547.
[2]) Ber. d. deutsch. chem. Ges. 23, 2105.

verschieden starke optische Linksdrehung, durch ihre Schmelz- bezw. Zersetzungspunkte, die oft nicht scharf sind, sowie durch verschiedene Löslichkeit in Wasser. Die Eigenschaften des vorstehend beschriebenen Kohlehydrates aus Heteropieris pauciflora, des Heteropterins, wie man es nennen darf, stimmen nun nicht völlig mit denen irgend eines dieser Kohlehydrate überein. Die Unterschiede finden sich entweder im Drehungsvermögen beim Vergleich mit Inulin, Irisin, Phleïn), oder im Schmelzpunkt (beim Vergleich mit Graminin, Phleïn), oder in den Löslichkeitsverhältnissen. Die größte Übereinstimmung zeigt noch das Triticin.

Alle diese Kohlehydrate, das Heteropterin eingeschlossen, dürften nicht einheitlich sein, sondern aus einem Gemisch sehr ähnlicher Kondensationsprodukte der Lävulose, für dessen Trennung es bisher an Methoden fehlt, bestehen. Diese Ansicht ist bereits früher von Tollens[1]) ausgesprochen worden. Daß hingegen diese Kohlehydrate erhebliche Mengen Inulin enthalten können, wie es Tollens für möglich hält, ist unwahrscheinlich, da das Inulin wegen seiner Unlöslichkeit in kaltem Wasser doch wohl leicht zu entfernen sein müßte.

---

[1]) Handbuch der Kohlehydrate, 2, 240.

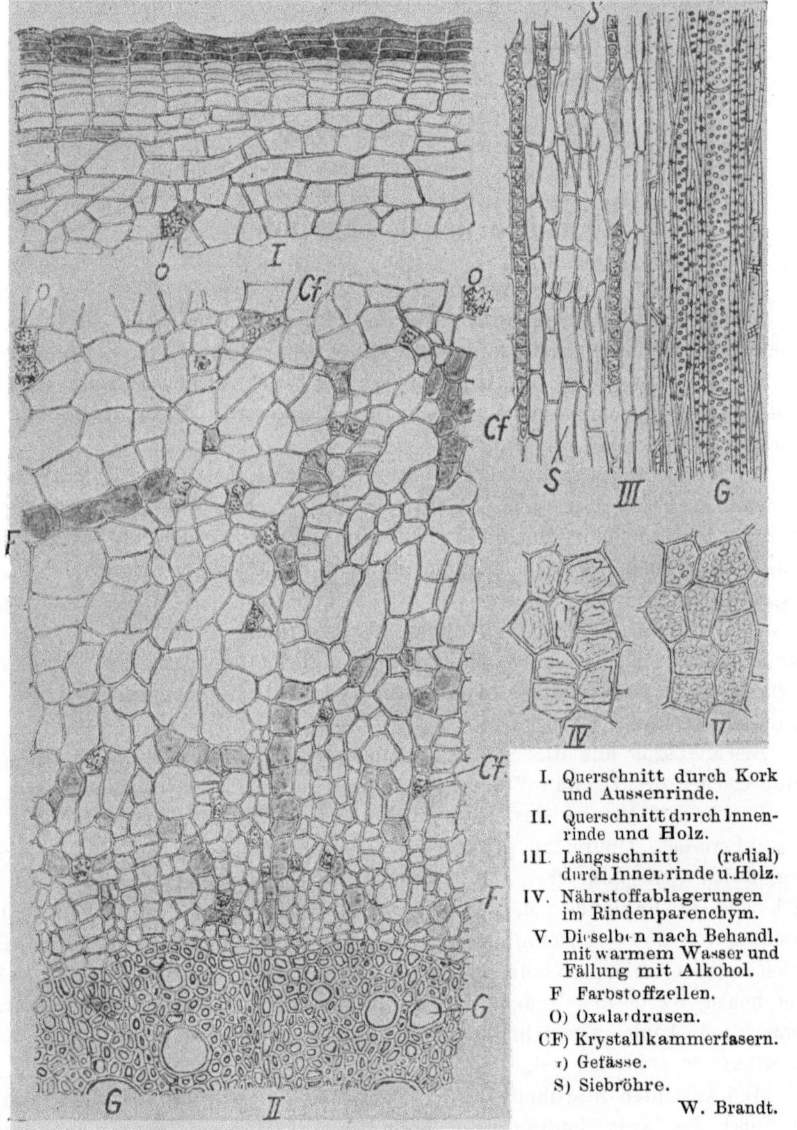

I. Querschnitt durch Kork und Aussenrinde.

II. Querschnitt durch Innenrinde und Holz.

III. Längsschnitt (radial) durch Innenrinde u. Holz.

IV. Nährstoffablagerungen im Rindenparenchym.

V. Dieselben nach Behandl. mit warmem Wasser und Fällung mit Alkohol.

F Farbstoffzellen.

O) Oxalatdrusen.

CF) Krystallkammerfasern.

г) Gefässe.

S) Siebröhre.

W. Brandt.

Heteropteris pauciflora (Juss.).   Vergröß. 175 fach.

Über deutsches Opium.

Von **H. Thoms.**

In der XIII. Abteilung Pharmazie und Pharmakognosie der 76. Versammlung deutscher Naturforscher und Ärzte in Breslau am 19. September 1904 habe ich über eine Opiumgewinnung berichtet, die im Sommer 1904 auf dem zum Pharmazeutischen Institut der Universität Berlin in Dahlem gehörigen Grundstücke vorgenommen wurde.

Der kurze Bericht, der über diesen Vortrag in den Fachblättern erschien, hat mir mehrere Zuschriften mit wertvollen Hinweisen auf bis dahin mir noch unbekannte und Einsendungen mir unzugänglicher Literaturquellen eingetragen, welche die Opiumkultur in Deutschland behandeln. Außerdem hat Herr O. Hesse in der Süddeutschen Apotheker-Zeitung (44. Jahrg. No. 82, 1904, S. 719) einige Bemerkungen an meinen Vortrag geknüpft, welche sich insbesondere mit der in den 70er Jahren des vorigen Jahrhunderts in Württemberg in größerem Maßstabe vorgenommenen Opiumkultur beschäftigen.

Einen Auszug aus diesen Literaturangaben stelle ich dem Bericht über meine eigenen praktischen Versuche voran.

Bereits seit Anfang des vorigen Jahrhunderts sind in Europa Versuche gemacht worden, Opium zu gewinnen, so in Mitteldeutschland, in Württemberg, Baden, Schlesien, ferner in Österreich, besonders aber auch in Frankreich und in England. Man findet als Resultat angegeben, daß hierbei Produkte von guter Beschaffenheit mit einem Morphiumgehalt bis 20 Proz. erzielt worden seien. Vielfach begegnet man aber der Meinung, daß bei dem hohen Werte des Bodens und den hohen Arbeitslöhnen, besonders in Deutschland, keine Aussicht auf Erfolg mit einer Opiumkultur in unserm Vaterlande zu erwarten sei.

Die Ansichten hierüber sind indes gerade so geteilt, wie über die Frage, ob außer den Kulturbedingungen auch die betreffende Mohnart auf den Gehalt des erzielten Opiums an Alkaloiden von Einfluß ist.

Als Erster in Deutschland scheint sich mit der Opiumgewinnung der rühmlichst bekannte Apotheker Friedrich Heinrich Biltz in Erfurt beschäftigt zu haben.

In der nach dem Tode desselben vom Geheimen Hofrat Dr. Tromms-
dorff in Erfurt verfaßten Lebensbeschreibung Biltz' heißt es:

„Eine der umfassendsten Arbeiten, welche Biltz geliefert hat, ist die
chemische Untersuchung des Erfurter Opiums im Vergleiche mit dem orientalischen (Trommsdorffs Journal d. Pharmazie 23, 1 St. 2.45). Die Veranlassung dazu war folgende: Der Erfurter Gewerbeverein faßte vor einigen
Jahren die Einsammlung des Opiums nach des Engländers Thourg Methode
als einen neuen Erwerbszweig für unsre Gegend auf, wo viel Mohn gebaut
wird, und es wurde im Jahre 1828 ein Versuch gemacht. Dieser wurde
im folgenden Jahre unter der Leitung und Aufsicht unsres Biltz wiederholt. Die nasse Witterung war leider der Ernte nicht günstig, und es
wurde nur eine verhältnismäßig geringe Menge Opium gewonnen, und zwar
sowohl aus dem blausamigen als auch aus dem weißsamigen Mohn. Dieses
Opium wurde nun genau durch Biltz untersucht und zwar im Vergleiche
mit der besten Sorte des orientalischen Opiums. Hier zeigte sich nun
unser Biltz als einer der scharfsinnigsten und genauesten Phytochemiker, und
seine Analyse kann als Muster einer sorgfältigen chemischen Arbeit aufgestellt werden. Genial ist der Gedanke, von dieser eben so mühsamen weitläufigen
und verwickelten Analyse ein Bild zu entwerfen, das einen deutlichen
Überblick gewährt und gleichsam eine Dichotomia analyseos opii darstellt."

Die von Biltz ausgeführte Untersuchung[1]) betrifft 3 Sorten. Opium.

1. Von orientalischem Mohn gewonnenes und mit allen Kennzeichen der
   Güte bezogenes Opium.

2. Von blausamigem Mohn in den Jahren 1829 und 1830 bei Erfurt
   selbst gesammeltes Opium.

3. Von weißsamigem Mohn 1830 bei Erfurt selbst gesammeltes Opium.

Biltz berichtet, das Einsammeln des Opiums von einheimischem Mohn
geschah durch Knaben mittels Ritzens der Mohnköpfe, wozu ein Instrument
diente, bestehend aus vier scharfen, in Holz nebeneinander gefaßten ovalen
Stahlklingen, die nicht tiefer als nötig einschnitten, damit die Kapsel geschlossen blieb und das Reifen des Samens nicht benachteiligt wurde; die
hervorquellenden Safttropfen wurden mit einem Pinsel in ein weißblechenes
Gefäß gestrichen und aus diesem die an jedem Tage gesammelte Menge in
ein flaches Porzellangefäß ausgeleert und gelind verdunstet.

Das untersuchte Opium vom blausamigen Mohn von 1830 war schwärzlich
braun, blieb nach dem Trocknen elastisch, hatte einen sehr starken Geruch,
dem des orientalischen ähnlich, aber wegen des frischen Zustandes strenger,
und starken Opiumgeschmack. Das Opium derselben Sorte von 1829 war
ebenso beschaffen, hatte aber nach dem Trocknen mehr Sprödigkeit. Das
Opium vom weißsamigen Mohn war graubraun, nach dem Trocknen spröde
und von starkem Geruch und Geschmack, doch etwas schwächer als das
vom blauen Mohn.

---

[1]) Pharm. Centralbl., 19. Nov. 1831, No. 48.

Die Resultate der Analyse des Opiums im trockenen Zustande waren nach Biltz die folgenden:

	Orientalisches Opium	Opium vom blausamigen Mohn 1830	Opium vom blausamigen Mohn 1829	Opium vom weißsamigen Mohn 1829
Morphin	9.25 %	20.00 %	16.50 %	6.85 %
Narkotin	7.50 „	6.25 „	9.50 „	33.00 „

Biltz beschreibt die angewandte Methode der Alkaloidbestimmung genau, die unter Berücksichtigung unserer Erfahrungen allerdings als nicht ganz einwandsfrei in allen Stücken angesehen werden kann. Besonders überraschen muß der von Biltz gefundene hohe Gehalt an Narkotin in Opium aus weißsamigem Mohn.

Über die umfangreichen Versuche zur Opiumgewinnung, welche in den 70er Jahren des vorigen Jahrhunderts besonders in Württemberg betrieben wurde, verdanken wir Hrn. Geh. Hofrat Dr. von Jobst eingehende Mitteilungen. In dem Wochenblatt für Land- und Forstwissenschaft Württembergs (Jahrgang 1871, No. 26), herausgegeben von der Königl. Württemb. Zentralstelle für die Landwirtschaft, hat v. Jobst unter Beleuchtung der bestehenden Preisverhältnisse auf die Zweckmäßigkeit einer Opiumgewinnung im Inlande hingewiesen. Dieser Artikel „Über die Gewinnung des Opiums auf einheimischen Mohnfeldern" erscheint mir so interessant, daß ich ihn nachfolgend wiedergeben möchte. Es heißt in dem Aufsatz:

„Das in den Apotheken zu kaufende kostbare Opium aus dem Safte der noch grünen Samenkapseln des Mohns (Magsamen) gewonnen, wurde bisher hauptsächlich aus Klein-Asien bei uns eingeführt und war man auch der Meinung, daß hierzu ein besonderes Klima und eine eigene Art von Mohn notwendig sei. Neuere Erfahrungen haben nun gezeigt, daß auch unser gewöhnlicher Mohn, der, soweit dies vom Klima abhängt, überall noch gut reift, wo das Wintergetreide noch mit gutem Erfolg gebaut wird, zur Gewinnung des Opiums unbeschadet der Samen-Erzeugung benützt werden kann. Er ist in Württemberg fast überall bekannt, weil er in denjenigen Gegenden, in welchen er nicht im großen gebaut wird, sehr häufig in Gärten angetroffen wird, in welchen Salatöl für den Hausgebrauch erzielt wird, deshalb soll auch hier nur eine kurze Beschreibung für den Anbau der nachfolgenden Anleitung zu der noch unbekannten Gewinnung des Opiums vorausgehen.

Der Mohn gedeiht am besten auf kalkhaltigem Lehmboden, ist aber überhaupt nicht sehr wählerisch, nur geht er in sehr schwerem Boden nicht gerne auf, und in leichtem Sandboden hat er zu wenig Halt und wird, wenn die Stengel einmal steif sind, durch Stürme leicht umgeworfen. Der Acker zu Mohn muß kräftig sein, daher bald nach der vorhergehenden Ernte im Herbste gedüngt und seicht gestürzt werden; vor Winter wird dann zum zweitenmal in voller Tiefe gepflügt und der Boden in rauher Furche dem Frost überlassen, damit er zur Aufnahme des sehr kleinen

Samens recht fein zerkrümmelt werde. Im Frühjahr wird, um diese seine Zerkrümmelung sowie die Winterfeuchtigkeit in dem tiefern Boden zu erhalten, nicht mehr gepflügt. Man säet den Mohn gewöhnlich sehr früh, es erleichtert aber seinen Anbau sehr, wenn man den Acker nach dem Froste ruhig liegen läßt, bis das Unkraut an seiner Oberfläche keimt; nun wird geeggt und damit das gekeimte Unkraut zerstört, darauf alsbald der Mohnsamen gesäet und nur leicht durch Anwendung der Walze oder einer Dornegge bedeckt. Wegen der folgenden Bearbeitung der Felder, besonders aber zum Zweck der späteren Opiumgewinnung, säet man am besten in Reihen mit Maschinen oder im Kleinen mit dem Säehorn.

Wo im Frühjahr noch gepflügt und danach dem Unkraut nicht Zeit zum Keimen gelassen wird, ehe die Saat erfolgt, muß, da das Unkraut dann mit — ja bei rauher Witterung oft vor dem Mohn aufgeht, bald gehackt werden, um dasselbe zu zerstören, im andern Fall kann man damit länger zuwarten, bis die Mohnpflänzchen mehr erstarkt und die tiefer liegenden Unkrautsamen auch zum Keimen gekommen sind, oder der Acker durch Regen mit einer Kruste überzogen wurde. Wenn die Pflanzen 5—6" hoch sind, werden sie verzogen, so daß sie 4—5" von einander stehen bleiben. Später wird je nach dem Zustand des Bodens gehackt und zuletzt gehäufelt, letzteres namentlich auf leichtem Boden, um die Pflanzen mehr vor dem Umfallen zu schützen. Die Samenernte wird zuletzt landüblich vorgenommen."

Über die Gewinnung des Opiums gibt Herr v. Jobst folgende kurze Anleitung:

„1. Die Aussaat des Mohns hat zur gewohnten Zeit zu geschehen, es wird jedoch empfohlen, dieselbe in Reihen vorzunehmen und das erste Mal nur die eine Hälfte des Grundstücks, die andere Hälfte etwas später auszusäen; dies hat zum Zweck, unbeschadet der Samen-Gewinnung die Opium-Ernte in zwei Teile zu teilen und so mit den vorhandenen Arbeitskräften eher nachzukommen.

Nach bisherigen Erfahrungen ist unter den verschiedenen Spielarten des Mohns ein wesentlicher Unterschied in der Opium-Ausbeute nicht wahrzunehmen gewesen.

2. 10—14 Tage nach dem Abfallen der Blumenblätter ist der richtige Zeitpunkt zur Gewinnung des Opiums gekommen; ein weiteres Erkennungszeichen hierfür ist, daß alsdann die Mohnkapseln mit einem weißen, wachsartigen Beschlag erscheinen. Man wählt nun frühe Morgenstunden oder auch passende Tageszeit bei bedecktem Himmel zum Anritzen der Mohnkapseln und zur Einsammlung des Milchsaftes aus. Tau, Regen, Wind, wie andererseits große Hitze, sind der Opium-Gewinnung gleich nachteilig.

3. Das Anritzen der Mohnkapseln geschieht mittelst einiger gleichlaufender Einschnitte um die Kapsel herum, welche jedoch die Kapselwände nicht vollständig durchschneiden dürfen; es sind zu diesem Zweck folgende Instrumente vorzuschlagen:

  a) ein gewöhnliches Messer, dessen Klinge durch einen Überzug von Leinwand oder Leder gegen zu tiefes Eindringen geschützt ist;

  b) Federmesser, dessen zwei gleichlaufende Klingen durch einen dazwischen getriebenen Holzkeil vor allzu tiefem Eindringen in die

Kapselwand gesichert sind; dieses Instrument macht zwei Einschnitte auf einmal;

c) der Odephsche Ritzer, à 54 kr. bei Gebr. Dittmar in Heilbronn zu haben, macht drei gleichlaufende Einschnitte;

d) Mohn-Ritzer nach Hesse, à fl. 1. von Gebr. Müller in Stuttgart zu beziehen, bewirkt gleichzeitig zwei Ritzen wie der Ritzer lit. c., zeichnet sich jedoch vor diesem durch leichtere Handhabung und bessere Wirkung aus. Ein Versuch an wenigen Mohnkapseln wird bald ergeben, wie weit die Spitzen der Messer freigelassen werden dürfen, ohne die Kapselwand selbst zu durchschneiden.

Alle diese Werkzeuge sind tatsächlich erprobt, doch mag als dem vorliegenden Zweck am meisten entsprechend der Mohnritzer lit. d. empfohlen werden. Außerdem hat das Bestreben, das Anritzen der Mohnpflanze, diesen schwierigsten Teil der Opium-Gewinnung, so leicht und einfach als möglich zu gestalten, im Laufe dieses Winters noch zur Erstellung des nachfolgend näher beschriebenen Instruments Veranlassung gegeben, welches aber erst im kommenden Sommer an den Mohnkapseln noch praktisch erprobt werden muß, nämlich:

e) die Mohnschere nach Jobst à fl. 1. 18 kr., von Paul Henger in Stuttgart verfertigt, soll die Mohnkapsel durch einen einfachen Schnitt in zwei gleichlaufende Linien auf einmal anritzen; dieselbe hätte den Vorzug, daß zum Anritzen einer Kapsel nur je ein Handgriff erforderlich wäre, während die Werkzeuge a—d mindestens zweimaliges Ansetzen bedingen.

Bei größeren Grundstücken mag jede Kapsel nur einmal und zwar mit mindestens zwei gleichlaufenden Einschnitten um die Kapsel herum angeritzt werden; auf kleineren Besitzungen kann eine wiederholte Ritzung versucht werden, die anscheinende Saftmenge wird bald entscheiden, ob ein solcher Mehraufwand an Arbeit sich verlohnt.

4. Der aus den Ritzen getretene Milchsaft, welcher Opium heißt, wird ein wenig auf der Kapsel erhärten gelassen, dann mit einem gewöhnlichen Messer abgestreift und vom Sammler in einer am Gürtel befestigten Blechbüchse verwahrt.

5. Das gewonnene Opium wird nun in dünnen Kuchen auf Holz, Blech, Porzellan oder Glas an der Sonne oder aber, wo dies zu Gebot steht, in künstlicher Wärme getrocknet. Da die Ware nach ihrem Gehalt gewertet wird, so kommt es auf deren Form nicht an, man darf vielmehr von einer Umhüllung mit Mohn- oder Tabak-Blättern abraten.

6. Ein Morgen Mohn kann bis zu acht Pfund Opium ergeben, bei größeren Besitzungen kommt es aber weniger darauf an, alles Opium zu gewinnen, als mit möglichst wenig Aufwand von Arbeit die am leichtesten zu sammelnden Anteile von Opium einzutun.

7. Für inländisches Opium konnte im August v. J. fl. 15. per Pfund und späterhin ein noch höherer Preis bezahlt werden; man weiß aber nicht,

wie sich in diesem Jahre die Preise des für uns derzeit maßgebenden kleinasiatischen Produktes stellen werden; die Firma Friedr. Jobst in
Stuttgart ist jederzeit bereit, im Inlande erzeugtes, reines und wohl
getrocknetes Opium zu erwerben.

8. Es empfiehlt sich zur Opium-Gewinnung Kinder von 12—14 Jahren
oder aber ältere, den gewöhnlichen Feldarbeiten nicht mehr gewachsene
Leute beiderlei Geschlechts heranzuziehen, wobei eine Ausgabe für Arbeitslohn von 36—42 kr. per Tag noch hübschen Nutzen läßt. Die Arbeit ist
ebenso leicht als ungefährlich, obgleich, wie hier ausdrücklich ver-
warnt wird, Opium ein sehr starkes Gift ist.

Schließlich sei noch erwähnt, daß nur wenn die Wände der Mohnkapseln vollständig durchschnitten werden, der Mohnsame verdorben oder
verloren ist, andernfalls reift er nach beendigter Opium-Gewinnung weiter
und wird weder äußerlich noch in seinem Ölgehalt von den Produkten
früherer Jahre, wo die Opium-Nutzung noch nicht eingeführt war, zu
unterscheiden sein. Nach der völligen Reife des Samens enthält die Mohnpflanze kein Opium mehr.

Bei obigem Anerbieten dürfte sich der Anbau des Mohns, welcher
schon in Folge der Verdrängung des Rapsbaues durch das Erdöl wesentlich zugenommen hat, in Rücksicht des höheren Gewinns durch die hinzu-
kommende Opium-Sammlung noch mehr verbreiten, namentlich in Gegenden,
die ihm klimatisch zusagen und wo es an Arbeitskräften nicht fehlt. Dieser
Nebengewinn, der leicht zum Hauptgewinn werden kann, gibt eine vorzügliche Erwerbsquelle für den kleinen Grundbesitzer, der sich und seine
Familie lieber auf seinem eigenen Grund und Boden als um Lohn bei
Andern nützlich beschäftigt, da zu diesen Arbeiten die kaum der Schule
entwachsenen Kinder, ja zum Einsammeln sogar noch jüngere verwendet
werden können, wenn sie die dazu nötige körperliche Größe erreicht haben.“

Über den Ausfall der Opiumgewinnung in Württemberg im Jahre 1871
berichtet dann v. Jobst in Buchners 12. Repertorium f. Pharmazie Bd. XXI,
Heft 1, wie folgt:

„Wenn nun auch zugegeben werden muß, daß der verflossene Sommer
der Mohnpflanze überhaupt, und der Opium-Kultur insbesondere, ungünstig sich gestaltete, indem der Milchsaftfluß notorisch geringer war, als
in früheren Jahren, dann aber die landwirtschaftlichen Geschäfte sich zur
Einheimsungszeit des Opiums mehr denn je zusammendrängten, so ist doch
zu konstatieren, daß die Gewinnung dieser Droge einen im Vergleich zum
Vorjahre ziemlich bedeutenderen Umfang angenommen hat. Einen Beweis
dafür, daß die Versuche heuer in weiteren Kreisen betrieben wurden, lieferte
die Anwesenheit von sechs durch verschiedene Produzenten gewonnene
Opium-Proben auf der schwäbischen Industrieausstellung in Ulm, ferner
eine ähnliche Anzahl, welche bei dem landwirtschaftlichen Feste in Cann-
stadt aufgelegt war. Überdies sind meiner Firma aus verschiedenen
Teilen des Landes größere und kleinere Partien zum Ankauf direkt zugesandt worden.

Die Qualität des Opiums war zumeist ausgezeichnet, von dunkelbrauner bis schwarzer Farbe und feinstem Geruche, wenn gehörig getrocknet, muschelig glänzend im Bruche und von einem Morphin-Gehalt von 13—15 Prozent, welcher Reichtum an Alkaloid bekanntlich das einheimische Produkt weit über die besten Opiumsorten des Orients stellt. Es konnte danach für die Mehrzahl der Sendungen der Preis von 15 fl. pro Zollpfund bewilligt werden, obgleich das tonangebende kleinasiatische Produkt in Folge einer sehr reichen Ernte (etwa 6000 Kisten à 150 Zollpfund gegen sonstige 3—4000) ziemlich im Werte gesunken war. Leider ist auch von Präparaten zu berichten, welche mir von zwei Seiten des Inlandes zukamen und deren Aussehen schon im höchsten Grade verdächtig erschien. Solches Opium war klebrig und zeigte einen ganz fremdartigen, an Süssholzsaft erinnernden Geruch, es schien überhaupt durch wässerigen Auszug aus der Mohnpflanze und nachheriges Eindampfen zu Extrakt-Konsistenz dargestellt zu sein. Die Analyse ergab nur eine Spur Alkaloid, vermutlich weil die anfangs im Extrakte enthaltenen Alkaloide durch das Eindampfen größtenteils zersetzt worden waren. Von solcher Ware wären natürlich enorme Mengen leicht zu gewinnen; es kann jedoch vor Bereitung eines so wertlosen Produktes, das gar kein Opium ist und welches nicht einmal die Brennmaterialkosten aufbringt, nicht genug gewarnt werden.

Auf einer Reise, welche ich im vergangenen Winter nach den Hauptstapelplätzen der kleinasiatischen Opium-Produktion unternahm, konnte ich mich überzeugen, daß die Mohnpflanze jener Gegenden im Klima kaum etwas vor der unserigen voraus hat; so ist es zum Beispiel dort für eine günstige Opium-Ernte unerläßliche Bedingung, daß die Mohnfelder während einiger Monate mit Schnee bedeckt liegen. In der Handhabung der Opium-Gewinnung sind uns die Türken ebenso wenig überlegen, wofür die anatolischen Opium-Ritzer, wie ich solche auf dem landwirtschaftlichen Feste in Cannstatt ausgestellt hatte, beredtes Zeugnis ablegen. Dagegen bildet der billige Arbeitslohn den Hauptvorteil, welchen die kleinasiatische Opium-Produktion vor der unserigen voraus hat, soferne nicht die in Kleinasien angebaute Mohn-Varietät eine größere Ausbeute an Opium oder Mohnsamen liefert, worüber ich mir zunächst Gewißheit verschaffen mußte. Nach den vorhandenen sehr spärlichen und wahrscheinlich auch unzuverlässigen Angaben scheint für Opium- und Samen-Ausbeute ein großer Unterschied gegen meine auf Grund hiesiger Erfahrungen angestellte und im Gewerbeblatt aus Württemberg vom 1. August 1869 veröffentlichte Kalkulation nicht zu bestehen, was sich dadurch erklären läßt, daß die nicht gedüngten und daher mehr und mehr ausgesogenen anatolischen Felder an Produktionskraft verloren haben.

Mit vieler Mühe gelang es mir eine gewisse Menge keimfähigen Mohnsamens aus demjenigen Distrikte Kleinasiens zu verschaffen, welcher das geschätzteste „Boghaditsch-Opium" liefert. Ich überließ davon den größeren Teil an die k. Zentralstelle für Landwirtschaft, welche denselben an verschiedene Grundbesitzer des Landes verteilte. Berichte über die damit gemachten Erfahrungen werden, wie ich hoffe, noch folgen, inzwischen will ich selbst die auf meinen Versuchsfeldern erzielten Resultate mitteilen.

Die orientalische Pflanze zeigte eine hellere Farbe als unser inländischer Mohn und kam mit dunkelvioletter Blume zum Blühen, sie trieb auffallend wenig Blätter und erreichte nur eine Höhe von etwa 2 Fuß. Die Kapseln waren eher klein, jedoch wohlgefüllt mit einem äusserst feinkörnigen bläulichen Samen. Vorteilhaft erscheint hierbei einmal, daß die Pflanzen niedrig bleiben, mithin durch Sturm weniger leicht beschädigt werden, und zweitens daß der orientalische Mohn um einige Wochen schneller reift. Was die Samen-Ausbeute betrifft, so war solche nach meiner Beobachtung nicht größer, als bei der einheimischen Pflanze, doch bleibt abzuwarten, ob der heuer bei uns gewonnene türkische Mohnsame nicht im nächsten Jahre üppigere Ausbeute liefert.

Auch von Opium ergab der orientalische Mohn eher weniger, als die einheimische Pflanze; im Morphin-Gehalt sind jedoch beide Sorten annähernd gleich, indem meine Analyse

für Nr. I, Opium aus orientalischem Mohn gewonnen, 12.6 Proz. und
für Nr. II, einheimisches Opium, 12.8 Proz. Morphin ergab.

Von Codeïn lieferte Nr. I 0.12 Proz.
Nr. II 0.09 „

während das original türkische Opium gewöhnlich 0.2—0.3 Proz. dieses Alkaloides enthält.

Zum Schlusse sei es mir gestattet, noch einige Mitteilungen aus der neuesten Literatur über Opium zu geben. Nach eingegangenen Berichten macht die Opium-Kultur in Nordamerika bedeutende Fortschritte, was bei den in diesem Lande bestehenden hohen Arbeitslöhnen sehr zu verwundern wäre, wenn nicht das dort erzeugte Produkt einen Schutzzoll von 1 Dollar Gold pro amerik. Pfd. = beinahe fl. 3 pro Zollpfund für sich hätte. In dem Jahresberichte der Breslauer Handelskammer pro 1870 heißt es:

„In einigen Gegenden Schlesiens, bei Saarau und Bohrau werden Mohnpflanzen kultiviert, deren Opium einen Gehalt von 13—14 Proz. Morphin ergab, also 3—4 Proz. mehr als das orientalische. Der Gebrauch des deutschen Opiums ist indessen ausschließlich auf die Darstellung der Morphinsalze beschränkt; in den Apotheken darf es, da die Pharmacopoea Borussica ganz ausdrücklich türkisches Opium vorschreibt, nicht angewandt werden. Es ist nicht zu bezweifeln, daß die Mohnkultur behufs der Opium-Gewinnung bald in ausgedehnterem Maßstabe betrieben werden würde, wenn jene Bestimmung wegfiele. Umfassende Versuche in der Mohnkultur haben übrigens erst in den letzten Jahren stattgefunden, von denen man bei der Ausarbeitung der VII. Auflage der Pharmacopoe noch keine Kenntnis hatte."

Da die einheimische Opium-Gewinnung doch eine Zukunft zu haben scheint, könnte vielleicht bei Ausarbeitung der neuen deutschen Pharmacopoe obigem Wunsche entsprochen und die Dosis für deutsches Opium, dessen Alkaloid-Gehalt jedenfalls konstanter ist, als derjenige des türkischen Produktes, im Verhältnis gegen letzteres mit 3 : 4, wenn nicht gar 2 : 3 gegriffen werden.

Im amtlichen Vereinsblatt des landwirtschaftlichen Prov.-Vereins für die Mark Brandenburg und Niederlausitz, Februar 1871, berichtet Sorauer (Versuchsstation Dahme), daß die zum Zweck der Opiumgewinnung angeritzten Mohnkapseln bei gleichem Bruttogewicht mehr Samen, als die unversehrten ergeben, und daß eine stärkere Düngung dasselbe Resultat gegenüber der schwächeren zeige, was vielleicht dadurch sich erklären lasse, daß durch die Verwundung ein größerer Saftzufluß und damit eine kräftige Ernährung der Pflanze stattfinde.

Diese letztere Erfahrung wäre für die Opium-Gewinnung und deren Verbreitung ungemein wichtig, doch haben meine Beobachtungen eine Bestätigung derselben bislang nicht geliefert."

Daß der Morphingehalt deutscher Opiumsorten tatsächlich ein sehr hoher sein kann, hat auch Eugen Dieterich gelegentlich seiner ausgezeichneten Arbeiten über die Morphinbestimmung im Opium vor einigen Jahren experimentell bewiesen.[1]

Dieterich fand in einem von Grote-Braunschweig überwiesenen württembergischen Opium 14.75 Proz. Morphin, in einem ihm von Apotheker C. Stolz in Kupferzell zugegangenen württembergischen Opium sogar 22.33 Proz. Morphin und in einem württembergischen Opium aus Rosenfeld (Einsender Apotheker Ludwig daselbst) allerdings nur 8.73 Proz. Morphin.

Der von Biltz in dem Opium, das aus Mohnkapseln von weißsamigem Mohn gewonnen war, beobachtete außerordentlich hohe Alkaloidgehalt (33 Proz. Narkotin) bot mir Anlaß, auf dem zum Pharmazeutischen Institut der Universität Berlin in Dahlem gehörigen Grundstücke in dem Sommer 1904 eine Opiumgewinnung aus Pflanzen, die aus weißen Mohnsamen gezogen waren, zu versuchen. Besonders gedachte ich dabei den Nebenalkaloiden des Morphins in dem zu gewinnenden Opium meine Aufmerksamkeit zuzuwenden. Hierzu wurde ich auch noch besonders angeregt durch eine Arbeit der Herren Lutz und Guonot[2]), welche über die Analyse eines in Frankreich gewonnenen Opiums berichten. Sie erhielten das Opium aus im Garten gezogenem Papaver somniferum. Die Analyse des Produktes ergab 3.846 Proz. Wasser, 2.414 Proz. Morphin, 0.109 Proz. Narkotin, 2.815 Proz. Kodein. Erwähnenswert ist hier die bedeutende Menge von Kodein, welche diejenige des Morphins übersteigt, was bisher in keinem einheimischen Opium nachgewiesen ist Dieser Unterschied sei vielleicht einer chemischen Veränderung während des Trocknens zuzuschreiben oder könnte seinen Grund auch vielleicht in der Zusammensetzung des Bodens haben.

Zur Ausführung meiner Versuche wurde weißer Mohnsamen am 20. April 1904 auf einem sandhaltigen Lehmboden in Dahlem ausgesäet. Zur Opiumgewinnung wurde Mitte Juli geschritten.

Die mittlere Höhe der Mohnpflanzen, welche meist weiß oder blau geblüht hatten, betrug 1.10 m, der Stengel hatte über der Erdoberfläche einen

---

[1]) Helfenberger Annalen, 1888, S. 99 und 100.
[2]) Bull. d. Sc. pharmacol., Avril 1904.

Durchmesser von 1.7 cm; ein Stengel gabelte sich gewöhnlich in 3 Stengel, deren jeder einen Fruchtstand trägt.

Auf 1 qm Fläche befanden sich etwa 112 Mohnköpfe. Im Durchschnitt betrug der Durchmesser der unreifen Mohnkapseln, wie sie zur Opiumgewinnung benutzt wurden, 3.5 cm, das Gewicht einer frischen Mohnkapsel 13—14 g.

Das Austreten des Saftes wurde in der Weise bewirkt, daß mit einem Messer gegen Nachmittag etwa 12 Schnitte, deren jeder eine Länge von etwa 1 cm hatte und welche etwa 4 cm von einander entfernt waren, auf der einen Seite der Mohnkapsel, ohne diese völlig zu durchschneiden, gemacht wurden. Am darauffolgenden Morgen wurde der angetrocknete, bräunlich gefärbte Saft sorgfältig mit einem Messer abgenommen, und zwar mit der Vorsicht, daß Teile der Mohnkapsel nicht mit in die Masse gelangten. Das auf einem Mohnblatt gesammelte Opium wurde an der Luft getrocknet.

Die bereits einmal geritzte Mohnkapsel wurde auf der noch unversehrten Seite noch ein zweites Mal geritzt, und dabei wurden fast gleiche Mengen Opium gewonnen wie beim ersten Mal.

In dieser Weise wurden drei Versuche genau quantitativ durchgeführt, um festzustellen, welche Ausbeute unter Berücksichtigung von Temperatur an den betreffenden Tagen und der zur Gewinnung nötigen Arbeitszeit sich hierbei ergab.

I. Versuch. Am 19. Juli, einem warmen, sonnigen Tage, nachmittags 5 Uhr, wurden 480 Mohnköpfe von einem geschickten Arbeiter in der beschriebenen Weise geritzt. Arbeitszeit eine Stunde. Am 20. Juli morgens 9 Uhr wurde das Opium in Form einer knetbaren, etwas klebrigen, teilweise schon bröcklichen Masse gewonnen. Arbeitszeit für das Abnehmen $1^1/_2$ Stunden. Gewicht des nach einigen Tagen an trockener Luft aufbewahrten Opiums 6.3766 g. Nach sechswöchentlichem Austrocknen im Chlorcalciumexsikkator betrug das Gewicht 5.6128 g. 100 Mohnköpfe hatten daher 1.33 g luftrockenen, bezw. 1.17 g exsikkatortrockenen Opiums geliefert. Das Präparat besitzt starken Opiumgeruch.

II. Versuch. Am 20. Juli nachmittags zwischen 5 und 6 Uhr wurden 496 Mohnköpfe, die schon einmal geritzt waren, aber 2 Tage geruht hatten, abermals geritzt. Temperatur beim Ritzen 17° C. In der Nacht fiel die Temperatur erheblich und zeigte am nächsten Morgen um 6 Uhr 10° C. Am Morgen des 21. Juli zwischen $9^1/_2$ und 11 Uhr wurde bei einer Temperatur von 17° C. (im Schatten) das Opium abgenommen. Arbeitszeit des Ritzens und Abnehmens $2^1/_2$ Stunden.

Gewicht des nach einigen Tagen an trockener Luft aufbewahrten Opiums 6.2814 g. Nach sechswöchentlichem Austrocknen im Chlorcalciumexsikkator betrug das Gewicht 5.5222 g.

100 Mohnköpfe hatten daher 1.27 g luftrockenen, bezw. 1.11 g exsikkatortrockenen Opiums geliefert. Das Präparat besitzt starken Opiumgeruch, ist jedoch etwas heller als das des ersten Versuchs.

III. Versuch. Am 21. Juli nachmittags zwischen $4^1/_2$ und 6 Uhr wurden 648 Mohnköpfe geritzt. Temperatur beim Ritzen und Sammeln am 22. Juli morgens zwischen 10 und $11^1/_2$ Uhr $17^1/_2{}^0$ C. Gewicht des nach einigen Tagen an trockener Luft aufbewahrten Opiums 7.9870 g. Nach sechswöchentlichem Austrocknen im Chlorcalciumexsikkator betrug das Gewicht 6.9300 g.

100 Mohnköpfe hatten daher 1.23 g lufttrockenen, bezw. 1.05 g exsikkatortrockenen Opiums geliefert. Das Präparat besitzt die äußeren Eigenschaften des von Versuch I herrührenden.

Die exsikkatortrockenen Präparate ließen sich leicht zu einem hellbräunlichen Pulver verreiben und wurden für Alkaloidbestimmungen verwendet.

1. **Alkaloidbestimmung nach dem Deutschen Arzneibuch IV.** Gefunden 6.7 Proz. Morphin.

2. Ein **Opiumauszug** wurde aus alkalischer Lösung mit Äther ausgeschüttelt, darauf aus ammoniakalischer Lösung fünfmal mit Essigäther und dreimal mit Chloroform (die letzteren Ausschüttelungen werden vereinigt). Die beim Abdampfen hinterbleibenden Rückstände wurden zur Entfernung des Farbstoffs nochmals mit verdünnter Salzsäure in Lösung gebracht und aus alkalischer Lösung wiederholt mit Äther, aus ammoniakalischer Lösung wiederholt mit Chloroform ausgeschüttelt.

Es wurden erhalten aus alkalischer Lösung 8.8 Proz. **Alkaloidgemisch**, aus ammoniakalischer Lösung 6.6 Proz. **Morphin.**

Das aus alkalischer Lösung erhaltene Alkaloidgemisch wurde mit Weinsäure unter Verwendung eines schwachen Überschusses an letzterer in Lösung gebracht und aus saurer Lösung wiederholt mit Chloroform, aus alkalischer wiederholt mit Äther ausgeschüttelt.

Hierbei wurden erhalten aus saurer Lösung 8.4 Proz. Alkaloid (im wesentlichen Narkotin), aus alkalischer Lösung 0.3 Proz. Alkaloid (im wesentlichen Kodeïn).

Meine Untersuchungen haben also ergeben, daß aus weißsamigem Mohn Pflanzen kultiviert wurden, deren unreife Kapseln ein Opium mit 6.7 Proz. Morphingehalt lieferten, ein Prozentgehalt, welcher mit dem Biltzschen aus dem Jahre 1829 eine merkwürdig gute Übereinstimmung zeigt. Hingegen wurde, was vorauszusehen war, ein wesentlich geringerer Prozentgehalt an anderen Alkaloiden, besonders Narkotin, gefunden, als ihn Biltz beobachtet haben wollte.

Im nächsten Jahre gedenke ich Kulturversuche mit Mohnsamen zu wiederholen, den ich Dank den freundlichen Bemühungen Hrn. Dr. Siedlers, Direktors der Chemischen Fabrik J. D. Riedel-Berlin, aus Persien und der Türkei erhalten habe.

Es liegt mir daran, festzustellen, ob aus den genannten Kulturarten der Morphingehalt des zu gewinnenden Opiums ein höherer sein wird.

Aber selbst wenn, was möglich ist, dies bei gleicher Opiumausbeute der Fall sein sollte, würde die Opiumgewinnung für uns in Norddeutschland eine lukrative niemals werden können, was eine einfache Berechnung unter Zugrundelegung der vorstehend mitgeteilten Zahlen ergibt.

Im Durchschnitt liefern 100 Mohnköpfe $\dfrac{1.33 + 1.27 + 1.23}{3} = 1{,}27$ g lufttrockenes Opium. Zur Erzeugung eines Kilogramms Opium sind daher rund 80000 Mohnköpfe, bezw. bei zweimaligem Ritzen 40000 Mohnköpfe erforderlich. Legt man letztere Zahl zugrunde und nimmt man an, daß auf 1 qm Fläche rund 100 Mohnköpfe gezogen werden, so sind 400 qm Erdfläche nötig, um 1 Kilo Opium zu gewinnen. 1 Kilo Opium von den Mohnköpfen abzunehmen beansprucht rund 375 Arbeitsstunden. Legt man den für Berlin-Dahlemer Verhältnisse bescheidenen Satz von 20 Pfennigen für die Arbeitsstunde zugrunde, so würden an Arbeitslohn für das Ritzen der Mohnköpfe und Abnehmen des Opiums allein 75 M. pro Kilo Opium erforderlich sein, das ist ungefähr viermal soviel, wie bestes türkisches Opium kostet.

Aber selbst wenn auch zugegeben werden mag, daß eine gesteigerte Ausbeute an Opium und verkürzte Arbeitszeit infolge noch zu sammelnder Erfahrungen das obige Verhältnis zwischen Einstands- und Verkaufspreis günstiger gestalten können, so habe ich dennoch nur geringe Hoffnung, daß Opium, Marke „Dahlem", jemals im Handel auftauchen wird.

Bei den Alkaloidbestimmungen hat mich mein Assistent, Herr Tuurala, bestens unterstützt.

III.

Arbeiten aus der Abteilung für die Untersuchung von Arzneimitteln, Spezialitäten und Geheimmitteln.

Veronal.[1]

Von **B. Molle** und **H. Kleist**.

Chemischer Teil.

Von **B. Molle**.

Mit dem Namen Veronal belegen E. Fischer und J. v. Mering den von ihnen dargestellten und untersuchten Diaethylmalonylharnstoff:

$$\begin{matrix} C_2H_5 \\ C_2H_5 \end{matrix}\!\!>\!\!C\!\!<\!\!\begin{matrix} CO-HN \\ CO-HN \end{matrix}\!\!>\!\!CO$$

Das Veronal wird durch Kondensation von Harnstoff und Diaethylmalonsäureester dargestellt.

Während über die physiologischen Wirkungen des Veronals in der verhältnismäßig kurzen Zeit seines Bekanntseins bereits eine größere Zahl von Arbeiten publiziert wurde, ist über sein chemisches Verhalten und seine chemische Erkennung bis jetzt außer den wenigen Angaben in der Therapie der Gegenwart 1903, Heft 3 und einer aus der jüngsten Zeit stammenden Reaktion mit Quecksilbersulfat (Denigè's Reagenz) von M. P. Lemaire (Bulletin des travaux de la Société de Pharmacie de Bordeaux, Jahrg. 44 Februar 1904 pag. 37) nur wenig bekannt geworden.

Veronal stellt ein weißes, schwach bitter schmeckendes bei 191° (corr.) schmelzendes Kristallpulver dar, das sich 1:145 in Wasser von 20° löst, während sein Lösungsverhältnis bei Siedetemperatur 1:12 beträgt.

Den gebräuchlichen Lösungsmitteln gegenüber, welche s ä m t l i c h Veronal aufnehmen, verhält es sich folgendermaßen:

Es löst sich leicht in Äther, Aceton, Essigäther, warmem Alkohol, schwerer in kaltem Alkohol, Chloroform, Tetrachlorkohlenstoff, Eisessig, Ligroin, Benzin, Amylalkohol, noch schwerer in trocknem Petroläther und warmem Anilin, ziemlich schwer in warmem Benzol. Ebenso wird es scheinbar ohne jede Veränderung von kalter konzentrierter Schwefelsäure gelöst, auch von k a l t e r Natriumkarbonat- und k a l t e r Ätzalkalilösung wird es ohne Zersetzung in ziemlich erheblicher Menge aufgenommen, indem lose salzartige Verbindungen gebildet werden, die wasserlöslicher sind als das Veronal selbst.

---

[1] In erweiterter Form nach den in der „Therapie der Gegenwart", August 1904 und „Archiv d. Pharmazie" **242**, 6. Heft, 1904, 401 erschienenen Arbeiten.

Es wurde versucht, auf dem Wege der Spaltung ein Erkennungsmerkmal zu finden, was auch gelang. Denn beim längeren Erwärmen einer Natriumkarbonat enthaltenden Lösung von Veronal entwickelt sich zunächst Kohlensäure und dann Ammoniak. Wendet man statt des Natriumkarbonats Ätzalkali an, so tritt, sowohl in wässeriger wie alkoholischer Lösung, nur Ammoniak auf, die gebundene Kohlensäure erkennt man dann beim Ansäuern. Ebenso entweicht Ammoniak, wenn man eine kleine Menge Veronal mit etwa der 10fachen Menge Ätzalkalis im Reagenzrohr schmilzt.

Führt man den letzteren Versuch in etwas größerem Maßstabe durch, etwa mit 5.0 g und 50—60 g Ätzkali, indem man vorsichtig in das geschmolzene Kali kleine Mengen Veronal einträgt und bis zum ruhigen gleichmäßigen Fließen erhitzt, so gelingt es beim Aufarbeiten der erkalteten Schmelze nach Ansäuern und Ausäthern Diaethylessigsäure zu isolieren, die an ihrem, an ranzige Butter erinnernden, etwas stechenden Geruche, der schlechten Mischbarkeit mit Wasser und dem aus alkoholisch-wässeriger Lösung leicht erhältlichen Silbersalze erkannt werden kann. Die Silberanalysen des auf diese Weise dargestellten Salzes ergaben folgende Zahlen:

a) 0.0584 g Substanz lieferten 0.0284 Ag entsprechend 48.63 % Ag.

b) 0.0832 „   „   „   0.0404 „   „   48.56 „ „

Berechnet für diaethylessigsaures Silber $(C_2H_5)_2$ CH COO Ag: 48.40 Proz. Ag.

Obige Reaktion verläuft wie folgt:

$$(C_2H_5)_2\ C{<}{\overset{CO-HN}{\underset{CO-HN}{}}}{>}CO + 5\ KOH = (C_2H_5)_2\ CH\,COO\,K + 2\ CO_3K_2 + 2\ NH_3,$$

wobei intermediär die Bildung von diaethylmalonsaurem Kalium angenommen werden kann. Dieses spaltet bei der hohen Temperatur CO_2 ab und bildet so das diaethylessigsaure Kalium. Auch der abgespaltene Harnstoff kann bei dieser Temperatur nicht bestehen und zerfällt in Kohlendioxyd und Ammoniak.

Da Versuche, das Veronal glatt in Diaethylmalonsäure und Harnstoff zu spalten, keine brauchbaren Resultate ergaben, wurden Oxydationsversuche mit Salpetersäure, Chromsäure, Kaliumdichromat und Schwefelsäure, salpetriger Säure und anderen Oxydationsmitteln angestellt. Aber auch hierbei ließ sich eine charakteristische, in der Praxis verwertbare und leicht auszuführende Erkennungsreaktion nicht ermitteln. Ließ man Bromlauge auf Veronal bei gelinder Wärme einige Zeit einwirken, so konnte eine schwache Blasenentwickelung, herrührend von Stickstoff, festgestellt werden.

Dieser Reaktion kann man jedoch, besonders wenn das Material nicht absolut rein ist, wie das z. B. in forensischen Fällen leicht vorkommen kann, keine besondere Beweiskraft beimessen. Anders verhält es sich mit der folgenden, die von dem einen von uns schon Anfang Februar unabhängig von der oben angegebenen Lemaire schen Reaktion mit Denigès' Reagenz aufgefunden wurde.

Gibt man zu etwa 1—2 ccm einer möglichst gesättigten kalten Veronallösung 2 Tropfen Salpetersäure und dann tropfenweise Millonsches Reagenz (eine Lösung von Merkurinitrat) hinzu, so entsteht eine weiße, gallertartige Fällung. Ein Überschuß an Fällungsmittel ist zu vermeiden, da sich sonst der Niederschlag wieder löst. Aus der Fällung läßt sich das Veronal wieder leicht vollkommen rein zurückgewinnen.

Diese Reaktion mit Millons- neben der mit Denigès-Reagenz und die Eigenschaft des Veronals, in prachtvollen farblosen harten Nadeln zu sublimieren, sowie die Ermittelung seines Schmelzpunktes dürften geeignet sein, das Veronal mit Sicherheit zu erkennen.

Um Veronal im Harn, in welchen es den Untersuchungen von Dr. Kleist zufolge (s. die nachfolgende Arbeit!) unverändert übergeht, nachzuweisen und quantitativ zu bestimmen, wurde ein besonderes Verfahren ausgearbeitet.

Der zu untersuchende Harn wird mit Bleiacetatlösung versetzt, bis keine Fällung mehr erfolgt, der Niederschlag abfiltriert und gut ausgewaschen. Das Filtrat sättigt man mit Schwefelwasserstoff, trennt vom Bleisulfid, wäscht abermals gut aus und verjagt aus dem Filtrat den überschüssigen Schwefelwasserstoff durch Hindurchsaugen von Luft. Nun erhitzt man die auf das doppelte Volum mit Wasser verdünnte Flüssigkeit mit guter Tierkohle, filtriert, wäscht mit heißem destillierten Wasser gut aus und dunstet auf dem Wasserbade auf ein kleines Volum ein. Die erkaltete Flüssigkeit sättigt man mit Kochsalz und schüttelt dreimal mit Äther aus. Nach dem Verdunsten des Äthers wird zur Entfernung der geringen Mengen mitausgezogener Essigsäure im Vakuumexsikkator getrocknet.

Ein Reinigen konzentrierterer wässeriger Lösungen mit Tierkohle hat sich für quantitative Bestimmungen als nicht geeignet erwiesen, da hierdurch nicht unerhebliche Verluste entstehen.

Das nach vorstehender Methode aus dem Harn abgeschiedene Veronal erweist sich als hinreichend rein. Man erhält von dem im Harn gelösten Veronal über 90 Proz. wieder.

1. Aus 100 ccm Harn, der in 250 ccm 0.1 g Veronal enthielt, wurden 0.0370 g = 92.5 Proz. nach dreimaligem Ausschütteln mit je 25 ccm Äther wiedergewonnen.

2. Aus 100 ccm Harn, der in 250 ccm 0.25 g Veronal enthielt, wurden auf gleiche Weise 0.0934 g = 93.4 Proz. Veronal erhalten.

Bei Versuchen, die ohne Verwendung von Tierkohle nach obiger Methode ausgeführt wurden, waren die folgenden Resultate erhalten worden:

3. Aus 100 ccm Harn, der in 250 ccm 0.1 g Veronal enthielt, wurden 0.049 g, in einem zweiten Falle 0.050 g Veronal wiedergewonnen.

4. Aus 100 ccm Harn, der in 250 ccm 0.25 g Veronal enthielt, wurden auf gleiche Weise 0.111 g Veronal erhalten.

Der Rückstand war indes schwach gelb gefärbt und der Schmelzpunkt des Rückstandes liegt 3—4° niedriger als der des Veronals. Ein vorheriges Reinigen durch Tierkohle, wie es vorstehend beschrieben ist, erweist sich daher als notwendig.

Inzwischen haben E. Fischer und J. v. Mering[1]) über eine quantitative Bestimmung von Veronal im Harn berichtet.

Die genannten Autoren verfahren in der Weise, daß der Veronal enthaltende Harn unter vermindertem Drucke bei 20—30 mm auf etwa $^1/_{15}$ seines ursprünglichen Volumens eingedampft und der Rückstand durch wiederholtes Ausschütteln mit Äther vom Veronal befreit wird. Hierbei entsteht eine Emulsion, welche durch starkes Zentrifugieren getrennt werden kann. Der gefärbte Ätherrückstand wird dann in heißem Wasser gelöst, mit Tierkohle eine halbe Stunde lang gekocht, heiß filtriert und auf 0° abgekühlt. Auf diese Weise wurden 89 Proz. des angewendeten Veronals wiedergewonnen.

Der praktischen Verwertung dieser Methode stellen sich nun einige erhebliche Schwierigkeiten in den Weg, insofern man nicht immer in der Lage ist, ein Abdampfen unter vermindertem Drucke vorzunehmen und auch ein Zentrifugieren größerer Mengen emulgierten Äthers nur in wenigen Laboratorien ausgeführt werden kann.

Da meine oben beschriebene Methode gleich gute Resultate liefert, wie die Fischer-Meringsche, so kann jene daher gleichfalls zur Ausführung empfohlen werden.

Für die Aufnahme des Veronals in das Arzneibuch würde sich folgende Fassung empfehlen.

Veronalum.
Diaethylmalonylharnstoff.

$$\begin{array}{l}C_2H_5 \\ C_2H_5\end{array}\!\!>\!\!C\!\!<\!\!\begin{array}{l}CO-NH \\ CO-NH\end{array}\!\!>\!\!CO$$

Weißes, schwach bitter schmeckendes Kristallpulver. Schmelzpunkt 191°. Ohne Rückstand sublimierbar. Löslich in 145 Teilen Wasser von 20°, in 12 Teilen siedendem Wasser, leicht löslich in Äther, Aceton, Essigäther, warmem Alkohol, schwerer löslich in Chloroform, Eisessig, Benzin, Amylalkohol.

Die gesättigte wässerige Lösung gibt nach dem Ansäuern mit Salpetersäure auf Zusatz von Millons Reagenz eine weiße gallertartige Fällung.

Beim Eintragen von 0.2 g Veronal in schmelzendes Ätzkali entwickelt sich Ammoniak; beim Ansäuern der erkalteten Schmelze mit verdünnter Schwefelsäure entweicht Kohlendioxyd und Geruch nach Fettsäure tritt auf.

Vorsichtig aufzubewahren.

Physiologischer Teil.
Von **H. Kleist**.

Der physiologische Teil umfaßt die Feststellung der Wirkung des Veronals auf Frösche, Hunde, Kaninchen, auf Bakterien und auf Blut.

---

[1]) Therapie der Gegenwart 1904, 4. Heft, 145.

Versuch I. 24. Februar 1904. Ein Frosch, 72.0 g schwer, (es wurden zu allen Versuchen mit Veronal Rana esculenta verwandt; die Tiere waren nach Mitte Februar gefangen worden) erhält 0.1 g Veronal fein pulverisiert in Wasser aufgeschwemmt, in den Rückenlymphsack injiziert um 11 Uhr 45 Min. Nach einer halben Stunde Rückenlage ertragen. Um 1 Uhr wird die Atmung unregelmäßiger und nimmt an Frequenz ab, ebenso werden die Reflexe schwächer, lassen sich aber noch abends auslösen. Am folgenden Morgen tot aufgefunden.

Sektion: Im Rückenlymphsack finden sich noch Spuren nicht resorbierten Veronals. Magen und Darm leicht hyperämisch, die Hyperämie nimmt nach der Kloake zu ab, keine Blutextravasate im Verdauungstraktus. Mundhöhlenschleimhaut normal, Nerven und Muskeln reagieren auf elektrische Reize normal.

Versuch II. 24. Februar 1904. Einem 47.0 g schweren Frosche werden 0.2 g Veronal, in Wasser aufgeschwemmt, eingespritzt um 11 Uhr. Das Tier wird nach 8 Minuten matt und erträgt um 11 Uhr 20 Min. Rückenlage. Bald stellen sich leichte Zuckungen ein, die aber mit Abnahme der Reflexe um 12 Uhr schwinden. Abends um 7 Uhr noch schwache Reflexe auslösbar. Am anderen Morgen tot.

Sektion: Im Rückenlymphsack findet sich noch reichlich Veronal. Sektionsbefund im übrigen wie oben.

Da das in Wasser aufgeschwemmte Veronal nie völlig resorbiert worden ist, wird in folgendem das Veronal in Lösung eingespritzt. Die Lösung wird in derselben Weise wie in Versuch XII dargestellt.

Versuch III. 25. Februar 1904. Ein Frosch erhält um 11 Uhr 40 Min. 0.0125 g Veronal in Lösung in den Rückenlymphsack injiziert. 1 Uhr 30 Min. Rückenlage ertragen, Atemfrequenz bedeutend verlangsamt, zuweilen leichte Zuckungen an allen 4 Extremitäten. Reflexe ziemlich gut erhalten. Um 3 Uhr spontane Eigenbewegungen, erträgt nur Bauchlage. Völlige Gesundung am anderen Morgen.

Versuch IV. 25. Februar 1904. Ein Frosch, 50.0 g wiegend, erhält 0.025 g Veronal in Lösung subkutan um 11 Uhr 25 Min. Nach 20 Minuten Rückenlage ertragen. Die Atmung wird nach etwa einer halben Stunde oberflächlich, arythmisch und verlangsamt. Eigenbewegungen nur noch schwach. Die Reflexe nehmen allmählich ab, bleiben jedoch auslösbar. Gegen 3 Uhr 40 Min. leichte Verstärkung der Reflexe. Am anderen Morgen noch Rückenlage ertragen. Erst gegen 5 Uhr abends vermag sich das Tier in Bauchlage zu bringen. Am 27. Februar morgens gesund.

Versuch V. 25. Februar 1904. Ein Frosch von 40.0 g Gewicht erhält 0.05 g Veronal in Lösung um 11 Uhr 30 Min. Die Bewegungen werden zunehmend schwächer, nach 15 Minuten Rückenlage ertragen. 11 Uhr 55 Min. Eigenbewegungen nur noch schwach, Atmung sistiert. Reflexe nehmen schnell ab und sind gegen 2 Uhr nicht mehr auszulösen. Ein um 6 Uhr in die Brust geschnittenes Fensterchen läßt erkennen, daß das Herz noch schlägt. Am anderen Morgen tot.

Sektion: Magen und die sich daran anschließende Hälfte des Darmes leicht hyperämisch. Im übrigen keine Besonderheiten.

Versuch VI. 25. Februar 1904. Ein Frosch, 50.5 g schwer, erhält 11 Uhr 30 Min. 0.075 g Veronal injiziert. Schon nach 6 Minuten Rückenlage ertragen. Atmung sistiert nach etwa 20 Minuten. Um 1 Uhr 15 Min. erlöschen die Reflexe, die Herzaktion ist kaum noch sichtbar. Als das Tier gegen 3 Uhr 50 Min. gefenstert wird, ist der Tod bereits eingetreten.

Sektion: Magen und Darm gleichmäßig leicht hyperämisch. Im übrigen nichts besonderes.

Versuch VII. 26. Februar 1904. Ein 57.0 g schwerer Frosch erhält um 10 Uhr 25 Min. 0.1 g Veronal in Lösung injiziert. Schon nach 3 Minuten Rückenlage ertragen. 8 Minuten nach der Veronalinjektion erhält das Tier 0.00005 g Strychninum nitricum. Bald darauf sistiert die Respiration vollständig. Die fast erloschenen Reflexe verstärken sich gegen 10 Uhr 55 Min. noch einmal etwas, schwinden aber 10 Minuten später völlig. Nach einer abermaligen Injektion von 0.00005 g Strychninum nitricum läßt sich wiederum ein leichtes Aufflackern der Reflexe konstatieren und bald darauf zeigen sich schwache Zuckungen nach Berühren. Gegen 1 Uhr ist das Tier reaktionslos. Herzstillstand gegen 2 Uhr.

Sektion: Vergleiche Versuch XVIII.

Versuch VIII. 27. Februar 1904. Ein Frosch, bei welchem durch einen kurzen Scherenschnitt durch die obersten Halswirbel hart an der Schädelbasis das Gehirn ausgeschlossen ist, wird nach 24-stündiger Erholung mittels eines unter den Vorderbeinen weg nach dem Rücken laufenden Bandes an einem Stativ so aufgehängt, daß die Hinterbeine frei herabhängen. Bei dem in dieser Weise präparierten Tier ist die Reflexerregbarkeit der Rückenmarkzentren erhöht, da der störende Einfluß des Gehirns aufhört. Wird nun eine Hinterextremität in sehr verdünnte Schwefelsäure getaucht, so wird sie — ein rein reflektorischer, durch das Gehirn nicht mehr kontrollierter Vorgang — nach einer bestimmten Zeit, der Reaktionszeit, aus der Säure gezogen und abgewischt.

In 6, alle 5 Minuten angestellten Versuchen schwankt bei diesem Tiere die Reaktionszeit der beiden Hinterextremitäten zwischen 5 und 7 Sekunden.

Um 11 Uhr erhält das Tier eine Injektion von 0.0125 g Veronal in Lösung.

			beträgt die Reaktionszeit der			
Um			Hinterextremität			
11 Uhr	5 Min.	linke	6 Sek.,	rechte	5 Sek.	
11 „	10 „	„	5 „	„	5 „	
11 „	15 „	„	5 „	„	5 „	
11 „	20 „	„	8 „	„	8 „	
11 „	25 „	„	8 „	„	8 „	
11 „	30 „	„	5 „	„	5 „	
11 „	35 „	„	8 „	„	8 „	
11 „	40 „	„	10 „	„	14 „	
11 „	45 „	„	15 „	„	20 „	
11 „	50 „	„	17 „	„	8 „	
11 „	55 „	„	60 „	„	45 „	beiderseits Unmöglichkeit, die Extremitäten völlig herauszuziehen.

	Um		beträgt die Reaktionszeit der Hinterextremitäten
12 Uhr	5	Min.	linke . . . . reagiert in 120 Sek. nicht mehr. rechte nach 60 Sek. nur leichtes Zucken.
12 „	15	„	linke . . . . reagiert nicht mehr. rechte nicht mehr. Schwefelsäure etwas verstärkt.
12 „	25	„	„ 3 Sek., rechte 3 Sek.
12 „	30	„	„ 5 „ „ 4 „
12 „	38	„	„ 4 „ „ 4 „
12 „	45	„	„ 4 „ „ 4 „
12 „	50	„	„ 6 „ „ 4 „
12 „	55	„	„ 10 „ „ 8 „
1 „	—	„	„ 11 „ „ 15 „
1 „	5	„	„ 15 „ „ 15 „

Versuch IX. Bei einem in derselben Weise präparierten Reflexfrosch schwankte die Reaktionszeit der Hinterextremitäten bei 8 Versuchen zwischen 4 und 7 Sekunden. Als Reagenz dienten 30 ccm einer 0.6-prozentigen Schwefelsäure. Um 11 Uhr 35 Min. wurden 0.0125 g Veronal in Lösung in den rechten Oberschenkel, 0.0375 g Veronal in Lösung in den Rückenlymphsack injiziert, zusammen also 0.05 g Veronal. Das rechte Hinterbein wird nach der Injektion für wenige Sekunden angezogen.

	Um		beträgt die Reaktionszeit der Hinterextremität	
11 Uhr	45	Min.	linke 4 Sek., rechte 4 Sek.	
11 „	50	„	„ 5 „ „ 5 „	
11 „	55	„	„ 9 „ „ 10 „	
12 „	—	„	„ 15 „ „ 15 „	Unmöglichkeit, die Extremitäten völlig aus der Schwefelsäure herauszuziehen.
12 „	5	„	linke nach 24 Sek., rechte nach 9 Sek. leichtes Zucken der Zehen.	Zucken der Zehen, bedeutend kräftiger als linke.
12 „	10	„	linke nach 60 Sek., rechte nach 9 Sek. nichts.	leichtes Zucken der Zehen. Zusatz von 25 Tropfen einer 20-prozentigen Schwefelsäure zu den 30 ccm der 6-prozentigen Schwefelsäure.
12 „	15	„	linke 2$^1/_2$ Sek. rechte 3 Sek.	
12 „	20	„	„ 5 „ „ 6 „	
12 „	25	„	„ 4 „ „ zieht nicht mehr heraus.	
12 „	30	„	„ 6 „ „ 6 Sek.	beiderseits nicht mehr herausgezogen, nur leichte Zuckungen der Zehen.

<pre>
                       beträgt die Reaktionszeit der
        Um   Hinterextremitäten
12 Uhr 35 Min. linke 7 Sek., rechte 6 Sek.
12 „ 40 „   „   5   „   „   5 „
12 „ 45 „   „   5   „   „   5 „
12 „ 50 „   „   8   „   „   4 „

12 „ 55 „   linke nach 60 Sek., rechte nach 60 Sek.
                      nichts.   nichts.
</pre>

Um 1 Uhr 30 Min. beide Extremitäten in 20-prozentige Schwefelsäure getaucht; nach 5 Minuten langen Einwirkungen keine Zuckungen mehr.

Das Veronal lähmt demnach bei Fröschen das Zentralnervensystem, sowohl das Gehirn wie das Rückenmark und zwar wird, da die Willkürbewegungen bald aufhören, die Reflexe dagegen noch längere Zeit auslösbar sind, das Gehirn zuerst angegriffen, erst später das Rückenmark. Das periphere Nervensystem bleibt augenscheinlich unbeeinflußt. Strychnin vermag die lähmende Wirkung des Veronals nicht aufzuheben und den Tod nicht aufzuhalten. Bei subkutanen Injektionen findet eine nur geringe Reizung statt. Die letale Dosis beträgt eben so wie beim Warmblüter (Raschkow: Veronal, ein neues Schlafmittel. Wiener klinische Rundschau 1903, No. 41) 1 g pro Kilo Frosch.

V e r s u c h X. 20. Januar 1904. Ein Hund von 11½ Ko. Gewicht erhält 0.5 g Veronal per os um 11 Uhr vormittags. Nach einer Stunde läuft das Tier unruhig im Zimmer umher, fängt an zu taumeln und legt sich um 12 Uhr 30 Min. nieder, um zu schlafen. Der Schlaf ist tief, und nur bei lautem Anruf wacht das Tier auf, hebt ein wenig den Kopf, schläft dann aber wieder sofort ein. Aber trotz des tiefen Schlafes wirft es sich unruhig umher und zittert.

Um 3 Uhr erwacht es und ist von da ab frisch und munter. Auch der Gang ist nicht mehr taumelnd.

V e r s u c h XI. 22. Januar 1904. Derselbe Hund bekommt um 10 Uhr 45 Min. 0.8 g Veronal per os. Schon nach 40 Minuten schläft er tief. Aufgeweckt taumelt er stark beim Gehen, fällt zuweilen wie betrunken hin und kann sich dann nur mit großer Mühe aufrichten. Um 6 Uhr abends ist der Hund noch schläfrig und erst am andern Morgen ist völlige Gesundung eingetreten. Der 24-stündige Urin hat ein spezifisches Gewicht von 1.021, reagiert sauer, enthält keinen Zucker (Fehling) und kein Eiweiß (Kochprobe, Esbach und Heller).

V e r s u c h XII. 28. Januar 1904. Derselbe Hund erhält 1.5 g Veronal per os um 10 Uhr 45 Min. Nach 35 Minuten fängt er an, mit schwankendem Gang unruhig umherzulaufen, stürzt zuweilen hin oder sinkt in sich zusammen und kann sich dann nur mit allergrößter Anstrengung wieder aufrichten. Um 11 Uhr 45 Min. schläft er ein. Während des Schlafs zittert das Tier, Reflexe sind nur schwach auslösbar. Gegen 4 Uhr wacht der Hund bei leichtem Geräusch auf und schläft von da ab nur wenig und leicht. Am anderen Morgen gegen 9 Uhr ist der Gang völlig normal. Schlaf tritt während des Tages nicht mehr ein.

Der 24-stündige Urin vom spezifischen Gewicht. 1.030 g reagiert sauer, enthält keinen Zucker, (Fehling), kein Blut (Heller), wohl aber geringe Spuren von Eiweiß (Kochprobe, Heller, Esbach).

Versuch XIII. 7. Februar 1904. Derselbe Hund erhält 2.3 g Veronal in Gelatinekapseln um 10 Uhr 50 Min., läuft nach einer $^3/_4$ Stunde unruhig umher und fängt gegen 1 Uhr an zu taumeln. Wie trunken läuft er gegen Tisch und Stühle, bis er um 1 Uhr 30 Min. niederstürzt und fest einschläft. Nur auf heftige Reize wacht er auf und versucht den Kopf zu heben. Während des Schlafes zittert der Hund. Um 4 Uhr 30 Min. aufgeweckt, frißt er mit gutem Appetit und trinkt reichlich.

Am nächsten Morgen taumelt er nur noch wenig. Auffällig ist sein müder, schleppender Gang; Treppen vermag er noch nicht zu steigen. Während des Vormittags läuft er unruhig im Zimmer herum, gähnt oft, schläft aber nicht. Mittags ist der Gang normal, jedoch sieht das Tier noch matt aus und vermag selbst abends gegen 6 Uhr Treppen nur mit Anstrengung zu steigen.

Am 9. Februar, also nach 2 Tagen, ist das Tier völlig gesund. Der Urin enthält 24 Stunden nach der Eingabe kein Blut (Heller), keinen Zucker (Fehling), jedoch können Spuren von Eiweiß (Heller, Kochprobe, Esbach) nachgewiesen werden. Der 31 und 52 Stunden nach der Veronalgabe abgesonderte Urin wird zwecks Untersuchung aufgehoben.

Versuch XIV. 8. Februar 1904. Derselbe Hund erhält um 11 Uhr 1,5 g Veronal, mit Gummi arabicum emulgiert, subkutan. Der Hund bleibt augenscheinlich völlig gesund und schläft nur zuweilen ganz leicht, wie er es an früheren Tagen, in den Käfig eingesperrt, schon häufig getan hat.

Versuch XV. 16. Februar 1904. Derselbe Hund erhält 4 g Veronal, sehr fein pulverisiert und in Wasser aufgeschwemmt, subkutan an 5 verschiedenen Stellen um 10 Uhr 45 Min. injiziert. Nachdem um 11 Uhr 30 Min. eine ziemlich starke, aber bald vorübergehende Salivation aufgetreten ist, macht sich um 12 Uhr 15 Min. leichtes Taumeln beim Gehen bemerkbar, und der Hund schläft bald ein. Jedoch ist der Schlaf im Verlauf nur so leicht, daß das Tier bei leisem Namensruf oder leisem Klopfen sofort aufwacht. Das Taumeln dagegen nimmt an Stärke bedeutend zu. Um 1 Uhr durch leisen Anruf aufgeweckt und aufgerichtet, stürzt es bald wieder zu Boden und kann ohne Hilfe allein nicht mehr aufstehen. Um 2 Uhr frißt das Tier mit Lust; der Gang wird wieder sicherer und ist um 3 Uhr normal.

Um 6 Uhr derselbe Zustand. Der Schlaf ist immer noch leicht; während desselben zittert das Tier.

17. Februar. Nur wenig taumelnder Gang. Während des Tages ist das Tier zeitweilig noch schläfrig. Am Abend zeigt der Gang nichts auffälliges mehr. An den Injektionsstellen lag noch das aufgeschwemmte Veronal als harte Tumoren fühlbar; erst am 5. Tage sind dieselben völlig verschwunden.

Versuch XVI. 13. Februar 1904. Ein Kaninchen, 2420 g schwer, erhält 11 Uhr 0.15 g Veronal per os zwischen Kartoffelbrei und wird nach $1^1/_2$ Stunden apathisch. Ein wirklicher Schlaf konnte nicht beobachtet werden. Freßlust in keiner Weise beeinträchtigt. Nach 6 Stunden ist das Tier völlig gesund.

Versuch XVII. 22. Januar 1904. 0.3 g Veronal in Pillen gegeben, erzeugen bei demselben Kaninchen nach 1 Stunde einen tiefen Schlaf. Sobald es aufgewacht ist, frißt es mit Appetit und trinkt auch dazu.

Nach 6 Stunden ist das Tier wieder völlig munter.

Versuch XVIII. 0.4 g Veronal wirken bei diesem Tiere in derselben Weise.

Versuch XIX. 20. Januar 1904. Bei einer Dosis von 0.5 g Veronal in Pillen wird dasselbe Tier ebenfalls nach 1 Stunde müde, fällt in Seitenlage und schläft ein. Aufgeweckt, hebt es den Kopf, vermag sich aber nicht in Bauchlage zu bringen. Rückenlage dagegen kann es ertragen.

Nach 7 Stunden noch derselbe Zustand. Völlige Erholung ist nach 24 Stunden eingetreten.

Versuch XX. 22. Januar 1904. Dasselbe Kaninchen erhält 0.3 g Veronal subkutan mit Gummi arabicum emulgiert. Keine Wirkung.

Die Urine nach den Versuchen mit den Kaninchen waren normal. Blut und Eiweiß konnten nicht gefunden werden.

Versuch XXI. 18. Februar 1904. Zu dem folgenden Versuch wurden 0.5 g Veronal in 20 ccm Wasser geschüttet und mit 40 Tropfen einer 20-prozentigen Natriumkarbonatlösung auf dem Wasserbade erwärmt bis zur vollständigen Lösung des Veronals. Diese Lösung wird einem Kaninchen von 1820 g in die linke Ohrvene um 11 Uhr 30 Min. injiziert. Sofort nach der Injektion liegt das Tier regungslos da. Rückenlage ertragen; auf starke Reize nur leichte Reflexe auslösbar.

Die Atemfrequenz beträgt nach 10 Minuten 46 in 1 Minute.

"	"	"	"	25	"	38	"
"	"	"	"	35	"	31	"
"	"	"	"	1 Stunde	29		"
"	"	"	"	1 $^1/_2$ Stdn.	27		"
"	"	"	"	2 $^1/_2$ "	36		"
"	"	"	"	4 "	44		"
"	"	"	"	5 $^1/_2$ "	50		"

40 Minuten nach der Injektion gelang es, 5—6 ccm Urin aus der Harnblase zu drücken. Um 12 Uhr 15 Min. plötzlich 4 starke Kontraktionen der Bauchdecken, als ob Erbrechen eintreten sollte. Wie beim Hund schon beobachtet, zittert auch das Kaninchen während des Schlafes. Gegen 1 Uhr 30 Min. reagiert es auf Reize schon kräftiger und sucht sich, allerdings vergeblich, in Bauchlage zu bringen. Obwohl am Abend bedeutend munterer, erträgt es noch Seitenlage.

Am anderen Morgen ist es augenscheinlich gesund. Respiration beträgt 54. Die Harne von Hund und Kaninchen wurden zur weiteren Untersuchung mit verdünnter Salzsäure etwas angesäuert, vorsichtig auf dem Wasserbade zur Sirupdicke eingedampft, der Rückstand wiederholt mit warmem Alkohol extrahiert, der Alkohol verjagt und der Rückstand mit Äther ausgezogen. Nach dem Verdampfen des Äthers wurde die zurückgebliebene kristallinische Masse, welche noch stark verunreinigt war, in warmem Wasser aufgenommen, mit Tierkohle gekocht, filtriert, das Filtrat mit Äther ausgeschüttelt und der Ätherrückstand sodann sublimiert. Das Sublimationsprodukt zeigte den Schmelzpunkt des Veronals und gab die bisher dafür gefundenen Reaktionen.

Wie in Versuch XIII angegeben, wurde der nach 31 Stunden und nach 52 Stunden nach der Eingabe von 2.3 g Veronal abgesonderte Urin des Hundes zur Untersuchung gesammelt. In dem Urin nach 31 Stunden, dessen Menge nur 30 ccm betrug, ließen sich 0.04 g Veronal, in dem nach 52 Stunden abgesonderten Urin, 480 ccm, noch 0.07 g Veronal nachweisen.

Aus dem in Versuch XXI 40 Minuten nach der Injektion ausgepreßten Kaninchenharn konnten nach der oben angegebenen Methode 0.006 g Veronal völlig rein isoliert werden.

Versuch XXII. 2 kleine Hunde, beide 8 Wochen alt, deren Temperatur während 8-tägiger Messungen vor dem Versuch zwischen 37.9 und 38.3 (Analtemperatur) geschwankt hat, sollen durch Veronalgaben langsam vergiftet werden.

18. April 1904. Der kleinere Hund a, 2440 g wiegend, erhält um 11 Uhr 10 Min. 0.5 g Veronal in Lösung subkutan. Nachdem das Tier nach einer halben Stunde, anfangs schleppend, später taumelnd umhergelaufen ist, schläft es um 12 Uhr 38 Min. so fest ein, daß es durch Aufrütteln nicht mehr munter zu bekommen ist. Während des Schlafes starkes Zittern.

Temperatur kurz vor dem Versuch			. . . .	38.1°
„	um 1 Uhr		. . . .	36.9
„	„ 1 „	30 Min.	. . . . . .	36.4
„	„ 2 „		. . . .	36.1
„	„ 3 „		. . . .	36.8
„	„ 4 „		. . . .	37.1
„	„ 4 „	30 Min.	. . . . . .	37.6
„	„ 5 „	30 „	. . . . .	37.8
„	„ 6 „		. . . .	37.8
„	am anderen Morgen		. . . . .	37.8

Der größere Hund b, 2830 g schwer, erhält um 11 Uhr 0.5 g Veronal, in Milch gelöst, per os. Um 11 Uhr 20 Min. taumelt er, bricht häufig zusammen und schläft gegen 12 Uhr ebenso fest wie Hund a ein. Während des Schlafes starkes Zittern.

Temperatur kurz vor dem Versuch			. . . .	38.0°
„	um 1 Uhr 10 Min.		. . . . . .	35.0
„	„ 1 „ 40 „		. . . . .	35.0
„	„ 3 „ 15 „		. . . . .	35.2
„	„ 4 „		. . . .	36.1
„	„ 4 „ 36 Min.		. . . . .	36.7
„	„ 5 „ 30 „		. . . . .	36.9
„	„ 6 „		. . . .	36.9
„	am anderen Morgen		. . . . .	38.1

Um 6 Uhr schlafen beide Hunde noch fest. Am anderen Morgen sind die Bewegungen noch etwas unsicher.

19. April 1904. Hund a erhält 10 Uhr 30 Min. 0.5 g Veronal, in Milch gelöst, per os und darauf reichlich Futter. 10 Uhr 45 Min. starkes Taumeln, 11 Uhr 25 Min. fester Schlaf. Um 1 Uhr von selber aufgewacht, wälzt sich das Tier unruhig umher, bis es nach einer $^3/_4$ Stunde wieder einschläft.

Temperatur kurz vor dem Versuch 37.8
„ um 11 Uhr 40 Min. 37.3
„ „ 12 „ 40 „ 37.3
„ „ 1 „ 45 „ 37.2
„ „ 2 „ 20 „ 37.2
„ „ 3 „ — „ 37.2
„ „ 3 „ 35 „ 37.6
„ „ 5 „ — „ 37.8
„ am anderen Morgen 38.3

Hund b erhält 10 Uhr 45 Min. 0.5 g Veronal, in Wasser gelöst, subkutan an 2 Stellen auf dem Rücken injiziert. Aus der einen Injektionsstelle quellen ein Paar Tropfen Blut. Das Tier schleppt sich nach 2 Minuten mühsam fort, bricht zusammen und schläft nach 9 Minuten fest ein. Es muß angenommen werden, daß durch einen Einstrich der Kanüle ein Gefäß eröffnet wurde, so daß durch eine schnelle Resorption auch bald die Wirkung eintrat. Während des Schlafes starkes Zittern.

Temperatur kurz vor dem Versuch . . . . . 38.1°
„ um 11 Uhr — Min. 37.5
„ „ 11 „ 35 „ 38.5
„ „ 12 „ 35 „ 39.1
„ „ 1 „ 30 „ 39.0
„ „ 2 „ 15 „ 38.9
„ „ 3 „ — „ 38.4
„ „ 3 „ 35 „ 38.4
„ am anderen Morgen 39.0

Das Tier macht am anderen Morgen einen kranken Eindruck. Die beiden Injektionsstellen sind druckempfindlich. Die Temperatur schwankt während des Tages zwischen 38.8 und 39.1.

21. April 1904. Hund a erhält 10 Uhr 45 Min. 0.25 g Veronal, in Milch gelöst, per os. 11 Uhr 45 Min. schleppender Gang, 12 Uhr fester Schlaf.

Temperatur kurz vor dem Versuch . . . . . 38.0°
„ um 12 Uhr 30 Min. 37.6
„ „ 2 „ 30 „ 37.6
„ „ 3 „ 45 „ 37.4

Hund b etwas munterer als am Tage vorher. Injektionsstellen sehr schmerzhaft auf Druck. Temperatur schwankt zwischen 38.1 und 38.3.

22. April 1904. Hund a, kurz nach einer Veronalgabe von einem großen Hund auf das Abdomen getreten, geht in wenigen Stunden ein. Sektion: Leberruptur.

Hund b, der wieder munter umherläuft, erhält 10 Uhr 55 Min. 0.5 g Veronal, in Milch gelöst, per os. 11 Uhr 15 Min. starkes Taumeln, wird müde und schläft ein.

Temperatur kurz vor dem Versuch . . . . . 38.3°
„ am 12 Uhr 30 Min. 36.7
„ „ 2 „ 30 „ 36.5
„ „ 3 „ 30 „ 37.6
„ „ 5 „ 30 „ 37.9
„ „ 6 „ 30 „ 38.1
„ am anderen Morgen 38.9

25. April 1904. Hund b. An den beiden Injektionsstellen hat sich je ein Abszeß von der Größe einer Walnuß gebildet. Nach Abrasierung des Felles an den betreffenden Stellen ausgiebige Incision; es entleert sich reichlich Eiter. Jodoformgazetamponade und Verband. Das Tier erhält wieder 0.5g Veronal, in Milch gelöst, um 10 Uhr 30 Min. per os. Fester Schlaf tritt um 11 Uhr 30 Min. ein.

Temperatur kurz vor dem Versuch . . . . 38.9°
   „   um 12 Uhr 30 Min. 37.3
   „   „ 2 „ 30 „ 37.2
   „   am andern Morgen 38.3

26. April 1904. Hund b. Der Verband ist abgerissen und die Jodoformgaze herausgeholt. Die beiden Wunden haben sich fast völlig gereinigt. Jodoformgazetamponade.

Der Hund erhält 0,5 g Veronal, in Milch gelöst, per os. Temperatur nicht gemessen.

27. April 1904. Hund b. Wunde, aus der die Jodoformgaze wieder herausgezogen ist, hat sich völlig gereinigt. Sekretion gering. Leichte Gazetamponade.

10 Uhr 35 Min. 0.5 g Veronal, in Milch gelöst, per os. Schläft gegen 11 Uhr ein.

Temperatur kurz vor dem Versuch . . . . 38.7°
   „   um 12 Uhr 36.8
   „   „ 2 „ 36.8
   „   „ 3 „ 30 Min. 36.8
   „   am anderen Morgen . . . . . 39.0.

28. April 1904. Hund b. Wunde beginnt zu granulieren. Gewichtszunahme seit Beginn des Versuchs 795 g.

10 Uhr 0.5 g Veronal, in Milch gelöst, per os. Schläft um 11 Uhr 15 Min. ein. Der Hund wacht während des Schlafs öfters auf als früher. Auch dauerte die Wirkung bei den Versuchen nicht mehr so lange wie sonst. Bei diesem Versuch ist das Tier schon von 3 Uhr ab munter und läuft, allerdings schleppend, umher.

Temperatur kurz vor dem Versuch . . . . 39.0°
   „   um 11 Uhr 15 Min. 38.1
   „   „ 12 „ 15 „ 37.5
   „   „ 1 „ 15 „ 37.4
   „   „ 4 „ 38.3
   „   „ 6 „ 38.7
   „   am anderen Morgen 38.9

29. April 1904. Hund b. Granulationen der Wunde kräftig.

Da das Tier die Milch, in der Veronal gelöst ist, nicht saufen will, bekommt es 10 Uhr 20 Min. 0.75 g Veronal in Kapseln per os. 10 Uhr 45 Min. fester Schlaf.

Temperatur kurz vor dem Versuch . . . . 38.9°
   „   um 12 Uhr 36.1

Nach 12 Uhr wurde wegen eines anderen Versuches auf das Tier nicht mehr geachtet. Um 5 Uhr wurde es moribund vorgefunden. Atmung nur

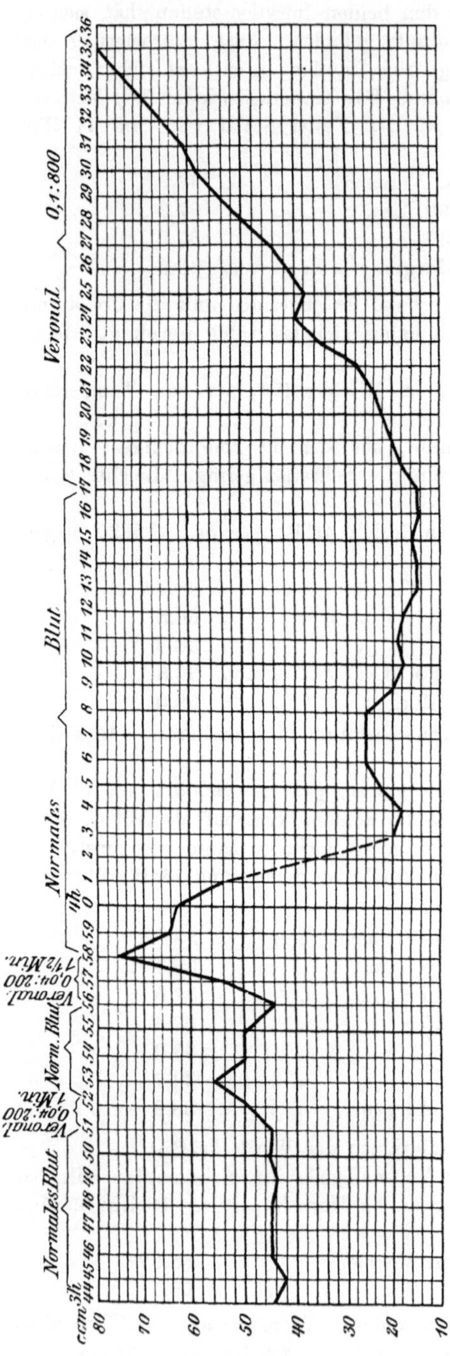

1—3mal in der Minute. Analtemperatur 24.9°. Sofortige Eröffnung der Bauchhöhle. Temperatur innerhalb der Bauchhöhle 24.9°. Exstirpation der Nieren und eines Stückes Leber. Durchschneidung der Bauchaorta, um das Tier verbluten zu lassen. Weder makroskopisch noch mikroskopisch lassen sich an Leber nnd Nieren pathologische Veränderungen nachweisen.

Zur Entscheidung der Frage, ob das Veronal diuretische Eigenschaften besitzt, waren einige besondere Versuche erforderlich, die sich auf das Verhalten einer überlebenden Niere bei der Durchströmung mit veronalvergiftetem Blute erstreckten. Anlaß, diesen Versuch auszuführen, gab die folgende Beobachtung.

Eine ältere, sehr nervöse Dame leidet seit Jahren an Insomnie, Bisher wurde dagegen allerdings nur selten, nur das Sandowsche Bromsalz gebraucht. Seit 2 Monaten bedient sich Patientin des Veronals in Dosen von 0.25 g 1—2mal wöchentlich. Schlaf soll sich jedesmal nach 1—2 Stunden einstellen. Patientin ist glücklich darüber, daß eine einzelne Dosis ihr oft noch in der zweiten und sogar dritten Nacht Schlaf verschafft. doch klagt sie bei Dosen von 0.25 g über eine lästige, gegen 24 Stunden dauernde Mattigkeit und eine 24—48 Stunden anhaltende Polyurie.

Die Mattigkeit wird natürlich bedingt durch das noch nicht ausgeschiedene, im Körper noch wirkende Veronal. Bei Dosen von 0,125 g will Patientin ebenfalls in der ersten wie in der zweiten Nacht vorzüglich geschlafen, während des Tages soll aber angeblich keine Mattigkeit mehr bestanden haben. Ebenso soll die Urinmenge nur wenig vermehrt gewesen sein. Eiweiß konnte auch bei Dosen von 0.25 g nicht nachgewiesen werden.

Es drängt sich daher die Frage auf: ist diese Polyurie die Folge einer rein zentralen Wirkung des Veronals auf das Nervensystem und von da auf das Herz, auf den Druck und die Geschwindigkeit des Blutes wie zum Beispiel bei der Digitalis, oder handelt es sich um eine periphere Wirkung, indem das Veronal die Nierengefäße erweitert?

Diese Frage wird durch folgenden Versuch beantwortet.

Versuch XXIII. Als Versuchstier wird ein großer kräftiger Hund gewählt. In Chloroformnarkose wird die linke Karotis freigelegt, durchtrennt und das ausströmende Blut aufgefangen. Sobald der Verblutungstod eingetreten ist, wird das Abdomen geöffnet und die rechte Niere samt der Fettkapsel, nachdem die Gefäße der Fettkapsel, besonders am Hilus, durch Massenligaturen unterbunden waren, herausgeschnitten, die Arterie und Vene mit Kanülen versorgt und die Niere in den Durchströmungsapparat von R. Kobert und H. Thomsen eingeschaltet.

Das Blut wird defibriniert und koliert. In 200 ccm Blut werden 8 ccm einer physiologischen Kochsalzlösung, in welcher 0.04 g Veronal gelöst sind, langsam unter stetem Umrühren getropft. Dieses vergiftete Blut wird in das kleinere, das übrige unvergiftete in das größere Reservoir gefüllt. 40 Minuten nach dem Schlachten des Tieres beginnt die Durchströmung der Niere unter einem konstanten Druck von 120 Hg während des ganzen Versuchs.

T bedeutet die Zeit, Q die pro Minute ausfließende Menge des Venenblutes in ccm.

T	Q	Bemerkungen.
3 Std. 44 Min.	45 ccm	Normales Blut.
45 „	43 „	
46 „	45 „	
47 „	45 „	
48 „	45 „	
49 „	44 „	
50 „	45 „	
51 „	45 „	
52 „	50 „	0.04 g Veronal auf 200 ccm Blut 1 Min. durchströmt.
53 „	56 „	Normales Blut.
54 „	50 „	
55 „	50 „	
56 „	45 „	
57 „	55 „	0.04 g Veronal auf 200 ccm Blut $1^1/_2$ Min. durchströmt.
58 „	75 „	
59 „	65 „	Normales Blut.
4 Std. — „	63 „	
1 „	55 „	

T	Q	Bemerkungen
4 Std. 2 Min.	. . . . .	Das entleerte Reservoir treibt einige Luftblasen in die Niere. Sofort neu aufgefüllt. Weiter durchströmt mit normalem Blut.
3 „	20 ccm	
4 „	18 „	
5 „	23 „	
6 „	26 „	
7 „	26 „	
8 „	26 „	
9 „	20 „	
10 „	18 „	
11 „	19 „	
12 „	18 „	
13 „	15 „	
14 „	15 „	
15 „	16 „	
16 „	15 „	
17 „	15 „	
18 „	18 „	0.1 g Veronal auf 800 ccm Blut, beide Reservoire damit gefüllt und abwechselnd durchströmt während des ganzen Restes des Versuchs.
19 „	20 „	
20 „	22 „	
21 „	24 „	
22 „	27 „	
23 „	35 „	
24 „	40 „	
25 „	38 „	
26 „	41 „	
27 „	45 „	
28 „	50 „	
29 „	55 „	
30 „	59 „	
31 „	61 „	
32 „	66 „	
33 „	70 „	
34 „	75 „	
35 „	80 „	Versuch abgebrochen.

Das erste Stadium der Durchströmung, in welchem der Tonus der blutleeren Gefäße fast Null ist und infolgedessen die Ausflußmenge ihr Maximum erreicht, ist in der Tabelle und Kurve (s. Seite 172) fortgelassen und nur mit dem zweiten Stadium begonnen, in welchem der wieder hervorgerufene Tonus längere Zeit konstant bleibt, sodaß sich die Ausflußmenge nicht wesentlich ändert.

Nachdem dann zweimal 1 Minute beziehungsweise 1½ Minute das vergiftete Blut durch die Niere geleitet war, trieb infolge eines Versehens das entleerte Reservoir einige Luftblasen in die Niere. Sofortige Abstellung, neue Anfüllung und schnell anschließende Durchströmung vermochten zwar nicht die Ausflußmenge auf die frühere Konstante zu bringen, wohl aber stellte sich bei gleich bleibendem Druck die Ausflußmenge in wenigen Minuten auf eine neue Konstante ein. Nun wurde zum dritten Mal mit vergiftetem Blut, und zwar 0.1 g Veronal auf 800 ccm Blut, jedoch auf längere Zeit durchströmt.

Man sieht aus diesem Versuche, daß das Veronal auf die Blutgefäße der Niere in einer Konzentration von 0.125 g auf 1 Liter Blut schon bei sehr kurzer Einwirkungsdauer erweiternd wirkt. Diese Gefäßerweiterung ist für wenige Minuten nachhaltig. Bei länger dauernder Einwirkung des Giftes ist die Erweiterung eine sehr kräftige.

Aus der gesamten Versuchsreihe am Warmblüter geht hervor, daß das ungelöste Veronal durch die Alkaleszenz des Darmes bald gelöst wird, und daß nach Verlauf etwa einer halben Stunde nach der Eingabe die Resorption und mit ihr die Wirkung beginnt. Schneller entfaltet sich die Wirkung, wenn das Veronal gelöst eingefüllt wird, sei es nun per os oder subkutan. Fast verschwindend ist die Resorption, sobald das Veronal in Substanz subkutan appliziert wird. Es bildet sich dabei ein Depot, das z. B. bei Dosen von 4,0 g erst in einigen Tagen völlig resorbiert ist.

Sobald das Veronal in den Körper gelangt ist, beginnt auch schon seine Ausscheidung durch den Organismus, jedoch vermag er nur sehr langsam und ganz allmählich sich der ganzen Masse der eingeführten Substanz zu entledigen. Natürlich ist infolgedessen auch die Wirkung eine sehr lange.

In kleinen Dosen erweist sich das Mittel als ein ausgezeichnetes Hypnotikum. Nach sehr großen Dosen taumeln die Tiere anfangs herum, um dann fest einzuschlafen; jedoch ist der Schlaf unruhig, und nach dem Erwachen scheinen die Tiere ein Gefühl der Unlust zu haben. In die Augen fallend ist nach größeren Dosen ein starkes Zittern während des Schlafes, als ob die Tiere sehr frieren. Nach den Untersuchungen von C. Trautmann findet nach Veronalgebrauch eine ziemlich beträchtliche Verminderung der Stickstoffausscheidung statt. Infolge dieser negativen Stoffwechselbilanz muß aber die Körpertemperatur herabsinken. In der Tat konnte bei verschiedenen Versuchen eine Temperaturerniedrigung festgestellt werden, die bei größeren Dosen Veronal bis zu 3° beträgt (Versuch XXII, 18. IV. 04, Hund b). Es ist möglich, daß der unruhige Schlaf nach großen Dosen und das nach dem Erwachen auftretende Unlustgefühl, das sich durch Stöhnen und Umherwerfen zu erkennen gab, zum Teil durch diese Temperaturerniedrigung bedingt ist.

Aus der Temperaturerniedrigung ist zu erkennen, daß die Wirkung des Veronals etwa 3 Sunden nach der Einnahme am stärksten ist. Intravenöse Injektionen in großen Dosen wirken sofort und führen augenblicklich schwere komatöse Zustände herbei.

Außer dem Zentralnervensystem beeinflußt das Veronal auch das Gefäßsystem. Die Nierengefäße werden beträchtlich erweitert.

Nach der Senator-Munkschen Theorie werden nun Wasser und ein Teil der Harnsalze der Hauptsache nach durch Transsudation aus den Gefäßknäueln abgeschieden, und zwar ist es weniger der arterielle Blutdruck als die Geschwindigkeit des durchströmenden Blutes in den Nieren, welche die Ausscheidung des Wassers und eines Teiles der Harnsalze beherrscht. Die Erweiterung der Nierengefäße muß also eine Mehrausscheidung von Wasser und festen Stoffen durch den Harn zur Folge haben.

Irgend welche Veränderungen der Niere nach Veronalgaben ließ sich nicht feststellen. Von einer Nierenreizung nach Veronalgebrauch kann also nicht die Rede sein. Die geringen Spuren von Eiweiß, welche nach sehr großen Veronalgaben im Urin gefunden wurden, können daher auch nicht von einer Entzündung der Niere herrühren; vielmehr muß man annehmen, daß die Filtration in den Gefäßknäueln nicht mehr eine ganz vollkommene ist, daß bei der verstärkten Transsudation infolge der Gefäßerweiterung auch gelöstes Eiweiß transsudiert. Möglich auch, daß das Veronal außerdem, wie die meisten Narkotika, außerordentlich rasch in lebende Protoplasmazellen eindringt und ihre Funktion schwächt.

Einer Erklärung bedarf endlich noch das starke Zittern nach größeren Veronalgaben. Anfänglich wurde angenommen, daß durch die mit der Temperaturabnahme des Körpers einhergehende Abkühlung der Haut ein Frostgefühl entsteht, welches wiederum ein starkes Zittern verursacht. Merkwürdigerweise konnte auch in Versuch XXII. 19. IV. 04 bei dem Hund b, der auf eine Injektion infolge einer subkutanen Injektion mit Fieber reagierte, trotz einer zeitweisen Temperatur von 39.1 und trotzdem das Tier zugedeckt war, ein starkes Zittern beobachtet werden. Dieses starke Zittern muß als Schüttelfrost aufgefaßt werden und läßt sich nur dadurch erklären, daß die Haut infolge einer Kontraktion ihrer Gefäße sehr abgekühlt wird. Es dürfte also das Zittern während des Schlafes als ein künstlicher Schüttelfrost aufgefaßt werden, hervorgerufen durch ein intensives Frostgefühl infolge Kontraktion der Hautgefäße. Demnach würde das Veronal im Gegensatz zu den Nierengefäßen die Hautgefäße kontrahieren, in ähnlicher Weise wie Hydrastinin nach Kobert. Bakterizide Eigenschaften kommen dem Veronal nicht zu. Selbst bei einer Konzentration von 0.45 Proz. Veronal in Peptonwasser konnte nach 24-stündiger Einwirkung auf Bacillus pyocyaneus, Staphylococcus aureus, B. prodigiosus, B. subtilis und B. acidi lactici kein störender Einfluß auf das Wachstum dieser Mikroorganismen beobachtet werden.

Weder auf Blutfarbstoff noch auf Blutkörperchen wirkt eine Auflösung von Veronal in physiologischer Kochsalzlösung in einer Konzentration von 1 Proz., 10 ccm auf 10 ccm Blutlösung, ein, sobald sie neu neutralisiert ist. Nicht abgestumpfte Veronallösung vermag natürlich wegen des sauren Charakters die Blutkörperchen auszulaugen.

Auf Grund dieser Untersuchungen muß das Veronal in kleinen Dosen als ein relativ unschädliches und deswegen wie auch wegen der Promptheit und der Dauer der Wirkung, der leichten Löslichkeit und Resorbierbarkeit und schließlich wegen seiner fast völligen Geschmacklosigkeit als ein vorzügliches Schlafmittel anerkannt werden. Nur große Dosen bergen Gefahren in sich. Als Antipyretikum dürfte es niemals Verwendung finden, da die Temperaturerniedrigung in kleinen Dosen zu gering ist. Immerhin ist es aber wegen seiner eiweißsparenden Wirkung bei fieberhaften Zuständen und zehrenden Krankheiten anderen bekannten Schlafmitteln vorzuziehen. Einer nach Veronalgebrauch auftretenden Polyurie wäre keine große Bedeutung beizumessen. Ob jedoch akute und chronische Nephritiden einen Veronalgebrauch kontraindizieren, müssen Versuche am Krankenbett lehren.

Anhang.

Da anfänglich von uns angenommen wurde, daß das Veronal im tierischen Organismus in Diaethylmalonsäure oder Diaethylessigsäure gespalten wird, so wurden auch mit diesen Substanzen Versuche angestellt.

Versuch XXIV. Ein Hündchen von $5^{1}/_{2}$ kg. erhält 10.0 g Diaethylmalonsäure per os. Keine Folgeerscheinungen.

Der 24-stündige Urin enthält Spuren von Eiweiß, ist aber im übrigen normal.

Versuch XXV. Dasselbe Hündchen erhält 1.0 g Diaethylessigsäure als Natriumsalz subkutan. Nach mehreren Minuten läuft es sehr unruhig im Zimmer auf und ab, legt sich nur selten hin, um sofort wieder aufzuspringen. Nach einer halben Stunde ist das Tier wieder ruhig. Der Urin zeigt innerhalb 24 Stunden keine Besonderheiten.

Die von den beiden Versuchen stammenden Harne werden mit Natriumkarbonatlösung versetzt, auf dem Wasserbade eingedampft, und der trockene Rückstand wird nach Ansäuern mit Salzsäure mit Alkohol extrahiert.

Im Falle der Diaethylmalonsäure wurde die alkoholische Lösung verdampft, mit Wasser aufgenommen, filtriert und abermals mit Alkohol behandelt. Da die zurückbleibende Säure noch viel Verunreinigungen enthielt, wurde sie in das Ammonsalz verwandelt, dieses in konzentrierter wässeriger Lösung mit $CaCl_2$ zum Calciumsalz umgesetzt, welches dann wieder mit Salzsäure zerlegt wurde. Die mit Äther herausgelöste freie Säure war mit Diaethylmalonsäure identisch, was unter anderem daran erkannt wurde, daß ein Gemisch der so erhaltenen Säure mit der ursprünglichen keine Schmelzpunktsdepression zeigte.

Im Falle der Diaethylessigsäure wurde das stark saure alkoholische Extrakt ammoniakalisch gemacht, im Vakuum über Schwefelsäure verdunstet, der verbliebene Rückstand mit wässerigem Alkohol in Lösung gebracht und mit Silbernitrat gefällt. Da das erhaltene Silbersalz auch nach dem Umkristallisieren aus heißem wässerigen Alkohol noch nicht rein war, wurde es mit Wasser angerieben, mit verdünnter Salzsäure zerlegt und die freie Säure ausgeäthert. Das erhaltene Produkt zeigte einen stechenden, an ranzige Butter erinnernden Geruch sowie Unlöslichkeit in Wasser.

Da leider ein reines Silbersalz wegen der geringen Menge nicht zu erhalten war, bleiben obige Daten die einzigen Anhaltspunkte dafür, daß Diaethylessigsäure in den fraglichen Harn übergegangen ist.

Bisherige Literatur über Veronal.

1. Ajello, S., Rivista critica degli ipnotici ed esperimenti sul Veronal nuovo ipnotico. Gazetta medica siciliana 1903. No. 20.
2. Aronheim, Veronal, ein neues Schlafmittel. Medizinische Woche 1903. No. 31.
3. Berent, W., Über Veronal. Therapeutische Monatshefte 1903. No. 6.
4. Clarke, Über einen Fall von Veronalvergiftung. Therapeutische Monatshefte 1903. No. 3.
5. Fassbind, Über Veronal. Korrespondenzblatt für Schweizer Ärzte. 1903.
6. Fischer, E. und Mering, J. v., Über eine neue Klasse von Schlafmitteln. Therapie der Gegenwart. 1903. No. 3.
7. Fischer, W., Über die Wirkung des Veronal. Therapeutische Monatshefte. 1903. No. 8.
8. Fischer, E. und Mering, J. v., Über Veronal. Therapie der Gegenwart. 1904. No. 4.
9. Gerhartz, Über einen Fall von Veronalvergiftung. Therapeutische Monatshefte. 1904. No. 3.
10. Hönigschmied, Das Veronal in der Heilkunde. Ärztliche Zentral-Zeitung. 1904. No. 9.
11. Jolly, Verhandlungen der Berliner medizinischen Gesellschaft. Berliner klinische Wochenschrift. 1903. No. 21.
12. Laudenheimer, R., Notiz über gewohnheitsmäßigen Mißbrauch des Veronal (Veronalismus). Therapie der Gegenwart. 1904. No. 1.
13. Lemaire, M. P., Réaction du Véronal. Bulletin des travaux de la société de pharmacie de Bordeaux. 1904. Février.
14. Lilienfeld, A., Veronal, ein neues Schlafmittel. Berliner klinische Wochenschrift. 1903. No. 21.
15. Lotsch, F., Erfahrungen mit dem neuen Schlafmittel Veronal. Fortschritte der Medizin. 1903. No. 19.
16. Luther, Veronal. Psychiatrisch - Neurologische Wochenschrift. 1903. No. 28.
17. Matthey, O., Mitteilungen über Veronal. Neurologisches Zentralblatt. 1903. No. 19.
18. Mendel, K. und Kron, J., Über die Schlafwirkung des Veronal. Deutsche medizinische Wochenschrift. 1903. No. 34.
19. Michel, R. und Raimann, E., Das Veronal. Heilkunde. 1904. No. 1.
20. Neufeld, L., Mitteilungen über das neue Schlafmittel Veronal. Ärztliche Rundschau. 1904. No. 11.
21. Offer, R. Th., Veronal, ein neues Schlafmittel. Zentralblatt für die ges. Therapie. 1903. Juli.
22. Oppenheim, Verhandlungen der Berliner medizinischen Gesellschaft. Berliner klinische Wochenschrift. 1903. No. 21.
23. Poly, Über die therapeutische Bedeutung des neuen Schlafmittels Veronal. Münchener medizinische Wochenschrift. No. 20. [1903.]

24. R a s c h k o w, H., Veronal, ein neues Schlafmittel. Wiener klinische Rundschau. 1903. No. 41.
25. R i c h t e r, K. und S t e i n e r, G., Über die Wirkung des Veronal. Psychiatrisch-Neurologische Wochenschrift. 1904. No. 51. (V. Jahrgang.)
26. R o s e n f e l d, M., Therapeutische Erfahrungen mit Veronal. Therapie der Gegenwart. 1903. No. 4.
27. S a b r a z e s, J., Un nouvel hypnotique: Diéthylmalonylurée ou véronal. Gazette hebdomadoire des Sciences medicales de Bordeaux 1903. No. 32.
28. S a c c o n a g h i, Sul nuovo ipnotico Veronal. Gazetta medica italiana. 1903. No. 46.
29. S c h ü l e, Über das neue Schlafmittel Veronal. Therapeutische Monatshefte. 1903. No. 5.
30. S p i e l m e y e r, W., Klinische Erfahrungen mit Veronal. Centralblatt für Nervenheilkunde und Psychiatrie. 1903. No. 163.
31. T e o f i l o, M. K., Veronal. Rivista Veneta di Scienze Mediche 15. Decembre.
32. T h o m s e n, Über Veronal (Diaethylmalonylharnstoff). Psychiatrisch-Neurologische Wochenschrift. 1903. No. 13.
33. T r a u t m a n n, C., Der Einfluß des Veronal auf die Stickstoffausscheidung beim Menschen. Therapie der Gegenwart. 1903. No. 10.
34. V e r h o o g e n, R., Le Véronal. Journal médical de Bruxelles. 1903. No. 43.
35. W e b e r, L. W., Über Versuche mit Veronal, einem neuen Schlafmittel. Deutsche medizinische Wochenschrift. 1903. No. 40.
36. W i e n e r, L., Das Veronal, ein neues Hypnotikum. Wiener medizinische Presse. 1903. No. 24.
37. W ü r t h, Über Veronal und seine Wirkung bei Erregungszuständen Geisteskranker. Psychiatrisch-Neurologische Wochenschrift. 1903. No. 9.

(Abgeschlossen den 14. Mai 1904.)

Urosin.[1]

Von **F. Zernik.**

Unter dem Namen Urosin bringen die Vereinigten Chinin-fabriken Zimmer & Co. in Frankfurt a. M. das Lithiumsalz der Chinasäure in den Handel.

Die Chinasäure ist ihrer chemischen Konstitution nach Hexahydro-tetroxybenzoësäure und hat die Formel

$$C_6H_7{<}{}^{(OH)_4}_{COOH}.$$

Sie findet sich, an Calcium und an Chinabasen gebunden, zu 5—8 Proz. in den echten Chinarinden, ferner in den Kaffeebohnen, im Heidelbeerkraut und in geringen Mengen (etwa 0.6 Proz.) auch im Wiesenheu. Man gewinnt sie aus der Chinarinde als Nebenprodukt des Chinins und setzt sie aus der Lösung ihres durch Umkristallisieren gereinigten Kalksalzes durch Oxal-säure in Freiheit. Chinasäure kristallisiert in rhombischen Prismen vom Schm. 162°, die sich leicht in Wasser, wenig in Alkohol und fast gar nicht in Äther lösen. In die Therapie wurde die Chinasäure zuerst im Jahre 1899 von Weiß in Basel eingeführt; Weiß stellte fest, daß Chinasäure die Menge der im Organismus gebildeten Harnsäure vermindert. Harnsäurelösende Eigen-schaften kommen der Chinasäure indes nicht zu; sie wird im Organismus zu Benzoësäure umgewandelt und als Hippursäure durch den Urin ausgeschieden.

Die Salze des Lithiums andererseits besitzen die Eigenschaft, den Harn zu verdünnen und seine Menge zu vermehren, wodurch die raschere Entfernung der Harnsäure aus dem Organismus begünstigt wird. Auf Grund dieser Tatsachen ist das Urosin, die Verbindung der Chinasäure mit Lithium, als Gichtmittel empfohlen worden.

Urosin wird seitens der Fabrik in verschiedenen Zubereitungen geliefert, von denen die 50-prozentige wässerige Lösung und die Urosinpastillen unter-sucht wurden.

I. Die 50-prozentige Urosinlösung stellt eine sauer reagierende sirupöse Flüssigkeit dar von ziemlich stark saurem Geschmacke und vom

---

[1] Apoth.-Ztg. No. 24. [1904].

spez. Gewicht 1.264 bei 12° (12 Tropfen der Lösung wiegen etwa 1 g). Bei niedriger Temperatur scheiden sich aus der Lösung derbe prismatische Kristalle aus von der Zusammensetzung $C_6H_7{<}^{(OH)_4}_{COO}\,.\,Li + 2\,H_2O$. Diese sind hygroskopisch; bei längerem Erhitzen auf etwa 150° geben sie unter Aufblähen ihr Kristallwasser ab und bilden eine weiße, amorphe, sehr hygroskopische Masse.

0.2796 g kristallisiertes Urosin verloren beim Erhitzen 0,0433 g an Gewicht.

Ber.: 15.39 Proz. H_2O Gef.: 15.49 Proz. H_2O.

In Alkohol ist Urosin nur wenig löslich; aus seiner konzentrierten wässerigen Lösung wird es durch viel Alkohol als zähe, weiße Masse ausgeschieden. Der nichtleuchtenden Flamme erteilt Urosin die charakteristische karmoisinrote Lithiumfärbung. Auf Zusatz von Natriumphosphat zu der mit Ammoniak versetzten Urosinlösung erfolgt zuerst eine Trübung, später die Abscheidung eines weißen kristallinischen Niederschlages von Lithiumphosphat.

Die Anwesenheit von Chinasäure im Urosin wurde qualitativ nachgewiesen, einmal durch den positiven Ausfall der Liebenschen Jodoformreaktion, zweitens durch Kochen der Urosinlösung mit Braunstein und verdünnter Schwefelsäure. Hierbei wird die Chinasäure zu Benzochinon oxydiert, welches an seinem charakteristischen Geruche erkannt und der Flüssigkeit mittels Äthers entzogen werden kann.

Baryumchlorid und ebenso Eisenchlorid verändern die wässerige Urosinlösung nicht; erst auf Zusatz von viel Alkohol fallen die entsprechenden chinasauren Salze allmählich als weißes bezw. gelbes kristallinisches Pulver aus.

Anorganische Verunreinigungen waren in der Urosinlösung weder mit Ammoniumoxalat, noch mit Baryumchlorid, noch auch mit Silbernitrat nachweisbar.

Die quantitative Bestimmung des Urosins wurde als Lithiumbestimmung in folgender Weise ausgeführt:

1 g 50-prozentiger Urosinlösung wurde in einer Platinschale vorsichtig verascht, wobei zuerst starkes Aufblähen der Masse eintrat, und die zurückbleibende schwarze geschmolzene Masse mit verdünnter Schwefelsäure aufgenommen, worin sie sich unter Aufbrausen zum Teil löste. Die Lösung wurde filtriert und das ausgewaschene Filter samt dem Rückstande in der Platinschale zunächst für sich verascht, hierauf das Filtrat nebst Waschwasser in derselben Schale vorsichtig zur Trockne verdampft und der Rückstand schließlich geglüht. Es hinterblieben so 0.118 g Lithiumsulfat, was 0.502 g Lithiumchinat $+ 2\,H_2O$ entspricht.

Auf Grund dieser Untersuchung wird für die Charakterisierung und Prüfung folgende Fassung vorgeschlagen:

Liquor Urosini. Urosinlösung.

Eine sirupöse, sauer reagierende Flüssigkeit von sauerem Geschmack, aus der sich bei niedriger Temperatur derbe prismatische Kristalle abscheiden, die vor der Dispensation durch gelindes Erwärmen in Lösung gebracht werden müssen. Spez. Gewicht 1.264 (12°), 100 Teile der Lösung enthalten 50 Teile Urosin (Lithium chinicum). Die Lösung färbt beim Verdampfen am Platindraht die Flamme karminrot. Werden 6 Tropfen der Lösung mit 0.2 g fein gepulvertem Braunstein und 2 ccm verdünnter Schwefelsäure gekocht, so tritt der charakteristische Geruch nach Benzochinon auf; wird die erkaltete Flüssigkeit mit Äther ausgeschüttelt, so färbt sich dieser gelb und hinterläßt beim Verdunsten einen gelben, kristallinischen, stark und eigenartig riechenden Rückstand. 6 Tropfen der Urosinlösung werden mit 6 ccm Wasser verdünnt; je 2 ccm dieser Lösung sollen weder durch Ammoniumoxalat, noch, nach dem Ansäuern mit Salzsäure, mit Baryumchlorid, noch, nach dem Ansäuern mit Salpetersäure, durch Silbernitrat mehr als opalisierend getrübt werden.

1 g der Lösung wird in einer gewogenen Platinschale vorsichtig verascht, der Rückstand mit 10-prozentiger Schwefelsäure aufgenommen, die Lösung filtriert und das ausgewaschene Filter samt Rückstand für sich in der Platinschale verascht. Sodann wird das Filtrat samt Waschwasser hinzugefügt, zur Trockne eingedampft und schließlich geglüht; der rein weiße Rückstand soll nicht unter 0.115 g und nicht mehr als 0.120 g wiegen.

II. Urosinpastillen sind weiße, scheibenförmige Pastillen, die auf der einen Seite die Bezeichnung „Urosin 0.5" eingeprägt tragen. Jede Pastille wiegt durchschnittlich 1.15 g und soll nach Angaben der Fabrik 0.5 g Urosin und 0.5 g Zucker enthalten. Der Geschmack ist säuerlich, etwas prickelnd und nicht unangenehm. In Wasser zerfallen die Pastillen sehr leicht unter Kohlensäureentwickelung. Ein ungelöst bleibender Rückstand, dessen Menge pro Pastille durchschnittlich 0.15 g beträgt, besteht im wesentlichen aus Talkum. Die Lösung reagiert alkalisch, gibt aber sonst die gleichen Reaktionen wie die 50-prozentige Urosinlösung. Die quantitative Bestimmung des Lithiums wurde in der Weise vorgenommen, daß eine Pastille in Wasser gelöst und das Filtrat vom Talkum nebst den Waschwässern nach dem Eindampfen ganz analog, wie bei der Urosinlösung angegeben, verascht wurde; der Glührückstand einer Pastille betrug im Mittel 0.158 g Lithiumsulfat; es entspricht dies 0.106 g Lithiumkarbonat.

Die Zusammensetzung der Pastillen ist aller Wahrscheinlichkeit nach die folgende:

<pre>
    Chinasäure   . . . . . . .0.45 g ⎫
    Lithiumkarbonat . . .   .0.1   „   ⎬ mit Alkohol angestoßen.
    Zucker . . . . .0.45 „   ⎪
    Talkum   . . . . . . .0.15 „   ⎭
</pre>

Daß die Pastillen das Lithium als Karbonat neben freier Säure enthalten, geht daraus hervor, daß beim Auflösen Kohlensäureentwickelung auftritt (eine andere Base ließ sich nicht nachweisen, abgesehen von minimalen Spuren Kalium, die wohl aus dem Zucker stammten) und aus der alkalischen Reaktion der Lösung. Eine zum Vergleich dargestellte Lösung von Chinasäure, Lithiumkarbonat und Zucker in obigen Verhältnissen war gleichfalls völlig klar und reagierte alkalisch. Theoretisch erfordern 0.45 g Chinasäure zur Sättigung nur 0.08 g Lithiumkarbonat; diese Lösung reagiert sauer und enthält 0.5 g Urosin.

Zur Charakterisierung und Prüfung der Urosinpastillen diene die folgende Fassung:

Pastilli Urosini. Urosinpastillen.

Weiße, kreisrunde Pastillen, deren jede die Angabe „Urosin 0.5" eingeprägt trägt. Jede Pastille wiegt im Durchschnitt 1.15 g. In Wasser zerfallen Urosinpastillen sehr rasch unter Aufbrausen und teilweiser Lösung; der ungelöste Rückstand soll nicht mehr als 0.18 g betragen. Die abfiltrierte Lösung reagiert alkalisch und hinterläßt beim Einäschern nach der bei Urosinlösung angegebenen Methode einen weißen Rückstand, dessen Menge nicht unter 0.145 g und nicht über 0.172 g betrage. Im übrigen ist die Lösung in gleicher Weise wie Urosinlösung auf Identität und Reinheit zu prüfen.

Dymal.[1]

Von **F. Zernik.**

Unter dem Namen „Dymal" bringen die Vereinigten Chinin-
fabriken Zimmer & Co., Frankfurt a. M., ein Präparat in den Handel,
das „im wesentlichen salizylsaures Didym" darstellt und „als Nebenprodukt
bei der Fabrikation der Auerstrümpfe" gewonnen wird.

Didym ist ein zu den seltenen Erdmetallen zählendes Element; es findet
sich in der Natur nie allein, sondern stets mit Cer und Lanthan zusammen.
Nach Auer von Welsbach besteht Didym aus einem Gemisch zweier
Elemente, Neodym und Praseodym, von denen das erstere vorwiegt.

Die Salze des Didyms besitzen antiseptische Eigenschaften; Didym-
chlorid und Didymsulfat haben in dieser Richtung schon früher Verwendung
gefunden, das erstere in $^1/_4$—1-prozentiger Lösung als desinfizierendes und
konservierendes Mittel, das letztere in Substanz als Trockenantiseptikum.[2]

Das Dymal wurde im Jahre 1901 zuerst von Kopp-München, später
auch von Roth-Budapest seiner austrocknenden und desinfizierenden
Wirkung halber bei den verschiedensten eiterigen Prozessen empfohlen,
dann aber auch insbesondere bei Hautkrankheiten: Ekzem, Herpes usw. Die
Applikation geschieht in Pulverform oder in Gestalt einer 10-prozentigen Salbe.

Dymal stellt ein voluminöses, weißes Pulver dar mit einem schwachen
Stich ins Rötliche. Es ist nur sehr wenig löslich in Wasser (etwa 1:2000)
und in Alkohol und ganz unlöslich in Äther, löst sich dagegen leichter in
heißer 50-prozentiger Essigsäure. Beim längeren Erhitzen auf 125° nimmt
das vorher im Exsikkator getrocknete Präparat eine rötliche Färbung an unter
einem gleichzeitigen Gewichtsverlust von 0.62 Proz.

Die Salizylsäure läßt sich leicht nachweisen dadurch, daß sich das
Präparat beim Übergießen mit verdünnter Eisenchloridlösung violett färbt;
ferner scheidet sich aus der wässerigen Anschüttelung von Dymal beim Ansäuern mit verdünnten Mineralsäuren ein dicker weißer Niederschlag von
Salizylsäure aus, die sich durch Äther leicht der sauren Flüssigkeit entziehen und identifizieren läßt.

---

[1] Apoth.-Ztg. No. 38. [1904].
[2] G. und R. Fritz, Die neueren Heilmittel, Wien 1897.

Beim starken Glühen hinterließ Dymal einen rotbraunen Rückstand, dessen Menge zwischen 30.7 und 31.3 Proz. des angewandten, bei 125° getrockneten Präparates betrug. Die rotbraune Farbe rührt her von Didymperoxyd, das sich beim Glühen sekundär durch Sauerstoffaufnahme aus dem anfangs entstandenen Di_2O_3 bildet. Bei anhaltendem Glühen im Wasserstoffstrom nimmt der Rückstand eine hellgelbgraue Färbung an unter gleichzeitigem Gewichtsverlust. Es hinterließen 0.5894 g bei 125° getrocknetes Dymal 0.1802 g Rückstand = 30.57 Proz. Berechnet wurden für

$$(C_6H_4OHCOO)_3 Di : 30.43 \text{ Proz. } Di_2O_3.$$

Nun ist aber Dymal kein einheitlicher Körper, wie sich schon aus der Angabe der Fabrik entnehmen läßt, Dymal sei „im wesentlichen" salizylsaures Didym. Das Präparat enthält vielmehr vor allem nicht unbedeutende Mengen Ceriumsalizylat.

Immerhin aber geht aus dem oben angeführten Analysenresultat hervor, daß im Dymal nur die Elemente der Cergruppe vertreten sind, während Elemente mit höherem Atomgewicht in nennenswerten Mengen darin nicht enthalten sein können. Die qualitative Analyse bestätigte dies auch vollkommen.

Was den Cergehalt betrifft, so ließ sich Cer unschwer nachweisen durch die Sonnenscheinsche Reaktion: eine Lösung von Strychninnitrat in konzentrierter Schwefelsäure nahm auf Zugabe eines Körnchens des Glührückstandes von Dymal eine tiefblaue Farbe an, die bald in Rosa überging; ferner nahm die salizylsäurefreie saure Lösung des Dymals beim Behandeln mit Oxydantien (Ammonpersulfat, Bleisuperoxyd und Salpetersäure usw.) die charakteristische gelbe Farbe der Cerisalzlösungen an; in der mit Ammoniak versetzten Lösung des Dymals in verdünnter Essigsäure erzeugte Wasserstoffsuperoxyd eine flockige, hellrostbraune Ausscheidung.

Eine quantitative Bestimmung des Cers wurde nach der von Knorre empfohlenen Methode[1]) vorgenommen. Diese Methode beruht, wie hier kurz angegeben sei, darauf, daß Cerosulfat durch Ammonpersulfat zu Cerisulfat oxydiert wird; die gelbe Lösung des letzteren wird durch eine gemessene Menge Wasserstoffsuperoxyd wieder entfärbt und der Überschuß an Wasserstoffsuperoxyd mit Kaliumpermanganat zurücktitriert.

Zur Ausführung dieser Bestimmung wurde aus 1.0596 g bei 125° getrocknetem Dymal die Salizylsäure mit verdünnter Schwefelsäure in Freiheit gesetzt und dann mit Äther ausgeschüttelt; der Äther wurde mehrmals mit schwach saurem Wasser gewaschen und die vereinigten sauren Flüssigkeiten, die nur noch Spuren von Salizylsäure enthielten, auf 100 ccm aufgefüllt. Von dieser Flüssigkeit wurden je 25 ccm untersucht. Es erforderten dabei

1. 0.2649 g Substanz 0.9 ccm H_2O_2 (2.5 ccm = 9 ccm MnO_4K), bezw. 0.7 ccm MnO_4K (1 ccm = 0.005405 ccm Fe) = 14.04 Proz. Cersalizylat.

---

[1]) Ztschr. f. angew. Chem. 717 ff. [1897].

2. 0.2649 g Substanz 0.8 ccm H_2O_2, bezw. 0.4 ccm $MnO_4K = 13.85$ Proz. Cersalizylat.

Demnach kennzeichnet sich Dymal als ein Gemisch, das neben Didymsalizylat vornehmlich noch Cersalizylat enthält.

Es wird zu seiner Charakteristik folgende Fassung vorgeschlagen:

Didymium salicylium crudum. Dymal.

Ein leichtes, weißes, amorphes, geruch- und geschmackloses Pulver, welches in Wasser und in Weingeist fast unlöslich ist und beim starken Glühen unter Hinterlassung eines rotbraunen Rückstandes verkohlt.

Beim Übergießen von 0,1 g Dymal mit einer verdünnten Eisenchloridlösung entsteht eine violette Farbe.

Schüttelt man 0,5 g Dymal mit Äther, so soll beim Verdunsten des abfiltrierten Äthers ein Rückstand nicht hinterbleiben.

Vorsichtig aufzubewahren!

Hopogan.[1]

Von **F. Zernik.**

Mit dem Namen „Hopogan" bezeichnet die Firma Kirchhoff & Neirath-Berlin ein „hochprozentiges Magnesiumsuperoxyd".

Die von dieser Firma in den Handel gebrachten Hopoganpräparate sind zweierlei Art: entweder ein Pulver, nach Angabe der Darsteller ein Gemisch von 15-prozentigem Magnesiumsuperoxyd mit Magnesiumoxyd, das nach Bedarf auch mit einem höheren Prozentgehalt an Magnesiumsuperoxyd dargestellt werden kann, oder Tabletten à 0.5 g, welche neben Milchzucker je 0.3 g 7 $^{1}/_{2}$-prozentiges Hopogan enthalten sollen.

Die therapeutische Anwendung der Hopoganpräparate beruht auf der Eigenschaft des Magnesiumsuperoxyds, in Berührung mit Säuren Wasserstoffsuperoxyd freizumachen, dessen aktiver Sauerstoff als Antifermentativum bezw. als Magen- und Darmantiseptikum in Wirkung tritt.

Die Existenz eines Magnesiumsuperoxyds ist vielfach angezweifelt worden, umsomehr, nachdem vor einigen Jahren in der unerquicklichen Vitafer-Affäre sich herausgestellt hatte, daß die über dieses Präparat verbreiteten Angaben den tatsächlichen Verhältnissen nicht entsprachen.

Inzwischen ist es gelungen, Magnesiumsuperoxyd in haltbarer Form darzustellen.

Es geschieht dies z. B. nach Elias[2]) in der Weise, daß man unter bestimmten Arbeitsbedingungen Na_2O_2 bezw. BaO_2 auf in Wasser gelöste Magnesiumsalze einwirken läßt. Welcher Art diese bestimmten Arbeitsbedingungen sind, ist nicht bekannt gegeben worden. Das nach diesem Verfahren gewonnene Präparat soll bis 30 Proz. MgO_2 enthalten.

Nach Hinz[3]) erfolgt die Darstellung von MgO_2 auf elektrolytischem Wege.

In den Anodenraum einer durch eine poröse Scheidewand getrennten Zelle bringt man eine wässerige Magnesiumchloridlösung, die in 1 l etwa 200 g kristallisiertes Chlormagnesium enthält. Den Kathodenraum beschickt

---

[1]) Apoth.-Ztg. No. 47. [1904].

[2]) Apoth.-Ztg. No. 80. [1902].

[3]) D. R.-P. 151 129, vom 28. November 1902.

man mit einer Wasserstoffsuperoxydlösung, die ungefähr die gleiche Menge Chlormagnesium gelöst enthält, nachdem man etwaige freie Säure derselben durch die erforderliche Menge Magnesiumoxyd oder Magnesiumhydroxyd neutralisiert hat. Die Kathode besteht aus Platin, die Anode aus Kohle. Bei etwa 6—7 V. Klemmenspannung und der entsprechenden Stromstärke wird elektrolysiert. Es beginnt an der Kathode sofort eine reichliche Ausscheidung von Magnesiumsuperoxyd, welches sich leicht ablöst, in den Elektrolyten zurückfällt und dann gesammelt, gewaschen und bei mäßiger Wärme getrocknet werden kann. Es gelingt auf diese Weise, ein 50—60-prozentiges Magnesiumsuperoxyd zu erhalten.

Die Firma Kirchhoff & Neirath hat ihr Hopogan verschiedentlich untersuchen lassen.

Es fand u. a. Dr. C. Bischoff-Berlin in der übersandten Probe einen Gehalt von 25.368 Proz. MgO_2 bezw., nach Weiterreinigung, von 29.56 Proz.

Die Kgl. chemisch-technische Versuchsanstalt-Charlottenburg fand 28.93 Proz. MgO_2.

Auf dem V. internationalen Kongreß für angewandte Chemie berichtete Frenkel-Paris über Hopogan; die von ihm untersuchten Proben enthielten 15, 18, 20, 25—30 Proz. MgO_2.

Dr. Homeyer-Berlin[1]) fand in den ihm zur Verfügung gestellten Proben einen Gehalt von 19, 21, 25, 26.1, 26.08 und 31.3 Proz. MgO_2. Das erstuntersuchte Präparat mit 19 Proz. MgO_2 enthielt überhaupt 41 Proz. Magnesium, davon 75 Proz. als $Mg(OH)_2$, ferner etwas CO_3Mg, 0.21 Proz. Cl und Spuren von Na.

Die hier vorgenommene Untersuchung der Hopoganpräparate ergab folgendes:

Hopoganpulver kommt in Glaszylindern in den Handel, welche mit einem Metalldeckel verschlossen sind. Auf der Etikette findet sich u. a. die Angabe: „Hopoganpulver enthält 15 Proz. MgO_2“. Es stellt ein leichtes weißes Pulver dar ohne Geruch und Geschmack. In Wasser ist es kaum löslich, indes nimmt das mit Hopogan geschüttelte Wasser alkalische Reaktion an, ebenso wie das Präparat selbst Lackmuspapier bläut.

In verdünnten Säuren löst sich Hopogan unter reichlicher Gasentwickelung.

Die qualitative Analyse ergab das Vorhandensein von Magnesium und aktivem Sauerstoff neben Kohlensäure und Spuren von Chlor, Natrium und Eisen.

Das Magnesiumsuperoxyd, bezw. das in der schwefelsauren Lösung enthaltene Wasserstoffsuperoxyd, ließ sich einwandsfrei nachweisen durch die bekannte Perchromsäurereaktion, ferner zersetzt die Lösung Jodkalium und entfärbt Permanganatlösung.

---

[1]) Apoth.-Ztg. No. 80. [1902].

Letztere Reaktion wurde zur quantitativen Bestimmung des Magnesium-superoxyds benutzt. Von dem 24 Stunden lang über Schwefelsäure getrockneten Präparate erforderten:

0.3574 g 23.6 ccm MnO_4K (1 ccm $= 0.005405$ Fe) $= 17.96$ % MgO_2.
0.3316 „ 21.9 „   „   1 „ $= 0.005405$ „ $= 17.96$ „ „
   Weiter ergaben:
0.2219 g derselben Substanz 0.3463 g $P_2O_7Mg_2 = 34.11$ % Mg.
0.4991 „ „   „   0.7891 „   „ $= 34.15$ „ „
   Auch der geringe Cl-Gehalt wurde bestimmt; es ergaben:
2.5909 g Hopoganpulver 0.0293 g AgCl $= 0.28$ % Cl.
3.4145 „   „   0.0381 „ „ $= 0.28$ „ „

Hopoganpulver ist also im wesentlichen ein Gemisch aus Magnesium-superoxyd mit Magnesiumoxyd, welch letzteres infolge Anziehung von Wasser und Kohlensäure z. T. in basisches Karbonat übergegangen ist.

Zu seiner Charakteristik wird folgende Fassung vorgeschlagen:

Magnesium peroxydatum mixtum. Hopogan.

Ein weißes, leichtes, feines Pulver. Es ist in Wasser fast unlöslich, erteilt ihm aber schwach alkalische Reaktion. In verdünnter Schwefelsäure löst sich Hopogan unter reichlicher Gasentwickelung zu einer Flüssigkeit, welche nach Zusatz von Ammoniumchloridlösung und überschüssiger Ammoniak-flüssigkeit mit Natriumphosphatlösung einen weißen, kristallinischen Nieder-schlag gibt. Die mit Hilfe von Schwefelsäure hergestellte wässerige Lösung (0.5 auf 10) des Hopogans nimmt, mit verdünnter Kaliumchromatlösung versetzt, eine tiefblaue Färbung an, welche beim Ausschütteln mit Äther in diesen übergeht.

Werden 0.2 g Hopogan mit 5 ccm Wasser ausgekocht, so soll das Filtrat nach dem Verdunsten einen wägbaren Rückstand nicht hinterlassen. 0.2 g Hopogan, in einer Mischung von 15 ccm Wasser und 5 ccm verdünnter Schwefelsäure gelöst, sollen mindestens 10 ccm $n/_{10}$ Kaliumpermanganatlösung bis zur schwachen bleibenden Rötung verbrauchen.

Die **Hopogantabletten** haben ein durchschnittliches Gewicht von 0.49 g; sie zerfallen sowohl mit kaltem, wie mit heißem Wasser außer-ordentlich schwer; selbst nach dreitägigem Stehen mit Wasser ist ein Zer-fall noch nicht eingetreten. Leichter lösen sie sich unter Gasentwickelung in verdünnten Säuren; doch hatte auch eine mit 10 ccm 1-prozentiger Salz-säure übergossene Tablette trotz öfteren Schüttelns nach 2 Tagen ihre Form noch kaum verändert. Es wird sich also ein Zerkauen der Tabletten empfehlen.

Die qualitative Untersuchung ergab dasselbe Resultat, wie die Unter-suchung des Hopoganpulvers; außer Milchzucker enthielt jede Tablette auch noch etwa 0.03 g Talkum.

Über Exodin.[1]

Von **F. Zernik**.

Unter dem Namen „Exodin"[2] (in Italien „Escodin") hat die Chemische Fabrik auf Aktien vorm. E. Schering-Berlin Anfang des Jahres 1904 ein neues Abführmittel aus der Gruppe der Oxyanthrachinone in den Verkehr gebracht, nachdem es von Ebstein in der Göttinger Klinik auf seinen therapeutischen Wert geprüft und als brauchbares Ekkoprotikum empfohlen worden war[3]. Neuerdings sind die Beobachtungen Ebsteins von Stauder-Nürnberg bestätigt worden.

Exodin kommt in den Handel in kleinen, geschmackvoll ausgestatteten Schiebekästchen, welche je zehn olivgrüne, ovale Tabletten enthalten, deren jede durchschnittlich 0.53 g wiegt.

Zur Untersuchung lag ein durch die Firma J. D. Riedel bezogenes Originalkästchen Tabletten der Scheringschen Fabrik vor.

Die Tabletten sind geruch- und geschmacklos; ihre grüne Farbe ist wohl der Beimengung eines blauen Farbstoffes zuzuschreiben, da das Exodin selbst, wie weiter unten noch erwähnt werden wird, gelbe Farbe besitzt.

In Wasser zerfallen die Tabletten sehr rasch, sind indes darin völlig unlöslich; der Hauptbestandteil der Tabletten löst sich in Alkohol und in Äther nur sehr schwer, leichter in Benzol, Eisessig und Essigäther, sehr leicht in Chloroform. Konzentrierte Schwefelsäure löst mit purpurvioletter Farbe.

Beim Auflösen der Tabletten in Chloroform hinterbleibt ein hellbraunes vegetabilisches Pulver (etwa 0.25 g pro Tablette) von salzigem Geschmacke, das beim Aufkochen mit Wasser einen charakteristischen Tanggeruch entwickelt. Herr Prof. Gilg hatte die Güte, diesen Rückstand als Laminariapulver, reichlich vermischt mit Holzelementen, zu bestimmen. Es hat zweifel-

---

[1] Apoth.-Ztg. No. 63. [1904].

[2] Wie bereits von anderer Seite hervorgehoben wurde (Pharm. Ztg. 1904, 3) ist der Name „Exodin" nicht gerade glücklich gewählt mit Rücksicht auf das amerikanische Mittel Exodyne, nach Goldmann ein Gemisch aus 5 Teilen Natr. salicyl., 5 Teilen Natr bicarbon. und 90 Teilen Acetanilid.

[3] Deutsche med. Wchschr. 1, [1904].

[4] Therapie der Gegenwart 6, [1904].

los den Zweck, als sog. „Zwischensubstanz" ein leichtes Zerfallen der Tabletten zu veranlassen.

Das Exodin selbst ist nach Angabe der Chemischen Fabrik auf Aktien vorm. E. Schering Diacetylrufigallussäuretetramethyläther.

Die Patentschrift (Kl. 12 q, C 11513) besagt über seine Darstellung und Eigenschaften folgendes:

„5 kg Rufigallussäuretetramethyläther (dargestellt nach den Angaben von Klobukowsky [Berichte X, 880] oder mittels methylschwefelsauren Kalis) werden mit 20 kg Essigsäureanhydrid und 1.25 kg geschmolzenem Natriumacetat $^3/_4$ Stunden lang am Rückflußkühler gekocht. Nach dem Erkalten auf 60—80° gießt man die Masse in 18 kg Wasser und läßt 1—2 Tage absitzen. Aus der essigsauren Lösung scheidet sich alsdann der Diacetylrufigallussäuretetramethyläther in fester Form ab, der aus Alkohol oder Benzol oder starker Essigsäure umkristallisiert wird. Der neue Körper ist von gelber Farbe und schmilzt unscharf bei 180—190°. Es ist unlöslich in Wasser, schwer löslich in Alkohol; die Analyse ergab gut stimmende Resultate:

Gefunden: Berechnet für $C_{22}H_{20}O_{10}$:
59.4 % C   59.5 % C
4.6 „ H   4.5 „ H."

Die vorgenommene Untersuchung des Exodins hat, wie vorweggenommen sei, ergeben, daß diese Angaben den tatsächlichen Verhältnissen nicht entsprechen.

Aus der von dem Quellpulver abfiltrierten Chloroformlösung der Tabletten wurde das Chloroform durch Destillation entfernt und der schmutzig grüne Rückstand aus heißem Benzol umkristallisiert. Es resultierte dabei ein gelbes kristallinisches Pulver, das bei etwa 210° erweichte und bei etwa 225° völlig geschmolzen war.

Die aus den Mutterlaugen weiter gewonnenen Kristallisationen begannen bedeutend niedriger, bereits bei etwa 175°, zu schmelzen.

Durch wiederholtes weiteres Kristallisieren aus Benzol wurde ein schön gelbes, kristallinisches Pulver erhalten, dessen Schmelzpunkt etwa bei 240° lag; die aus den Mutterlaugen gewonnenen Produkte begannen bereits weit niedriger zu schmelzen.

Nach den Angaben der Scheringschen Fabrik soll Exodin bei 180—190° schmelzen.

Da der obige Befund mit diesen Angaben im Widerspruch zu stehen schien und auf ein Gemisch verschiedener Körper hindeutete, wurde zunächst versucht, das Präparat zu verseifen. Es mußte dann, vorausgesetzt, daß Exodin wirklich Diacetylrufigallussäuretetramethyläther war, der aus der Literatur[1]) bekannte Rufigallussäuretetramethyläther erhalten werden.

---

[1]) Klobukowsky, Ber. d. deutsch. chem. Ges. 10, 880.

                    F. Zernik,

Zur Verseifung wurden 7.7 g eines gelben, kristallinischen Pulvers verwendet, welches durch Kristallisation aus Benzol in der oben erwähnten Weise aus 20 Exodinpastillen = 10 g Exodin gewonnen worden war.

Nach verschiedenen Versuchen erwies es sich am vorteilhaftesten, die Verseifung mit 5-prozentiger alkoholischer Kalilauge in der Kälte vorzunehmen.

Es wurden also jene 7.7 g mit der fünfzigfachen Menge Lauge versetzt und öfters umgeschüttelt. Die Flüssigkeit färbte sich hierbei sehr bald tief blutrot. Nach 24 Stunden wurde abfiltriert; es hinterblieben 2.3 g eines gelben Rückstandes; durch wiederholtes Umkristallisieren aus heißem Essigäther wurde dieser Rückstand in Form von prächtigen hellgelben Nadeln erhalten, die bei 245° schmolzen. Der Körper wird weder von wässeriger noch von kalter alkoholischer Kalilauge angegriffen; konzentrierte Schwefelsäure löst ihn mit purpurvioletter Farbe.

Die Elementaranalyse und eine Methoxylbestimmung nach Zeisel ergab, daß hier der Rufigallussäurehexamethyläther vorlag:

0.2262 g ergaben 0.5108 g CO_2 und 0 1038 g H_2O.
0.1392 „ gaben 0.5011 g AgJ.

Gefunden:	Berechnet für $C_{20}H_{20}O_8$:
61.59 % C	61.82 % C
5.14 „ H	5.20 „ H
47.52 „ OCH_3	47.96 „ OCH_3.

Dieser Rufigallussäurehexamethyläther ist in der chemischen Literatur noch nicht bekannt; seine Bildung wurde von Klobukowsky[1]) zwar beobachtet, aber nicht weiter verfolgt. Ihm kommt die Formel zu:

Das blutrote Filtrat vom Rufigallussäurehexamethyläther wurde mit viel Wasser verdünnt und mit Salzsäure im Überschuß versetzt. Hierbei schied sich ein flockiger, hell-orangefarbiger Niederschlag aus, welcher abgesaugt und mit heißem Essigäther ausgezogen wurde. Es hinterblieben dabei fast 1.4 g eines orangeroten, pulverigen Rückstandes; nach mehrfachem Umkristallisieren aus Essigäther bezw. Chloroformalkohol konnte dieser Rückstand in Form leuchtend gelber, prismatischer Blättchen erhalten werden, die bei 235—237° schmolzen. In viel wässeriger Kalilauge löste sich der Körper mit blutroter Farbe, in konzentrierter Schwefelsäure mit purpurvioletter.

----

¹) Ber. d. deutsch. chem. Ges. **10**, 881.

Die Analyse und eine Methoxylbestimmung ergaben, daß der Körper ein **Rufigallussäuretetramethyläther** war:

0.1418 g ergaben 0.3100 g CO_2 und 0.0569 g H_2O

0.1652 „ gaben 0.4294 g AgJ.

Gefunden:	Berechnet für $C_{18}H_{16}O_8$:
59.62 % C	59.97 % C
4.50 „ H	4.49 „ H
34.31 „ OCH_3	34.45 „ OCH_3

Nach den Literaturangaben[1]) ist nur ein einziger Rufigallussäuretetramethyläther bekannt; sein Schmelzpunkt liegt „ungefähr bei 220°, ist jedoch nicht genau zu bestimmen". Bei einem Versuch, Rufigallussäure in der von Klobukowsky angegebenen Weise zu methylieren, wurde ein Körper erhalten, der anfangs gleichfalls bei etwa 220° schmolz; durch weiteres Umkristallisieren ging der Schmelzpunkt indes bis auf 235° in die Höhe; eine Mischung des so dargestellten Körpers mit dem aus Exodin erhaltenen ergab keine Schmelzpunktsdepression. Demnach scheint Klobukowsky kein reines Präparat in Händen gehabt zu haben.

Aus dem Filtrate vom Rufigallussäuretetramethyläther schieden sich beim Erkalten gelbe seidenartige Nadeln ab; nach vielfachem Umkristallisieren aus Essigäther bezw. siedendem Alkohol zeigten sie den Schmelzpunkt 192—194°. Konzentrierte Schwefelsäure löste sie mit purpurvioletter Farbe; durch kalte wässerige Kalilauge wurden sie langsam dunkelrot gefärbt, rasch durch heiße, gingen indes kaum in Lösung. Leicht erfolgte aber Lösung, wenn die wässerige alkalische Flüssigkeit mit dem gleichen Volum Alkohol versetzt wurde; die Lösung hatte dann eine blutrote Farbe.

Die Analyse und Methoxylbestimmung ergab folgende Resultate:

0.1417 g ergaben 0.3162 g CO_2 und 0.0624 g H_2O.

0.1348 „ „ 0.4115 „ AgJ (statt 0.4232 g).

Es sind dies Zahlen, welche auf einen **Rufigallussäurepentamethyläther** hinweisen; die Methoxylbestimmung lieferte zwar wenig befriedigende Resultate, indes scheint eine andere Deutung des Körpers zur Zeit ausgeschlossen:

Gefunden:	Berechnet für $C_{19}H_{18}O_8$:
60.86 % C	60.93 % C
4.93 „ H	4.86 „ H
40.30 „ OCH_3	41.45 „ OCH_3.

Ein Rufigallussäurepentamethyläther ist bisher noch nicht bekannt.

Im Exodin sind die beiden letztbeschriebenen Körper natürlich in völlig acetylierter Form anzunehmen.

Durch Erhitzen mit Essigsäureanhydrid und wasserfreiem Natriumacetat ließ sich sowohl der Rufigallussäuretetramethyl-, wie der Pentamethyläther glatt acetylieren.

---

[1]) Klobukowsky, Ber. d. deutsch. chem. Ges. 10, 880.

Das aus dem Tetramethyläther gewonnene Acetylprodukt bildet nach mehrfachem Umkristallisieren aus Essigäther gelbe Blättchen, die bei 262° unter Zersetzung schmelzen. Es ist sehr schwer löslich in Alkohol und in Äther, leichter in Benzol, Essigäther, Essigsäure, sehr leicht in Chloroform. Kalte wässerige Kalilauge greift das Präparat nicht an; konzentrierte Schwefelsäure löst es mit purpurvioletter Farbe.

Die Analyse bestätigte, daß sich ein Diacetylrufigallussäuretetramethyläther gebildet hatte:

0.1111 g gaben 0.2413 g CO_2 und 0.0464 g H_2O.

Gefunden:	Berechnet für $C_{22}H_{20}O_{10}$:
59.24 % C	59.43 % C
4.68 „ H	4.55 „ H

Aus dem Pentamethyläther wurden in ganz analoger Weise hellgelbe Blättchen erhalten, die konstant bei 179—180° zu schmelzen begannen; ein vollständiges Schmelzen trat indes erst bei etwa 209° ein. Das Präparat ist etwas leichter löslich in Essigäther als der Diacetylrufigallussäuretetramethyläther, verhält sich aber sonst ganz analog.

Die Analyse lieferte Zahlen, die auf einen Acetylrufigallussäurepentamethyläther stimmten:

0.1323 g ergaben 0.2938 g CO_2 und 0.0593 g H_2O.

Gefunden:	Berechnet für $C_{21}H_{20}O_9$:
60.56 % C	60.55 % C
5.02 „ H	4.85 „ H

Die Mengenverhältnisse, in denen diese Verbindungen im Exodin enthalten sind, berechnen sich aus den bei der Verseifung erhaltenen Ausbeuten ungefähr folgendermaßen:

       etwa 30 Proz. Rufigallussäurehexamethyläther,

       etwa 47 Proz. Acetylrufigallussäurepentamethyläther und

       etwa 23 Proz. Diacetylrufigallussäuretetramethyläther.

Ein Gemisch der drei Körper in den angegebenen Mengenverhältnissen schmolz zwischen 175—215°; es ist indes hierbei zu berücksichtigen, daß diese Prozentzahlen sich auf die 7.7 g beziehen, die aus 20 Pastillen = 10 g Exodin zuerst auskristallisierten, mithin die in Benzol schwerer löslichen hochschmelzenden Anteile, vornehmlich also den Rufigallussäurehexamethyläther enthielten.

Sowohl der Rufigallussäuretetramethyläther wie der Rufigallussäurepentamethyläther geben die Bornträgersche Aloinreaktion (mit dem Ätherauszug geschütteltes Ammoniak färbt sich rot; wegen der Schwerlöslichkeit der Präparate in Äther empfiehlt es sich, sie erst in wenig Chloroform zu lösen und diese Lösung mit Äther zu verdünnen). Auch die beiden Acetylprodukte geben die Reaktion, obgleich in weit schwächerem Grade; dagegen tritt sie nicht ein beim Rufigallussäurehexamethyläther[1]).

---

[1]) Vgl. Tschirch, Ber. d. deutsch. pharm. Gesellsch. 1898, S. 200 u. Vieth, Münch. med. Wochenschr. 1901, 35.

Als Dosis des Exodins wird angegeben für Kinder eine Tablette zu 0.5 g, für Erwachsene 1—3 Tabletten, doch genügen zumeist 2 Tabletten. Nach 8—10 Stunden erfolgt dann schmerz- und beschwerdelos eine breiige Entleerung, die sich in den nächsten Stunden ein- bis zweimal, zuletzt in dünnerer Form wiederholt.

Um zu ermitteln, inwieweit die einzelnen Bestandteile des Exodins an dieser Wirkung beteiligt sind, habe ich in Gemeinschaft mit Hrn. Dr. med. Kleist im hiesigen Institute einige orientierende pharmakologische Versuche angestellt, über deren Ergebnisse folgendes zu berichten ist: .

I. Rufigallussäurehexamethyläther.

a) Eine Hauskatze erhielt bei ausschließlicher Fleischkost eines Vormittags die absichtlich hoch gegriffene Dosis von 1.0 g des Hexamethyläthers in Schabefleisch verrührt. Während am Tage vor der Eingabe die Exkremente geformt waren, wurden 20 Stunden später auf dem Boden des Käfigs schon eingetrocknete Entleerungen gefunden, welche der Form nach von breiig-flüssiger Konsistenz gewesen sein müssen. Aus ihrem eingetrockneten Zustand geht ohne weiteres hervor, daß die Defäkation spätestens etwa zu Beginn der Nacht eingetreten sein mußte. Am nächsten und übernächsten Tage erfolgte bei fortgesetzter Fleischnahrung noch je eine Entleerung, und zwar war die erste von breiiger Konsistenz, während die zweite zwar noch sehr weich, aber doch schon deutlich geformt erschien. Das Wohlbefinden des Tieres war während des ganzen Versuches augenscheinlich in keiner Weise beeinträchtigt.

b) Ein junger Mann im Alter von 26 Jahren, an habitueller Koprostase leidend, erhielt, nachdem seit $3^1/_2$ Tagen kein Stuhlgang erfolgt war, 0.75 g Rufigallussäurehexamethyläther in Pulverform um 10 Uhr früh. Um 4 Uhr nachmittags trat nach einem normalen Dranggefühl schmerzlose Entleerung ein. Der Stuhl war weich, aber doch geformt. Während von der Einnahme an bis nach der Wirkung völliges Wohlbefinden bestanden hatte, stellte sich gegen 6 Uhr ein zwar nicht heftiges, aber doch „unangenehmes Ziehen und Spannen" im Hypochondrium und in der Inguinalgegend, den Ligg. Pouparti entsprechend, ein. Der nächtliche Schlaf wurde dadurch nicht beeinträchtigt. Am anderen Morgen wieder völliges Wohlbefinden.

c) Der eine von uns (K.) nahm morgens 9 Uhr 0.5 g des Hexamethyläthers ein. Im Verlaufe des Tages waren leichte peristaltische Bewegungen im Unterleibe zu spüren, ohne daß sich diese indes in irgend einer Weise unangenehm bemerkbar machten. Der Nachtschlaf war ruhig, am Morgen erfolgte nach leichtem, mit geringem Unbehagen verbundenem Dranggefühl 20 Stunden nach der Einnahme eine geformte, aber doch recht weiche Defäkation, während im Gegensatz dazu die normalen Entleerungen von durchaus fester Konsistenz waren und erst in Intervallen von 36—72 Stunden einzutreten pflegten.

II. Acetylrufigallussäurepentamethyläther.

Dieselbe Katze, die zum Versuch Ia gedient hatte, erhielt nach einer Pause von zehn Tagen 1 g Acetylrufigallussäurepentamethyläther unter den gleichen Bedingungen wie bei dem ersten Versuch. Nach 36 Stunden wurde normal geformter Stuhl abgesetzt, während gleichzeitig rötlichbraun gefärbter Urin entleert wurde. Das Allgemeinbefinden des Tieres war sichtlich in Mitleidenschaft gezogen; die sonst lebhafte Katze saß zusammengekauert da und verweigerte während zweier Tage die Nahrungsaufnahme. Erst am dritten Tage nach der Einnahme trat wieder völlige Erholung ein.

III. Diacetylrufigallussäuretetramethyläther.

Dieselbe Katze erhielt nach einer abermaligen Pause von zehn Tagen 1 g Diacetylrufigallussäuretetramethyläther, mit Fleisch- und Semmelstückchen innig vermengt, gegen 10 Uhr vormittags. Nach zwei Stunden erschien das Tier etwas matt und saß teilnahmslos in einer Ecke. Am nächsten Morgen fanden sich im Käfig harte, geformte Kotmassen, aus derem noch frischen Zustande sich schließen ließ, daß die Defäkation in der Frühe des Tages eingetreten sein mußte. Das Tier war wieder völlig munter. Nach weiteren 48 Stunden war trotz inzwischen gereichter und gern genommener reichlicher Fleischnahrung eine zweite Entleerung noch nicht erfolgt.

Die Ergebnisse der Untersuchung des Exodins lassen sich in folgendem kurz zusammenfassen:

1. Exodin ist nicht Diacetylrufigallussäuretetramethyläther vom Schmelzpunkte 180—190 °.

2. Exodin ist überhaupt kein einheitlicher Körper, vielmehr ein Gemisch aus Rufigallussäurehexamethyläther, Acetylrufigallussäurepentamethyläther und Diacetylrufigallussäuretetramethyläther. Der letztere hat den Schmp. 262 °.

3. Die ekkoprotische Wirkung des Exodins ist dem Rufigallussäurehexamethyläther zuzuschreiben, während der Acetylrufigallussäurepentamethyläther und der Diacetylrufigallussäuretetramethyläther nach den angestellten Versuchen wirkungslos zu sein scheinen.

Nachschrift: Gegen den pharmakologischen Teil der vorstehenden Untersuchung sind inzwischen von W. Ebstein Einwände erhoben worden.[1]) Wir haben daraufhin die betr. Einzelbestandteile des Exodins von ärztlicher Seite einer erneuten pharmakologischen Prüfung unterziehen lassen; die betr. Versuche sind indes z. Z. noch nicht abgeschlossen. — Der Hauptzweck der vorstehenden Untersuchung war jedoch, festgestellt zu haben, daß das von der betreffenden Fabrik als einheitlicher Körper in den Handel gebrachte und in der Patentanmeldung durch Analyse als einheitlicher Körper charakterisierte Exodin ein Gemisch dreier, chemisch scharf charakterisierbarer Substanzen darstellt, wie dies von der Fabrik inzwischen auch zugegeben worden ist.[1])

---

[1]) Münch. med. Wochenschr. 1905, Nr. 2.

Euporphin.[1]

Von **F. Zernik.**

Unter dem Namen „Euporphin" hat die Chemische Fabrik J. D. Riedel-Berlin zu Beginn dieses Jahres das Brommethylat des Apomorphins in den Arzneischatz eingeführt.

Apomorphin bildet sich bekanntlich aus Morphin unter dem Einfluß wasserentziehender Mittel, wie konzentrierter Salzsäure. Entgegen der früheren Anschauung tritt hierbei nicht lediglich eine Abspaltung von 1 Molekül H_2O aus Morphin ein, sondern der Atomkomplex des letzteren erleidet gleichzeitig noch eine tiefer gehende Umwandlung, insofern eine Aufrichtung des ätherartig gebundenen Sauerstoffs stattfindet und somit aus dem Morphin eine Verbindung entsteht, die anstatt eines Phenolhydroxyls deren zwei besitzt. Unter Zugrundelegung der wahrscheinlichen Konstitutionsformel für Morphin läßt sich diese Umwandlung folgendermaßen veranschaulichen:

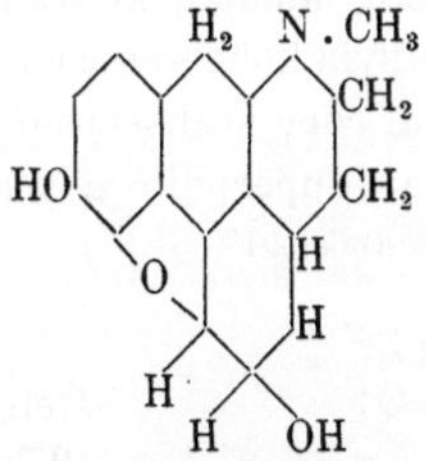

Morphin.

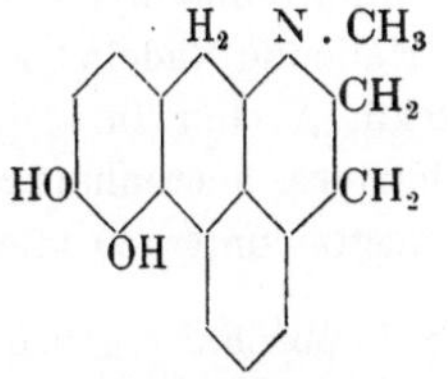

Apomorphin.

Diese zwei Hydroxylgruppen des Apomorphins bedingen, wie P. Bergell und R. Pschorr nachgewiesen haben[2]), die spezifisch emetische Wirkung des Apomorphins. Durch ihre Veresterung oder Ätherifizierung werden Derivate erhalten, die keine Brechwirkung mehr besitzen.

Für die Wirkung des Apomorphins kommen indes nicht nur dessen saure Gruppen in Betracht, sondern auch der N-haltige basische Ring. Bergell und Pschorr dehnten demgemäß ihre Untersuchungen auch auf

---

[1]) Apoth.-Ztg. Nr. 74, [1904].

[2]) Therap. d. Gegenw. 6, [1904]; vergl. Apoth.-Ztg. 1904, S. 423.

Derivate des Apomorphins aus, die am Stickstoff eine Veränderung erfahren hatten.

Hierbei kamen zunächst in Betracht die Salze der dem Apomorphin entsprechenden quaternären Basen. Sie besitzen alle die spezifische Brechwirkung des Apomorphins, haben indes vor diesem den Vorzug, in Wasser äußerst leicht löslich zu sein und (mit Ausnahme des Jodmethylats) in Substanz wie in Lösung eine erhöhte Haltbarkeit zu zeigen.

Am geeignetsten für therapeutische Zwecke erwies sich das Apomorphinbrommethylat, das durch Michaëlis in der Leydenschen Klinik geprüft worden ist[1]. Nach Michaëlis besitzt es vor dem Apomorphin den Vorzug, in geringerem Grade Brechreiz hervorzurufen, auf das Herz bedeutend weniger einzuwirken und länger ohne Schaden für die Kranken gebraucht werden zu können. Michaëlis wandte das Präparat an in Verbindung mit kleinen Dosen Morphin gegen die verschiedensten Affektionen der Respirationsorgane, und zwar in Lösung oder in Tabletten à 0.005 g. Die Tagesgabe betrug 0.01 bis 0.04 g.

Die Darstellung[2] des Apomorphinbrommethylates erfolgt folgendermaßen:

Apomorphin wird mit Dimethylsulfat behandelt; das zuerst entstandene methylschwefelsaure Salz des Methyl-Apomorphins wird sodann mit einer gesättigten Bromkaliumlösung umgesetzt und gleichzeitig ausgesalzen:

$$C_{17}H_{17}O_4N + (CH_3)_2SO_4 = C_{17}H_{17}O_2N{<}{}^{CH_3}_{SO_4} . CH_3$$

$$C_{17}H_{17}O_2N{<}{}^{CH_3}_{SO_4}CH_3 + KBr = C_{17}H_{17}O_2N{<}{}^{CH_3}_{Br} + CH_3SO_4K.$$

Apomorphinbrommethylat bildet, aus Methylalkohol kristallisiert, farblose, rasch zerfallende Nadeln; aus Aceton-Methylalkoholgemisch kristallisiert es mit 1 Molekül Aceton in kleinen Schuppen oder sechsseitigen Plättchen.

Dieses letztere, acetonhaltige Salz ist das Euporphin des Handels. Es verliert das Aceton unter 50 mm Druck bei 120—130°.

0.3053 g Euporphin ergaben 0.1379 g AgBr.
Berechnet für $C_{18}H_{20}O_2NBr + C_2H_6O$:   Gefunden:
19.05 % Br   19.22 % Br.

Als Schmelzpunkt des Euporphins gibt die Firma Riedel an 180°: nach diesseitiger Untersuchung beginnt das zuvor 24 Stunden über Schwefelsäure getrocknete Handelsprodukt bei etwa 180° sich zu verändern und ist bei etwa 195° zu einer trüben Masse zusammengesintert, die erst oberhalb 205° etwa sich unter Gasentwickelung zersetzt.

An der Luft färbt sich Euporphin langsam bräunlich, zumal unter gleichzeitigem Einflusse von Licht und von Feuchtigkeit; beim Erhitzen auf etwa 120° nimmt es eine schmutzig grüne Farbe an.

---

[1] Therap. d. Gegenw. 6, [1904]; vergl. Apoth.-Ztg. 1904, S. 423.
[2] Riedels Berichte 1904.

Es ist sehr leicht löslich in Wasser, auch in Äthylalkohol und in Methylalkohol, kaum löslich in Äther, Essigäther, Chloroform, Amylalkohol, Benzol, Tetrachlorkohlenstoff, Eisessig, Petroläther usw. Die wässerige Lösung färbt sich beim Stehen allmählich bräunlich.

Der Geschmack des Euporphins ist stark und nachhaltig bitter.

Es teilt mit dem Apomorphin eine Anzahl Reaktionen.

Mit Oxydantien, wie starker Salpetersäure, Chlorwasser, Bromwasser, färbt es sich blutrot.

Verdünnte Eisenchloridlösung ruft in der wässerigen Euporphinlösung eine rasch vorübergehende Blaufärbung hervor, die alsbald in Rotviolett übergeht.

Fröhdes Reagens färbt sich mit Euporphin grün.

Ammoniakalische Silberlösung wird durch Euporphinlösung reduziert und Ferrichloridferricyankaliumlösung alsbald blau gefärbt.

Dagegen unterscheidet sich Euporphin von Apomorphin durch folgende Reaktionen:

	Apomorphin:	Euporphin:
Die Lösung in überschüssiger Natronlauge färbt sich an der Luft:	Purpurrot, allmählich schwarz.	Braungelb, allmählich nachdunkelnd.
Natriumbikarbonatlösung:	Erzeugt in der Lösung einen weißenNiederschlag, der an der Luft bald grün wird und sich dann in Äther mit purpurvioletter, in Chloroform mit blauvioletter Farbe löst.	Ist ohne Einfluß.
Die schwach angesäuerte Lösung wird mit Natriumbikarbonat übersättigt und alsdann 1—3 Tropfen verdünnte alkoholische Jodlösung zugegeben (Pellagri):	Die Lösung färbt sich blau bis smaragdgrün; schüttelt man mit Äther, so nimmt dieser eine violette Farbe an.	Die Lösung färbt sich braungelb; Äther bleibt beim Schütteln damit farblos.
0.01 g Substanz werden in 2 ccm Wasser gelöst, mit 2 ccm konzentrierter Natriumnitritlösung versetzt und schließlich unter Umschütteln noch fünf Tropfen Eisessig zugegeben:	Es entsteht zunächst ein dicker, weißer Niederschlag; auf Zusatz von Säure färbt sich die Flüssigkeit vorübergehend blutrot, alsdann scheiden sich an ihrer Oberfläche rostfarbige Flocken aus, die sich in überschüssiger Säure mit brauner Farbe lösen.	Es entsteht zunächst eine weiße Trübung, auf Zusatz der Säure eine vorübergehende blutrote Färbung, alsdann ein dicker orangegelber Niederschlag, der sich im Überschuß der Säure mit orangegelber Farbe löst.

Diese letztere Reaktion mit Natriumnitrit-Essigsäure ist namentlich charakteristisch für Euporphin.

Infolge des Acetongehalts gibt eine Lösung von Euporphin auch die Liebensche Jodoformreaktion.

Im Gange der Stas-Ottoschen Analyse läßt sich unverändertes Euporphin nicht wiedergewinnen; beim Ausschütteln mit den verschiedensten Lösungsmitteln gehen in diese letzteren nur Zersetzungsprodukte des Euporphins über, die die für dieses charakteristischen Reaktionen nicht mehr geben.

Auf Grund der vorstehenden Untersuchungen wird folgende Fassung für das Arzneibuch vorgeschlagen:

Apomorphinum methylobromatum, Apomorphinbrommethylat, Euporphin.

Weiße oder gelblichweiße Kristallblättchen, sehr leicht und mit neutraler Reaktion in Wasser löslich, leicht löslich in Alkohol, kaum löslich in Äther und in Chloroform.

An feuchter Luft, besonders unter Mitwirkung von Licht, färbt sich Euporphin bräunlich, ebenso nehmen die Lösungen allmählich eine bräunliche Farbe an.

Die wässerige Lösung färbt sich auf Zusatz von Chlorwasser blutrot; sie reduziert alsbald ammoniakalische Silberlösung. Wird eine Lösung von 0.01 g Euporphin in 2 ccm Wasser mit 2 ccm gesättigter Natriumnitritlösung versetzt, so entsteht zunächst eine weiße Trübung; fügt man sodann noch 5 Tropfen Essigsäure hinzu und schüttelt kräftig um, so färbt sich die Flüssigkeit vorübergehend blutrot, und es scheidet sich alsbald ein orangegelber Niederschlag aus, der im Überschusse der Säure mit gleicher Farbe sich auflöst.

Die wässerige Lösung des Euporphins sei farblos oder kaum bräunlich. Beim Verbrennen soll ein Rückstand nicht hinterbleiben.

Vorsichtig und vor Licht geschützt aufzubewahren.

Größte Einzelgabe 0.02 g.

Größte Tagesgabe 0.06 g.

Neuronal.[1]

Von **F. Zernik.**

Unter dem Namen „Neuronal" hat die Chemische Fabrik Kalle & Co.
Akt.-Ges.-Biebrich ein neues Hypnotikum in den Arzneischatz eingeführt.
Neuronal ist Diaethylbromacetamid:

$$\mathrm{\substack{C_2H_5\\C_2H_5}}>\overset{\displaystyle \mathrm{Br}}{\underset{\displaystyle |}{\mathrm{C}}}-\mathrm{CO-NH_2}.$$

Seine Darstellung erfolgt gemäß dem folgenden Schema:

$$\mathrm{\substack{C_2H_5\\C_2H_5}}>\mathrm{C}<\mathrm{\substack{COOH\\COOH}} \xrightarrow{\text{Erhitzen}} \mathrm{\substack{C_2H_5\\C_2H_5}}>\mathrm{C}<\mathrm{\substack{H\\COOH}} \xrightarrow{PCl_5} \mathrm{\substack{C_2H_5\\C_2H_5}}>\mathrm{C}<\mathrm{\substack{H\\CO.Cl}}$$

Diäthylmalonsäure   Diäthylessigsäure   Diäthylacetylchlorid

$$\xrightarrow{2\,Br} \mathrm{\substack{C_2H_5\\C_2H_5}}>\mathrm{C}<\mathrm{\substack{Br\\CO.Cl}} \xrightarrow{\text{wässeriges } NH_3} \mathrm{\substack{C_2H_5\\C_2H_5}}>\mathrm{C}<\mathrm{\substack{Br\\CO.NH_2}}$$

Diäthylbromacetylchlorid   Diäthylbromacetamid

Das so erhaltene Produkt wird beschrieben als „kristallinischer Körper,
der bei 66—67° ohne Zersetzung schmilzt und in Äther, Benzol, Alkohol und
Öl, sowie anderen organischen Lösungsmitteln leicht löslich ist; es löst sich
in 115 Teilen Wasser. Teilungskoeffizient 7.2".

Bezüglich der therapeutischen Wirksamkeit des Neuronals liegen bereits
mehrere klinische Veröffentlichungen vor[2]).

Zur Erklärung seiner hypnotischen Wirkung hat G. Fuchs die allge-
meine Theorie aufgestellt[3]), daß die physikalisch-chemische Verwandtschaft
der Schlafmittel zum Großhirnrindengewebe durch die Hydroxylgruppe ver-
mittelt wird.

---

[1]) Apoth.-Ztg. No. 88, [1904].

[2]) Siebert, Psychiatr.-neurol. Woch. 10, [1904]; Becker, ebend. 18.
[1904]; Stroux, D. med. Woch. 1904, S. 1497. — Vgl. auch G. Fuchs und
E. Schultze, Münch. med. Woch. 25, [1904].

[3]) Fuchs, Zeitschr. f. ang. Chem. 40, [1904]. (Vortrag auf der 76. Ver-
samml. Deutscher Naturf. u. Ärzte in Breslau.)

Nach dieser Theorie würden speziell die disubstituierten Säureamide
nach der Resorption in der alkalischen Blutbahn gemäß der von den Imido-
äthern abgeleiteten tautomeren Formel

$$\frac{R}{R}\!\!>\!\!\overset{\overset{\displaystyle H}{|}}{C}\!-\!C\!\!<\!\!\overset{NH}{OH}$$

reagieren.

Die chemische Untersuchung des Neuronals ergab folgendes:

Neuronal ist ein weißes, kristallinisches Pulver von schwachem, kampferartigem Geruche und bitterem, kühlendem und zugleich scharfem Geschmack.

Aus 0.3070 g Neuronal wurden erhalten 0.2989 g AgBr.

Berechnet für $C_6H_{12}ONBr$:   Gefunden:
41.17 %   41.43 %.

In Wasser ist Neuronal schwer löslich (etwa 1 Teil in 120 Teilen
Wasser von 22°); die wässerige Lösung reagiert schwach sauer und besitzt
den Geschmack des Neuronals. Dagegen löst sich das Präparat leicht in
Alkohol, Äther, Benzol, Chloroform und in fetten Ölen.

Werden 2 ccm der kaltgesättigten wässerigen Lösung mit einem Tropfen
Millonschem Reagens versetzt, so entsteht eine weiße Trübung; später
scheidet sich ein flockiger Niederschlag ab, löslich im Überschuß des Fällungsmittels und in Säuren.

Wie alle Säureamide geht auch Neuronal mit Quecksilberoxyd eine
Verbindung ein. Kocht man 0.2 g Neuronal mit 0.1 g gelbem Quecksilberoxyd und 5 ccm Wasser einige Minuten lang und gießt alsdann die noch
heiße Flüssigkeit vom Ungelösten ab, so scheidet sich beim Erkalten die
neue Verbindung in Form eines weißen Niederschlages aus; auf Zusatz von
etwas Jodkaliumlösung entsteht eine hellgelbe, voluminöse Fällung, löslich
in überschüssigem Jodkalium; diese wird nach einiger Zeit kristallinisch und
färbt sich dabei von der Oberfläche aus allmählich scharlachrot.

Beim Erwärmen mit Alkalilauge geht Neuronal rasch in Lösung; die
Flüssigkeit nimmt dabei einen eigenartigen, kampferähnlichen Geruch an;
gleichzeitig spaltet sich aus dem Neuronal Blausäure ab. Nach dem
Ansäuern der alkalischen Flüssigkeit mit Weinsäure tritt der charakteristische
Geruch nach bitteren Mandeln deutlich auf; die Blausäure läßt sich aus der
sauren Flüssigkeit abdestillieren und im Destillate mittels der Berlinerblau-
reaktion nachweisen; ebenso gibt das Destillat auch die Liebigsche
Rhodanreaktion und die Isopurpursäurereaktion (Rotfärbung des alkalisch
gemachten Destillats beim Erwärmen mit Pikrinsäurelösung).

Die Blausäureabspaltung tritt schon mit ganz geringen Mengen Ätzalkali und bereits in der Kälte ein. Nimmt man sie in der Wärme vor und
mit einem Überschusse von Alkalilauge, so erhält man aus 1 g Neuronal
rund 0.1 g Cyanwasserstoff:

0.9912 g Neuronal lieferten 0.104 g HCN
1.106⁰ „   „   „   0.113 „   „

Es gehen also bei dieser Reaktion ⁶/₇ des gesamten im Neuronal enthaltenen Stickstoffs in Cyanwasserstoff über.

Ebenso wie Kali- und Natronlauge wirken auf Neuronal Kalkwasser und Barytwasser. Dagegen erfolgt keine Blausäureabspaltung mit Ammoniak, Magnesiumoxyd und mit Alkalikarbonaten. Auch im Organismus tritt diese theoretisch sehr interessante Reaktion nach den angestellten Versuchen nicht ein, vielmehr verläuft hier die Zerlegung des Neuronals nach einer anderen Richtung[1]).

Das Brom im Neuronal wird beim Behandeln mit Alkali gleichfalls abgespalten. Dies erfolgt auch schon beim einfachen Kochen des Neuronals mit Wasser. Silbernitratlösung ruft alsdann eine starke Ausscheidung von Ag Br hervor, während es in der kalt gesättigten wässerigen Neuronallösung nur eine opalisierende Trübung erzeugt, herrührend von einer geringen Verunreinigung des Präparates mit Chlorammonium von der Darstellung her.

Auf Grund vorstehender Untersuchungen wird für das Neuronal die nachstehende Fassung vorgeschlagen:

Diaethylbromacetamidum. Neuronal.

Weißes, kristallinisches Pulver von schwachem, kampferartigem Geruch und bitterem, kühlendem und zugleich scharfem Geschmack. Schmp. 66—67⁰.

Neuronal löst sich in etwa 120 Teilen kaltem Wasser, in heißem Wasser nur unter Zersetzung; es ist leicht löslich in Alkohol, Äther und in fetten Ölen.

Werden 0.2 g Neuronal mit 0.1 g gelbem Quecksilberoxyd und 5 ccm Wasser einige Minuten lang gekocht und die Flüssigkeit vom Ungelösten noch heiß abgegossen, so scheidet sich beim Erkalten ein weißer Niederschlag aus; auf Zusatz einiger Tropfen Jodkaliumlösung entsteht eine hellgelbe, voluminöse Fällung, die beim Stehen allmählich kristallinisch und scharlachrot wird.

Kocht man 0.1 g Neuronal mit 1 ccm Natronlauge und 4 ccm Wasser, bis Lösung erfolgt ist, fügt alsdann ein Körnchen Ferrosulfat und einen Tropfen Eisenchloridlösung hinzu, erwärmt abermals und übersättigt die Flüssigkeit schließlich mit Salzsäure, so entsteht ein starker dunkelblauer Niederschlag.

Die kalt gesättigte wässerige Lösung des Neuronals soll durch Silbernitratlösung höchstens opalisierend getrübt werden; beim Erhitzen der Lösung mit Silbernitrat entsteht eine gelblich weiße Fällung.

Vorsichtig und vor Licht geschützt aufzubewahren!

---

[1]) Ein gewisses Analogon zu dieser Reaktion bildet das bekannte Verhalten des Chloralhydrats, das im Reagensglase gleichfalls ganz anders reagiert, als im Organismus; dort wird es unter Abscheidung von Chloroform gespalten während es hier größtenteils als Urochloralsäure zur Ausscheidung gelangt.

Hetralin.[1]

Von F. Zernik.

Unter dem Namen „Hetralin" hat die Firma Möller & Linsert-Hamburg im Jahre 1903 ein neues Harnantiseptikum in den Handel gebracht.

Über Zusammensetzung und Eigenschaften des Hetralins liegen folgende Angaben vor:

„Hetralin, nach seiner chemischen Zusammensetzung ein Dioxybenzol-hexamethylentetramin, ist ein 60 Proz. Hexamethylentetramin enthaltender nadelförmiger Körper, der in heißem Wasser im Verhältnis von 1:4, in kaltem Wasser im Verhältnis von 1:14 löslich ist. Es ist vollständig luftbeständig und haltbar und zersetzt sich erst bei einer Temperatur über 160° C."[2] „Es besitzt einen stark süßlichen, nicht unangenehmen Geschmack. Wie sich aus der Zusammensetzung ergibt, haben wir es also mit einem Derivat des Hexamethylentetramins zu tun, und zwar tritt hier zu dem Hexamethylentetramin ein phenolartiger, nicht giftiger Körper."[3]

Das Hexamethylentetramin bildet sich bekanntlich durch Einwirkung von Formaldehyd auf Ammoniak, es stellt ein farbloses, geruch und geschmackloses Kristallpulver dar von der Zusammensetzung:

$$\begin{array}{c}
N \\
CH_2 \quad CH_2 \quad CH_2 \\
N \quad CH_2-N-CH_2 \quad N \\
CH_2
\end{array}$$

Im Jahre 1895 wurde es von Nicolaier unter dem Namen „Urotropin" als Harnantiseptikum in die Therapie eingeführt. Seine Wirkung beruht darauf,

---

[1]) Apoth.-Ztg. No. 87, [1904].

[2]) Dr. R. Ledermann, Dermatolog. Zentralbl. 12, [1903].

[3]) Dr. H. Lohnstein, Allg. mediz. Zentralztg. 19, [1904].

daß aus ihm vorzugsweise unter dem Einflusse der Körpertemperatur Formaldehyd abgespalten wird, der dann seine desinfizierende Wirkung entfaltet. In größeren Gaben wirkt Hexamethylentetramin auch diuretisch.

Die Dioxybenzole hinwiederum — wie vorweg bemerkt sei, handelt es sich hier um das relativ am wenigsten giftige der drei isomeren Dioxybenzole, das m-Dioxybenzol, Resorcin — gehen wie alle Phenole in den Harn über, größtenteils als gepaarte Phenolschwefelsäuren und vermehren also seine Azidität.

Hetralin wurde von verschiedenen Seiten klinisch erprobt, nachdem seine Ungiftigkeit durch Tierversuche festgestellt worden war[1]. Es wird als besonders geeignet empfohlen bei infektiösen Kartarrhen des Urogenitaltraktus, speziell bei Affektionen des hinteren Teils der Harnröhre. Die Dosis beträgt drei- bis viermal täglich 0.5 g.

Die Untersuchung des Präparates ergab folgendes:

Hetralin ist ein weißes, ziemlich voluminöses, aus feinen Nadeln bestehendes Kristallpulver von etwas an Kreosot erinnerndem Geruche und süßem Geschmacke. Es löst sich leicht in den von den Darstellern angegebenen Verhältnissen in Wasser, schwerer in Alkohol und in Chloroform, sehr schwer in Äther. Bei etwa 150° beginnt es sich unter Bräunung zu zersetzen.

Die wässerige Lösung des Hetralins (1 + 19) reagiert schwach sauer und färbt sich beim Stehen an der Luft allmählich dunkel. Beim Erhitzen mit verdünnter Schwefelsäure tritt der Geruch nach Formaldehyd auf und nach dem Übersättigen mit Natronlauge und abermaligem Erhitzen, unter vorübergehender Abscheidung weißlicher Flocken, der Geruch nach Ammoniak, wobei sich die Flüssigkeit gleichzeitig purpurrot färbt. Konzentrierte Schwefelsäure löst Hetralin in der Kälte mit gelber, in der Wärme mit rotbrauner Farbe. Die wässerige Lösung wird durch Eisenchlorid schmutzig schwarzviolett gefärbt. Sie reduziert Silbernitratlösung erst beim Erwärmen, ammoniakalische Silberlösung indes schon in der Kälte. Durch Bleiacetat wird die Lösung nicht gefällt, wohl aber entsteht durch Bleiessig ein weißer Niederschlag, löslich im Überschuß des Fällungsmittels. Werden 0.2 g Hetralin mit 0.1 g Zucker und 3 ccm Salzsäure gekocht, so färbt sich die Flüssigkeit schön rot unter gleichzeitiger Ausscheidung eines weißen Niederschlages; auf Zusatz von Wasser wird die Färbung heller und nach dem Übersättigen mit Natronlauge geht sie in Gelb über. Wird die wässerige Lösung des Hetralins mit Natronlauge und etwas Chloroform erhitzt, so färbt sie sich intensiv rot.

Aus diesen charakteristischen Reaktionen ergibt sich, daß Hetralin eine Verbindung von Hexamethylentetramin mit Resorcin darstellt.

Das Resorcin läßt sich der mit Schwefelsäure angesäuerten Lösung des Hetralins durch Äther quantitativ entziehen; der Verdunstungsrückstand des

---

[1] Dr. Goldberg, Zentralbl. f. inn. Mediz. 22, [1904].

Äthers gibt dann auch die für Resorcin charakteristischen Farbreaktionen mit konzentrierter Schwefelsäure und Weinsäure und mit Eisenchlorid, welche im Hetralin selbst durch die gleichzeitige Anwesenheit des Hexamethylentetramins verdeckt werden.

Zur Ermittelung der quantitativen Mengenverhältnisse wurde die Verbindung analysiert.

Es ergaben

$$0.1159 \text{ g bei } 17.5^0 \text{ und } 764 \text{ mm } 22.4 \text{ ccm } N = 22.49\,\%$$
$$0.1224 \text{ „ „ } 18.5^0 \text{ „ } 752.5 \text{ „ } 24.3 \text{ „ „ } = 22.63 \text{ „}$$

Hiernach hat Hetralin die Zusammensetzung $C_6 H_{12} N_4 . C_6 H_6 O_2$.

Berechnet: 22.44 % N,

56.03 „ $C_6 H_{12} N_4$.

Eine Verbindung von dieser Zusammensetzung ist von Moschatos bereits 1892 beschrieben worden[1]): Eine Lösung von 2 g Hexamethylentetramin in 3 g Wasser wird in der Kälte mit einer Lösung von 3 g Resorcin in 3 g Wasser gemischt, wobei sich die neue Verbindung alsbald abscheidet. „Sie bildet schöne Nadeln von roter Farbe und zersetzt sich zwischen 190—200° und wird teerartig."

Ein nach obiger Vorschrift dargestelltes Präparat stellte nach dem Umkristallisieren aus Alkohol schneeweiße Nadeln dar, die bei etwa 150° sich zu zersetzen begannen und ganz analoge Reaktionen zeigten, wie das Hetralin, indes den kreosotartigen Geruch nicht besaßen. Ebenso verhielt sich die aus molekularen Mengen Hexamethylentetramin und Resorcin in gleicher Weise dargestellte Verbindung.

Zur Charakteristik des Hetralins wird folgende Fassung vorgeschlagen:

Resorcino-Hexamethylentetraminum. Hetralin.

Farblose Kristallnadeln von süßem Geschmack und kreosotartigem Geruch, in etwa 14 Teilen kaltem und in 4 Teilen heißem Wasser löslich, schwer löslich in Alkohol und in Chloroform, sehr schwer löslich in Äther.

Aus der wässerigen Lösung (1 + 19) fällt Bleiessig einen weißen Niederschlag aus. Beim vorsichtigen Erwärmen von 0.1 g Hetralin mit 3 ccm Natronlauge und 3 Tropfen Chloroform färbt sich die Flüssigkeit intensiv rot. Beim Kochen von 2 ccm der wässerigen Lösung (1 + 19) mit 1 ccm verdünnter Schwefelsäure tritt der stechende Geruch nach Formaldehyd auf; auf Zusatz von überschüssiger Natronlauge und erneutes Erhitzen entweicht Ammoniak, und die Flüssigkeit färbt sich rot.

Die mit 5 ccm verdünnter Schwefelsäure versetzte Lösung von 0.5 g Hetralin in 15 ccm Wasser werde dreimal mit je 10 ccm Äther ausgeschüttelt. Beim Verdunsten des Äthers sollen 0.22 g trockenes Resorcin hinterbleiben.

Vor Licht geschützt aufzubewahren!

---

[1]) Annal. Chem. 272, 281.

Isoform.[1]

Von **F. Zernik**.

Unter dem Namen Isoform haben die Farbwerke vorm. Meister, Lucius & Brüning, Höchst a. M., ein neues Dauerantiseptikum in den Verkehr gebracht, nachdem es in der Mikuliczschen chirurgischen Klinik in Breslau auf seine Brauchbarkeit erprobt worden war.

Über die hier beobachteten Erfolge berichtete Dr. Heile in einem Vortrage vor der Chirurgischen Abteilung der 76. Versammlung Deutscher Naturforscher und Ärzte zu Breslau. Danach ist Isoform ein kräftiges Antiseptikum und Desodorans, das lange dauernde antibakterielle Wirkungen besitzt und selbst stark infizierte Wunden schnell und nachhaltig zu reinigen imstande ist.

Außer diesem in No. 39 der Münch. med. Wchschr. referierten Vortrag ist bisher nur noch eine Veröffentlichung von Dr. Liebrecht-Höchst erfolgt (Pharm. Ztg. 1904, 79), die kurze Angaben über die chemischen Eigenschaften des Isoforms und über die Darstellung und Prüfung der Isoformgaze enthält.

Isoform ist p-Jodoanisol:

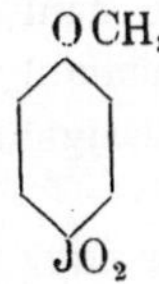

Die Angaben der Fabrik über die Darstellung des Isoforms beschränken sich darauf, daß es durch Oxydation aus p-Jodanisol gewonnen wird.

Im allgemeinen werden aromatische Jodoverbindungen in der Weise dargestellt, daß man die entsprechenden Jodverbindungen durch Einwirkung von Chlor in der Kälte in Jodidchloride überführt, diese weiter durch Behandeln mit Natronlauge in Jodosoverbindungen und die letzteren durch vorsichtiges Erhitzen auf etwa 100° in Jodoverbindungen.

---

[1] Apoth.-Ztg. No. 99, [1904].

Demnach würde beispielsweise die Darstellung des p-Jodoanisols nach folgendem Schema verlaufen:

$$
\underset{\text{p-Jodanisol}}{\overset{\text{O\,CH}_3}{\bigcirc}\atop\text{J}} \rightarrow \underset{\text{Anisol-p-Jodidchlorid}}{\overset{\text{OCH}_3}{\bigcirc}\atop\text{J\,Cl}_2} \rightarrow \underset{\text{p-Jodosoanisol}}{\overset{\text{O\,CH}_3}{\bigcirc}\atop\text{JO}} \rightarrow \underset{\text{p-Jodoanisol.}}{\overset{\text{O\,CH}_3}{\bigcirc}\atop\text{JO}_2}
$$

Liebrecht charakterisiert das Isoform in nachstehender Weise:

„p-Jodoanisol bildet silberglänzende Blättchen, die in kaltem Wasser schwer, in heißem Wasser und verdünnter Essigsäure leichter löslich sind. In Alkohol und Äther ist p-Jodoanisol unlöslich. Bei 225° zersetzt sich Jodoanisol unter Explosion. Aus angesäuerter Jodkaliumlösung macht Jodoanisol Jod frei, worauf ein bequemes Titrierverfahren beruht.

Aus physikalischen Gründen kommt p-Jodoanisol, für welches der Name Isoform geschützt ist, rein nicht in den Handel. Es wird von den Höchster Farbwerken selbst in den Handel gebracht als:

Isoformpulver (Isoform, Calc. phosphor. ana), Isoformpaste (Isoform, Glycerin. ana), Isoformkapseln.

Außerdem ist im Handel 3-prozentige und 10-prozentige Isoformgaze (hergestellt von der Verbandstoffabrik Degen & Co.-Frankfurt a. M.)“

Die Isoformkapseln enthalten je 0.5 g Isoformpulver. Sie existieren als ungehärtete, im Magen lösliche, und als gehärtete, erst im Darm lösliche Kapseln und bezwecken die Erzielung einer antiseptischen Wirkung im Magen-Darmtraktus. Dosis: 1—4 Kapseln täglich.

Zur diesseitigen Untersuchung lag vor das Isoformpulver.

Isoformpulver stellt ein weißes, voluminöses, schwer benetzbares Pulver dar von schwachem, anisartigem Geruch. Mit Silbernitratlösung verrührt färbt es sich allmählich hellgelb. In dem filtrierten salpetersauren Auszug des Isoformpulvers erzeugt Ammoniummolybdatlösung einen gelben Niederschlag. Die Lösung in verdünnter Essigsäure wird durch Ammoniumoxalat weiß gefällt.

Wird Isoformpulver mit Wasser oder besser mit verdünnter Essigsäure ausgekocht, so kristallisiert aus dem Filtrat das reine p-Jodoanisol aus in Gestalt weißer, glänzender Blättchen von den oben angegebenen Eigenschaften.

Die essigsaure Lösung des reinen Isoforms wie die des Isoformpulvers geben mit Salzsäure einen gelben, flockigen, voluminösen Niederschlag unter gleichzeitiger Entwickelung von Chlor.

Aus mit Essigsäure angesäuerter Jodkaliumlösung macht sie Jod frei; dabei geht das p-Jodoanisol über in p-Jodanisol gemäß der Gleichung:

$$
\mathrm{C_6H_4}{\overset{\text{O\,CH}_3}{\underset{\text{JO}_2}{\big<}}} + 4\,\mathrm{KJ} + 4\,\mathrm{CH_3CO\,OH} = \mathrm{C_6H_4}{\overset{\text{OCH}_3}{\underset{\text{J}}{\big<}}} + 4\,\mathrm{J} + 4\,\mathrm{CH_3CO\,OK} + 2\,\mathrm{H_2O.}
$$

Diese für alle Jodoverbindungen typische Reaktion läßt sich, wie von Liebrecht bereits angegeben wurde, zur quantitativen Bestimmung des Isoforms verwerten.

Da, wie aus der obigen Gleichung ersichtlich ist, ein Molekül Jod $^1/_4$ Molekül p-Jodoanisol äquivalent ist, so wird beim Titrieren des freigemachten Jods mit Thiosulfatlösung ein Molekül Thiosulfat gleichfalls $^1/_4$ Molekül p-Jodoanisol äquivalent sein. Das Molekulargewicht des p-Jodoanisols beträgt 265.92; 1 ccm $^n/_{10}$ Thiosulfatlösung würde also 0,006648 g p-Jodoanisol entsprechen.

Von dem zur Prüfung vorliegenden Isoformpulver erforderten

$$0.3253 \text{ g } 24.55 \text{ ccm } ^n/_{10} \text{ Thiosulfatlösung} = 50.17 \text{ }^0/_0 \text{ Isoform,}$$
$$0.3662 \text{ „ } 27.6 \text{ „ „ „ } = 50.16 \text{ „ „}$$

Es empfiehlt sich, bei Vornahme der Titration das Isoform auf die Jodkaliumlösung etwa eine halbe Stunde lang in einer mit Glasstöpsel verschlossenen Flasche unter öfterem Umschütteln einwirken zu lassen.

In der durch Thiosulfat völlig entfärbten Flüssigkeit hat sich p-Jodanisol ausgeschieden; durch Destillation mit Wasserdampf läßt es sich reinigen und in Gestalt weißer kristallinischer Massen von starkem, charakteristischem, anisartigem Geruch und dem Schmelzpunkt 51° erhalten.

Das gleiche p-Jodanisol bildet sich unter heftiger Reaktion beim Eintragen von Isoform oder Isoformpulver in Zinnchlorürlösung (D. A.-B. IV).

Auf Grund der vorstehenden Untersuchungen wird folgende Fassung für das Arzneibuch vorgeschlagen:

Parajodoanisolum mixtum. Isoformpulver.

Weißes voluminöses Pulver von schwachem, anisartigem Geruch. Es besteht aus gleichen Teilen Parajodoanisolum und Calcium phosphoricum.

Beim Verrühren mit Silbernitratlösung färbt es sich allmählich gelb. Die mit Hilfe von verdünnter Essigsäure in der Wärme dargestellte Lösung (0.1 + 10) gibt mit Ammoniumoxalatlösung einen weißen Niederschlag.

Werden 0.1 g Isoformpulver mit 3 ccm konzentrierter Salzsäure übergossen, so scheidet sich ein gelber, flockiger Niederschlag aus unter gleichzeitiger Entwickelung von Chlorgas.

0.3 g Isoformpulver werden in einer mit Glasstöpsel verschlossenen, weithalsigen und geräumigen Flasche mit 40 ccm verdünnter Essigsäure und 12 g Kaliumjodidlösung versetzt, die Flasche alsbald verschlossen und öfters umgeschüttelt. Nach halbstündigem Stehen wird mit $^n/_{10}$ Natriumthiosulfatlösung titriert. Zur Bindung des freien Jods sollen nicht weniger als 22.4 ccm und nicht mehr als 22.9 ccm $^n/_{10}$ Natriumthiosulfatlösung erforderlich sein.

Vorsichtig und vor Licht geschützt aufzubewahren!

Griserin.[1]

(Erste Mitteilung.)

Von **F. Zernik**.

In No. 43 der Berliner klin. Wochenschr. veröffentlicht der Geh. Sanitäts-
rat Dr. K. Küster-Berlin einen längeren Aufsatz über die Behandlung der
Schwindsucht und anderer schwerer Infektionskrankheiten mit Griserin,
einem neuen inneren Desinfektionsmittel, mit dem er und eine Reihe anderer
namhaft gemachter Ärzte ganz vorzügliche Erfolge erzielt haben.

Griserin ist nichts anderes als das halbvergessene Loretin, das
„inzwischen durch Zusatz von Alkalien, ohne daß es den Charakter einer
Säure verlor, leichter löslich und für den inneren Gebrauch geeigneter
gemacht worden ist“.

Loretin ist bekanntlich m-Jod-o-oxychinolin-ana-sulfosäure:

$$SO_3H$$

Es wird nach dem inzwischen an die Firma Th. Schuchardt-Görlitz
übergegangenen D. R.-P. 72 924 der Höchster Farbwerke dargestellt im Sinne
des folgenden Schemas:

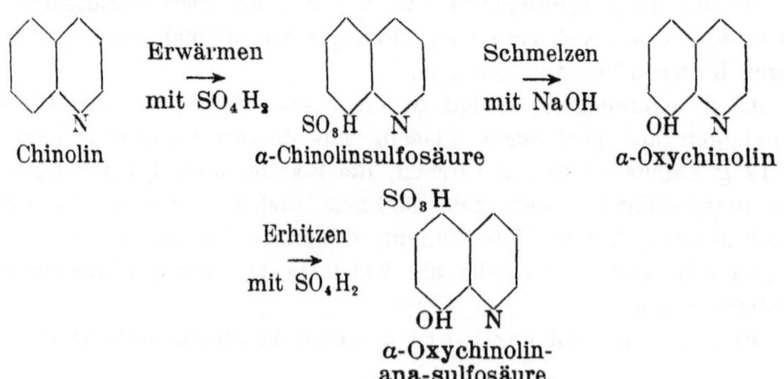

---

[1]) Apoth.-Ztg. No. 92, [1904].

Diese letztere wird in wässeriger Lösung mit CO_3K_2 neutralisiert, die Lösung sodann mit Jodkalium und Chlorkalk gekocht und das erkaltete Gemisch mit Salzsäure neutralisiert, wobei sich zunächst das Calciumsalz der m-Jod-o-oxychinolin-ana-sulfosäure als orangerotes unlösliches Kristallpulver abscheidet, das beim Zersetzen mit Salzsäure die freie Säure liefert. Das so erhaltene Loretin bildet ein schwefelgelbes Pulver, fast ohne Geruch und Geschmack. In kaltem Wasser ist es nur wenig löslich (etwa im Verhältnis von 0.2 : 100), etwas mehr (etwa 0.6 : 100) in kochendem Wasser; auch in Alkohol löst es sich nur wenig, noch weniger in Äther und fetten Ölen. Die wässerige Lösung reagiert sauer und ist intensiv gelb gefärbt; auf Zusatz von Alkali wird sie fast farblos und nimmt auch beim nachfolgenden Übersättigen mit Säuren die ursprüngliche gelbe Farbe nicht wieder an. Eisenchlorid färbt die wässerige Lösung intensiv blaugrün. Bei etwa 260 bis 270° zersetzt sich Loretin unter Verkohlung und Aufblähen und gleichzeitiger Abgabe von violetten Joddämpfen.

Dieses Loretin war s. Z. von Claus als Jodoformersatz in die Therapie eingeführt worden, konnte sich indes nicht behaupten; ebensowenig sein Wismutsalz, das auch innerlich als Adstringens und Antiseptikum bei Diarrhöen der Phthisiker gegeben wurde.

Ein Herr R. Griese untersuchte nun neuerdings das Loretin auf seine Giftigkeit und kam zu folgenden Ergebnissen:

„Das Loretin ist für den menschlichen Organismus durchaus giftfrei. In Dosen von 3—5 g hat es nach etwa 20 Minuten eine ziemlich heftig abführende Wirkung mit darauf kräftig sich steigerndem Hungergefühl. In etwa 12 Stunden ist dasselbe im Harn nachweisbar. Für die Krankenbehandlung erscheinen Dosen von 0.2—0.3—0.5 g als die geeignetsten."

Auf Grund dieser Untersuchungen haben Griese und nach ihm auf seine Veranlassung Geheimrat Küster und eine Reihe anderer Ärzte das in der eingangs erwähnten Weise modifizierte Loretin auch als inneres Antiseptikum angewandt gegen Infektionskrankheiten der verschiedensten Art und empfehlen es auf Grund ihrer Resultate auf das wärmste.

Daß die Griserin-Therapie von vielen Seiten eine sehr skeptische Beurteilung finden würde, war von vornherein als sicher anzunehmen. Als erster hat Prof. L. Lewin in der Dtsch. med. Wchschr. 1904, 44 das Wort ergriffen. Er erklärt hier die direkte Einwirkung, die „Berührung" des Medikaments mit dem zu beeinflussenden Krankheitsherde als unerläßliche Bedingung für jede Arzneiwirkung. Diese Berührung aber ist insbesondere bei den z. Z. bekannten sog. inneren Desinfektionsmitteln eine nur kurzdauerde und oberflächliche. Dies und die eventuelle „resorptive giftige Beeinflussung von Teilen, die unbeeinflußt bleiben sollen, schließen auch ein halbwegs genügendes Können auf diesem Gebiete aus".

Die weitere klinische Nachprüfung dürfte bald entscheiden, inwieweit die an das Griserin geknüpften Hoffnungen berechtigt sind.

Das Präparat selbst wurde dem Pharmazeutischen Institut der Universität Berlin seitens der Geschäftsstelle des Deutschen Apotheker-Vereins zur Untersuchung übersandt.

Das Untersuchungsobjekt befand sich in einem schmalen Pappkonvolut. Die Aufschrift lautete:

Segerin-Werke Paul Camphausen G. m. b. H.

Segerin-Tabletten.

0.5.

Berlin SW. 61, Tempelhofer Ufer No. 19. — Teleph. Amt VI.

„Segerin" (vor -Tabletten) war mit Bleistift durchstrichen und durch das gleichfalls mit Bleistift geschriebene Wort „Griserin" ersetzt.

In diesem Behältnis befanden sich 14 Oblaten, deren jede im Durchschnitt 0.42 g eines hell schwefelgelben Pulvers enthielt.

Dieses letztere ging beim Übergießen mit wenig Wasser unter Aufbrausen teilweise in Lösung; die Lösung hatte eine tiefgelbe Farbe und besaß saure Reaktion. In 50 g Wasser von gewöhnlicher Temperatur blieben von 0.5 g Substanz noch reichlich 0.1 g ungelöst.

Die Lösung selbst wie das Ungelöste gab die eingangs erwähnten Reaktionen des Loretins.

Beim Veraschen des Oblaten-Inhalts hinterblieb ein Rückstand, der sich als Natriumkarbonat erwies; eine quantitative Bestimmung des Natriums als Sulfat ergab aus

$$0.5940 \text{ g Substanz } 0.0339 \text{ g } SO_4Na_2$$
$$0.7200 \text{ „ } \quad \text{ „ } \quad 0.0410 \text{ „ } \quad \text{ „.}$$

Dies entspricht   4.26 % bezw. 4.25 % CO_3Na_2 oder
6.75 „   „   6.74 „ CO_3HNa.

Sonstige Beimengungen fremder Natur waren in dem Untersuchungsobjekte nicht nachweisbar.

Demnach stellt das Griserin ein mechanisches Gemisch dar aus Loretin mit 4.25 Proz. Natrium carbonicum siccum oder wahrscheinlicher 6.75 Proz. Natrium bicarbonicum.

Angesichts des Umstandes, daß die mit einem angeblichen Gehalte von 0.5 g Griserin in den Handel gebrachten Oblaten tatsächlich nur etwa 0.42 g enthalten, erscheint es doppelt angebracht, wenn die Redaktion der Apotheker-Zeitung in No. 88 bei Besprechung des Griserins schreibt: „Bedauerlicher Weise wird das Präparat in Tabletten genannten Oblaten in den Handel gebracht und somit in die Tätigkeit des Apothekers eingegriffen."

Griserin α [1]).

(Zweite Mitteilung.)

Von **F. Zernik**.

In No. 92 der „Apotheker-Zeitung" war das Resultat der auf Veranlassung des Deutschen Apotheker-Vereins diesseits vorgenommenen Untersuchung der Griserin-Kapseln zu 0.5 g veröffentlicht worden. Danach enthielten diese je etwa 0.42 g eines Gemisches aus Loretin mit 4.25 Proz Natrium carbonicum siccum oder wahrscheinlicher 6.75 Proz. Natrium bicarbonicum.

Inzwischen haben die Griserin-Werke an die Apotheker ein Rundschreiben versandt, in dem die Preise der Griserin-Kapseln festgesetzt werden. Darin heißt es dann weiter: „Wir bemerken, daß der Inhalt der Griserin-Kapseln nicht mit Griserin rein identisch ist, sondern daß vielmehr der Inhalt der Kapseln streng nach Vorschrift der Herren Geh. San.-Rat Dr. Küster und Kgl. Hofarztes San.-Rat Dr. Dörschlag in eine dem Körper zuträgliche, leichter assimilierbare Form gebracht ist, so daß Sie gegebenen Falles Kapseln bestellen müßten."

Daraufhin ging dem Pharmazeutischen Institut der Universität Berlin seitens der Geschäftsstelle des Deutschen Apotheker-Vereins eine Originalpackung (Pappkarton) Griserin-Pulver zur Untersuchung zu.

Laut Signatur enthielt der Karton:

Griserin rein

25 g netto

„rein" war überstempelt und durch ein mit roter Tinte geschriebenes „α" ersetzt.

Der Inhalt wog nahezu 30 g.

Er erwies sich qualitativ als identisch mit dem der Kapseln, dagegen war die Menge des zugesetzten Alkalis etwas geringer:

$$3.3566 \text{ g Substanz lieferten } 0.1710 \text{ g } SO_4Na_2$$
$$3.3686 \text{ „ \quad „ \quad „ } 0.1729 \text{ „ \quad „}$$

Es entspricht dies

3.81 bezw. 3.83 % Natrium carbonicum siccum und

6.03 „ 6.07 „ Natrium bicarbonicum.

Demnach ist auch die quantitative Zusammensetzung des Griserin α nur unwesentlich verschieden von dem Inhalt der Griserin-Kapseln.

Wie einer Berliner Grossistenfirma seitens der Griserin-Werke auf eine diesbezügliche Anfrage mitgeteilt wurde, ist Griserin α identisch mit Griserin rein.

---

[1]) Apoth.-Ztg. No. 102, [1904].

Citraminum oxyphenylicum.[1)]

Von **F. Zernik**.

Citraminum oxyphenylicum Dr. Theobald ist ein weißes kristallinisches Pulver von angenehmem säuerlichen Geschmack und kreosotartigem Geruch, das sich in etwa 5 Teilen kaltem Wasser löst. Die Lösung reagiert sauer.

Die Untersuchung ergab, daß das Präparat ein Gemisch darstellt aus gleichen Teilen Hetralin (Resorcino-Hexamethylentetramin) und Helmitol (anhydromethylenzitronensaurem Hexamethylentetramin).

Die Trennung der beiden Bestandteile gelingt durch mehrfach wiederholtes Ausziehen des Gemisches mit Chloroform, wobei das Hetralin in Lösung geht.

Die beiden Komponenten wurden in folgender Weise identifiziert:

Beim vorsichtigen Erwärmen von 0.1 g des beim Abdestillieren des Chloroforms hinterbleibenden Rückstands mit Natronlauge und Chloroform färbte sich die Flüssigkeit intensiv rot. Wurde die wässerige Lösung jenes Rückstandes erhitzt, so trat der stechende Geruch nach Formaldehyd auf, auf Zusatz von Natronlauge und erneutes Erhitzen entwich Ammoniak und die Flüssigkeit färbte sich rot. Der mit Schwefelsäure angesäuerten wässerigen Lösung ließ sich mit Äther das Resorcin quantitativ entziehen. Die Identität des in Chloroform löslichen Anteils mit Hetralin war somit erwiesen.

Der in Chloroform unlösliche Bestandteil des Citraminum oxyphenylicum wurde als Helmitol durch nachfolgende Reaktionen charakterisiert:

Beim Kochen der wässerigen Lösung spaltete sich Formaldehyd ab, kenntlich am Geruche; dampfte man die Lösung zur Trockne ein, so ließ sich im Rückstand Zitronensäure nachweisen und beim Erwärmen mit Natronlauge entwickelte sich daraus Ammoniak.

Eine Stickstoffbestimmung ergab aus 0.2134 g Citraminum oxyphenylicum 34.6 ccm N bei 766 mm und $16^0 = 19.05$ Proz. N.

> Hetralin enthält 22.4 Proz. N
> Helmitol   „   16.3   „   „ .

[1)] Apoth.-Ztg. No. 9 [1905].

Spezialitäten und Geheimmittel.[1]

Von **B. Molle**.

Dr. R. Schiffmanns Asthma-Pulver (Asthmador).

Unter dieser Bezeichnung kommt ein Pulver in den Handel, das in Pappkarton verpackt ist und nebst einer Gebrauchsanweisung noch folgendes als Aufschrift trägt: „ . . . . . ist ein Präventiv-Mittel, von Hospitälern und Ärzten adoptiert, vollkommen gefahrlos. Es wird mittels Einatmung angewandt. Preis 2.50 M. Die größeren Pakete enthalten das dreifache Quantum und kosten 4.50 M."

„Das Pulver besteht aus: 34.90 Proz. Kaliumnitrat (Salpeter), 51.10 Proz. Fol. Datura Arborea (Südamerikanischer Stechapfel), 14 Proz. Symplocarpus Foetidus (Riechender Kugelkolben)."

In A r e n d s, neue Arzneim. u. Spezial., S. 62, findet man als weitere Angaben: „Über die Stammpflanzen der beiden letzten Bestandteile schrieb im Jahre 1897 Dr. P o t o n i é: Symplocarpus foetidus ist eine Aracee, die im Amurlande, in Japan und im Atlantischen Amerika vorkommt" usw.

„Datura arborea gehört zu einer ganz anderen Sektion wie Datura Stramonium; die erstgenannte Art ist ein Baum aus Chile und Peru, die zweitgenannte das bekannte, auch in unserer Flora verbreitete Kraut."

„Dr. A u f r e c h t (Pharm. Ztg. 1897, No. 38): Das Präparat besitzt etwa folgende Zusammensetzung: Kal. nitric. 25 Proz., Fol. Stramon. pulv. 70 Proz., Fol. Belladonn. (?) pulv. 5 Proz. Andere vegetabilische Bestandteile konnten in dem Pulver nicht ermittelt werden."

E i g e n e r   U n t e r s u c h u n g s b e f u n d: Es wurden gefunden: Asche 34.10 Proz., Salpeter 23.3 Proz. Nach A. M e y e r, Drogenkunde, beträgt der Aschengehalt der bei 100° getrockneten Fol. Stramonii 17.4 Proz.

Die m i k r o s k o p i s c h e Untersuchung ergab: In g r o ß e r M e n g e fanden sich folgende für Fol. Stramonii charakteristische Elemente vor: Oxalatdrusen, Gefäßbündel, Palissadenzellen, Spaltöffnungen; ferner vereinzelt die für genannte Pflanze charakteristischen Haare, Kristallsandzellen (für Fol. Bellad. charakteristisch); Salpeterkristalle. Ferner wurden beobachtet: Stärkere Gefäßbündelpartien, die schon Stengelteilen angehören müssen,

---

[1] Apoth.-Ztg. No. 25, [1904].

Bastfasern, Haare anderer Struktur, zahlreiche Zellenkomplexe, die aus Samenschalen zu stammen schienen und Stärke. Hiernach läßt sich vermuten, daß· nicht nur Blätter, sondern das ganze Kraut von Datura Stramonium verarbeitet wurde. Von fremden Elementen nur einmal bemerkt wurden: Pollenkörner, gekröseartige Zellen, ein Sternhaar, ein Drüsenhaar besonderer Struktur.

Atropin bezw. das mit demselben identische sog. Daturin wurde auf chemischem Wege nachgewiesen.

M. Schützes Ausschlagsalbe. (Apotheker Eduard Wild, Köstritz.)

Unter obiger Bezeichnung gelangt eine in Blechdosen gefüllte und mit Prospekten über allerlei weitere Präparate des Apothekers Wild umhüllte, in einen Pappkarton verpackte Salbe in den Verkehr. Auf dem Karton befindet sich als Preisangabe 1.50 M. und die Notiz „Unter 2 Dosen werden nicht versandt". Als Bestandteile sind aufgedruckt: „Cinnamyl-Salicylsäure 505.0, Siamharz-Benzoesäure 250.0, Perubalsam 240.0, Myrrhentinktur 105.0, amerik. Vaseline 12.5 kg, offizin. süß. Mandelöl 1.5 kg, Styrol 50.0, Zinkoxyd 2.5 kg, gereinigtes gelbes Bienenwachs 2.4 kg, konzentr. Vasogen 12.5 kg. M. f. l. a. ungt. molle."

In Hagers Handb. II, 63, ist angegeben: M. Schützes Universal-Heil- und Ausschlagsalbe ist ein Gemisch von Vaseline, Zinkoxyd, weißem Quecksilberpräzipitat und etwas Perubalsam.

Eigenes Untersuchungsresultat: Die Salbe besteht aus einem unverseifbaren Salbenkörper (Vaseline) und 11.8 Proz. in Äther unlöslichen Anteilen, welche sich aus Zinkoxyd und weißem Quecksilberpräzipitat zusammensetzen. Außerdem scheint eine geringe Menge Perubalsam vorhanden zu sein.

Morisons Pills, Pilulae laxantes Morison, auch Morrissons Pills No. 1 und No. 2.

Das Untersuchungsmaterial bestand aus je einer ovalen Holzspanschachtel, die durch einen Papierstreifen verschlossen war. Auf diesem steht folgendes:

„Inland Value 1 s and under. This stamp implies no government guarantee. Duty $1^1/_2$ d. Morisons universal medicines Revenue." Die Schachteln selbst tragen die Bezeichnung: auf der Oberseite: Morisons pills No. 1 (resp. No. 2) $9^1/_2$ d., auf der Unterseite: „British college of health. Euston road. London Feb. 11. 1898 (resp. Jun. 14. 1898)".

In jeder Schachtel befanden sich zweiunddreißig unregelmäßig und zum Teil ungleich groß gearbeitete Pillen, die mit Süßholzpulver bestreut sind. Der Verkaufspreis ist zu 1.25 M. angegeben.

In **Hagers** Handbuch d. pharm. P. I, 224 befinden sich folgende Vorschriften:

	schwächere	stärkere
Aloës	5.0	5.0
Resinae Jalapae	5.0	—
Fructus Colocynthidis	5.0	5.0
Tartari depurati	5.0	5.0
Extracti Scillae	—	5.0
Gutti	—	5.0

Tinctura Aloës q. s. ut. fiant pilul. pond. 0.125.
Consperge pulvere Liquiritiae.

G. **Arends**, Neue Arzneimittel und Spezialitäten, 306, gibt an: Morrisson pills, englische Vorschriften nach Lorenzen (Pharm. Ztg.).

	I	II
Extr. Aloës	3.5	2.0
Tart. depurat.	1.8	1.0
Fol. Sennae pulv.	1.8	—
Pulv. Colocynth.	—	1.5
Gi. Gutti	—	1.5
Res. Jalapae	—	1.0

Pilul. No. 50.

Ergebnis der eigenen Untersuchung:

Das Gesamtgewicht der 32 Pillen No. 1 betrug 3.70 g, also pro Pille 0.1156 g.
„   „   „ 32 „   „ 2 „   3.40 „ „   „   „ 0.1062 „.

Festgestellt wurde für No. 1 als sicher vorhanden: Aloë, oder Präparate derselben, Res. Jalapae, Tart. depurat. Nicht ganz zur Evidenz konnten Koloquinten oder deren Präparate nachgewiesen werden, jedoch ist deren Anwesenheit ziemlich wahrscheinlich.

Für No. 2 ergab die Untersuchung Aloë (oder Präparate), ebenfalls Res. Jalapae, Tart. depur., Gutti. Betreffs des Nachweises von Koloquinten gilt auch hier das oben Gesagte.

Für die Verwendung von Extr. Scillae im vorliegenden Material konnten keine Anhaltspunkte gefunden werden.

Da die „Morisons Pills" einerseits gegen den Erlaß des Ministers der Medizinal-Angelegenheiten, betreffend den Verkehr mit Geheimmitteln, vom 8. Juli 1903 verstoßen, insofern eine Angabe der Bestandteile fehlt, und andererseits mit großer Wahrscheinlichkeit Koloquinten oder deren Präparate, und No. 2 auch Gutti enthalten, sind sie ebenso nach den Vorschriften über die Abgabe stark wirkender Arzneimittel, Bundesratsbeschluß vom 13. Mai 1891, vom freien Verkehr auszuschließen.

Liqueur du Dr. Laville.

Die äußere Umhüllung wie auch die Signatur der Flasche tragen nachstehende Aufschrift: „Liqueur du Dr. Laville Curative de la goutte und des

Rhumatismes (Kino-Colocynthine modificé) Dépôt Phie. Béral, 14, Rue de la
Paix et dans toutes les Pharmacies. Adresser les demandes en gros à
F. Comar Phen. 20, R. des Fossés St. Jacques. Paris Pour éviter les Contre-
façons exiger la signature Laville D. m." und eine Siegelmarke „Union des
fabricants. Pour la Repression de la Contrefaçon. Décret du 26. Mai 1877."
Außerdem sind der Verpackung beigefügt ein Verzeichnis der „Apotheken,
wo die Medikamente des Dr. Laville zu haben sind, in Deutschland", eine
Druckschrift, betitelt „Heilende und vorbeugende Behandlung der Gicht und
des Rheumatismus von Laville, Doktor der medizinischen Fakultät zu Paris."
Ferner eine Broschüre „Über Gicht und Rheumatismen. Theoretische und
praktische Darstellung einer heilenden und vorbeugenden Behandlung von
Dr. Laville von der Pariser Fakultät, 26. Auflage usw." Der Preis ist auf
8 M. angegeben.

Hagers Handb. der pharm. P. I, 923. Nach einer 1893 vom Königlichen Sächsischen Landes-Medizinal-Kollegium veranlaßten Analyse: Spez.
Gew. bei 15° 0.9955. 100 g enthielten 10.88 Alkohol, 3.94 Extrakt, darunter
0.081 Colchicin, 0.085 Chinin, 0.76 freie Säure, als Weinsäure berechnet,
0.53 Mineralbestandteile, 84.65 Wasser.

Von bekanntgegebenen Vorschriften des Liqueur du Dr. Laville seien
folgende erwähnt: Gebräuchliche Nachahmung nach Korrespondenzblatt der
ärztlichen Kreis- und Bezirksvereine in Sachsen 1893, 103:

> Chinin. sulfur. , ... 0.1
> Extr. Colocynth. 0.05
> Vin. Semin. Colchici 3.0
> Tinct. Veratri virid. 12.0
> Spirit. 12.0
> Vin. Portensis q. s. . . . ad 100.0

Achtstündlich einen Teelöffel, bis reichlicher Stuhlgang erfolgt.

G. Arends, Neue Arzneimittel und Spezialitäten 277: Als Ersatz für
die französische Spezialität:

> Rp. Chinin. basic. 1.5
> Extr. Colocynth. spirituos. . . . 1.0
> Spirit. 95 % 10.0
> Vin. Malacens. 80.0

Korns Liquor Colchici compositus:

> Rp. Vin. hispan. 800.0
> Spirit. conc. 100.0
> Aq. dest. 85.0
> Extr. Colocynth. 1.0
> Extr. Colchici 2.5
> Calc. chlor. 4.5
> Chinin. hydrochl.
> Cinchonin. salicyl. . . . . . . aa 5.0

Eigene Untersuchung: Das Gesamtgewicht der Flüssigkeit war 72.5 g. Sie hatte eine gelbbraune Farbe, angenehm weinigen Geruch und etwas bitteren Geschmack. Sie zeigte ein spezifisches Gewicht von 1.005 bei 16° und stark saure Reaktion. Die Extraktbestimmung ergab 4.31 Proz. und die Aschenbestimmung 0.67 Proz.

Mit Sicherheit konnten nachgewiesen werden: Alkohol, Zucker, Chinin, Colchicin, geringe Mengen an Chlorwasserstoff, Schwefelsäure und Calcium, ferner Weinsäure. Salicylsäure war nicht vorhanden, ebensowenig konnten Veratrumalkaloide nachgewiesen werden. Betreffs der Anwesenheit von Koloquintenpräparaten ließen die erhaltenen Reaktionen keinen genauen Schluß zu.

Faßt man die Resultate dieser und früherer Analysen zusammen, so ergibt sich die Berechtigung des Verbotes dieses Geheimmittels für den freien Verkehr nach den bestehenden Bestimmungen von selbst.

Echter Pagliano Syrup.

Unter der Bezeichnung „Echter Pagliano Syrup", Blutreinigungsmittel des Prof. Girolamo Pagliano-Florenz, via Pandolfini (eigenes Haus), Florenz, ist ein Abführmittel im Handel, das nach dem Aufdruck folgendermaßen zusammengesetzt sein soll:

Infusi Sennae fol.	p. 100
Jalapae radicis tuberor.	p. 15
Scammon. Alepi	p. 20
Radicis Turpethi	p. 2
Sacchari et Alcoholi	q. s.

Den etwa 40 g enthaltenden Flaschen ist eine Anpreisung gegen allerlei Krankheiten mit Gebrauchsanweisung und eine Broschüre, betitelt „Heilkunde für Familienväter oder der Hausarzt usw. Herausgegeben von Prof. Girolamo Pagliano-Florenz, für eigene Rechnung 1902" angeschlossen.

In Hagers Handb. d. pharm. P., S. 108, finden sich Vorschriften für den Sirup, welche jedoch darin übereinstimmen, daß sie Scammonium und Jalapenharz enthalten. Da daraufhin der Pagliano Syrup nach der Geheimmittelverordnung vom freien Verkauf ausgeschlossen werden muß, hat die Firma Prof. Girolamo Pagliano, ihrer Angabe nach (Pharm. Ztg. 1904, No. 7), die Vorschrift dahin abgeändert, daß die Zusammensetzung jetzt folgendermaßen lautet:

Infusum Sennae Foliorum	60.0
Resina Orizabae	17.5
Rad. Turpethi	1.0
Alcohol.	9.0
Saccharum	12.5

Da Resina Orizabae nicht weniger gefährlich ist als das Scammoniumharz und Rad. Turpethi ebenso drastisch wirkt wie Tubera Jalapae, bedeutet diese Änderung der Vorschrift nur eine Umgehung der Verordnung.

Von einer eingehenden quantitativen Untersuchung mußte wegen der Schwierigkeiten einer sicheren Trennung der so geringen Mengen wie der vorliegenden, vorläufig Abstand genommen werden, die Resultate der qualitativen Prüfung ließen keine neuen Tatsachen erkennen und bestätigten, soweit dies möglich war, die schon bekannten Daten.

Redlingersche Pillen, Pilulae laxantes Redlinger.

Zur Untersuchung lag eine kleine Holzspanschachtel mit rotem Siegellack und eigentümlichem Wappenstempel verschlossen vor. Der Inhalt bestand aus fünfzehn ziemlich gleichmäßig gearbeiteten Pillen.

Nach Hagers Handbuch d. pharm. P. II, 45 bestehen Pilul. laxant. Redlinger aus:

Aloës	10,0
Resin. Jalap	5 0
Sap. Jalapin	
Calomel . . . . aa	2,5

Aus dieser Mischung sollen Pillen vom Gewichte 0.12 g hergestellt werden.

Die Untersuchung der vorliegenden 15 Pillen, deren Gesamtgewicht 1.02 g, also pro Pille 0.068 g betrug, hat mit Sicherheit die Anwesenheit von Aloë, Jalapenharz und Quecksilberchlorür (Calomel) ergeben. Letzteres ist in einer Menge von 0.0035 HgCl pro Pille gefunden worden. Ob, wie in obiger Vorschrift angegeben, Sapo jalapin. zur Herstellung verwendet worden ist, ließ sich bei der geringen Menge nicht mit Sicherheit nachweisen.

Ein Verkaufspreis ist nicht angegeben.

Die oben genannten und untersuchten Pillen verstoßen gegen die sogen. Geheimmittelverordnung vom 8. Juli 1903 und auch gegen den Bundesratbeschluß vom 13. Mai 1891, betreffend die Vorschrift über die Abgabe stark wirkender Arzneimittel, sie sind daher vom freien Verkauf an das Publikum auszuschließen.

Dr. Tanzerscher Bruchbalsam.

Unter dem obigen Namen befindet sich ein Geheimmittel gegen allerlei Bruchschäden im Handel. Es ist in einer Menge von 50.0 g in glasierte Tontiegel gefüllt. Der dafür angesetzte Preis beträgt laut beigepackter Gebrauchsanweisung, welcher auch Zeugnisse über die zudiktierte Wirksamkeit beigedruckt sind, 2,50 M. Den Verschluß bildet Pergamentpapier und darüber gebundenes blaues Papier, auf welchem als Kennzeichen des „echten Balsams" ein Löwe sowie die Namen Dr. Tanzer und J. K. Rainer aufgedruckt sind.

In Hagers pharm. P. 415 ist angegeben: Bruchbalsam des Dr. Tanzer 1. 2. 3. Salben aus Muskatbalsam, Johannisöl, Wachs usw., von denen 2. außerdem freie Kalilauge enthält.

Eigenes Untersuchungsresultat: Der vorliegende Balsam stellt eine gelbliche bis schwach bräunliche mit dunkleren Pünktchen durchsetzte, in der Kälte fast bröckelige, sonst aber konsistente Salbe dar, deren Geruch an Hebrasche Salbe (Ungt. diachylon) erinnert. Wird der Balsam mit Wasser bei Wasserbadwärme geschüttelt, so nimmt das Wasser schwachsaure Reaktion an und färbt sich deutlich gelb. Irgendwelche, mit Salpetersäure oder Wasser ausziehbare, anorganische Stoffe waren n i c h t vorhanden, e b e n s o w e n i g konnten andere giftig bezw. schädlich wirkende Substanzen isoliert werden.

Allem Anschein nach liegt in benanntem Balsam eine Mischung von Muskatbalsam mit Wachs und irgend einem Öle oder Fette vor. Da der Dr. T a n z e r sche Bruchbalsam schädliche oder starkwirkende Substanzen n i c h t enthält, kann er nur nach der sog. Geheimmittelverordnung beurteilt bez. verurteilt werden.

Bromidia.

Die Signatur der Flaschen lautet: Äußere Umhüllung: „¹/₄ lb. Bromidia Battle & Co." Auf der Flasche selbst: „Genuine ¹/₄ lb. Bromidia Trade Mark Battle & Co. Chemists St. Louis. Dose: Einen halben oder ganzen Teelöffel voll in Wasser oder Sirup, was in einer oder wenn notwendig nochmal in zwei Stunden zu wiederholen ist. Nicht mehr wie 3 Dosis in 24 Stunden zu nehmen, es sei denn durch ärztliche Verordnung". (Diese Angabe der Dosis ist außerdem noch in englischer und französischer Sprache aufgedruckt.) Der Verkaufspreis ist zu 5 M. angegeben.

An Vorschriften und Bemerkungen über Bromidia sei folgendes wiedergegeben: H a g e r s Handb. d. pharm. Praxis I, 178. Bromidia von B a t t l e & Co. 1. Angeblich von B a t t l e & Co. veröffentlicht; 2. nach L a n g k o p f:

	1.	2.
Kalii bromati	30.0	. . . . 30.0
Chlorali hydrati	30.0	. . . . 30.0
Extr. Hyoscyami	0.25	. . . . 0.25
Extr. Cannabis Indicae	0.25	Tinct. Cann. Ind. . . 5.0
Extr. Liquiritiae fluidi	90.0	q. s. ad 200.0
Olei Aurantii Corticis	gtts. V	. . . . gtts. V

Ebenda II., 798—799. 3. Liquor Chlorali bromatus F e l l e r e r (Münch. A.-V.) 4. Mixtura Chlorali hydrati composita (Hamb. Vorschr.). 5. Mixtura Chlorali et Potassii Bromidi composita, Nat. Form, (Compound Mixture of Chloral and Potassium Bromide). In den Vorschriften 4 und 5 ist außer den bei 1 und 2 angegebenen Substanzen noch Tinctura Quillajae hinzugefügt.

G. A r e n d s, Neue Arzneimittel und Spezialitäten, 77, sagt über Bromidia: Nach Angabe der Fabrikanten B a t t l e & Co., St. Louis, soll ein Löffel Bromidia je 1 g reinen Chlorals und gereinigten Bromkaliums, sowie je 0,008 g von Extrakt von Cannabis Indica und Hyoscyamus mit aromatischen Extrakten enthalten.

Etwas präziser drückt sich F r. H o f f m a n n in der Pharm. Ztg. 1893, No. 48, über die Zusammensetzung von Bromidia aus: Eine Fluiddrachme

(3.7 ccm) enthält nach ihm je 15 grains (0.972 g) Bromkalium und Chloralhydrat, sowie je ¹/₈ grain (0.008 g) Extr. Cannabis und Extr. Hyoscyami. Da Bromidia ein spez. Gew. von 1.258 bei 15° besitzt, so wiegt eine Fluiddrachme 4.655 g; 100 g Bromidia müßten demnach je 20.88 g Bromkalium und Chloralhydrat enthalten. In der Pharm. Ztg. 1895, No. 55, findet sich eine „verbesserte Vorschrift zu Bromidia von Cabannes, nach welcher man ein Präparat erhält mit einem Gehalte von je 3.33 Proz. Bromkalium und Chloralhydrat, welches mit Bromidia also nicht übereinstimmt".

Eigenes Untersuchungsresultat: Das genannte Geheimmittel ist eine dunkelbraune, etwas trübe Flüssigkeit mit braunem Bodensatz, besitzt einen aromatischen Geruch nach Pomeranzenschalen und einen brennend scharfen, salzig süßlichen Geschmack, welcher an Lakritzen erinnert.

Die Reaktion gegen Lackmus ist sauer, das spezifische Gewicht beträgt 1.250 bei 16.5°, der Trockenrückstand (105°) 37.38 Proz. und die Asche 19.48 Proz. Diese letztere bestand in der größten Hauptmenge aus Kaliumbromid neben geringeren Mengen Chloriden, schwefel- und phosphorsauren Salzen. Eine Brombestimmung ergab auf KBr berechnet 14.45 Proz. Alkohol, Chloralhydrat, Zucker, Kolchikum und ätherisches Öl (Geruch des Destillates nach Pomeranzen) sind in Übereinstimmung mit den früheren Analysen mit Sicherheit aufgefunden worden. Aller Wahrscheinlichkeit nach ist auch Extractum Hyoscyami in dem Präparate enthalten, jedoch sind die erhaltenen chemischen wie auch physiologischen Resultate nicht absolut einwandfrei ausgefallen. Für die Anwesenheit von Extractum Cannabis Indicae ließ sich ein entscheidender Beweis nicht erbringen, da die einschlägigen Reaktionen nicht rein waren und es bei der zur Verfügung gestandenen Menge auch nicht möglich war, soviel zu isolieren, daß ein definitives Urteil abgegeben werden kann.

Das oben genannte und untersuchte Geheimmittel „Bromidia", denn ein solches ist es, da seine Bestandteile nicht angegeben sind, ist auch, wenn man von der Anwesenheit oder Abwesenheit von Extractum Cannabis Indicae und Extractum Hyoscyami absieht, von jeglichem freien Verkauf an das Publikum auszuschließen, weil es Chloralhydrat enthält. (Bundesratsbeschluß vom 13. Mai 1891.)

Ebenso findet der Erlaß des Ministers der Medizinal-Angelegenheiten betreffend den Verkehr mit Geheimmitteln vom 8. Juli 1903 hier Anwendung.

Polveri antigottose delle R. R. Madri Benedictine di Pistoia.[1]

Von **F. Zernik.**

Von der Geschäftsstelle des Deutschen Apotheker-Vereins wurde dem Pharmazeutischen Institut der Universität Berlin ein italienisches Geheimmittel gegen Gicht zur Untersuchung übergeben.

Das Untersuchungsobjekt bestand in zwei einzelnen Pulvern, die sich in blauen Papierkapseln befanden; außerdem war noch ein Prospekt beigefügt.

Aus diesem letzteren ging hervor, daß die Polveri antigottose delle R. R. Madri Benedictine di Pistoia in der Apotheke der Benediktinerinnen zu Pistoia bereitet und von dort aus vertrieben werden.

Der Prospekt enthält in zum Teil recht fragwürdigem Stil ausführliche Angaben über „Gesundheitliche Lebensweise und Gebrauchsanweisung, zu befolgen während der Kur des Pulvers auf der Basis der indischen ($^1/_5$) und enzianischen ($^2/_5$) Hölzer, welches sehr wirkend gegen die Gicht, das Glieder- und Hüftweh, den chronischen Rheumatismus, den Griesabgang, den Nesselausschlag und alle andern Krankheiten ist, die aus der Gicht herrühren". Vorgeschrieben ist eine mindestens zwölfmonatliche Kur, während welcher täglich ein Pulver genommen werden soll. Der Preis für eine Jahreskur beträgt (fürs Ausland) 50 Frcs., für eine sechsmonatliche Kur 26 Frcs."

Das Gewicht der einzelnen Pulver betrug etwa **2.5 g**; sie waren von grünlicher Farbe und eigenartigem, durchdringendem Geruch; ihr Geschmack war stark bitter.

Herr Prof. Dr. Gilg hatte die Güte, die botanisch-mikroskopische Untersuchung der Pulver vorzunehmen; er konnte mit aller Bestimmtheit feststellen, daß sie aus einem Gemisch von gepulverter Colombowurzel und Patschuliblättern bestanden.

Die chemische Untersuchung ergänzte und bestätigte diesen Befund insofern, als zunächst die Abwesenheit nichtvegetabilischer Stoffe festgestellt werden konnte. In dem wässerigen, sauer reagierenden Auszug des Pulvers wurden gefunden reichliche Mengen von Stärke, ferner Zucker, eisengrünender

[1] Apoth.-Ztg. 55, [1904].

Gerbstoff und Schleim. Dagegen ließ sich in dem Pulver Berberin nicht nachweisen; es ist das insofern von Interesse, als dadurch die Angaben von Gordin und Gadamer bestätigt werden, wonach Colombowurzel kein Berberin enthält. Abgesehen davon, daß sich aus alkalischer Lösung mit den verschiedensten Lösungsmitteln nichts ausschütteln ließ, trat auch die für Berberin charakteristische Rotfärbung, die ein Colomboauszug beim Versetzen mit der zehnfachen Menge Chlorwasser angeblich zeigen soll, im vorliegenden Falle ebensowenig ein, wie bei einem eigens dargestellten Auszug aus nachweislich echter Colombowurzel.

Der Feuchtigkeitsgehalt der Pulver betrug 5.5 Proz.; Asche wurden 19.3 Proz. gefunden. Colombowurzel hinterläßt nach Hagers Handbuch der pharm. Praxis 8 Proz. Asche; eine Probe Patschuliblätter lieferte ihrerseits 24.2 Proz. Asche, was mit dem obigen Befunde in Einklang steht.

Über ein Gallensteinmittel.

Von **F. Zernik**.

Von der Geschäftsstelle des Deutschen Apotheker-Vereins wurden dem Pharmazeutischen Institut der Universität Berlin zwei Flaschen eines sogenannten „Gallensteinmittels" zur Untersuchung übergeben.

Das Untersuchungsobjekt befand sich in zwei weißen, runden Flaschen von je 200 ccm, die mit der Etikette „Adler-Apotheke H. Sch. in A.-E." I bezw. II versehen waren.

Der Inhalt beider Flaschen bestand aus einer in zwei Schichten geschiedenen Flüssigkeit von eigenartigem Geruch; die obere, etwa $^1/_4$ des Gesamtvolums einnehmende Schicht war ölig, hellgelb, die untere wässerig, braun, trübe, mit einem braunen Bodensatz.

Probe II wurde zuerst untersucht.

Die obere Schicht, das Öl, wog 53.2 g. Die Jodzahl des Öles betrug 102.6 g; hierdurch, sowie durch den positiven Ausfall der Baudouinschen Reaktion (Rotfärbung beim Schütteln mit HCl und Furfurollösung) konnte das Öl einwandsfrei als Sesamöl gekennzeichnet werden.

Die wässerige Flüssigkeit wog 155 g und hatte das spez. Gew. 1.1071. Der Geschmack war stark sauer; blaues Lackmuspapier wurde alsbald gerötet. In der Flüssigkeit ließen sich nachweisen Magnesiumsulfat und Zitronensäure.

Die quantitative Bestimmung des Magnesiumsulfats ergab:

$$\text{aus je 5 ccm} = 5.536 \text{ g wurden erhalten } 0.4945 \text{ g } P_2O_7Mg_2 = 1.09 \text{ g } SO_4Mg + 7\,H_2O$$
$$\text{und } 0.8002 \text{ „ } SO_4Ba = 1.06 \text{ „ \quad „ } + 7 \text{ „}$$

Weiter verbrauchten 5 ccm der Flüssigkeit 14.5 ccm $n/_{10}$ KOH, entsprechend 0.1089 g Zitronensäure.

Außer diesen beiden Bestandteilen enthielt die wässerige Flüssigkeit noch Extraktivstoffe; es hinterblieben nach Ausfällung des SO_4Mg mittels Alkohol und nach Abrechnung der betreffenden Menge Zitronensäure aus 25 ccm 0.4179 g Extrakt, entsprechend 1.67 Proz.

Eine quantitative Zuckerbestimmung des Extraktes ergab 97.24 mg Cu, entsprechend 0.0495 g Glukose = 11.85 Proz. der Gesamtextraktmenge.

Es liegt hier also zweifellos ein vegetabilischer Auszug vor; die verwendete Droge ließ sich indes nicht positiv feststellen.

Die Flüssigkeit gab eine nur schwache Gerbsäurereaktion; Alkaloide oder Bitterstoffe konnten in ihr nicht nachgewiesen werden, ebensowenig ·ätherisches Öl.

Die Untersuchung von Flasche I ergab die gleichen Resultate.

Demnach enthält das Gallensteinmittel rund:

50 g Sesamöl,

10 „ Magnesiumsulfat,

1 „ Zitronensäure,

letztere beiden Stoffe gelöst in rund 120 g eines nicht näher definierbaren Auszuges vegetabilischer Natur.

Ellimans Royal Embrocation for horses.[1]
Von **F. Zernik.**

Von der Geschäftsstelle des Deutschen Apotheker-Vereins wurde dem Pharmazeutischen Institut der Universität Berlin eine Flasche Ellimans Royal Embrocation for horses zur Untersuchung übergeben.

Ellimans Royal Embrocation for horses ist eine seit Jahren im Handel befindliche englische Spezialität, die als Einreibung gegen die verschiedensten Krankheiten der Haustiere Anwendung finden soll.

Über ihre Zusammensetzung sind von einander abweichende Angaben bisher veröffentlicht worden. Nach Pharm. Ztg. 1898, 4 (1899, 4) besteht das Präparat aus:

Kal. caust.	1.0
Sap. ven.	13.0
Ol. Terebinth.	24.0
„ Thymi	18.0
„ Succin.	6.0
Aq. q. s.	ad 768.0

Fast genau so lautet eine Vorschrift der Apotheker-Zeitung 1898, 13.

Hagers Handbuch der pharmazeut. Praxis bezeichnet Royal Embrocation gleichfalls als „eine wässerige Seifenlösung mit Terpentinöl, Thymianöl, Bernsteinöl", macht daneben aber noch eine andere Angabe über die Zusammensetzung, nach der das Mittel eine Mischung ist aus Eiweiß, Holzessig, Weingeist und Terpentinöl.

Der Luxemburger Apotheker-Verein gibt in seinen kürzlich veröffentlichten Vorschriften für Spezialitäten [2] folgende Zusammensetzung an:

Albumen Ovi.	25.0
Acet. pyrolignos. rectif.	50.0
Ol. Terebinth.	75.0

Das zur Untersuchung vorliegende Präparat befand sich in einer Originalflasche von 375 ccm Inhalt und bildete ein weißes, dickes Liniment, das sich bei längerem Stehen in drei Schichten schied. Die oberste, etwas gelb

---

[1] Apoth.-Ztg. No. 64, [1904].
[2] Vgl. Apoth.-Ztg. No. 53, [1904].

gefärbte, an Menge etwa 75 ccm, bestand aus Terpentinöl; es folgte sodann eine dicke, weiße Emulsion, die gleichfalls viel Terpentinöl enthielt und sich nicht zerteilen ließ, und als dritte Schicht etwa 50 ccm einer trüben, sauer reagierenden wässerigen Flüssigkeit.

Eiweiß und Essigsäure ließen sich unzweideutig nachweisen, dagegen konnte der Nachweis von Alkohol mit Sicherheit nicht geführt werden.

Die oben angeführte Vorschrift des Luxemburger Apotheker-Vereins dürfte jedenfalls der tatsächlichen Zusammensetzung entsprechen.

Während Ellimans Royal Embrocation for men durch den Ministerialerlaß vom 8. Juli 1903 als Geheimmittel verboten wurde, ist die Abgabe der Embrocation for horses in jenem Erlaß ausdrücklich gestattet.

Winters Nature health restorer.[1]

Von **F. Zernik**.

Seitens der Geschäftsstelle des Deutschen Apotheker-Vereins wurde dem Pharmazeutischen Institut der Universität Berlin Winters Nature health restorer zur Untersuchung überwiesen.

Das Untersuchungsobjekt befand sich in einem dünnen, weißen Pappkarton, der seinerseits wieder drei ähnliche, kleinere Kartons enthielt. Diese Umhüllungen trugen in grüner Farbe die Aufschrift:

„Natures health restorer"
„The celebrated american blood purifier and
liver regulator",

weiter die Firma des Darstellers: M. A. Winter & Co., Washington und eine Gebrauchsanweisung, gleichfalls in englischer Sprache.

Die Innenseite des Deckels der gemeinsamen äußeren Hülle wies außerdem noch folgenden Stempel auf:

M. Pernau
gegründet 1887.
Tuch, Manufaktur, Moden.
Militäreffekten.
Gumbinnen.

Ferner befanden sich in dem Karton noch zwei verschiedene Prospekte. In dem einen, größeren, wird das Präparat als Heilmittel gegen alle möglichen „von unreinem Blut herrührenden Leiden" angepriesen; weiter befinden sich darauf Danksagungen, eine Aufzählung einzelner Bestandteile, schließlich der Vermerk: „Zu haben bei M. Pernau, Markt 16, Gumbinnen-Ostpreußen. 103007. Germany".

Nach einer Notiz auf dem kleineren Prospekt, der im übrigen eine kurze Beschreibung und Gebrauchsanweisung enthält, wird „diese weltberühmte Medizin nur von rechtmäßig angestellten Agenten verkauft".

Nach dem Prospekt existiert das Mittel in Pulverform und „in Gestalt von geschmackfreien, mit Schokolade überzuckerten Täfelchen (Pillenform)".

---

[1] Apoth.-Ztg. No. 95, [1904].

Das letztere Präparat lag zur Untersuchung vor. Jede der oben erwähnten kleineren Schachteln enthielt 67 Stück flache, mit einem dünnen Schokoladeüberzug versehene Tabletten im Gewichte von durchschnittlich 0.38 g. Der Preis des ganzen Pakets von 200 Stück Tabletten beträgt laut Prospekt 4.20 M.

Nach dem Prospekt besteht das Präparat ausschließlich aus vegetabilischen Stoffen, von denen namentlich angeführt sind:

> Sarsaparilla (Smilax officinalis)
> Wald-Stillingia (Stillingia sylvatica)
> Gelber Duck (Remex crispus)
> Roter Klee (Blüten) (Trifolium pratense)
> Goldlack (Hydrastis canadensis)
> Türkisches Korn (Wurzeln) (Dicentra canadensis)
> Guajacum-Holz (Guajacum officinale)
> Cascara-Sagrada-Rinde (Rhamnus purshiana)
> Süßholz-Wurzel (Glycyrrhiza Glabra)
> Peruanische (Chinin-) Rinde (Cinchona flava).

„Mit den vorgenannten sind noch einige andere Bestandteile verbunden."

Die diesseits angestellte Untersuchung des Präparates ergab folgendes:

Die Tabletten zeigen auf dem Bruche eine gelbbraune Farbe. In der gepulverten Masse sind unter dem Mikroskope deutlich pflanzliche Gewebstrümmer wahrzunehmen. Der Geschmack ist stark bitter, zugleich anfangs brennend.

Die chemische Untersuchung ergab zunächst die Abwesenheit von Metallgiften. Ebensowenig waren Alkaloide nachweisbar. Dagegen konnte mittels der Schonteten schen Reaktion (grüne Fluoreszenz mit Boraxlösung) und der Klunge schen Cupraloinreaktion die Anwesenheit von Aloë festgestellt werden, und zwar ist diese letztere in relativ großer Menge in den Tabletten enthalten. Weiter konnte Emodin isoliert werden; inwieweit dieses aus der Aloë herrührt oder aus eventuell gleichfalls vorhandener Cascara-Sagrada usw., läßt sich natürlich nicht entscheiden. Aus saurer Lösung ließ sich ferner mittels Petroläthers eine geringe Menge einer blaßgelblichen, brennend schmeckenden, harzigen Substanz ausschütteln, die sich mit konzentrierter Schwefelsäure purpurrot färbte, deren Natur indes nicht näher festgestellt werden konnte.

Nach der Kaiserlichen Verordnung vom 22. Oktober 1901, Verzeichnis A, No. 9 dürfen Tabletten und Pillen nur in Apotheken feilgehalten oder verkauft werden. Die in der genannten Verordnung angeführten Ausnahmen kommen für den vorliegenden Fall nicht in Betracht.

Die Abgabe des Nature health restorer seitens der Firma M. Pernau-Gumbinnen involviert somit einen Verstoß gegen die angeführte Kaiserliche Verordnung.

IV.

Arbeiten aus der Abteilung für die Untersuchung von Nahrungs- u. Genussmitteln, technischen und Kolonialprodukten.

Einleitender Bericht über die Tätigkeit der nahrungsmittelchemischen und kolonialchemischen Abteilung.

Von **G. Fendler**.

Die Tätigkeit der mit dem kolonialchemischen Laboratorium verbundenen nahrungsmittelchemischen Abteilung erstreckte sich auch in diesem Berichtsjahre sowohl auf die Einführung von Praktikanten in die praktische Nahrungsmittelchemie und die verwandten Gebiete der angewandten Chemie, als auch auf die Ausführung wissenschaftlicher Arbeiten aus den einschlägigen Gebieten. Im Auftrage polizeilicher und gerichtlicher Behörden, des Patentamtes, des Kolonialwirtschaftlichen Komitees und von Privaten wurden zahlreiche Untersuchungen ausgeführt und eine Reihe von Gutachten erstattet.

Eine Anzahl der verschiedensten Nahrungsmittel, Genußmittel und Gebrauchsgegenstände, ·welche polizeilicherseits in den Gemeinden Steglitz und Strausberg angekauft waren, wurden uns zur Begutachtung eingeliefert. Die Untersuchung dieser Objekte führte nur in wenigen Fällen zu einer Beanstandung. Wenn diese Tatsache auch an und für sich recht erfreulich ist, so ist ihr doch keine allzugroße Bedeutung beizulegen, da die, wie vielfach anderwärts, leider auch hier noch beliebte Art des summarischen Ankaufs durch wenig oder gar nicht geschulte Polizeibeamte als wirksame Nahrungsmittelkontrolle nicht angesehen werden kann.

Es wurden untersucht: Butter, Margarine, Schweineschmalz, Speiseöl, Palmin, Milch, Schabefleisch, Schlackwurst, Mettwurst, Leberwurst, Weizenmehl, Roggenmehl, Brot, Honigkuchen, Pfeffernüsse, Konditorwaren, Kakao, Schokoladenpulver, Bier, Wein, Honig, Zucker, Pflaumenmus, Essigpflaumen, eingemachte Preißelbeeren, Himbeersaft, Himbeerlimonade, gedörrte Aprikosen, Apfelschnitte, Senf, Hefe, Zitronenöl, Mandeln, Pfeffer, Zimmt, Essig, div. Spielzeug, Tuschkästen, Badewässer, Abwässer.

Milch wurde in 3 Fällen als gewässert beanstandet.

Eine Probe Schabefleisch enthielt 0.0050 Proz. schweflige Säure, entsprechend einem Gehalt von rund 0.02 Proz. Präservesalz. In Anbetracht dieses äußerst geringen Gehaltes an schwefligsaurem Salz, welcher eine zufällige Beimengung nicht ausgeschlossen erscheinen ließ, wurde von einer Anzeige abgesehen, umsomehr, als eine sofort bei demselben Schlächter entnommene weitere Fleischprobe sich als frei von Konservierungsmitteln erwies.

Ein angeblich als „Malkasten für Kinder" angekaufter Tuschkasten enthielt neben anderen giftfreien Farben einen Farbstein, welcher in der Hauptsache aus Zinkchromat bestand. Der Kasten trug die Aufschrift: „Für Lehrzwecke", auch war der betreffende Farbstein mit „Vorsicht" bezeichnet. Da der angeklagte Händler nachweisen konnte, daß er den Kasten nicht als „Spielzeug" verkauft, sondern seine ausschließliche Verwendung für Lehrzwecke beim Verkauf betont hatte, mußte naturgemäß auf Freisprechung erkannt werden.

Eine als „Himbeerlimonade" angekaufte Flüssigkeit enthielt keinen natürlichen Himbeersaft, sondern erwies sich als ein mit Zucker, Essenz und Farbstoff hergestelltes kohlensäurehaltiges Kunstprodukt. — Trotzdem erfolgte die Freisprechung des betr. Fabrikanten und Händlers, da in dem Verkaufslokal sich angeblich ein Plakat folgenden Inhaltes befunden hatte: „Unsere Himbeer- und Zitronen-Brauselimonaden sind bereitet aus destillierten Früchten und nachgefärbt und haben daher den feinsten Aroma-Geschmack dieser Früchte", und da ein Sachverständiger den Standpunkt vertrat, daß eine in genannter Weise hergestellte Himbeer-Brauselimonade nicht als verfälscht angesehen werden könne, da mit natürlichem Himbeersaft erzeugte Brauselimonaden ihrer geringen Haltbarkeit wegen überhaupt nicht fabriziert würden.

Unseres Erachtens wäre denn doch eine präzisere Deklaration, vor allem auch eine entsprechende Etikette auf der Flasche, welche im vorliegenden Falle fehlte, erforderlich.

Gedörrte Aprikosen enthielten 0.037 bis 0.049 Proz. schweflige Säure, boten somit auf Grund des preußischen Ministerialerlasses vom 12. I. 04 keine Veranlassung zur Beanstandung.

Bei der Untersuchung von Margarineproben wurde mehrfach die Gegenwart salzsäurerötender Farbstoffe festgestellt. In der weiter unten abgedruckten Arbeit über den Nachweis von Sesamöl bei Gegenwart salzsäurerötender Farbstoffe wurde darauf hingewiesen, zu welchen Unzuträglichkeiten die Anwesenheit solcher Farbstoffe führen kann, wenn man die gesetzlich vorgeschriebene Methode des Sesamölnachweises benutzt.

Auch in diesem Jahre wurde für den Verein der Apotheker von Berlin und Umgegend eine Anzahl Analysen von Medizinal-Ungar- und Sherry-Weinen ausgeführt. Während die Ungarweine zu Beanstandungen keine Veranlassung gaben, besaßen die Sherry-Weine wieder mehrfach einen höheren Schwefelsäuregehalt als das Arzneibuch für das deutsche Reich zuläßt. Auch der Alkoholgehalt überstieg in einigen Fällen die zugelassene Maximalzahl. Die untersuchten Sherryweine enthielten:

g Kaliumsulfat in 100 ccm: 0.1300—0.2686
g Alkohol in 100 ccm: 15.43—16.23

Die Untersuchung einiger Malzextraktproben des Handels ergab folgende Resultate:

	a	b	c
Wasser	19.80 %	21.10 %	19.60 %
Trockensubstanz.	80.20 %	78.90 %	80.40 %
Mineralstoffe	1.53 %	1.08 %	1.14 %
Phosphorsäure (P_2O_5)	1.08 %	0.68 %	0.70 %
Direkt reduzierender Zucker als			
Maltose	57.85 %	55.12 %	57.49 %
Rohrzucker	1.58 %	2.98 %	1.93 %
Dextrin	12.53 %	12.67 %	8.90 %
Stickstoffsubstanz (Faktor 6.25) . .	5.26 %	4.73 %	3.91 %
Freie Säure als Milchsäure	1.53 %	1.17 %	1.54 %

Von einer Ölmühle wurde uns eine Probe Rüböl eingesandt, welches für Speisezwecke geschlagen, aber infolge seines scharfen Geschmackes fast ungenießbar war. Die Untersuchung ergab, daß das Öl quantitativ bestimmbare Mengen eines Senföles enthielt, welches sich offenbar infolge unsachgemäßer Behandlung des Preßgutes gebildet hatte. Die Untersuchung über diesen interessanten Fall ist noch nicht abgeschlossen, wir werden später eingehend darüber berichten.

Arzneimittel, welche bei einem Kurpfuscher beschlagnahmt waren, der sich mit der Behandlung von Schwindsüchtigen befaßte, bestanden aus einer Mixtur, einem dicken Extrakt und einem Teegemisch. Die Mixtur enthielt in der Hauptsache benzoesaures Natron, das Extrakt war ein mit Zucker stark versüßter, eingedickter Pflanzenauszug, in welchem sich differente Stoffe nicht nachweisen ließen. Das Teegemisch bestand aus: Lakritzen, Cachou, Süßholz, Eibischwurzel, Sternanis, Huflattich, Sennesblättern, Zuckerkant, Hagebuttensamen, Hagebuttenfrüchten, Königskerzen, Leinsamen.

Mittel, welche bei einem Angeklagten beschlagnahmt waren, und von dem festgestellt werden sollte, ob sie als Abtreibemittel oder zur Verhütung der Empfängnis geeignet sind, bestanden aus einem weißen Pulver, Tabletten und Tropfen. Das Pulver enthielt etwa 39 Proz. trockenes Natriumkarbonat, etwa 13 Proz. Kaliumchlorid, etwa 7.5 Proz. Kochsalz, etwa 22 Proz. Borsäure, etwa 10 Proz. Seife, ferner enthielt es Feuchtigkeit und geringe Verunreinigungen. Die Tabletten bestanden aus Acetylsalicylsäure (Aspirin), die Tropfen aus Chinatinktur.

Im Auftrage des Kolonialwirtschaftlichen Komitees und anderer kolonialer Institute wurden wiederum eine große Anzahl Untersuchungen von Kolonialprodukten ausgeführt. Einen wichtigen Platz nahm auch in diesem Jahre die Untersuchung von Kautschukproben ein. Im vorigen Jahresbericht stellten wir die Veröffentlichung unserer Erfahrungen auf dem Gebiete der Kautschukanalyse in Aussicht. Dies ist inzwischen geschehen, und werden die diesbezüglichen Arbeiten weiter unten zum Abdruck gelangen. Es ist eine erfreuliche Erscheinung, daß neuerdings das schwierige

Gebiet der Kautschukchemie von verschiedenen Seiten energisch in Angriff genommen worden ist. Wenn auch die Ansichten über wichtige Punkte noch geteilt sind und die von verschiedenen Seiten erzielten Resultate nicht immer im Einklang mit einander stehen, so ist doch zu hoffen, daß die intensive Tätigkeit, welche auf diesem Gebiete eingesetzt hat, über kurz oder lang eine gewisse Klärung der Frage herbeiführen wird. In eine kritische Besprechung der neuerdings erschienenen Arbeit einzugehen, ist hier nicht der Platz, es kann nur auf die reiche Literatur des verflossenen Jahres verwiesen werden.

Die nachfolgend veröffentlichte Methode der Kautschukuntersuchung hat sich für unsere Zwecke gut bewährt und wird von uns regelmäßig benutzt.

Ein eingesandter Milchsaft von Calotropis procera befand sich bei der Ankunft hier bereits in stark fauliger Gärung und war somit zur Untersuchung wenig geeignet. Durch Ausschütteln mit Äther ließ sich daraus eine nicht sehr beträchtliche Menge einer kautschuk- bezw. guttaperchaähnlichen, zähen, wenig elastischen Substanz isolieren. Ein abschließendes Urteil über die Verwendung des Milchsaftes kann erst gefällt werden, wenn unverdorbenes Material zur Untersuchung vorliegt.

Der Saft eines Baumes von Nauru, welcher auf seine technische Verwertbarkeit geprüft werden sollte, bildete eine zähe klebrige, dunkelbraune, etwas elastische Masse, welche zum größten Teil aus Harz bestand. Aus der petrolätherischen Lösung fällte Alkohol einen braunen, flockigen Niederschlag, der ganz entfernte Ähnlichkeit mit Guttapercha hatte, jedoch ziemlich zäh und stark klebrig war.

Eine Substanz, welche aus Wunden von Caya senegalensis austritt, erwies sich als ein dem Kirschgummi ähnliches, in Wasser aufquellendes, aber darin unlösliches Produkt, welches offenbar aus Bassorin bestand.

Durch das Biologische Landwirtschaftliche Institut Amani (Deutsch-Ostafrika) ging uns eine Probe Gummi von Acacia dealbata zu, welche durch Hrn. Illich in Kwai von Bäumen gesammelt ist, die im Jahre 1898 gepflanzt worden sind. Es wurde um Auskunft gebeten, ob das Einsammeln des Gummi und eventuelle weitere Anpflanzung von Acacia dealbata lohnend erscheint. Das Gummi war bräunlich-gelb, von muschligem Bruch. Es löste sich leicht und vollständig in 2 Teilen Wasser zu einem klaren Schleim. Mechanische Verunreinigungen waren nur in minimalen Spuren vorhanden. Der durch Auflösen erhaltene Schleim war rötlich-gelb, geruchlos, von saurer Reaktion und ließ sich leicht filtrieren; er verhielt sich gegen Reagentien wie der offizinelle Gummischleim und war von ausgezeichneter Klebkraft. Der Aschengehalt betrug 1,07 Proz. Das Gummi dürfte somit für technische Zwecke, und, wenn sich ein helleres Produkt erzielen läßt, auch für medizinische Zwecke gut verwertbar sein. Auf Grund dieses Befundes haben wir die weitere Anpflanzung von Acacia dealbata empfohlen.

Das Gummi einer unbestimmten Akazienart von der Missionsstation Neuwied erwies sich als aus Bassorin bestehend. Das Gleiche gilt von einer Gummiprobe der Acacia mollissima.

Eine guttaperchaähnliche Masse aus Neu-Guinea machte äußerlich einen ganz guten Eindruck, war jedoch ziemlich weich und schon bei Handwärme knetbar. Sie enthielt:

in Petroläther unlösliche Verunreinigungen . . . . 0.75 %
Guttaperchaähnliche, aus der Petrolätherlösung durch Alkohol
    fällbare Anteile . . . . 44.00 %
Harz . . . . 55.25 %

Wegen seines hohen Harzgehaltes ist das Produkt an sich kaum verwendbar, wäre jedoch nach teilweiser Entharzung möglicherweise technisch verwertbar, worüber nur Versuche mit größeren Mengen in einer Fabrik entscheiden können.

Eine guttaperchaähnliche Masse aus Mexiko bestand in der Hauptsache aus Harz und mechanischen Verunreinigungen. Sie enthielt auch Spuren eines guttaperchaähnlichen Stoffes und erwies sich als unverwertbar.

Die Untersuchung eines von der Katholischen Missionsstation Gr. Windhoek, Deutsch-Südwestafrika, erzeugten Weines ergab folgendes. Der Wein war rötlichgelb, stark trübe und ließ sich selbst durch anhaltendes Filtrieren nicht völlig klären; er schmeckte stark adstringierend; auf Zusatz von Eisenchloridlösung färbte er sich tief schwarz.

Spezifisches Gewicht des Weines bei 15° C 0.9976
Spezifisches Gewicht des Destillates bei 15° C 0.9879

In 100 ccm des Weines sind bei 15° C enthalten:

Alkohol . . . . 7.06 g (= 8.89 Vol.-Proz.)
Extrakt . . . . 2.30 g
Mineralbestandteile . . . . 0.2870 g
Freie Säure als Weinsäure . . . . . . 0.5700 „
Flüchtige Säure als Essigsäure . . . . . 0.1060 „
Nichtflüchtige Säure als Weinsäure . . . . 0.4400 „

Der Wein hat offenbar keine genügende Kellerbehandlung durchgemacht und ist in diesem Zustande nicht marktfähig.

Durch das Kolonialwirtschaftliche Komitee ging uns die Rinde eines Baumes aus Saipan zu, welche von den Eingeborenen Kamatchil genannt wird. Die Rinde wird von den Eingeborenen zum Gerben benutzt. Der wässerige Auszug wurde durch verdünnte Eisenchloridlösung blaugrau gefällt. Die Bestimmung des Gerbstoffgehalts wurde nach dem gewichtsanalytischen Verfahren von Schröders unter Anwendung der Procterschen Becherglasmethode ausgeführt unter Berücksichtigung der internationalen

Vereinbarungen. Es wurden im Mittel mehrerer Bestimmungen rund 25 Proz. Gerbstoff gefunden. Die Rinde dürfte mithin praktische Verwertung finden können.

Ricinus-Samen aus Deutsch-Ostafrika enthielten Wasser 5.7 Proz.; Öl 56.8 Proz. in der Trockensubstanz. Ein Samen wog im Mittel 0.467 g.

Ricinus-Samen aus Kleinasien enthielten Wasser 5.4 Proz.; Öl 55.4 Proz. in der Trockensubstanz. Ein Samen wog im Mittel 0,540 g.

Eine Probe Arrowroot, welche von der Kommune Lindi gewonnen war, erwies sich unter dem Mikroskop als fast reine Maranta-Stärke. Sie enthielt Feuchtigkeit 13,8 Proz.; Mineralbestandteile 0,35 Proz. Die Farbe hatte einen Stich ins Gelbliche, ein Übelstand, der sich durch eine rationellere Gewinnungsweise leicht beheben läßt.

Gelb- bis rotgefärbte Erdproben von den Palau-Inseln bestanden aus eisenhaltigem Ton und waren technisch nicht verwertbar.

Ölhaltige Früchte bezw. Samen wurden mehrfach eingehend untersucht; über die fetten Öle von Melia Azedarach, Calophyllum inophyllum und Carthamus tinctorius siehe weiter unten, desgleichen über die Ergebnisse von Palmöl-Probepressungen mittels der Haackeschen Maschinen.

Über die Untersuchung eines Wassers aus der heißen Quelle Mojimoto bei Hegwe, Bezirk Schirati, Deutsch-Ostafrika, über die Analyse der Frucht des Affenbrotbaums, sowie über die chemischen Bestandteile einer falschen Yohimberinde und die physiologische Wirkung der Parkiarinde ist weiter unten berichtet.

Untersuchung von Nahrungs-, Genußmitteln, sowie technischen Produkten.

Über das Bräunen und Schäumen von Butter und Margarine beim Braten.[1]

Von **G. Fendler**.

Wie die kürzlich in der Chem. Revue über die Fett- u. Harzindustrie erschienenen Mitteilungen von Pollatschek[2]) und Fresenius[3]) zeigen, gehen die Ansichten über die Ursachen des Bräunens und Schäumens der Naturbutter noch recht weit auseinander; ebenso wenig ist man sich einig über das geeignetste Mittel, die erwähnten wertvollen Eigenschaften der Naturbutter auf die Margarine zu übertragen. Da mich die angeregten Fragen vom Standpunkte des Nahrungsmittelchemikers interessieren, und da ich mich seit längerem gleichfalls mit denselben befaßt habe, will ich im folgenden meine diesbezüglichen Erfahrungen mitteilen.

Pollatschek (l. c.) geht von der Beobachtung aus, daß die „Renovated-Butter" beim Braten wohl bräunt, aber nicht schäumt, sondern ebenso stark spritzt wie Margarine, und schließt daraus, daß der Körper, welcher das Schäumen der Naturbutter bewirkt, in Wasser löslich sein muß, da er bei der „Renovated-Butter" fehlt. Verf. sieht seine Ansicht dadurch gestützt, daß Naturbutter beim Braten nur so lange schäumt, als noch Wasser vorhanden ist, und daß nach dem Entweichen des Wassers der Schaum zerfällt.

Diese Beobachtungen sind nicht neu, denn man kann sie leicht bestätigt finden durch die bekannte Tatsache, daß ausgelassenes, klar filtriertes Butterfett sich beim Erhitzen wie jedes beliebige andere Fett verhält, also weder bräunt, noch schäumt. Bei sehr starkem Erhitzen wird es natürlich teilweise verkohlen und sich infolgedessen auch dunkler färben; das hat mit dem Bräunen der Naturbutter jedoch nichts zu tun.

Das Schäumen der Butter kann selbstverständlich nur so lange auftreten, als die durch Entweichen des Wasserdampfes bedingte Gasentwickelung andauert, denn den Fetten an und für sich kommt die Eigenschaft des Schäumens nicht zu. Ob das Entweichen des Wasserdampfes nun allmählich unter Schaumbildung wie bei der Butter und gewissen Margarinesorten,

---

[1]) Chem. Revue über die Fett- u. Harzindustrie, No. 6, [1904].

[2]) Ebenda 1904, Heft 2 und 5.

[3]) Ebenda 1904, Heft 5.

oder aber stoßweise bezw. explosionsartig unter Spritzen wie bei den meisten Margarinesorten und wie auch bei einfachen Gemischen von Fett und Wasser auftritt, hängt von der Gegenwart gewisser Stoffe ab. Es können das sowohl diejenigen sein, welche der Naturbutter selbst das Schäumen verleihen, als auch solche ganz heterogener Natur, wie das von Pollatschek erwähnte Natriumbikarbonat oder Seife.

Zunächst will ich darauf hinweisen, daß ein Zusatz dieser beiden letzterwähnten Stoffe überhaupt nicht statthaft ist und als Vergehen gegen das Nahrungsmittel- bezw. Fleischbeschaugesetz strafbar wäre. Dies jedoch nur nebenbei.

Pollatschek stellt die Hypothese auf, daß es lediglich geringe Mengen Seife sind, die das Schäumen der Naturbutter und auch der Margarine beim Erhitzen bewirken. Verf. stützt diese Annahme darauf, daß es ihm gelang, aus einer Probe ungesalzener Butter durch Ausziehen mit Wasser eine alkalisch reagierende, geringe Mengen Seife enthaltende Flüssigkeit zu erhalten, und daß „alle diejenigen Margarinefabrikate, die beim Erhitzen schäumen, alkalisch reagieren".

Da ich nicht annehmen kann, daß diese Angaben auf falschen Beobachtungen beruhen, so muß ich glauben, daß Verf. zufälligerweise eine mit Alkali versetzte Butter und gleichfalls zufällig nur mit Alkali versetzte Margarineproben in Händen gehabt hat. Denn es ist mir ein Novum, daß Naturbutter alkalisch reagierende Auszüge liefert. Soviel mir bekannt ist, reagieren die Ausschüttelungen aus Butter stets schwach sauer; eine Reihe von Versuchen, welche ich ad hoc noch mit Butterproben verschiedener Provenienz anstellte, bestätigte dies. Auch von einer großen Reihe Margarineproben aus den verschiedensten Fabriken, welche ich im Laufe des letzten Jahres untersucht habe, und die zum Teil sehr schön schäumten, reagierte nur eine einzige alkalisch, die übrigen neutral oder schwach sauer.

Es ist somit als völlig ausgeschlossen zu betrachten, daß das Schäumen der Naturbutter auf die Anwesenheit von Seife zurückzuführen ist.

Im übrigen ist das durch Zusatz von Seife hervorgerufene Schäumen auch lange nicht so beträchtlich, wie man annehmen sollte. Eine Milchmargarine, welcher ich 0.5 Proz. Seife zusetzte, schäumte nicht so stark wie Naturbutter, und der Schaum zerfiel schon lange, bevor alles Wasser entwichen war; auch ballten sich die Eiweißstoffe, wie bei gewöhnlicher Milchmargarine, in großen Klumpen zusammen. Ein Bräunen trat nicht ein.

Ein Zusatz von 0.5 Proz. Natriumbikarbonat zu Milchmargarine veranlaßte ein recht starkes Schäumen, welches in erster Linie darauf zurückzuführen sein dürfte, daß das Natriumbikarbonat in der Hitze Kohlensäure abgibt. Auch bei diesem Versuch ballten sich die Eiweißstoffe klumpig zusammen, die Margarine bräunte nicht.

Pollatschek hat nun weiter Versuche angestellt, dahingehend, ob Eigelb oder Lecithin allein ein Schäumen und auch ein Bräunen der Margarine zu bewirken vermögen. Bezüglich des Schäumens teilt Verf. mit, daß er mit diesen Körpern nur bei Gegenwart von Alkali einen naturbutterähnlichen Schaum erhalten konnte, bezüglich des Bräunens kommt er zu dem Schluß, daß es nicht durch Lecithin allein verursacht wird. Um ein der Naturbutter gleiches Bräunen hervorzurufen, mußte Pollatschek der Margarine 4.5 Proz. Lecithin zusetzen, während der durchschnittliche Lecithingehalt der von ihm untersuchten Butterfette 0.38 Proz. betrug.

Diese letztere Angabe dürfte wohl auf nicht ganz einwandsfreie Untersuchungen zurückzuführen sein, denn bisher ist ein derartig hoher Lecithingehalt im Butterfett noch nicht gefunden worden.

Jaeckle[1]) hat vor einiger Zeit eine große Reihe von Fetten tierischen und pflanzlichen Ursprungs auf ihren Lecithingehalt untersucht und in 4 Proben des Fettes aus frischer Tafelbutter gar kein Lecithin, in den Fetten aus älterer Tafelbutter und aus Kochbutter 0.0035 bis 0.0135 Proz. Lecithin gefunden. Wrampelmeyer[2]) fand in filtrierten Butterfetten in sieben Fällen zwischen 0.007 und 0.033 Proz. Lecithin, im Mittel 0.017 Proz. Jaeckle (l. c.) stellt die Tatsache fest, daß das reine Fett aus frischer Butter vollkommen frei von Lecithin ist, während die Milch ja bekanntlich nicht unbeträchtliche Mengen Lecithin enthält. Es ist demnach nach Jaeckle anzunehmen, daß das Lecithin in der Milch an Eiweißstoffe gebunden ist, wie ja auch zum Teil im Eigelb, und daß es in dieser fettunlöslichen Form auch in frischer Butter enthalten ist. Wird es später durch die beginnende Ranzidität der Butter teilweise frei, so lösen sich naturgemäß auch kleine Mengen im Fett auf.

Ich kann mithin nur annehmen, daß Pollatschek nicht den Lecithingehalt des ausgelassenen Butterfettes, sondern denjenigen der ursprünglichen Butter bestimmt hat.

Diese theoretischen Erörterungen machen ferner die Annahme Pollatscheks[3]) hinfällig, daß auch die „Renovated-Butter" schäumen müßte, wenn das Lecithin der das Schäumen veranlassende Körper wäre.

Es wird nun weiteren Untersuchungen vorbehalten bleiben müssen, ob wirklich das Lecithin allein in der Naturbutter die Ursache des Bräunens und Schäumens ist. Daß Eigelb, welches ja etwa 10 Proz. Lecithin enthält, und auch Lecithin allein in der Tat vermögen, das naturbutterähnliche Schäumen und Bräunen der Margarine zu veranlassen, habe ich durch eine Reihe von Versuchen, die ich im folgenden beschreiben werde, festgestellt.

---

[1]) Zeitschrift für Untersuchung der Nahrungs- und Genußmittel 1902, pag. 1062—1077.

[2]) Landwirtsch. Versuchsstation. 1893, pag. 437.

[3]) Chem. Revue 1904, Heft 5.

Es wurden Bratversuche vorgenommen mit

    1. Milchmargarine ohne Zusatz
    2. Butter
    3. Milchmargarine mit 0.5 % Eigelb
    4.   „   „ 1.0 „   „
    5.   „   „ 2.0 „   „
    6.   „   „ 0.02 „ Lecithin
    7.   „   „ 0.05 „   „
    8.   „   „ 0.1 „   „
    9.   „   „ 0.2 „   „
    10.   „   „ 4.5 „   „

Je 50 g Margarine wurden in einer kleinen Bratpfanne stets in gleicher Weise mittels eines Pilzbrenners bis zum völligen Entweichen des Wassers erhitzt.

No. 1 spritzte sehr. stark, schäumte nur ganz schwach, die Eiweißstoffe ballten sich zu großen, in der Pfanne anhaftenden Klumpen zusammen. Das filtrierte Fett war rein gelb.

No. 2 schäumte in bekannter Weise, spritzte nur ganz schwach, die Eiweißstoffe bildeten einen fein verteilten braunen Bodensatz, das filtrierte Fett war deutlich gebräunt.

No. 3 schäumte gut, spritzte nicht, die Eiweißstoffe setzten nicht an, das filtrierte Fett war jedoch nur ganz wenig dunkler als bei 1.

No. 4 schäumte sehr gut, die Eiweißstoffe waren ähnlich wie bei Butter verteilt und hafteten nicht an der Pfanne, die Margarine spritzte nicht, das Fett war schon etwas stärker gefärbt als bei 3.

No. 5 im allgemeinen wie 4, das Fett näherte sich in der Nuance dem ausgebratenen Butterfett.

No. 6 verhielt sich annähernd wie 3, spritzte jedoch noch recht stark.

No. 7 verhielt sich ganz wie No. 3.

No. 8   „   „   „   „   „ 4.

No. 9   „   „   „   „   „ 5.

No. 10 schäumte unnatürlich stark, das Fett war ganz beträchtlich dunkler gefärbt, als das aus ausgebratener Butter.

Aus diesen Versuchen geht hervor, daß 0.5 Proz. Eigelb bezw. 0.05 Proz. Lecithin schon das naturbutterähnliche Schäumen der Margarine zu veranlassen vermögen; 0.02 Proz. Lecithin reichen hierzu noch nicht aus. 2 Proz. Eigelb bezw. 0.2 Proz. Lecithin machen die Margarine in ihrem Verhalten beim Braten der Naturbutter täuschend ähnlich. Ein Zusatz von 4.5 Proz. Lecithin, wie ihn Pollatschek für nötig findet, um den gewünschten Effekt zu erreichen, ist, wie Versuch 10 zeigt, viel zu hoch.

Wir sehen ferner aus diesen Versuchen, daß es ausschließlich das Lecithin im Eigelb ist, welches das Bräunen und Schäumen veranlaßt, denn stets bewirkt ein Zusatz von Lecithin denselben Effekt, wie derjenige der zehnfachen Menge Eigelb, welches ja annähernd 10 Proz. Lecithin enthält.

Es wäre auch nicht erklärlich, welcher andere Bestandteil des Eigelbs die genannte Eigenschaft haben sollte, denn das Eigelb enthält außer dem Lecithin neben Wasser in der Hauptsache nur noch Fett, Eiweißstoffe und Cholesterin, Stoffe, welche auch in den zur Margarinefabrikation verwendeten Materialien zur Genüge vorhanden sind, ohne das Bräunen und Schäumen zu veranlassen.

Diese Erkenntnis dürfte auch zur Entnahme des Lecithinpatentes geführt haben, welches man als einen wirtschaftlichen Fortschritt kaum bezeichnen kann, da man mit dem viel billigeren Eigelb denselben Effekt erzielt.

Die übrigens schon bekannte Tatsache, daß Eigelb ohne Gegenwart von Zucker (wie er schon in der geringen Menge mit der Milch zugesetzten Milchzuckers gegeben ist) wohl das Schäumen, nicht aber das Bräunen zu bewirken vermag, fand ich bei der Untersuchung einer als „Pflanzenbutter" deklarierten Margarine bestätigt, welche ohne Zusatz von Milch nur aus Kokosfett, Eigelb und Wasser hergestellt war. Dieselbe schäumte beim Braten sehr gut, bräunte jedoch garnicht, sondern die Eiweißstoffe schwammen ungefärbt klumpig an der Oberfläche.

Ich kann somit die Ergebnisse meiner Untersuchungen folgendermaßen zusammenfassen:

1. Das Schäumen der Naturbutter ist nicht auf die Gegenwart von Seife zurückzuführen.
2. Das naturbutterähnliche Schäumen und Bräunen der Margarine kann durch Zusätze von 2 Proz. Eigelb bezw. 0.2 Proz. Lecithin hervorgerufen werden.
3. Für das Bräunen ist außer den genannten Zusätzen die Anwesenheit geringer Mengen Zucker erforderlich, wie sie der Milchmargarine schon mit der Milch zugesetzt werden.

Über die Zusammensetzung einiger als Margarine-zusätze empfohlenen Präparate.[1)]

Von G. Fendler.

Das Bestreben der Margarinefabrikanten geht bekanntlich dahin, die Margarine in ihrem Verhalten beim Braten möglichst naturbutterähnlich zu machen. Naturbutter schäumt und bräunt beim Braten, ohne zu spritzen und unter Entwickelung eines angenehmen Brat-Aromas, Eigenschaften, welche gewöhnliche Milchmargarine mehr oder weniger vermissen läßt. Das geeignetste Mittel, um den genannten Zweck zu erreichen, besteht bisher in dem Zusatz kleiner Mengen Eigelb zur Margarine (Bernegausches Patent). Wie ich kürzlich gezeigt habe[2)], ist das Lecithin in diesem Falle der wirksame Bestandteil des Eigelbs. Diese Erkenntnis hat auch vor einiger Zeit zu der Entnahme eines Patents geführt, nach welchem der Margarine geringe Mengen Lecithin zugesetzt werden; es ist dies ein Verfahren, welches einen wirtschaftlichen Fortschritt gegenüber dem Bernegauschen Patent nicht erkennen läßt, da man mit dem viel billigeren Eigelb denselben Zweck erreicht.

Offenbar geht nun neuerdings das Bestreben dahin, durch den Zusatz gewisser, lecithinhaltiger Zusätze sich die oben erwähnte Erkenntnis nutzbar zu machen. So ist es mir bekannt geworden, daß in verschiedenen Fabriken der Margarine Rückenmark vom Rinde zugesetzt wird. Ferner lagen vor einiger Zeit einige für den gleichen Zweck empfohlene Mittel zur Untersuchung vor, dessen Ergebnis ich hier mitteilen will.

1. Die Substanz bildete ein hellbraunes, krümeliges Pulver; sie enthielt:

	Im lufttrockenen Zustand	In der Trockensubstanz
Wasser	11.49 %	—
Mineralstoffe . . .	14.92 „	16.86 %
davon Kochsalz . .	10.44 „	11.80 „

<hr>

[1)] Apoth.-Ztg. No. 84, [1904].
[2)] Chem. Revue über die Fett- und Harzindustrie 1904, S. 122 ff.

	Im lufttrockenen Zustand	In der Trockensubstanz
Gesamt-Stickstoff . .	8.80 %	9.94 %
entsprechend		
Stickstoffsubstanz		
(Faktor 6.25) . .	55.0 „	62.14 „
Ätherextrakt . . .	14.10 „	15.93 „
Cholesterin	4.46 „	5.03 „
Lecithinphosphorsäure	0.724 „	0.817 „
entsprechend		
Lecithin	8.23 „	9.30 %

In Wasser löslich waren 43.14 Proz. des Präparats, entsprechend 48.73 Proz. der Trockensubstanz. Der wasserlösliche Anteil enthielt 9.71 Proz. Stickstoff, entsprechend 60.69 Proz. Stickstoffsubstanz. Kohlenhydrate waren nicht vorhanden.

2. Ein anderes Präparat von ähnlichem Aussehen enthielt:

Wasser	13.07 %
Mineralbestandteile	14.98 „
Stickstoffsubstanz	53.87 „
Ätherextrakt	19.36 „
Lecithinphosphorsäure . . .	0.414 „
Cholesterin	6.63 „

3. Ein als „Fischeier" für den gleichen Zweck angepriesenes Produkt bildete eine hellgraue, schmierig-salbenförmige Masse von hirnartigem, schwach fauligem Geruch; bei mehrtägigem Stehen im Zimmer nahm dieser Fäulnisgeruch schnell zu. Die Substanz enthielt:

Wasser	63.54 %
Trockensubstanz	36.46 „
Ätherextrakt	10.62 „
Gesamt-Stickstoff	1.96 „
entsprechend	
Stickstoffsubstanz	12.25 „
Mineralbestandteile	12.23 „
Chlor	6.26 „
entsprechend	
Kochsalz	10.33 „
Gesamt-Phosphorsäure (P_2O_5)	0.925 „
Alkohollösl. (Lecithin)-Phosphor-	
säure	0.631 „
entsprechend	
Distearyllecithin	7.20 „

Die wasser- und kochsalzfreie Substanz enthielt demnach

Ätherextrakt	46.63 %
Stickstoff	7.50 „
Stickstoffsubstanz	46.50 „

Mineralbestandteile (ohne
Kochsalz) . . . .   7.31 %
Gesamt-Phosphorsäure . . .   3.54 „
Alkohollösliche Phosphorsäure   2.41 „

Konservierungsmittel (außer Kochsalz) waren nicht zugegen.

Bei der mikroskopischen Untersuchung ließen sich Zellenelemente nicht mehr erkennen, dagegen wurden zahlreiche Gebilde gefunden, welche den im Gehirn vorkommenden „Corpuscula amylacea" außerordentlich ähneln.

Wenn es auch nicht ausgeschlossen erscheint, daß die Substanz aus Fischeiern besteht (laut Deklaration), so will es mir doch auf Grund der Analyse, der physikalischen Eigenschaften usw. eher erscheinen, daß hier von den Häuten befreites, mit Kochsalz versetztes Hirn (z. B. Kalbshirn) vorliegt.

Schon ihrer geringen Haltbarkeit wegen dürfte diese Substanz keinen geeigneten Margarinezusatz bilden.

Über eine ausschließlich mit Kokosfett hergestellte Margarine.[1]

Von **G. Fendler.**

Das Kokosfett, welches als Speisefett eine immer größere Bedeutung gewinnt, und welches neuerdings auch vielfach zur Verfälschung anderer Speisefette benutzt wird, fand trotz seines billigen Preises bis vor kurzem kaum oder nur in sehr beschränktem Umfange Verwendung bei der Herstellung von Margarine, da die mit solchen Zusätzen hergestellten Fabrikate nur eine sehr geringe Haltbarkeit besaßen und bald einen unangenehmen Geschmack annahmen. Seitdem jedoch die Raffinationsverfahren für dieses billige Pflanzenfett den erstrebten Grad der Vollkommenheit erreicht haben, findet das Kokosfett auch vielfach als Zusatz zur Margarine Verwendung. Hierüber ist von anderen Autoren schon mehrfach berichtet worden. Nicht bekannt war es meines Wissens jedoch bisher, daß auch ausschließlich aus Kokosfett ohne Verwendung anderer Fette Margarine hergestellt wird.

Kürzlich lag mir ein derartiges Produkt zur Untersuchung vor. Dasselbe war allerdings nicht als M a r g a r i n e deklariert, sondern führte die Bezeichnung „G a r a n t i e r t   r e i n e   P f l a n z e n b u t t e r" und den Namen „C é s a r i n e". Das Fabrikat war deutschen Ursprungs. Es ähnelte in Farbe, Aussehen und Geruch der Naturbutter, war jedoch von härterer, mehr bröckliger Konsistenz.

Die chemische Untersuchung ergab folgende Daten:

Wasser	12.60 %
Trockensubstanz	87.40 „
Wasserfreies Nichtfett . . .	3.12 „
Stickstoffsubstanz (Faktor 6.25)	0.28 „
Mineralbestandteile	2.37 „
Kochsalz	2.22 „
Gesamt-Phosphorsäure . . .	0.043 „

---

[1] Apoth.-Ztg. No. 46, [1904].

Das filtrierte Fett hatte

den Schmelzpunkt . . . . 25.0⁰ C.

den Erstarrungspunkt . . . 16.0° C.

die Reichert-Meißlsche Zahl . 8.4

die Verseifungszahl 258.8

Sesamöl war nicht vorhanden. Konservierungsmittel waren nicht zugegen.

Schmelzpunkt, Verseifungszahl und Reichert-Meißlsche Zahl des Fettes sprechen deutlich dafür, daß ausschließlich Kokosfett Verwendung gefunden hat. Die Margarine war offenbar ohne Verwendung von Milch hergestellt, was daraus hervorging, daß auch nicht die geringste Spur von Zucker nachweisbar war, was bei Milchmargarinen nach meinen Erfahrungen stets der Fall zu sein pflegt. Dagegen war der Margarine genuines Eigelb zugesetzt, welches sich nach dem von mir früher veröffentlichten Verfahren[1]) einwandsfrei nachweisen ließ. Aus dem Stickstoffgehalt würde sich ein Gehalt an frischem Eigelb von etwa $1\frac{1}{2}$ Proz. berechnen, vorausgesetzt, daß nicht noch andere Eiweißstoffe zugegen waren. Die Margarine dürfte daher kaum anders als durch Verbuttern von Kokosfett mit einer kochsalzhaltigen Eigelblösung hergestellt sein. Beim Braten schäumte das Fabrikat recht gut, bräunte jedoch nicht, vermutlich infolge der Abwesenheit von Zucker.

Der Verkauf dieses Fabrikates in der vorliegenden Form ist natürlich gesetzlich unzulässig, da dasselbe weder Sesamöl enthält, noch als Margarine gekennzeichnet ist.

---

[1]) Ber. d. deutsch. pharm. Ges. 1903, S. 284—294.

Kokosfettmargarine.[1])

Von **G. Fendler.**

Vor kurzem[2]) machte ich auf die interessante Tatsache aufmerksam,
daß neuerdings Margarine in den Handel gelangt, welche ausschließlich aus
Kokosfett, ohne Verwendung anderer Fette, hergestellt ist. Ich beschrieb
damals die Zusammensetzung eines derartigen, nicht als Margarine deklarierten,
aus Kokosfett, Wasser, Kochsalz und Eigelb bestehenden, butterähnlichen,
streichbaren Gemisches.

Es scheint nun, daß das Bestreben, mittels des billigen Kokosfettes
Produkte herzustellen, welche der Butter bis zu einem gewissen Grade ähneln,
weitere Kreise zieht. Hiermit geht offenbar die Absicht Hand in Hand, dem
Produkte eine Form zu verleihen, welche den Fabrikanten von den ihm un-
angenehmen Verpflichtungen befreien soll, die ihm das „Gesetz, betr. den
Verkehr mit Butter, ·Käse, Schmalz und deren Ersatzmitteln" vom 15. Juni
1897 auferlegt. Diese Verpflichtungen bestehen in dem Zusatz von 10 Proz.
Sesamöl, sowie in der Bezeichnung des Präparates als „Margarine".

Es dürfte, wie ich unten noch des näheren ausführen werde, kaum im
Sinne des Gesetzes liegen, daß derartigen Produkten beispielsweise dadurch
der Charakter der „Margarine" entzogen sein soll, daß man ihnen eine härtere
Konsistenz, wie es diejenige des Kokosfettes ist, verleiht.

Ein Beispiel wird dies am besten erläutern. Vor kurzem lag mir ein
Präparat zur Untersuchung vor, welches in Tafeln von etwa 500 g Netto-
gewicht in den Handel kommt. Die Tafeln haben etwa die Form von
Schokoladetafeln. Sie sind in Pergamentpapier eingehüllt, welches folgenden
Aufdruck trägt:

Feinste

Eigelb-Pflanzenbutter

„Ankera"

besteht aus bester Kokosnußbutter, frischem Eigelb, Milch und etwas Salz
zur Konservierung des Eigelbs. „Ankera" ist vorzüglich geeignet zum
Kochen und Backen aller Mehlspeisen, besonders aber als Ersatz für

Bratbutter.

---

[1]) Apoth.-Ztg. No. 95, [1904].
[2]) Ebenda No. 46, [1904].

Alle damit gebratenen Fleischspeisen (z. B. jeder Braten, Beefsteak, Karbonade, Geflügel, Fisch, sowie Bratkartoffeln) erhalten vollständig butterähnlichen Geschmack und butterbraunes Aussehen und das liebliche Aroma und den Geschmack wie feinste Naturbutter.

„Ankera" ist ohne Wasserzusatz, daher etwa 10 Proz. ausgiebiger als Naturbutter.

(Folgt die Firma des Fabrikanten.)

Der Preis einer 500 g-Tafel beträgt 70 Pf.

Das Produkt ist fast geruchlos, von der Farbe der Butter, butterähnlichem Geschmack und harter Konsistenz (etwas weicher als reines Kokosfett).

Beim Braten verhielt sich das Produkt wie Naturbutter, d. h. es bräunte und schäumte stark, ohne zu spritzen. Auch das ausgebratene, filtrierte Fett war deutlich braun. Dieser Umstand bestätigt wieder die Tatsache, daß Eigelb im Verein mit Zucker (bezw. Milch, welche ja gleichfalls Zucker enthält) geeignet ist, den emulgierten Fetten das naturbutterähnliche Schäumen und Bräunen zu verleihen, während bei Anwesenheit von Eigelb allein ohne Zucker wohl das Schäumen, aber nicht das Bräunen eintritt[1]).

Schmilzt man die „Ankera" bei etwa 50° C., so scheidet sie sich in ein gelbes Fett und ein gelblichweißes, trübes, wässeriges Serum von schwach saurer Reaktion.

Genuines Eigelb konnte nach dem von mir früher veröffentlichten Verfahren[2]) einwandsfrei nachgewiesen werden. Bei der Herstellung der klaren kochsalzhaltigen, für die Dialysenprobe notwendigen Ausschüttelung bereitete die Klärung der Flüssigkeit durch Filtration zunächst große Schwierigkeiten, da das Fett in der „Ankera" sehr innig imulgiert ist. Ich gelangte schließlich derart zum Ziel, daß ich die wässerige Ausschüttelung durch längeres Einstellen in Eis stark abkühlte und sodann längere Zeit stark und anhaltend schüttelte, wodurch das suspendierte Fett gewissermaßen verbuttert wird. Alsdann wurde durch mehrmaliges Filtrieren leicht eine klare, dialysierbare Flüssigkeit erhalten. Dies Verfahren möchte ich für ähnliche Fälle empfehlen.

Zucker (vermutlich aus der Milch herrührend) konnte gleichfalls nachgewiesen werden.

Konservierungsmittel (außer Kochsalz) waren nicht zugegen,

Ferner wurden folgende analytischen Ergebnisse erhalten:

$$
\begin{array}{llr}
\text{Wasser} & \dots \dots \dots & 9.85\ ^0/_0 \\
\text{Trockensubstanz} & \dots \dots & 90.15\ \text{„} \\
\text{Wasserfreies Nichtfett} & \dots & 3.90\ \text{„}
\end{array}
$$

---

[1]) Siehe hierzu G. Fendler: „Über das Bräunen und Schäumen von Butter und Margarine beim Braten". Chem. Revue über die Fett- und Harz-Industrie 1904, Heft 6 u. Seite 239 des vorliegenden Bandes.

[2]) Ber. d. deutsch. pharm. Ges. 1903, S. 284—294.

Fett . . . . 86.25 %
Stickstoffsubstanz (Faktor 6.25) 0.70 „
Mineralbestandteile . . . . 2.66 „
Kochsalz . . . . 2.43 „
Phosphorsäure (P_2O_5, in der
    Asche) . . . . 0.066 „

Das filtrierte Fett hatte

den Schmelzpunkt . . . . . 26° C.
den Erstarrungspunkt . . . 18° C.
die Reichert-Meißlsche Zahl . 7.3
die Verseifungszahl 261.8
die Jodzahl 8.35

Das Fett enthielt einen Salzsäure rötenden Farbstoff.

Sesamöl war nicht zugegen.

Aus diesen Ergebnissen geht somit hervor, daß die Ankera aus Kokosfett besteht, welches mit etwa 10 Proz. einer wässerigen, zuckerhaltigen Flüssigkeit (vermutlich Milch) unter Zusatz von Eigelb und Kochsalz emulgiert und mittels eines Salzsäure rötenden Farbstoffes gelb gefärbt ist.

Es bleibt nun die Frage zu beantworten, ob das vorliegende Produkt als Margarine im Sinne des Gesetzes anzusehen ist. Wir sind in eingehender Würdigung der sogleich zu erörternden Umstände zu einer Bejahung dieser Frage gelangt und haben uns infolgedessen auch gutachtlich in diesem Sinne geäußert. Doch wäre es wünschenswert, wenn auch andere Fachgenossen zu diesem Punkt, über welchen möglicherweise verschiedene Ansichten bestehen, Stellung nehmen würden.

§ 1 Abs. 2 des Gesetzes, betr. den Verkehr mit Butter, Käse, Schmalz und deren Ersatzmitteln, lautet:

„Margarine im Sinne dieses Gesetzes sind diejenigen, der Milchbutter oder dem Butterschmalz ähnliche Zubereitungen, deren Fettgehalt nicht ausschließlich der Milch entstammt",

ferner heißt es im § 1 Abs. 4:

„Kunstspeisefett im Sinne dieses Gesetzes sind diejenigen, dem Schweineschmalz ähnlichen Zubereitungen, deren Fettgehalt nicht ausschließlich aus Schweinefett besteht. Ausgenommen sind unverfälschte Fette bestimmter Tier- oder Pflanzenarten, welche unter den ihrem Ursprung entsprechenden Bezeichnungen in den Verkehr gebracht werden".

Das Gesetz unterscheidet somit:

1. Margarine,
2. Kunstspeisefett,
3. Reine Tier- oder Pflanzenfette, welche mit ihrer Ursprungsbezeichnung in den Handel kommen.

Als Kunstspeisefett ist das vorliegende Produkt nicht anzusehen, denn es ist keine dem Schweineschmalz ähnliche Zubereitung.

Als reines Pflanzenfett ist es gleichfalls nicht zu bezeichnen, denn es stellt ein Gemisch von Kokosfett mit anderen Substanzen dar.

Es bleibt somit unseres Erachtens nur übrig, die „Ankera" unter den Begriff „Margarine" zu stellen.

In der Tat handelt es sich um eine „der Milchbutter ähnliche Zubereitung, deren Fett nicht ausschließlich der Milch entstammt", denn

1. stellt die „Ankera" eine starre Emulsion von Fett mit einer wässerigen Flüssigkeit dar.

Außer der Butter und ihrem Ersatzmittel, der Margarine, ist kein Speisefett bekannt, welches eine starre Emulsion darstellt.

2. Ist der „Ankera" durch Zufügen von Farbstoff die Farbe der Butter verliehen.

3. Zeigt die „Ankera" beim Braten diejenigen charakteristischen Eigenschaften, welche außer der Butter und guten Margarinesorten keinem anderen Speisefett zukommen. Sie schäumt und bräunt beim Erhitzen in der Pfanne.

Diese Eigenschaften sind dem Fabrikat absichtlich durch Zusatz von Eigelb und Milch verliehen.

Als einziges Moment, welches das vorliegende Produkt von der Butter unterscheidet, kommt seine Härte in Betracht, welche durch die Härte des Kokosfettes bedingt ist. Diese Härte hat zur Folge, daß die „Ankera" nicht streichfähig ist.

Daß das Produkt von den Fabrikanten selbst als Ersatzmittel für Butter betrachtet wird, geht ja auch aus dem Aufdruck des Einwickelpapiers hervor, in dem dies ausdrücklich zum Ausdruck gebracht wird.

Alle diese Punkte lassen unseres Erachtens nur die eine Möglichkeit zu, dieses und ähnliche Fabrikate als „Margarine" anzusehen. Es ergibt sich alsdann von selbst die Forderung, daß derartige Produkte auch den Anforderungen des Margarinegesetzes zu entsprechen haben.

Lactagol.[1]

Von **G. Fendler.**

Die Firma „Vasogenfabrik Pearson & Co., Hamburg" bringt unter dem Namen „Lactagol" ein Präparat in den Handel, welches sie als ein „pulverförmiges Extrakt aus Baumwollsamen" bezeichnet. Das Lactagol soll die spezifisch wirksame Substanz dieses in der Landwirtschaft längst zu lactagogen Zwecken verwendeten Produktes in konzentrierter Form enthalten. Chemisch soll das Lactagol dem Edestin am nächsten stehen. Die Wirkung des Lactagols besteht nach Angabe der Firma in einer Vermehrung sowohl der absoluten Menge als' auch des Fett- und Stickstoffgehaltes der Milch.

Eine unserem Institut zur Verfügung gestellte Probe des Präparates habe ich in Gemeinschaft mit Hrn. Dr. H. Schlüter untersucht. Über das Ergebnis der Untersuchung soll im folgenden berichtet werden.

Das Lactagol bildet ein gelblichweißes, staubfeines, leichtes, geruchloses Pulver von mehlartigem Geschmack. Mit Wasser geschüttelt, erteilt es diesem schwach saure Reaktion.

In Wasser ist das Präparat fast unlöslich; schüttelt man es mit Wasser an und erhitzt die Suspension zum Sieden, so quillt das Pulver auf und ballt sich bei weiterem Kochen zu einer schwammigen, gummiartigen Masse zusammen.

In 2-prozentiger Soda- und Kochsalzlösung ist das Lactagol fast ebenso unlöslich wie in Wasser. Dagegen löst es sich in verdünnter Natronlauge; diese Lösung wird durch verdünnte Schwefelsäure wieder gefällt. Der so erhaltene flockige Niederschlag ist im Gegensatz zum ursprünglichen Präparat in siedendem Wasser löslich und bleibt auch in der Kälte gelöst. Diese Lösung wird durch Schwefelsäure wieder gefällt.

Durch Extraktion mit Äther im Soxhletschen Apparat wurden 0.30 Proz. eines Extraktes erhalten, welches sich als Fett erwies.

Bei längerer Extraktion mit Alkohol im Soxhletschen Apparat gingen 1.92 Proz. in Lösung.

Die weiteren analytischen Ergebnisse waren folgende:

---

[1] Apoth.-Ztg. No. 51, [1904].

Das Präparat enthält:

Wasser . . . . 11.60 %
Mineralbestandteile . . . . 0.40 „
Gesamtphosphorsäure (P_2O_5) . 0.13 „
Stickstoff . . . . 15.51 „

Oder auf den Trockenrückstand berechnet:

Mineralbestandteile . . . . 0.45 %
Gesamtphosphorsäure (P_2O_5) . 0,15 „
Stickstoff . . . . 17.55 „

Lecithinphosphorsäure war in bestimmbarer Menge nicht vorhanden. In dem durch 10stündige Extraktion von 15 g des Präparates mit warmem absoluten Alkohol erhaltenen Auszuge ließen sich nur eben wahrnehmbare Spuren von Phosphorsäure nachweisen.

Der hohe Stickstoffgehalt ließ die Vermutung aufkommen, daß das Präparat Ammoniumsalze enthält. Diese Vermutung bestätigte sich jedoch nicht; in der filtrierten wässerigen Ausschüttelung wurden zwar mit Neßlers Reagens Spuren Ammoniak nachgewiesen, dieselben waren jedoch, wie die quantitative Bestimmung ergab, derartig gering, daß sie praktisch nicht in Betracht kommen. Die gefundene Ammoniakmenge entsprach einem Stickstoffgehalt von 0.05 Proz.

Aus dem Analysenbefunde geht somit hervor, daß das Lactagol ein Proteinkörper ist, welcher nur Spuren von fremden Beimengungen enthält. Hervorzuheben ist der hohe Stickstoffgehalt, welcher denjenigen der reinen Pflanzeneiweiße, wie z. B. des Edestins fast erreicht. (Edestin enthält 18.53—18.71 Proz. Stickstoff.) Da über die Herstellungsweise nichts bekannt ist, so läßt sich auch nicht sagen, ob die Löslichkeitsverhältnisse des Präparates durch die Vorbehandlung beeinflußt oder dem in demselben vorliegenden Eiweißkörper eigentümlich sind.

Das Lactagol ist somit zur Gruppe der Nährpräparate aus Pflanzeneiweiß zu zählen. Dem Roborat wird beispielsweise gleichfalls eine lactagoge Wirkung zugeschrieben, welche nach Ansicht der Hersteller des Roborats allerdings auf den Lecithingehalt des Roborats zurückzuführen ist, während das Lactagol kein Lecithin enthält. Zur Beurteilung der Ursachen dieser spezifischen Wirkung reichen die vorliegenden Erfahrungen jedoch wohl noch nicht aus.

Folgende Fassung dürfte zur Charakterisierung des Lactagols vorläufig genügen:

Lactagolum. Lactagol.

Ein gelblich weißes, staubfeines, leichtes, geruchloses Pulver von mehlartigem Geschmack. Es ist in Wasser, verdünnter Soda- und Kochsalzlösung, Alkohol und Äther fast unlöslich, fast völlig löslich in verdünnter Natronlauge.

Schüttelt man in einem Reagensglase 0.5 g Lactagol mit 10 ccm Wasser an und erhitzt 2 Minuten zum Sieden, so quillt das Pulver auf und ballt sich zu einer schwammigen, gummiartigen Masse zusammen.

Gibt man zu einer Anschüttelung von 0.5 g Lactagol mit 10 ccm Wasser 1 ccm Natronlauge (15 Proz.) und schüttelt einige Minuten gut durch, so entsteht eine Gallerte, die sich mit Wasser zu einer trüben, gelblichen, stark schäumenden Flüssigkeit mischt. Auf Zusatz von überschüssiger verdünnter Schwefelsäure fällt ein flockiger, gelblich weißer Niederschlag aus, der sich nach dem Abfiltrieren und Auswaschen mit kaltem Wasser durch Kochen mit Wasser in Lösung bringen läßt und aus dieser Lösung durch verdünnte Schwefelsäure wieder gefällt wird.

Lactagol soll nicht mehr als 15 Proz. Wasser enthalten und beim Verbrennen nicht beträchtlich mehr als 0.5 Proz. Asche hinterlassen. Der Stickstoffgehalt des Trockenrückstandes betrage nicht beträchtlich weniger als 17 Proz.

Ein Beitrag zur Untersuchung des Leinöles.[1]

Von **G. Fendler**.

Bei der fabrikmäßigen Gewinnung des Leinöles wird zur Füllung der
hydraulischen Pressen teilweise Leinöl verwendet, welchem ein gewisser
Prozentsatz an Mineralöl zugesetzt ist, um ein Dickwerden des Öles bezw.
ein Eintrocknen desselben an einzelnen Stellen der Pressen zu verhindern.

Hierdurch ist einerseits die Möglichkeit gegeben, daß infolge von
Undichtigkeiten der Pressen das mittels derselben gewonnene Leinöl mit
Mineralöl verunreinigt wird; andererseits kann es auch vorkommen, daß das
zur Füllung der Pressen verwendet gewesene, mit Mineralöl vermischte
Leinöl absichtlich oder zufällig reinem Leinöl beigemischt wird, und daß
derartige Produkte in den Handel gelangen.

Ob nun die eine oder die andere dieser Möglichkeiten zutrifft, immer
wird es sich schließlich nur um eine geringe, wenige Prozente betragende
Verunreinigung des Leinöles mit Mineralöl handeln, welche jedoch nicht nur
an sich ungehörig ist, sondern auch die Brauchbarkeit des Öles für manche
Zwecke, wie beispielsweise für die Firnisfabrikation, ungünstig beeinflußt.

Der Nachweis von 1—2 Proz. Mineralöl im Leinöl läßt sich nun nicht
so leicht führen, wie man annehmen sollte, und zwar aus Gründen, die ich
weiter unten erläutern werde.

Anläßlich eines konkreten Falles, der unserem Institute zur Begutachtung
überwiesen wurde, hat mich Herr Professor Dr. Thoms beauftragt, mich
mit dieser Frage eingehend zu befassen.

Der Fall lag folgendermaßen: Eine Seifenfabrik hatte von einer Ölmühle
eine größere Quantität Leinöl bezogen. Dieses Öl war in ein großes Bassin
gefüllt worden, welches noch eine Quantität älteres, schon seit längerer Zeit
in demselben befindliches Leinöl enthielt. Das Öl wurde von dem Abnehmer
beanstandet und einem Chemiker zur Untersuchung eingesandt, welcher einen
Gehalt des Öles an 3 Proz. Unverseifbarem feststellte und hieraus auf eine
Verunreinigung mit Mineralöl schloß.

Ein anderer Sachverständiger, welcher die üblichen Konstanten des
Öles feststellte und den Gehalt an Unverseifbarem zu 2.3 Proz. fand, erklärte

---

[1] Ber. d. d. Pharm. Ges. XIII. Jahrg. Heft IV. pag. 149. 1904.

dasselbe für rein und unverfälscht. Den hohen Gehalt an unverseifbaren Stoffen deutete er dahin, daß derselbe auf eine Autoxydation des alten, längere Zeit in dem fraglichen Bassin befindlich gewesenen Leinöles zurückzuführen sei.

Unser Institut wurde nun mit der Entscheidung der Frage beauftragt.

Die Untersuchung des Öles ergab folgendes:

Das ziemlich stark durch einen Bodensatz getrübte Öl war nach dem Filtrieren in dünner Schicht goldgelb, von normalem Geruch und Geschmack, ohne Fluoreszenz.

Die Reaktionen auf Harzöl und Tran fielen negativ aus. Optische Drehung ± 0.

Der Gehalt an unverseifbaren Bestandteilen wurde nach der von uns angewandten, weiter unten erläuterten Methode zu 2.86 Proz. gefunden.

Die übrigen Konstanten des Öles waren folgende:

	Beanstandetes Leinöl	Literaturangaben nach Benedikt-Ulzer. 4. Aufl.
Spezifisches Gewicht bei 15° C.	0.9308	0.9305—0.9352
Verseifungszahl	185.4	187—195
Säurezahl	5.3	0.8—8.3
Jodzahl (nach der Hüblschen Methode)	177.5	170—195

Diese analytischen Daten lagen somit innerhalb der Grenzen der Literaturangaben, abgesehen von der etwas unter dem Minimum liegenden Verseifungszahl. Auf diesen Umstand allein hin eine Beanstandung hin auszusprechen, ist natürlich nicht angängig.

Anders liegen die Verhältnisse mit dem Gehalt an Unverseifbarem.

Der unverseifbare Anteil reinen Leinöls schwankt nach Thomson und Ballantyne[1]) zwischen 1.09 und 1.28 Proz. und nach O. Bach[2]) zwischen 0.32 und 0.92 Proz. Rowland-Williams[2]) fand in rohem Leinöl die Menge der unverseifbaren Stoffe zwischen 0.8 und 1.3 Proz. schwankend, und J. Lewkowitsch[3]) gibt dieselbe auf Grund der Untersuchung von sechs Ölen verschiedener Provenienz zu 0.6—1.1 Proz. an. Bömer[4]) fand nach seiner auch von mir angewandten Methode in einem Leinöl 0.64 Proz. unverseifbarer Stoffe.

---

[1]) Journ. Soc. Chem. Ind. 1891, S. 236, siehe auch Benedikt-Ulzer, 4. Aufl., S. 573.

[2]) Siehe Benedikt-Ulzer, 4. Aufl., S. 573.

[3]) Chem. Revue über die Fett- und Harz-Industrie, 1898, S. 211.

[4]) Zeitschrift für Untersuchung der Nahrungs- und Genußmittel, 1, S. 87.

Die höchste, bis vor kurzem in der Literatur angegebene, in reinem Leinöl aufgefundene Menge unverseifbarer Stoffe beträgt somit 1.3 Proz., während in dem beanstandeten Öle von uns 2.86 Proz. aufgefunden wurden.

Wir gaben infolgedessen unser Gutachten dahin ab, daß das fragliche Leinöl einen anormal hohen Gehalt an Unverseifbarem besitze und nach Lage der Sache anzunehmen sei, daß eine Verunreinigung des Öles mit Mineralöl stattgefunden habe. Jedenfalls sei es ausgeschlossen, daß der hohe Gehalt an Unverseifbarem eine Folge der Autoxydation des Leinöles sein könne.

Diesen letzteren Punkt begründeten wir durch Anziehen von Literaturstellen, welche weiter unten erwähnt werden sollen.

Gegen unser Gutachten wurden nun von anderer Seite folgende Gründe ins Feld geführt:

1. Das Mehr an unverseifbaren Bestandteilen erkläre sich ganz ungezwungen durch die Tatsache, daß in dem Behälter, in den das beanstandete frische Leinöl eingefüllt wurde, noch eine größere Quantität alten Leinöles vorhanden war. In an der Luft, also wie hier in großen Bassins gelagertem Leinöl trete durch Oxydation, ebenso wie bei gekochten Leinölen und sogar bei unter gutem Verschluß längere Zeit aufbewahrtem eine Erhöhung der unverseifbaren Stoffe auf über 2 Proz. ein.

2. Die Literaturangaben bezüglich des Gehaltes des Leinöles an unverseifbarer Substanz, auf welche wir unser Gutachten stützten, seien ziemlich dürftig. Teilweise dürften auch noch Analysen von im Laboratorium durch Extraktion gewonnenen Ölen angezogen sein, die naturgemäß einen geringeren Gehalt an unverseifbaren Stoffen hätten.

Im Anschluß an Punkt 2 wurde auf eine Arbeit von Niegemann verwiesen, welche erst nach der Abgabe unseres ersten Gutachtens erschienen ist und auf die später zurückgekommen werden soll.

Wir hatten nun zwecks Abgabe eines neuen Gutachtens zu entscheiden:

1. Ob durch eine Autoxydation des Leinöles sein Gehalt an Unverseifbarem erhöht wird.

2. Ob ein Leinöl, welches über 2 Proz. unverseifbare Bestandteile enthält, noch als unverfälscht angesehen werden kann.

3. Ob extrahiertes Leinöl einen niedrigeren Gehalt an Unverseifbarem besitzt als gepreßtes.

4. Ob es möglich ist, kleine Mengen Mineralöl im Leinöl einwandsfrei nachzuweisen.

1. Wird durch die Autoxydation des Leinöles sein Gehalt an Uuverseifbarem vermehrt?

Das Leinöl trocknet bekanntlich, in dünner Schicht der Luft und dem Licht ausgesetzt, unter Sauerstoffaufnahme zu einem festen Firnis ein. Das bei diesem Vorgang entstehende Produkt nennt man Linoxyn. Das Linoxyn ist nun aber ein in Äther unlöslicher Körper[1]), könnte somit, selbst wenn es unverseifbar wäre, die Menge der nach den üblichen Verfahren erhaltenen unverseifbaren Stoffe nicht vermehren, da es nicht in die ätherische Ausschüttelung der Seife übergehen würde. Das Linoxyn ist aber gar nicht unverseifbar, sondern ist nach Bauers und Hazuras[2]) Forschungsergebnissen als ein verseifbares Fett, als ein Glyzerid der oxydierten Säuren des Leinöles aufzufassen, welches sich durch Alkalien in Glyzerin und Säuren spalten läßt.

Aus diesem Umstande geht somit schon hervor, daß die Annahme einer Vermehrung der unverseifbaren Bestandteile des Leinöles durch Oxydation wenig begründet erscheint.

Betrachten wir nun zunächst die diesbezüglichen Literaturangaben.

Benedikt-Ulzer (4. Aufl.) sagt hierüber auf S. 573 folgendes:

> „In gekochten Leinölen ist der Gehalt an Unverseifbarem größer;
> er schwankt in solchen nach Rowland Williams zwischen 1.3 und
> 2.3 Proz., beträgt somit im Durchschnitt etwa 2 Proz."

Bemerkt sei hierzu, daß gekochtes Leinöl ein Leinöl ist, welches einem energischen künstlichen Oxydationsprozeß durch andauerndes hohes Erhitzen mit Bleiglätte usw. unterworfen worden ist; einer Oxydation also, welche viel energischer ist als diejenige, welche die Selbstoxydation darstellt. Selbst in derart stark oxydierten Ölen wurden somit von Williams nicht mehr als 2.3 Proz. unverseifbare Bestandteile gefunden. Ob diese Angabe aber auf einwandsfreien Untersuchungen beruht, muß ich bezweifeln, denn es widersprechen ihr sowohl die oben ausgeführten theoretischen Erörterungen als auch die sogleich anzuführenden ferneren Literaturangaben, als auch endlich meine eigenen experimentellen Erfahrungen.

Benedikt-Ulzer sagt ferner auf S. 595:

> „Leinöl enthält bis etwa 1 Proz. Unverseifbares. Durch Kochen
> zu Firnis wird auch bei längerer Dauer und höherer Temperatur
> dieser Gehalt nicht erhöht. Ein großer Gehalt an Unverseif-
> barem rührt also stets von Verfälschungen her. Es ist zu
> beachten, daß geringe Mengen Unverseifbares durch Harzsikkativ in
> den Firnis gelangen können. Ulzer fand bei 8 Firnissen, die mit
> Glätte und Mangansuperoxyd bereitet waren, 0.5—0.92 Proz. Unver-
> seifbares. Bach fand folgende Zahlen:
>
> | | Proz. |
> |--------------------------------------|------------|
> | Kalt geschlagenes (Speise-) Leinöl . . . | 0.42 |
> | Warm gepreßtes Leinöl . . . . . . | 0.32—0.92 |
> | Extrahiertes Leinöl . . . . | 0.61—0.90 |

---

[1]) Benedikt-Ulzer, 4. Aufl., S. 573.
[2]) Monatshefte für Chemie, 9, S. 467.

Proz.

9 Jahre altes baltisches Leinöl 0.88
„Gekochte“ Firnisse . . . . 0.43—0.74
Kalt bereitete Firnisse . . . . . . 0.95—1.71
Leinöl mit 5 Proz. harzsaurem Mangan
    bis 130° C. hergestellt 1.71
Standöl 1.0

Unter normalen Verhältnissen werden also 2 Proz. nicht erreicht.“

Wahrscheinlich sind die vorher erwähnten, von Williams erhaltenen etwas höheren Zahlen gleichfalls auf einen Gehalt der Firnisse an Harzsikkativ (harzsaurem Mangan usw.) zurückzuführen.

Um nun ganz einwandsfrei darzutun, daß sowohl durch Selbstoxydation als auch durch energische künstliche Oxydation der Gehalt des Leinöles an Unverseifbarem nicht erhöht wird, habe ich selbst ad hoc folgende Versuche ausgeführt:

1. Reines, von der Firma J. D. Riedel in Berlin bezogenes Leinöl, welches seit etwa $^5/_4$ Jahren im Laboratorium in geschlossener Flasche aufbewahrt worden war:

    11,4320 g des Öles lieferten nach der Bömerschen Methode bei zweimaliger Verseifung 0.1205 g unverseifbare Bestandteile, mithin 1.05 Proz.

2. 20 g desselben Leinöles wurden in einer flachen Glasschale von 12 cm Durchmesser 10 Tage lang unbedeckt der Einwirkung des Lichtes und der Luft überlassen:

    11.0100 g des so behandelten Öles lieferten 0.1080 g unverseifbare Bestandteile, mithin 0.98 Proz.

3. 100 g desselben Leinöles (wie Nr. 1) wurden mit 2 g Bleiglätte, 1 g Bleizucker und 1 g Mennige 3 Stunden auf 120—130° C. bis zur Lösung der Bleiverbindungen erhitzt, also zu Firnis gekocht:

    11.9750 g dieses Firnisses lieferten 0.1215 g unverseifbare Bestandteile, mithin 1.01 Proz.

4. 100 g desselben Öles (wie Nr. 1) wurden 48 Stunden in flacher Glasschale von 13 cm Durchmesser auf 100° erhitzt:

    13.0880 g des so behandelten Öles lieferten 0.1120 g unverseifbare Bestandteile, mithin 0.86 Proz.

5. 150 g desselben Leinöles (wie Nr. 1) wurden in einer tiefen Porzellanschale unter stetem Einblasen von Luft 8 Stunden lang auf 180—200° C. erhitzt:

    12.0920 g des so behandelten Öles lieferten 0.1025 g unverseifbare Bestandteile, mithin 0.85 Proz.

6. Reines, frisch von J. D. R i e d e l-Berlin bezogenes Leinöl:

> 12.1140 g lieferten 0.1190 g unverseifbare Bestandteile, mithin 0.98 Proz.

7. 150 g desselben Öles (wie Nr. 6) wurden in einer tiefen Porzellanschale unter beständigem Einblasen von Luft 6 Stunden auf 180—200⁰ C. erhitzt:

> 11.2840 g des so behandelten Öles lieferten 0.1015 g unverseifbare Bestandteile, mithin 0.90 Proz.

Aus obigen Versuchen geht somit zur Evidenz hervor, daß durch die Oxydation des Leinöles sein Gehalt an unverseifbaren Bestandteilen nicht erhöht wird. Im Gegenteil trat in allen Fällen eine, wenn auch meist geringe Verminderung ein. Dieser letztere Umstand findet darin seine Erklärung, daß durch die Oxydationswirkung ein Teil der Farbstoffe des Leinöls offenbar ätherunlöslich gemacht wird; denn obgleich bei den stärker oxydierten Ölen (siehe Versuch 3, 4, 5, 7) die Seifenlösungen stärker gefärbt waren als bei nicht oxydiertem Leinöl, waren die ätherischen Ausschüttelungen derselben sowohl als auch die nach dem Eindampfen derselben verbleibenden unverseifbaren Bestandteile beträchtlich weniger gefärbt als bei normalem Leinöl.

2. Kann ein Leinöl mit einem Gehalt von mehr als 2 Proz. Unverseifbarem noch als unverfälscht angesehen werden?

Wie ich schon im vorhergehenden gezeigt habe, schwanken die bisherigen Literaturangaben über den normalen Gehalt reinen Leinöles an Unverseifbarem in den Grenzen von 0.6—1.28 Proz.

Nach einer Veröffentlichung von Niegemann, welche ganz kürzlich erschienen ist[1]), sollen nun diese Literaturangaben beträchtlich zu niedrig sein. N i e g e m a n n hat in 18 von ihm untersuchten Leinölproben den Gehalt an Unverseifbarem zu 0.74—2.15 gefunden, und zwar sind die vom Verfasser angegebenen Zahlen folgende:

> 0.74—0.834—0.865—0.924—0.995—1.12—1.15—1.19—1.22—1.316—1.325— 1.382—1.56—1.649—1.919—1.97—2.06—2.15.

Diese Zahlen würden ja nun dafür sprechen, daß die übrigen in der Literatur angegebenen Zahlen für den Höchstgehalt des Leinöles an unverseifbaren Stoffen zu niedrig gegriffen sind — vorausgesetzt, daß die vom Verfasser angewendete Bestimmungsmethode einwandsfrei wäre. Dies ist aber nicht der Fall: bei der Arbeitsweise von Niegemann findet man zu hohe Zahlen für die unverseifbaren Stoffe.

Niegemann bestimmt die unverseifbaren Stoffe nach der Methode von Allen und Thomson. Ich gebe die von ihm an zitierter Stelle beschriebene Arbeitsweise im folgenden wörtlich wieder:

---

[1]) Chemiker-Zeitung 1904, No. 9, S. 97.

„5 g Öl dampft man auf schwach siedendem Wasserbade in einer Porzellanschale mit 25 ccm alkoholischer Natronlauge (80 g Ätznatron in 1 Liter) bis zum Festwerden ein; statt nur bis zum Festwerden erhitze ich weiter, bis kein Alkoholgeruch mehr wahrnehmbar ist. Dann löste ich die Seife in wenig siedendem Wasser, goß sie in einen etwa 200 ccm fassenden Scheidetrichter, spülte mit möglichst wenig Wasser nach und ließ vollständig erkalten, ehe ich mit Äther ausschüttelte. Gerade auf das vollständige Erkaltenlassen der Seifenlösung ist das größte Gewicht zu legen, da sonst auch bei vorsichtigem Ausschütteln mit Äther eine schwer bewegliche Emulsion entsteht. Tritt dieser Fall ein, so findet man trotz noch so fleißigem Auswaschen mit Wasser die unverseifbaren Stoffe zu hoch. Dieser Fehler ist aber ein so auffälliger, daß es nicht möglich ist, die gefundene Zahl mit den übrigen Bestimmungen, wie spezifischem Gewicht, Jod- und Verseifungszahl usw. in Einklang zu bringen. Hat man auf Zimmertemperatur erkalten lassen und schüttelt die Seifenlösung nur gelinde mit Äther durch, so trennen sich die Schichten in ganz kurzer Zeit vollkommen, und nach ungefähr dreimaligem Ausschütteln mit etwa 20—30 ccm Äther sind die unverseifbaren Stoffe vollständig extrahiert. Die vereinigten Auszüge werden ebenso oft mit annähernd 20 ccm Wasser gewaschen. Die ätherische Lösung wird in einem trockenen Kolben mindestens 4 Stunden beiseite gestellt von dem an den Wandungen anhaftenden Wasser abgegossen, der Äther abdestilliert und der Rückstand bei 105—110⁰ bis zum konstanten Gewicht getrocknet."

Wie hieraus ersichtlich ist, begnügt sich Verfasser bei der Bestimmung der unverseifbaren Stoffe mit einer einmaligen Verseifung. Es ist aber bekannt, daß eine einmalige Verseifung im allgemeinen nicht genügt, um sämtliche verseifbaren Anteile eines Fettes in Seife überzuführen. Kleine Mengen verseifbarer Substanz entgehen bei der erstmaligen Operation fast stets der Verseifung; führt man alsdann keine zweite Verseifung aus, so gehen die unverseiften Mengen Fett mit in den Äther über und werden als unverseifbare Stoffe mitgewogen. Das Resultat fällt somit natürlich zu hoch aus.

Ich bediene mich für die Bestimmung der unverseifbaren Stoffe stets der Methode von Bömer[1]) und verfahre demgemäß in folgender Weise:

Etwa 10 g Öl (genau abgewogen) werden in einem Kolben von etwa 200 ccm Inhalt mit 20 ccm alkoholischer Kalilauge (200 g Kalihydrat und 1 Liter Alkohol von 70⁰ Tr.) auf dem kochenden Wasserbade am Rückflußkühler — als solcher kann ein etwa $^3/_4$ m langes, hinreichend weites Glasrohr dienen — verseift, wobei man anfangs häufig und kräftig umschüttelt, bis der Kolbeninhalt beim Um-

---

[1]) Zeitschr. f. Unt. der Nahrungs- und Genußmittel, 1, S. 38/39.

schütteln klar geworden ist, und dann noch $^{1}/_{2}-1$ Stunde unter zeit-
weiligem Umschütteln die Seifenlösung auf dem Wasserbade erwärmt.
Darauf gibt man dieselbe noch warm in einen Schütteltrichter und
spült die im Kolben verbliebenen Seifenreste mit 40 ccm Wasser in
den Schütteltrichter. Nachdem die Seifenlösung hinreichend abgekühlt ist, setzt man 100 ccm Äther hinzu und schüttelt den Inhalt
etwa $^{1}/_{2}-1$ Minute unter mehrmaligem Öffnen des Hahnes oder
Stopfens kräftig durch. Nachdem die Mischung 2—3 Minuten der
Ruhe überlassen ist, hat sich die Ätherlösung vollständig klar abgesetzt. Man trennt sie in der üblichen Weise von der Seifenlösung,
welche noch dreimal mit je 50 ccm Äther in der gleichen Weise ausgeschüttelt wird. Die vereinigten ätherischen Ausschüttelungen werden
in einen genügend großen Kolben übergeführt; man destilliert nach
Zusatz von 1—2 Bimsteinstückchen den Äther ab und entfernt die
zurückbleibenden geringen Mengen von Alkohol durch Eintauchen des
Kolbens in das siedende Wasserbad unter Einblasen von Luft. Hierauf fügt man zu dem Rückstande 10 ccm obiger Kalilauge und verseift nochmals in gleicher Weise 5—10 Minuten lang. Den Inhalt des
Kolbens führt man dann sofort in einen kleinen Schütteltrichter über,
spült mit 20 ccm Wasser nach und setzt nach hinreichendem Erkalten 100 ccm Äther zu, mit welchem man gleichfalls zunächst den
Verseifungskolben ausgespült hat. Man schüttelt $^{1}/_{2}-1$ Minute kräftig
durch, trennt nach dem Absetzen die Flüssigkeiten und wiederholt
das Ausschütteln mit 50 ccm Äther. Die vereinigten ätherischen
Ausschüttelungen werden dreimal mit 10 ccm Wasser gewaschen,
alsdann durch ein mit Äther genäßtes Filter in ein Kölbchen filtriert,
worauf man nach Zusatz eines Stückchens Bimstein den Äther bis
auf einen geringen Rest abdestilliert. Der Rückstand wird in ein gewogenes Bechergläschen übergeführt und der Kolben oft mit kleinen
Mengen Äther nachgespült. Nach dem Verjagen des Äthers trocknet
man den Inhalt des Becherglases bis zur Konstanz und wägt nach
dem Erkalten im Exsikkator.

Diese Methode gibt sehr gut übereinstimmende Resultate. So fand ich
bei vier Bestimmungen für das beanstandete Öl folgende Zahlen:

1. 9.6064 g Öl lieferten 0.2780 g unverseifbare Substanz, mithin 2.89 %
2. 10.1070 „ „ „ 0.2875 „ „ „ „ 2.84 „
3 11.6530 „ „ „ 0.3400 „ „ „ „ 2.92 „
4. 10.8470 „ „ „ 0.3040 „ „ „ „ 2.83 „

Im Mittel 2.87 „

Um nun zu zeigen, daß nach der von Niegemann angewendeten
Methode in der Tat zu hohe Werte erhalten werden, will ich im folgenden
den experimentellen Beweis hierfür erbringen.

I. 11.4320 g von der Firma Riedel bezogenes, in unserem Laboratorium etwa $^5/_4$ Jahre aufbewahrtes Leinöl lieferten nach unserer Methode 0.1205 g unverseifbare Bestandteile, mithin 1.05 Proz.

Dasselbe Öl wurde nach der Methode von Niegemann untersucht. Hierbei wurden aus 4.9760 g Öl 0.0670 g unverseifbare Bestandteile erhalten, mithin 1.34 Proz.

Der so nach Niegemann erhaltene „unverseifbare" Rückstand wurde nun einer zweiten Verseifung unterworfen. Zu diesem Zwecke wurde er nach dem Lösen in Äther quantitativ in einen Kolben übergeführt, der Äther verjagt und der Rückstand mit 5 ccm alkoholischer Kalilauge 10 Minuten am Rückflußrohr auf dem Wasserbade verseift. Die Seifenlösung wurde in einen Scheidetrichter übergeführt, der Kolben mit 10 ccm Wasser nachgespült, und hierauf in den Schütteltrichter 50 ccm Äther gegeben, mit welchem zunächst der Verseifungskolben ausgespült worden war. Es wurde in üblicher Weise ausgeschüttelt, das Ausschütteln noch viermal mit je 25 ccm Äther wiederholt, die vereinigten ätherischen Flüssigkeiten mit Wasser gewaschen und alsdann in gleicher Weise behandelt, wie ich es oben angegeben habe.

Infolge dieser Behandlung hatte der unverseifbare Anteil noch beträchtlich an Gewicht verloren, aus 0.0670 g waren 0.0525 g geworden, entsprechend 1.05 Proz.; es ist dies dieselbe Menge, welche wir nach unserer Methode gefunden haben.

Um nun zu beweisen, daß diese Verminderung des unverseifbaren Rückstandes durch eine zweite Verseifung wirklich auf die Entfernung vorher unverändert gebliebenen Öles zurückzuführen ist, erwärmte ich die mit dem ersten Waschwasser vereinigte, mit Äther ausgeschüttelte, wässerig-alkoholische Flüssigkeit auf dem Wasserbade bis zur Verjagung des Alkohols und des gelösten Äthers. Die zurückbleibende wässerige Flüssigkeit schäumte wie Seifenlösung und trübte sich beim Ansäuern mit Schwefelsäure; diese Trübung ließ sich mit Äther ausschütteln, der Äther hinterließ beim Verdunsten ölige Tröpfchen. Hieraus geht hervor, daß die Flüssigkeit Seife enthielt, welche bei der zweiten Verseifung aus noch unverändert vorhandenem Öle entstanden ist.

II. 13.0880 g eines 48 Stunden unter Luftzutritt auf 100° erhitzten Öles (siehe S. 260, No. 4) lieferten nach der von mir angewandten Methode 0.1120 g unverseifbare Substanz = 0.86 Proz. Nach Niegemann ergab dasselbe Öl folgende Zahlen:

5.1570 g Öl lieferten 0.0610 g unverseifbare Substanz, mithin 1.18 Proz.

Nach einer zweiten Verseifung betrug die Menge der unverseifbaren Bestandteile nur noch 0.0450 g = 0.87 Proz.

Unverseiftes Öl wurde auch in diesem Falle nachgewiesen.

III. 12.0920 g eines 8 Stunden bei 180—200° geblasenen Leinöles (siehe S. 260, Nr. 5) lieferten nach der von mir angewandten Methode 0.1025 g unverseifbare Bestandteile = 0.85 Proz.

Nach Niegemann ergab dasselbe Öl folgende Zahlen: 5.6370 g Öl lieferten 0.0700 g unverseifbare Bestandteile = 1.24 Proz.

Nach einer zweiten Verseifung betrug die Menge der unverseifbaren Bestandteile nur noch 0.0510 g = 0.90 Proz.

In diesem Falle wurde nicht nur die Seife in der ausgeschüttelten Flüssigkeit qualitativ nachgewiesen, es wurde auch die Menge der durch Schwefelsäure abgeschiedenen Fettsäuren durch Ausschütteln mit Äther und Verdunsten desselben quantitativ bestimmt; sie betrug 0.0155 g.

Tabelle I gibt einen Überblick über die bei der Nachprüfung der von Niegemann angewandten Methode erhaltenen Resultate:

Tabelle I.

1	2	3	4	5
Nummer des Versuches	Nach Niegemanns Methode erhaltene Zahlen	Nach der zweiten Verseifung erhaltene Zahlen	Nach meiner Methode erhaltene Zahlen	Nach Niegemann zuviel gefunden in Prozenten der Gesamtmenge des nach Niegemann gefundenen Unverseifbaren[1]
	Proz.	Proz.	Proz.	Proz.
I	1.34	1.05	1.05	21.6
II	1.18	0.87	0.86	26.7
III	1.24	0.90	0.85	29.4

Es geht hieraus hervor, daß nach der von Niegemann angewendeten Allen- und Thomsonschen Methode Zahlen gefunden werden, welche durchschnittlich um 25.9 Proz. oder rund um den vierten Teil zu hoch sind. Demnach sind auch die von Niegemann in der Chemiker-Zeitung angegebenen Zahlen um 25 Proz. zu erniedrigen, damit sie ein richtiges Bild von dem Durchschnittsgehalt des Leinöles an Unverseifbarem geben.

Nach Abzug von 25 Proz. würden sich mithin die Niegemannschen Zahlen folgendermaßen gestalten:

0.55—0.62—0.65—0.70—0.75—0.84—0.86—0.89—0.92—0.99—0.99—1.04—1.17—1.24—1.44—1.48—1.55—1.61.

---

[1] Für die Berechnung zugrunde gelegt als wirklich vorhandene unverseifbare Stoffe ist das Mittel der Zahlen aus Spalte 3 und 4.

Es liegt also alsdann auch die höchste dieser Zahlen noch beträchtlich unter 2 Proz., und im Mittel beträgt die Menge der unverseifbaren Stoffe alsdann 1.02 Proz. Diese Zahlen würden auch mit den Literaturangaben besser in Einklang stehen, so daß eine wesentliche Korrektur der letzteren nicht notwendig erscheint. Die von mir für einige reine Leinöle gefundenen Zahlen, welche zum Teil schon in dieser Arbeit erwähnt sind, und die ich in der Tabelle II zusammenstelle, bewegen sich gleichfalls innerhalb dieser Grenzen, bleiben jedoch noch beträchtlich hinter der Maximalzahl zurück.

3. Enthält extrahiertes Leinöl einen niedrigeren Gehalt an Unverseifbarem als gepreßtes Leinöl?

Obgleich es ganz selbstverständlich erscheint, daß dies unmöglich der Fall sein kann, sondern daß eher das Gegenteil zutreffen müßte, habe ich einen dahingehenden Versuch angestellt.

Wie Versuch 5 und 6 in Tabelle II zeigen, lieferte aus Leinsaat selbst extrahiertes Öl 1.25 Proz. und aus derselben Leinsaat gepreßtes Öl 1.14 Proz. unverseifbare Bestandteile.

Obige Frage ist somit zu verneinen.

4. Ist es möglich, kleine Mengen Mineralöl im Leinöl einwandsfrei nachzuweisen?

Wenn auch durch die vorhergehenden Ausführungen zur Evidenz erwiesen ist, daß das beanstandete Leinöl mindestens 1 Proz. mehr unverseifbare Bestandteile enthält als ein normales Leinöl im allerungünstigsten Falle zu enthalten pflegt, so bin ich zur völligen Aufklärung der Sachlage doch noch der Frage näher getreten, ob es nicht möglich ist, einwandsfrei nachzuweisen, daß dieses Mehr aus Mineralöl besteht. Es gelang mir, diese Aufgabe durch die Bestimmung der Jodzahl des aus dem Leinöl erhaltenen unverseifbaren Anteiles zu lösen; auch ließen sich Schlüsse aus der Konsistenz und der Alkohollöslichkeit desselben ziehen.

Der unverseifbare Anteil der pflanzlichen Öle besteht in der Hauptsache aus Phytosterin neben geringen Mengen anderer Beimengungen, wie Farbstoff usw. Das Phytosterin ist ein ungesättigter Körper und vermag daher bei der Behandlung mit Hüblscher Jodlösung 68.3 Proz. Jod aufzunehmen. Seine Jodzahl ist demnach 68.3. Die Jodzahl des Unverseifbaren aus dem Leinöl ist nach meinen Untersuchungen sogar noch höher, sie liegt etwa zwischen 80 und 90. Mineralöl dagegen, ein aus gesättigten Körpern bestehendes Gemisch, vermag kein Jod zu absorbieren, seine Jodzahl ist mithin praktisch = 0. Enthält nun ein Leinöl Mineralöl, so bestehen die unverseifbaren Stoffe aus einem Gemisch dieses zugesetzten Mineralöles und der natürlichen unverseifbaren Stoffe des Leinöles; die Jodzahl derselben muß demnach nach Maßgabe der Menge des zugesetzten Mineralöles beträchtlich herabgedrückt sein. Da ferner die unverseifbaren Anteile des Leinöles

Tabelle II.

Von mir für verschiedene Leinöle gefundener Prozentgehalt an Unverseifbarem.

Nummer des Versuches	Art des Öles	Angewandte Substanzmenge g	Menge des Unverseifbaren g	Prozentgehalt an Unverseifbarem Proz.
1	⁵/₄ Jahre aufbewahrtes Leinöl von Riedel	11.4320	0.1205	1.05
2	Dasselbe, zu Firnis gekocht .	11.9750	0.1215	1.01
3	Frisch von Riedel bezogenes Leinöl	12.1140	0.1190	0.98
4	Dasselbe Öl unter Erhitzen auf 180—200° 6 Stunden geblasen	11.2840	0.1015	0.90
5	Aus Leinsaat selbst extrahiertes Öl	9.1690	0.1150	1.25
6	Aus derselben Leinsaat selbst gepreßtes Öl.	9.4160	0.1040	1.14
7	Altes Leinöl von Riedel, 48 Stunden unter Luftzutritt auf 100° erhitzt (in flacher Schale)	13.0880	0.1120	0.86
8	Altes Leinöl von Riedel, 8 Stunden unter Erhitzen auf 180—200° geblasen . .	12.0920	0.1025	0.85
9	Leinöl aus einer Steglitzer Apotheke	9.7970	0.0970	0.99
10	Altes Leinöl von Riedel, 10 Tage in dünner Schicht der Luft und dem Licht ausgesetzt	11.0100	0.1080	0.98

gewöhnlich feste Konsistenz besitzen und in warmem 90-prozentigen Alkohol löslich sind, während Mineralöl flüssig und in warmem 90-prozentigen Alkohol nur sehr wenig löslich ist, so muß auch die Konsistenz und die Alkohollöslichkeit des Unverseifbaren . durch Mineralölzusatz beeinträchtigt werden.

Die Jodzahl wurde in der Weise bestimmt, daß der unverseifbare gewogene Rückstand nach dem Lösen in Chloroform aus dem Becherglas in

Tabelle III.

No. des Versuchs	Art des Öles	Gehalt an Unverseifbarem Proz.	Aussehen des Unverseifbaren	Löslichkeit des Unverseifbaren in warmem 90 Vol.-Proz. Alkohol	Jodzahl des Unverseifbaren
1	Leinöl von Riedel, $^5/_4$ Jahr in verschlossener Flasche aufbewahrt	1.05	homogen, fest, wachsartig	völlig löslich	89.30
2	Dasselbe, zu Firnis gekocht	1.01	ebenso	ebenso	84.53
3	Öl No. 1 mit 2 Proz. Mineralöl (flüssigem Paraffin) versetzt	2.82	flüssig, mit auskristallisierten Anteilen	es bleiben Öltropfen ungelöst	32.02
4	Beanstandetes Öl	2.92	ebenso	ebenso	37.85
5	Beanstandetes Öl	2.90	ebenso	ebenso	38.54
6	Frisches Leinöl von Riedel	0.98	homogen, fest, wachsartig	völlig löslich bis auf minimale Spuren eines harzigen Rückstandes	91.17
7	Dasselbe mit 2 Proz. Mineralöl versetzt	2.81	flüssig, mit auskristallisierten Anteilen	es bleiben Öltropfen ungelöst	29.67
8	No. 6, 6 Stunden bei 180—200° geblasen	0.90	homogen, fest, wachsartig	völlig löslich	81.87
9	Aus Leinsaat selbst extrahiert	1.25	ebenso	ebenso	90.57
10	Aus Leinsaat selbst gepreßt	1.14	ebenso	ebenso	83.21
11	No. I, 48 Stunden in flacher Schale bei 100° erhitzt	0.86	ebenso	bis auf eine minimale Trübung völlig löslich	82.41
12	No. I, 8 Stunden bei 180—200° geblasen	0.85	ebenso	völlig löslich	80.45
13	Leinöl aus einer Apotheke	0.99	ebenso	ebenso	89.50
14	Leinöl No. I, 10 Tage in dünner Schicht der Luft und dem Licht ausgesetzt	0.98	ebenso	ebenso	75.78

einen Jodabsorptionskolben übergeführt wurde; das Becherglas wurde noch mit Chloroform nachgespült, so daß im ganzen 10 ccm Verwendung fanden. Zu der Chloroformlösung wurden alsdann 10 ccm Hüblsche Jodlösung gegeben. Nach zweistündiger Einwirkung wurde in üblicher Weise titriert.

Die Konsistenz des Unverseifbaren wurde nach mehrstündigem Stehen des getrockneten Rückstandes im Exsikkator festgestellt.

Die Löslichkeit wurde derart festgestellt, daß der unverseifbare Rückstand im bedeckten Becherglase mit 5 ccm Alkohol von 90 Vol.-Proz. auf dem Wasserbade erwärmt wurde. Die Löslichkeitsangaben beziehen sich nur auf warmen Alkohol, beim Erkalten scheidet sich natürlich das Phytosterin größtenteils wieder aus.

Tabelle III zeigt die erhaltenen Resultate.

Aus diesen Resultaten geht hervor, daß die Jodzahl des unverseifbaren Rückstandes aus reinem Leinöl noch höher ist als die des reinen Phytosterins. Durch den Einfluß der Luft und des Lichtes, durch längeres Erhitzen und durch Kochen zu Firnis wird die Jodzahl des Unverseifbaren etwas herabgedrückt, jedoch nicht in dem Maße, daß daraus auf eine Verfälschung mit Mineralöl geschlossen werden könnte. Ein Zusatz von 2 Proz. Mineralöl erniedrigt die Jodzahl dagegen auf etwa 30 (siehe No. 3 und 7 der Tab. III), so daß er dem Nachweis nicht entgehen kann.

Daß ferner die äußere Beschaffenheit und die Löslichkeit des Unverseifbaren in 90-prozentigem Alkohol einen wertvollen Anhalt für die Beurteilung eines Leinöles geben, geht aus Tab. III deutlich hervor.

Wie man sieht, verhielt sich das beanstandete Leinöl in allen Punkten wie ein mit Mineralöl versetztes Öl, so daß ein Zweifel in diesem Falle nicht mehr bestehen konnte.

Ebenso oder ähnlich wie ein mit Mineralöl versetztes Leinöl wird sich natürlich ein mit Harzöl verfälschtes verhalten. Der Nachweis von Harzöl nach den üblichen Methoden bietet jedoch keine Schwierigkeiten.

Das Ergebnis vorliegender Arbeit ist somit folgendes:

1. Durch Autoxydation oder durch Blasen oder durch Kochen des Leinöles zu Firnis wird sein Gehalt an Unverseifbarem nicht erhöht.

2. Der Gehalt des Leinöles an Unverseifbarem beträgt normalerweise nicht mehr als 2 Proz.

3. Für die exakte Bestimmung der unverseifbaren Bestandteile ist eine zweimalige Verseifung unbedingt erforderlich. Eine einmalige Verseifung liefert beträchtlich zu hohe Werte.

4. Gepreßtes Leinöl enthält nicht mehr unverseifbare Bestandteile als extrahiertes Leinöl.

5. Für den Nachweis kleiner Mengen Mineralöl im Leinöl ist die Jodzahl der unverseifbaren Bestandteile sowie die Konsistenz und die Löslichkeit derselben in warmem, 90-prozentigem Alkohol ausschlaggebend.

Chemische Untersuchung von Asphalt.
Von **J. Herzog.**

Veranlassung zu der im folgenden beschriebenen Untersuchung gab ein Asphaltgemisch, das zur Dielung in den Laboratorien eines hiesigen Instituts verwendet wurde. Der Asphalt hatte bei der Verarbeitung einen Zusatz von Teer erfahren, so daß die fertige Masse sich als zu weich erwies. Da der Lieferant den Zusatz des Teers in Abrede stellte, erwuchs uns die Aufgabe, den Nachweis dafür zu erbringen. Auf Veranlassung von Hrn. Prof. Dr. Thoms und nach dessen Vorschlägen habe ich eine geeignete Methode hierfür ausgearbeitet, über welche ich im folgenden berichte.

Die bisherigen Publikationen über Untersuchungsmethoden des Asphalts boten keinen Hinweis für den in diesem Fall einzuschlagenden Weg. Zunächst sind die Kenntnisse über die chemischen Eigenschaften des Asphalts noch sehr mangelhafte. So sagt Lunge [1]) in einer in diesem Jahre veröffentlichten Arbeit: „Die betreffenden Verfasser (der bisherigen Arbeiten über Asphalt) werden die ersten sein, zuzugeben, daß noch sehr viel in dieser Richtung zu tun war, und auch die Verfasser des vorliegenden Berichts machen sich natürlich nicht·die Illusion, mehr als einen kleinen Teil der betreffenden Lücke ausgefüllt zu haben“. Ferner beziehen sich die bisher veröffentlichten Arbeiten nur auf die Untersuchung des Rohmaterials. Wir weisen in dieser Beziehung hauptsächlich auf die soeben erwähnte Arbeit von Lunge und Krepelka hin, sowie auf die darauf folgende Veröffentlichung von Donath und Margosches. [2]) In diesen Mitteilungen sind vor allem Unterscheidungsmittel zwischen Naturasphalten, Petrolasphalten und Pechen angegeben. Aber eine Fälschung durch Zusatz von Teer ist nicht erwähnt, wahrscheinlich weil sie bei dem Rohprodukt als zu leicht erkennbar und zwecklos nicht vorkommt. Dagegen findet diese Fälschung wohl häufig bei der Verarbeitung des Materials (schon zur Erleichterung der Arbeit) statt. Deshalb dürfte die Veröffentlichung der von uns gewählten Untersuchungsmethode, die zu guten Ergebnissen führte und zur Anwendung in ähnlichen Fällen geeignet erscheint, ein gewisses Interesse in Anspruch nehmen. — Wir gingen von der Annahme aus, daß reine Asphaltstoffe bei der Destillation mit Wasserdämpfen nur ge-

---

[1]) Lunge und Krepelka, Chemiker-Zeitung, Jahrgang 28, No. 16.
[2]) Die Chem. Industr. 27, 220—226.

ringe Mengen organischer Substanz im Destillat ergeben, während bekanntlich bei der gleichen Destillation des Teers sehr erhebliche Mengen verschiedener organischer Stoffe übergehen. Da unsere Annahme sich bestätigte, läßt die im Destillat gefundene Menge der organischen Substanz einen direkten Schluß zu, ob reine Asphaltstoffe oder Gemische mit einer bestimmten Menge Teer vorliegen.

Die Ausführung der Untersuchung bestand einfach darin, daß zunächst reine Asphaltstoffe, dann das zu untersuchende Asphaltgemisch, schließlich verschiedene Teer-Proben mit gepulvertem Bimstein verrieben und diese Bimstein-Gemische der Destillation mit Wasserdämpfen unterworfen wurden. Die einzelnen Destillate wurden mit Äther ausgeschüttelt, die ätherische Lösung getrocknet, der Äther abdestilliert, der Rückstand gewogen.

I. Versuche mit reinen Asphaltstoffen[1]) ausgeführt.

15 g Limmer-Asphaltstein ergaben 0.2 g mit Wasserdämpfen flüchtige organische Substanz . . . . = 1.33 %

15 g Trinidad-Asphalt ergaben 0.18 g mit Wasserdämpfen flüchtige organische Substanz . . . . = 1.2 %

Also im Durchschnitt 1.265 % mit Wasserdämpfen flüchtige organische Substanz.

II. Versuche mit Teer-Proben ausgeführt.

1) 5 g Teer ergaben 1.26 g mit Wasserdämpfen flüchtige organische Substanz . . . . = 25.2 %

2) 5 g Teer ergaben 1.22 g mit Wasserdämpfen flüchtige organische Substanz . . . . = 24.4 %

Also im Durchschnitt 24.8 % mit Wasserdämpfen flüchtige organische Substanz.

III. Versuche mit dem zu untersuchenden Asphaltgemisch ausgeführt.

1) 15 g ergaben 0.36 g mit Wasserdämpfen flüchtige organische Substanz . . . . = 2.4 %

2) 15 g ergaben 0.38 g mit Wasserdämpfen flüchtige organische Substanz . . . . = 2.53 %

Also im Durchschnitt 2.465 % mit Wasserdämpfen flüchtige organische Substanz.

Das Resultat ist zusammengefaßt folgendes:

I. Reine Asphaltstoffe ergeben etwa 1.265 % mit Wasserdämpfen flüchtige organische Substanz.

II. Teer ergibt etwa 24.8 % mit Wasserdämpfen flüchtige organische Substanz.

III. Das zu untersuchende Asphaltgemisch ergibt etwa 2.465 % mit Wasser-dämpfen flüchtige organische Substanz.

Von den 2.465 Proz. organischer Substanz, die Nr. III ergibt, rühren 1.265 Proz. von eigentlichem Asphalt her, während die restierenden 1.2 Proz. nach obigen Resultaten einem Gehalt von 4.8 Proz. Teer entsprechen.

Das zu untersuchende Asphaltgemisch enthielt demnach sehr wahrscheinlich 4.8 Proz. Teer.

____

[1]) Die untersuchten Proben einwandsfreien Asphalts sind, uns von der „Aktiengesellschaft für Asphaltierung, vormals Jeserich, Charlottenburg" in freundlicher Weise zur Verfügung gestellt worden.

Floricin, ein mit Mineralölen mischbares Produkt aus Rizinusöl.[1]

Von **G. Fendler**.

Rizinusöl ist das viskoseste von allen fetten Ölen, kann jedoch nicht zur Verdickung von Mineralölen verwendet werden, da es sich mit diesen nicht mischt. Die Löslichkeitsverhältnisse des Rizinusöles sind bekanntlich ganz andere als die der meisten übrigen fetten Öle, es mischt sich mit absolutem Alkohol und mit Eisessig in jedem Verhältnis und ist selbst in 90-prozentigem Alkohol verhältnismäßig leicht löslich; dagegen ist es in Mineralölen, selbst in Petroläther, fast unlöslich. Als ein technisch wichtiger Fortschritt ist es daher zu betrachten, daß es gelungen ist, aus dem Rizinusöl ein mit Mineralölen mischbares Produkt zu gewinnen, welchem die hohe Viskosität des Rizinusöles erhalten ist.

Bekantlich kann man das Rizinusöl destillieren; ist ein großer Teil übergegangen, so erstarrt der Retorteninhalt ganz plötzlich unter lebhafter Gasentwickelung zu einer klebrigen Masse von schwammiger, kautschukähnlicher Konsistenz. Derselbe Vorgang tritt auch bei der Destillation im luftverdünnten Raum ein. Krafft[2]) fand im Destillat Undecylensäure und Önanthol, welche bei der Destillation nach folgender Gleichung entstehen:

$$C_{18}H_{34}O_3 \; = \; C_{11}H_{20}O_2 \; + \; C_7H_{14}O$$
Ricinolsäure Undecylensäure Önanthol

Der schwammige, kautschukähnliche Rückstand, dessen Reinigung außerordentlich schwierig ist, da er sich in keinem der bekannten Lösungsmittel löst, dürfte, wie Thoms und ich früher gezeigt haben[3]), aus Triundecylensäureanhydrid bestehen. An gleicher Stelle haben wir die Beobachtung mitgeteilt, daß s ch gegen das Ende der Rizinusöldestillation vor dem plötzlichen Erstarren des Kolbeninhalts vermutlich das Glycerid der zweibasischen Triundecylensäure bildet, welches sich von dem Rizinusöl durch seine Unlöslichkeit in Alkohol unterscheidet.

---

[1]) Ber. d. deutsch. pharm. Ges. XIII. Jahrg., Heft 3, S. 135. 1904.
[2]) Ber. d. deutsch. chem. Ges. X, 2034/35.
[3]) Archiv d. Pharmazie 1901 (239), S. 1—6.

Auf Grund ähnlicher, bereits früher und unabhängig von uns gemachter Beobachtungen hat die Chemische Fabrik Flörsheim (Dr. H. Nördlinger) sich ein Verfahren patentieren lassen zur Darstellung eines mit Mineralölen mischbaren Produktes aus Rizinusöl, genannt „Floricin".

Laut Patentschrift Nr. 104499 verfährt man zur Herstellung des Präparates folgendermaßen:

50 kg Rizinusöl werden bei ziemlich starkem Feuer in einer Retorte erhitzt, so daß die Temperatur nach einer Stunde etwa 300° beträgt. Man setzt die Destillation noch ein bis zwei Stunden fort, bis der Gewichtsverlust des Öles sich auf 5—6 kg beläuft. Der Gewichtsverlust des Rizinusöles muß mindestens 5 Proz. betragen; andererseits darf das Erhitzen nicht bis zum Erstarren der Masse getrieben werden.

Bezüglich der Eigenschaften des Floricins besagt die Patentschrift folgendes:

1. Das Produkt zeigt noch ziemlich dieselbe Viskosität wie Rizinusöl, seine Löslichkeitsverhältnisse sind jedoch gerade umgekehrt wie die des Rizinusöles. Das neue Produkt mischt sich nämlich bei gewöhnlicher Temperatur in jedem Verhältnis mit Mineralöl und nimmt demgemäß auch beliebige Mengen Ceresin und Vaselin auf, dagegen ist es nahezu unlöslich in Alkohol und Essigsäure.

2. Dasselbe vermag, ähnlich wie Lanolin, Wasser in beträchtlichen Mengen aufzunehmen und festzuhalten (selbst bei Beimengung von Mineralöl), ebenso wässerige Lösungen.

Diese Eigenschaften, die das gewöhnliche Rizinusöl nicht besitzt, machen das ölartige Produkt besonders geeignet zur Herstellung viskoser Schmieröle im Gemisch mit Mineralöl, und anderseits zu einer vorzüglichen Grundlage für pharmaceutische Salben und Linimente.

Ich habe nun in Gemeinschaft mit Hrn. Dr. Schlüter eine unserem Institut durch Hrn. Dr. Nördlinger freundlichst überlassene Probe Floricin untersucht, einerseits um festzustellen, in welcher Weise sich die Konstanten des Rizinusöles durch die beschriebene Operation verschoben haben, anderseits, um die in der Patentschrift angegebenen Eigenschaften des Präparates nachzuprüfen.

Das Floricin ist gelblichbraun und zeigt grüne Fluoreszenz, es hat etwa die gleiche Viskosität wie Rizinusöl.

Die auf Seite 274 folgende Tabelle zeigt die Konstanten des Floricins im Vergleich mit den Literaturangaben über Rizinusöl.

Aus diesen Zahlen geht hervor, daß die mittlere Molekulargröße geringer geworden ist (Erhöhung der Verseifungszahl), die Menge der Doppelbindungen hat zugenommen (Erhöhung der Jodzahl), die Anzahl der Hydroxylgruppen ist beträchtlich kleiner geworden (Erniedrigung der Acetylzahl). Diese Umstände deuten darauf hin, daß zur Zeit des Abbruchs der Destillation bereits eine beträchtliche Menge von Undecylensäureglycerid gebildet ist, welches sich, wie oben bereits erwähnt wurde, bei der Fortsetzung der Destillation polymerisiert.

Recht beträchtlich ist die Erniedrigung des Erstarrungspunktes des Öles und der Fettsäuren, welche für die Verwendung als Schmiermaterial als günstig zu betrachten ist.

Die in der Patentschrift gemachten Angaben über die Löslichkeitsverhältnisse bestätigten sich. Das Floricin ist mit Petroläther und mit

	Floricin	Rizinusöl
Spezifisches Gewicht bei 15° C. . . .	0.9505	0.9611—0.9655
Erstarrungspunkt des Öles	Bei — 20° C. noch keine Trübung	—17.0 bis — 18° C.
Schmelzpunkt der Fettsäuren	+ 4.0° C.	+ 13.0° C.
Erstarrungspunkt der Fettsäuren . . .	— 17.0° C.	+ 3.0° C.
Säurezahl des Öles	12.1	18.4 (im Mittel nach Nördlinger)
= Prozent freie Ölsäure	6.1	9.3
Verseifungszahl	191.8	176.0—183.0
Jodzahl	101.0	83 4—84.4
Acetylsäurezahl	177.9	142.8
Acetylverseifungszahl	245.3	296.2
Acetylzahl	67.4	153.4—156

flüssigem Paraffin leicht mischbar, dagegen mischt es sich weder mit 90-prozentigem, noch mit absolutem Alkohol.

Was nun die Aufnahmefähigkeit für Wasser betrifft, so habe ich gefunden, daß das Floricin, in üblicher Weise im Salbenmörser angerieben, sich leicht mit Wasser emulgieren läßt. Es gelang mir, das Präparat selbst mit der fünffachen Menge Wasser zu einer salbenartigen, lanolinähnlichen Masse zu verreiben; Emulsionen mit 10—100 Proz. Wassergehalt lassen sich in wenigen Minuten herstellen; jedoch halten sich diese Emulsionen, in welchem Verhältnis sie auch hergestellt sind, leider nur sehr kurze Zeit; innerhalb 12—24 Stunden trennen sie sich meist wieder vollständig. Dieser Umstand dürfte der pharmazeutischen Verwendung des Floricins entgegenstehen, es sei denn, daß es gelänge, durch maschinelle Bearbeitung haltbarere Emulsionen zu erzielen.

Sesamöl-Nachweis bei Gegenwart von Farbstoffen, welche Salzsäure röten.[1)

Von **G. Fendler**.

Der Wert der Baudouinschen Reaktion für den Nachweis von Sesamöl in Fetten und speziell von Margarine in Butter ist schon von einer ganzen Reihe Autoren als sehr zweifelhaft beurteilt worden. Ich will davon absehen, die vielen Gründe, welche für und wider diese Reaktion schon ins Feld geführt worden sind[2)], hier aufzuzählen, sondern mich damit begnügen, die Unzuträglichkeiten zu beleuchten, welche die Anwendung dieser Reaktion bei Gegenwart salzsäurerötender Farbstoffe mit sich bringt.

Die amtliche Anweisung zur chemischen Untersuchung von Fetten und Käsen vom 1. April 1898 läßt die salzsäurerötenden Farbstoffe durch Ausschütteln des geschmolzenen Butterfettes mit Salzsäure vom spez. Gew. 1.125 entfernen. Das Ausschütteln soll so lange fortgesetzt werden, bis die Salzsäure nicht mehr rot gefärbt abfließt. Das derart behandelte Fett wird alsdann mittels Salzsäure vom spez. Gew. 1.19 und alkoholischer Furfurollösung auf Sesamöl geprüft.

Als erster scheint Soltsien[3)] Bedenken gegen dieses Verfahren geäußert zu haben. Verfasser macht auf die Unannehmlichkeiten des Ausschüttelns mit Salzsäure aufmerksam, welche einerseits darin bestehen, daß das Fett stets warm gehalten werden muß, um ein Erstarren zu verhindern, andererseits darin, daß, je nach der Dauer des Ausschüttelns, dem Fett der reagierende Bestandteil des Sesamöles mehr oder weniger entzogen wird. Verfasser empfahl an Stelle der Baudouinschen Reaktion seine Zinnchlorürreaktion, auf welche Farbstoffe, die Salzsäure rot färben, nicht störend einwirken.

Ferner hat Siegfeld[4)] darauf hingewiesen, daß nicht alle Teerfarb-

---

[1)] Chem. Revue über die Fett- und Harz-Industrie, 1905, Heft 1.

[2)] Eine Zusammenstellung der diesbezüglichen bis zum Jahre 1900 erschienenen Literatur findet sich in „Apothekerzeitung" 1900 (**15**), S. 28/29 und 38/39.

[3)] Zeitschr. f. öffentl. Chem. 1897, 494.

[4)] Milch-Ztg. 1899, **28**, 243; Zeitschr. f. Unters. d. Nahrungs- u. Genußmittel **3**, S. 112.

stoffe mit Salzsäure vom spez. Gew. **1.125** völlig auswaschbar sind, und daß durch häufiges Behandeln mit Salzsäure die reaktionsfähige Substanz des Sesamöles vollständig ausgewaschen werden kann, so daß der Sesamölnachweis unmöglich wird. Dies sei um so bedenklicher, als diese färbende Substanz des Sesamöles mit Salzsäure leichter aus dem Öle zu entfernen sei als viele Teerfarbstoffe.

Vor kurzem hatte ich nun selbst Gelegenheit, mich davon zu überzeugen, daß die zitierten Einwände nicht nur theoretischer Natur sind, sondern vollberechtigte praktische Geltung haben.

Es handelte sich darum, ein in der Hauptsache aus Kokosfett bestehendes Speisefett auf einen etwaigen Gehalt an Sesamöl zu prüfen. Da ein salzsäurerötender Farbstoff zugegen war, so wurde die Entfernung desselben nach der amtlichen Anweisung durch Ausschütteln des klar filtrierten Fettes mit Salzsäure vom spez. Gew. 1.125 versucht. Erst nach etwa zehnmaligem Ausschütteln floß die Salzsäure farblos ab. Als ich das so behandelte Fett auf sein Verhalten gegen Salzsäure vom spez. Gew. 1.19 prüfte, zeigte es sich, daß es an dieselbe weitere Mengen eines roten Farbstoffes abgab. Es war noch ein **fünfzehnmaliges** Behandeln mit Salzsäure vom spez. Gew. 1.19 erforderlich, um die Gesamtmenge des Farbstoffes zu entfernen. Um ein Erstarren des Fettes zu verhüten, wurde der Scheidetrichter nach dem jedesmaligen Ausschütteln in ein Wasserbad von 40—45° C. gehängt. Die Prüfung des so vorbehandelten Fettes mittels der Baudouinschen Sesamölreaktion ergab ein negatives Resultat.

Da ich meine berechtigten Bedenken hatte, ob das 25malige Behandeln mit Salzsäure, und speziell das Behandeln mit Salzsäure vom spez. Gew. 1.19 auf den reagierenden Bestandteil des eventuell vorhandenen Sesamöles ohne Einfluß gewesen war, machte ich folgenden Versuch.

Das zu prüfende Fett wurde mit 10 Proz. Sesamöl versetzt und alsdann in gleicher Weise mit Salzsäure (D 1.125 und 1.19) bis zur Entfernung des salzsäurerötenden Farbstoffes behandelt. Auch dieses, 10 Proz. Sesamöl enthaltende, Fett zeigte alsdann nicht die geringste Rötung bei der Baudouinschen Reaktion.

Zur Kontrolle wurde dasselbe Sesamöl mit 90 Teilen gegen Furfurolsalzsäure indifferenterem Baumwollsamenöl verdünnt und der Baudouinschen Reaktion unterworfen. Dieselbe trat mit der gewöhnlichen Intensität ein.

Diese Versuche zeigten somit, daß es unmöglich war, in dem fraglichen Fett mittels der Baudouinschen Reaktion etwa vorhandenes Sesamöl nachzuweisen.

Ich nahm daher meine Zuflucht zu der Soltsienschen Reaktion, welche ich neuerdings in der von Soltsien selbst angegebenen folgenden Modifikation anwende.[1]

---

[1] Pharm. Ztg. 1903, **48**, 524/525; Zeitschr. f. Unters. d. Nahrungs- und Genußmittel 1904 (**7**, 1), S. 422.

Um die Trennung der Emulsion von Fett und Zinnchlorürlösung zu beschleunigen, mischt man das Fett im Reagenzglase mit seinem doppelten Volumen Benzin und seinem halben Volumen Zinnchlorürlösung, schüttelt nur so lange kräftig durch, bis völlige Mischung eingetreten ist, und taucht alsdann in ein Wasserbad von etwa 40° C. Nach dem Absetzen der Zinnchlorürlösung wird das Reagenzglas in Wasser von etwa 80° nur bis zur Höhe der Zinnchlorürschicht eingetaucht, so daß ein Sieden des Benzins nach Möglichkeit vermieden wird. Man erwärmt solange, bis (bei Gegenwart von Sesamöl) die Rotfärbung der Zinnchlorürlösung nicht mehr zunimmt.

Die Reaktion ist in dieser Form sehr handlich und scharf.

Bei Zugabe der Zinnchlorürlösung zur Benzinlösung des fraglichen, den salzsäurerötenden Farbstoff enthaltenden Fettes trat zunächst infolge des Salzsäuregehaltes der Soltsienschen Reagenz Rotfärbung ein. Nach kurzem Durchschütteln verschwand jedoch die Rotfärbung infolge Reduktion des Farbstoffes, und die Zinnchlorürlösung blieb auch beim späteren stärkeren Erwärmen farblos. Es war somit mittels der Soltsienschen Reaktion die Abwesenheit von Sesamöl erwiesen.

Zur Kontrolle wurde dasselbe Fett nach Zusatz von 10 Proz. Sesamöl der Soltsienschen Reaktion unterworfen; dieselbe trat sehr deutlich ein.

Dieser typische Fall zeigt somit, daß das gesetzlich vorgeschriebene Verfahren des Sesamölnachweises unter Umständen völlig versagen kann.

Es wird sich empfehlen, in solchen zweifelhaften Fällen stets die Soltsiensche Reaktion heranzuziehen. Ob allerdings alle in Betracht kommenden salzsäurerötenden Farbstoffe durch Zinnchlorür entfärbt werden, muß erst die Erfahrung lehren.

Es ist zu hoffen, daß bei einer Revision des Margarinegesetzes der leidige Notbehelf der latenten Färbung mit Sesamöl einem einwandfreien Verfahren der Margarine-Kennzeichnung Platz macht. Glaubt man jedoch von dem obligatorischen Sesamölzusatz nicht abgehen zu können, so muß ich die Forderung anderer Autoren unterstützen, daß die Färbung mit salzsäurerötenden Farbstoffen untersagt wird, da sie zu den größten Unzuträglichkeiten führt.

Untersuchung von Kolonialprodukten.

Über die Untersuchung des Rohkautschuks. [1]

Von **G. Fendler**.

Der Kautschuk gewinnt für eine Anzahl wichtiger Industriezweige von Jahr zu Jahr eine größere Bedeutung, mit welcher sein Verbrauch naturgemäß stetig steigt. Hiermit geht eine Erschöpfung der bekannten Kautschukquellen Hand in Hand, und die Erschließung neuer Produktionsgebiete, die Auffindung neuer Kautschukpflanzen, die anderweitige Anpflanzung bekannter Kautschukpflanzen bilden eine wichtige Aufgabe unserer kolonialen Pioniere. Eine natürliche Folge dieser Bestrebungen ist es, daß immer mehr Kautschukproben zur Untersuchung auf ihre Brauchbarkeit nach Europa gesandt werden. Bei der Beurteilung solcher Proben ist natürlich die chemische Untersuchung allein nicht maßgebend, vielmehr muß dieselbe, wenn irgend möglich, mit einer technischen Bewertung vereinigt werden. Zwar habe ich die Beobachtung gemacht, daß sich im allgemeinen die Resultate des chemischen Befundes mit denjenigen der in einer Fabrik vorgenommenen Bewertung decken, doch gibt es auch Fälle, in denen sich beträchtliche Differenzen herausstellen. Die chemische Untersuchung ist eben nicht imstande, festzustellen, wie ein Kautschuk sich bei der Bearbeitung verhalten wird. In der Regel wird allerdings ein auf Grund seiner chemischen Beschaffenheit für brauchbar befundener Kautschuk sich auch in der Praxis als brauchbar erweisen.

In manchen Fällen kann jedoch nur die chemische Beurteilung Platz greifen, nämlich da, wo nur kleine, manchmal wenige Gramm wiegende Muster eingesandt werden — und diese Fälle sind nicht selten, wie ich selbst oft genug zu beobachten Gelegenheit hatte. Es will auf den ersten Blick scheinen, als ob es überhaupt zwecklos ist, derartig kleine Muster zu untersuchen, da sie in den allerseltensten Fällen richtige Durchschnittswerte liefern werden. Zwecklos ist dies allerdings dann, wenn aus der Untersuchung des kleinen Musters auf den Handelswert eines größeren Postens geschlossen werden soll. Meist ist jedoch festzustellen, ob eine bestimmte Pflanze Aussichten für die Gewinnung eines brauchbaren Kautschuks bietet, ob sie das für die Kautschukgewinnung genügende Alter erreicht hat usw.

---

[1] Ber. d. deutsch. pharm. Ges. **13**, Heft 5, [1904].

Der Rohkautschuk, wie er nach Europa gelangt, enthält neben dem wertvollen Kautschukkohlenwasserstoff $n-C_{10}H_{16}$ eine Reihe von unerwünschten Beimengungen, in erster Linie Harze, Pflanzenreste, Eiweißstoffe, Sand, Schmutz, Feuchtigkeit usw. Ferner findet sich nach C. O. Weber[1]) im Para-Kautschuk — und wahrscheinlich auch in anderen Kautschuksorten — eine geringe Menge eines in den Lösungsmitteln des Kautschuks unlöslichen Körpers von großer Quellbarkeit in den genannten Lösungsmitteln, welcher erheblich mehr Wasserstoff als der „Polypren" genannte Kautschukkohlenwasserstoff enthält und außerdem einen hohen Sauerstoffgehalt besitzt. Als weitere Verunreinigungen sind Sauerstoffadditionsprodukte des Polyprens von dessen Löslichkeitsverhältnissen vorhanden.

Sehen wir von einem Wassergehalt ab, so zerfallen die Bestandteile des Rohkautschuks in folgende Gruppen:

   a) Harze, löslich in Aceton, Alkohol, Benzol, Petroläther, Schwefelkohlenstoff, Chloroform,

   b) Reinkautschuk (Polypren), unlöslich in Aceton und Alkohol, löslich in Benzol, Petroläther, Schwefelkohlenstoff, Chloroform.

      Hierher gehören auch die im Kautschuk vorhandenen geringen Mengen von löslichen Sauerstoffadditionsprodukten des Polyprens.

   c) Die in keinem der genannten Lösungsmittel löslichen Verunreinigungen, als: Pflanzenreste, Sand, Eiweißstoffe, Schmutz und der genannte sauerstoffhaltige Bestandteil mancher Kautschukarten.

Auf Gruppe a und c verteilen sich bezüglich ihrer Löslichkeit auch gewisse, wasserlösliche Verunreinigungen, welche meist nur in geringen Mengen vorhanden sind.

Die Lösungen der Stoffe der Gruppe b, also vorzüglich des Reinkautschuks, werden durch Alkohol wieder gefällt.

Die wichtigste Aufgabe der chemischen Analyse ist es natürlich, festzustellen, wieviel Polypren, das heißt wieviel Reinkautschuk in einem Rohkautschuk vorhanden ist.

Wie die vorhergehende Zusammenstellung zeigt, bietet diese Aufgabe theoretisch keine Schwierigkeiten.

Das Harz läßt sich durch Extraktion mit Alkohol oder Aceton herauslösen und bestimmen, die zurückbleibenden Bestandteile aus Gruppe b und c werden mit einem der Lösungsmittel der Gruppe b behandelt, alsdann geht der Reinkautschuk nebst den geringen Mengen sauerstoffhaltiger Verunreinigungen in Lösung und die unlöslichen Anteile aus Gruppe c bleiben zurück. Die Trennung der letzteren von der Kautschuklösung ist jedoch nicht so ganz einfach, wie es auf den ersten Blick erscheint, denn wer

---

[1]) Ber. d. deutsch. chem. Ges. **33**, 779.

jemals versucht hat, Kautschuklösungen quantitativ zu filtrieren, der wird
an dies vergebliche Bemühen nicht mit den angenehmsten Gefühlen zurück-
denken.

In Anbetracht der bei diesem Analysengange aufstoßenden technischen
Schwierigkeiten haben denn auch viele Analytiker sich bisher mit der
Bestimmung des Wasser-, Harz- und Aschengehaltes begnügt. Die alleinige
Bestimmung dieser Bestandteile ist jedoch völlig unzureichend. Man kann
eine solche Analyse allenfalls gelten lassen, wenn von der zu untersuchenden
Probe zunächst der Waschverlust bestimmt wurde, und wenn die hierdurch
gereinigte Probe zur Bestimmung der genannten Bestandteile benutzt wird.
Unter Waschverlust versteht man alle mechanischen Beimengungen
organischer und anorganischer Natur, wie Pflanzenreste, Sand, Erde, Schmutz,
wasserlösliche Verunreinigungen usw., welche bei der technischen Verarbeitung des Rohkautschuks zwischen den sogen. Waschwalzen aus dem
Produkt entfernt werden. Um einen solchen Versuch quantitativ durch-
zuführen, sind außer der nötigen Apparatur schon ganz beträchtliche Mengen
Kautschuk notwendig. Das Verfahren ist also in vielen derjenigen Fälle,
wie ich sie oben erwähnte, nicht anwendbar. Auch enthält der gewaschene
Kautschuk außer Wasser, Harz und Mineralbestandteilen doch meist noch
andere Beimengungen, welche nicht als Kautschuk in Rechnung gestellt
werden dürfen. Besonders habe ich hierbei den unlöslichen, sauerstoffhaltigen Anteil des Rohkautschuks, der oben erwähnt wurde, im Auge.
Derselbe beträgt nach C. O. Webers Untersuchungen (l. c.) ja allerdings
meist nur wenige Prozente; ich habe aber auch Kautschuksorten in Händen
gehabt, welche ganz beträchtliche Mengen eines in Petroläther usw. unlöslichen, quellbaren Bestandteiles enthielten, worauf ich später noch zurück-
kommen werde.

Neben den genannten Bestimmungen wird in manchen Fällen noch die
Menge der Eiweißstoffe festgestellt, was wohl nicht unbedingt notwendig
sein dürfte.

In unserem Institut haben wir vor einiger Zeit nach einer Methode zu
arbeiten versucht, welche wir der mündlichen Mitteilung eines in der Praxis
stehenden Herrn verdankten, und welche ich im folgenden kurz wiedergeben will:

> „Der Rohkautschuk wird in Chloroform gelöst. Um die Lösung
> bequemer filtrieren zu können, empfiehlt sich ein Zusatz von
> Nitrobenzol.
>
> Auf Zusatz von Alkohol fällt aus dem Filtrat der größte Teil
> des Kautschuks aus; derselbe wird gesammelt, getrocknet und ge-
> wogen. Man bezeichnet ihn als α-Kautschuk.
>
> Man destilliert hierauf die Chloroform-Alkohollösung ab und
> extrahiert den Rückstand mit Alkohol; der hierbei sich ergebende
> Rückstand wird als β-Kautschuk bezeichnet."

Eine Notiz, welche dieses Verfahren erwähnt, findet sich im „Tropen-pflanzer" 1901, S. 603.

Dieses Verfahren hat sich jedoch als recht wenig brauchbar erwiesen. Ein quantitatives Filtrieren der Kautschuklösung war auch bei großen Verdünnungen fast unmöglich. Der Zusatz von Nitrobenzol erwies sich als zwecklos, ja sogar direkt als schädlich, da das Nitrobenzol sehr schwer wieder aus dem Kautschuk zu entfernen ist. Auch die Bezeichnungen α- und β-Kautschuk haben sich als unhaltbar erwiesen, denn bei der Anwendung genügender Mengen Alkohol zur gründlichen Ausfällung des Kautschukkohlenwasserstoffs ließ sich ein Körper, welcher im Chloroform-Alkoholgemisch löslich, in reinem Alkohol aber unlöslich ist, nicht nachweisen.

Da wir nun für das Kolonialwirtschaftliche Komitee und verschiedene Kolonialbehörden häufig Kautschukuntersuchungen ausführen, so habe ich mich eingehend mit der Aufgabe beschäftigt, ein möglichst einfaches Verfahren der Rohkautschukuntersuchung auszuarbeiten, welches annähernd richtige Resultate liefert, d. h. Zahlen, welche bis auf 2—3 Proz. den Gehalt an Reinkautschuk richtig angeben. Eine größere Genauigkeit kann man nach dem heutigen Stande der Kautschukanalyse nicht beanspruchen.

Ich will schon hier bemerken, daß ich auch die neuerdings von Harries und Weber veröffentlichten Methoden der Kautschukanalyse in ihrer Verwendbarkeit auf Rohkautschuk geprüft habe. Über die Resultate dieser Untersuchungen werde ich in der folgenden Arbeit berichten. Hier will ich nur vorausschicken, daß diese Methoden, welche für die Analyse des vulkanisierten Kautschuks einen außerordentlich wichtigen Fortschritt bedeuten, sich für die Rohkautschukanalyse durch mein beträchtlich einfacheres Verfahren ersetzen lassen.

Ich habe mich vor allem bemüht, die fast unmögliche Filtration der Kautschuklösungen durch Filtrierpapier zu vermeiden.

Zu diesem Zwecke stellte ich zunächst Versuche in der Richtung an, daß ich den zu untersuchenden, fein zerschnittenen, getrockneten und gewogenen Kautschuk in kleinen Portionen in Watte einwickelte und hiermit eine aus Kupferdrahtnetz verfertigte Hülse beschickte. Die Hülse nebst Inhalt wurde getrocknet, gewogen und alsdann in einen Soxhletschen Extraktionsapparat gebracht. Hierin wurde der Kautschuk mit Chloroform erschöpft, die Hülse alsdann getrocknet und zurückgewogen. Die Differenz beider Wägungen gab den Gehalt an Chloroformlöslichem, also an Reinkautschuk + Harz an, der Rest waren die unlöslichen Verunreinigungen, als Pflanzenreste, Sand, Schmutz usw. Der Gehalt an Reinkautschuk wurde durch Fällen der Chloroformlösung mit Alkohol, der Gehalt an Harz durch Extraktion einer besonderen Probe mit Aceton bestimmt.

Dies Verfahren erwies sich jedoch als wenig brauchbar, weil die völlige Extraktion mit Chloroform sehr lange dauerte und mehrere Tage in Anspruch nahm (auch bei Verwendung geringer Mengen von 1—2 g Kautschuk). Ferner ließ sich der Punkt der völligen Erschöpfung nicht ohne weiteres erkennen, so daß stets eine Kontrolle durch Wechsel des Extraktionskölbchens erfolgen mußte, was das Verfahren natürlich nicht vereinfachte.

Auch durch Ersatz der Watte durch Glaswolle war eine wesentliche Beschleunigung der Extraktion nicht zu erzielen, obgleich die Dauer derselben immerhin etwas verkürzt wurde,

Ein weiterer Übelstand lag darin, daß durch das lange Erhitzen des Kautschuks mit Chloroform Zersetzungen eintraten, welche einen Einfluß auf die Resultate hatten.

Auf der Suche nach einem geeigneteren Lösungsmittel fand ich ein solches im Petroläther. Bei Verwendung desselben lieferte die Methode richtige Resultate, wie die in der folgenden Arbeit veröffentlichten vergleichenden Untersuchungen zeigen werden. Die übrigen Übelstände blieben jedoch unbehoben.

Ich gelangte schließlich nach vielfachen vergeblichen Versuchen zu der im folgenden beschriebenen Methode, welche es gestattet, in einer Operation Reinkautschuk, Harz und unlösliche Verunreinigungen im Rohkautschuk in einfacher Weise zu bestimmen.

In dem fein zerschnittenen Durchschnittsmuster wird zunächst das Wasser durch Trocknen über Schwefelsäure im Exsikkator bestimmt.

Alsdann werden 2 g des getrockneten Kautschuks in einem 100 ccm·Messkölbchen mit Petroläther übergossen und unter häufigem Umschütteln stehen gelassen, bis nichts· mehr in Lösung geht. Es dauert dies im ungünstigsten Falle 24 Stunden. Dann wird mit Petroläther auf 100 ccm aufgefüllt, gut durchgemischt und kurze Zeit absetzen gelassen.

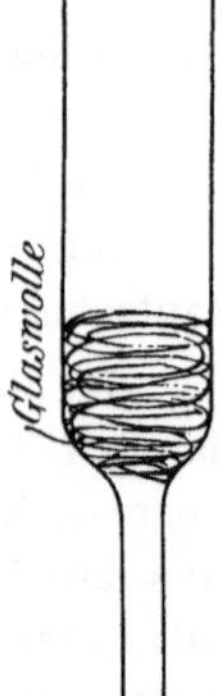

Man beschickt inzwischen ein Allihn sches Röhrchen (wie es zur Zuckerbestimmung Verwendung findet) mit einer 1— 1.5 cm hohen Schicht Glaswolle (siehe nebenstehende Skizze), setzt es auf ein 50 ccm-Meßkölbchen und filtriert durch das Röhrchen soviel der Petroläther-Kautschuklösung, daß das Kölbchen bis zur Marke gefüllt ist. Während der Operation des Filtrierens, welche je nach der variierenden Konsistenz der Kautschuklösungen 5 Minuten bis $^1/_4$ Stunde dauert, hält man das Röhrchen mit einem Uhrglas bedeckt. Man setzt alsdann das Röhrchen auf ein anderes beliebiges Gefäß, filtriert den Rest der Kautschuklösung durch, spült den Bodensatz auf das Glaswolle-Filter, wäscht mit Petroläther gut aus, trocknet und wägt.

Durch die Gewichtszunahme erfährt man die Menge der in 2 g des getrockneten Rohkautschuks enthaltenen unlöslichen Verunreinigungen.

Die zuerst abfiltrierten 50 ccm der Kautschuklösung werden nun in einen gewogenen Kolben von etwa 200 ccm Inhalt gegeben, man spült mit kleinen Mengen Petroläther nach, so daß das Volumen der Lösung etwa 60 ccm beträgt, gießt alsdann unter Umschwenken 70 ccm absoluten Alkohol hinzu und schüttelt den verschlossenen Kolben kräftig mehrere Minuten. Der ausgefällte Reinkautschuk hat sich alsdann gewöhnlich zu einem Klumpen zusammengeballt, seltener setzt er sich an den Wandungen an. Man kann dann ohne weiteres das klare oder fast klare Petroläther-Alkoholgemisch abgießen. Der Kautschuk wird mit etwas Alkohol nachgewaschen, indem man ihn mit einem Glasstabe durcharbeitet. Man trocknet alsdann Kolben nebst Inhalt im Wassertrockenschrank, wobei man die Verjagung des anhaftenden Alkohols und Petroläthers durch öfteres Einblasen von Luft beschleunigt[1]). Die Gewichtszunahme des Kolbens gibt die in 1 g des getrockneten Rohkautschuks enthaltene Menge Reinkautschuk an.

Zur Feststellung des Harzgehaltes wird das mit dem Wasch-Alkohol vereinigte, vom gefällten Kautschuk abgegossene Petroläther-Alkoholgemisch aus einem gewogenen Kölbchen abdestilliert und der Rückstand getrocknet. Die Gewichtszunahme des Kölbchens gibt die in 1 g des getrockneten Rohkautschuks enthaltene Harzmenge an.

Diese Methode ist, wie man aus der Beschreibung ersieht, äußerst einfach und läßt sich im Laufe von zwei Tagen durchführen. Es ist keine komplizierte Apparatur erforderlich, man kann daher zu gleicher Zeit eine große Anzahl von Kautschukanalysen erledigen.

Über vergleichende Untersuchungen nach dieser Methode, nach der vorerwähnten Soxhlet-Extraktionsmethode sowie nach den Methoden von Harries und Weber werde ich in der folgenden Arbeit berichten.

Daß die Bestimmung des Harzgehaltes nach obiger Methode mit derjenigen durch Extraktion mit Aceton im Soxhletschen Apparat übereinstimmende Resultate liefert, zeigt folgende Tabelle:

---

[1]) Es ist in diesem Falle nicht notwendig, in einer indifferenten Gasatmosphäre zu trocknen, denn ich habe durch Versuche festgestellt, daß die Gegenwart von Luft während der verhältnismäßig kurzen Dauer des Trocknens eine das Resultat beeinflussende Gewichtszunahme dea Kautschuks nicht bedingt.

Vergleichende Harzbestimmungen:

No. des Versuchs	Extraktion von 10 g Kautschuk mit Aceton im Soxhletschen Apparat Proz.	Nach meiner Methode Proz
1	6.82	7.10
2	13.90	14.30
3	10.48	10.25
4	5.01	4.90
5	2.10	2.30
6	4.29	4.45

Über die neueren Methoden der Kautschukuntersuchung, speziell in ihrer Anwendung auf Rohkautschuk.[1)

Von **G. Fendler**.

In jüngster Zeit haben sich Harries[2)] mit der Einwirkung von salpetriger Säure auf Kautschuk und C. O. Weber[3)] mit der Einwirkung von Stickstoffdioxyd auf Kautschuk eingehend beschäftigt und die Ergebnisse dieser Untersuchungen für die Analyse des Kautschuks nutzbar gemacht. Die Verfasser haben Methoden ausgearbeitet, welche es gestatten, den Kautschukkohlenwasserstoff durch Überführung in Verbindungen von feststehendem Kautschukgehalt von den beigemengten Verunreinigungen zu trennen bezw. ihn aus dem vulkanisierten Kautschuk, bekannterweise einem Gemisch der verschiedensten Substanzen, in wägbarer Form herauszuschälen.

Die einfache Lösung der letzteren Aufgabe ist ein lange angestrebtes Ziel, dessen Erreichung bisher große analytische Schwierigkeiten bot. Henriques und C. O. Weber haben sich durch eine Reihe bemerkenswerter Arbeiten um den Ausbau der analytischen Methoden für die Untersuchung des vulkanisierten Kautschuks verdient gemacht. Die erwähnten neuen Methoden der Kautschukbestimmung von Harries und C. O. Weber bedeuten eine wichtige Ergänzung und Vereinfachung des bisherigen Analysenganges und einen bedeutenden Schritt vorwärts.

Ob diese Methoden in jedem Falle anwendbar sind, und ob die Art des verwendeten Rohkautschuks ohne Einfluß auf die Richtigkeit des Resultats ist, das ist noch eine offene Frage, zu deren Lösung ich durch die nachstehend wiedergegebenen Untersuchungsresultate beizutragen hoffe. Ferner hatte ich bei meinen Versuchen als Zweck im Auge, festzustellen, ob die Harriessche und Webersche Methode gleichwertige Resultate liefern, welche der beiden Methoden handlicher und daher für die Praxis brauchbarer ist, und endlich, ob für die Untersuchung des Rohkautschuks die Alkoholfällungs-

---

[1)] Ber. d. deutsch. pharm. Ges. **13**, Heft 5, [1904].

[2)] Ber. d. deutsch. chem. Ges. **34**, 2991—2992; **35**, 3256—3266; **35**, 4429—4431; **36**, 1937—1941.

[3)] Ber. d. deutsch. chem. Ges. **35**, 1947—1951; **36**, 3103—3108.

methode in der von mir angegebenen einfachen Form genügt, oder ob auch hier richtiger die Harriessche oder Webersche Methode Platz zu greifen haben.

Ehe ich meine eigenen Versuche wiedergebe, muß ich auf den Kern der beiden neuen Methoden näher eingehen und die von den beiden Autoren veröffentlichten Arbeitsweisen mitteilen, welche ich gleichzeitig durch die von mir gemachten Beobachtungen praktisch ergänzen will.

Harries (l. c.) hat gefunden, daß durch die Einwirkung von salpetriger Säure auf Kautschuk unter verschiedenen Bedingungen drei verschiedene Nitrosite erhalten werden.

Leitet man unter dem peinlichsten Abschluß von Feuchtigkeit gasförmige, durch $CaCl_2$ und P_2O_5 getrocknete salpetrige Säure in die Benzollösung von Parakautschuk, so entsteht ein hellgrüner, kolloidaler Niederschlag, der nach dem Auswaschen mit Benzol und dem Trocknen über Schwefelsäure im Vakuum ein schwach grünliches, leicht zerreibliches, zartes Pulver vom Zersetzungspunkt 80—100° darstellt. Dieser von Harries „Nitrosit a" genannte Körper von der Zusammensetzung $(C_{10}H_{16}N_2O_3)$ x ist ganz unlöslich in Essigester, Aceton, Alkohol, Äther und wird von Alkalien nicht aufgenommen. Aus diesem Nitrosit entsteht das „Nitrosit b" $C_{20}H_{30}N_6O_{16}$, indem man ersteres nicht abfiltriert, sondern 2—3 Tage weiter mit salpetriger Säure in der Kälte behandelt.[1]) Nitrosit b ist in Essigester und Aceton leicht löslich und wird durch verdünnte Alkalien mit braunroter Farbe aufgenommen. Der Zersetzungspunkt liegt gegen 130° C. „Nitrosit c" $C_{20}H_{30}N_6O_{14}$ wird erhalten, wenn man einen raschen Strom von salpetriger Säure in die Benzol-Kautschuklösung leitet, einen Tag stehen läßt, dann abfiltriert, mit Benzol wäscht, trocknet, in Essigester löst, wieder mit Salpetrigsäuregas sättigt, im Vakuum einengt und die Lösung in Äther gießt.

Das Nitrosit c erhält man nach Harries in noch reinerer Form, wenn man über P_2O_5 getrocknete salpetrige Säure in die trockene benzolische Kautschuklösung leitet. Hierbei fällt zuerst das Nitrosit a aus, welches bei eintägigem Stehen mit salpetriger Säure in benzolischer Suspension in eine in Essigester lösliche Form übergeht. Man verfährt alsdann weiter wie oben angegeben, löst in Essigester usw.

Harries hat ferner gezeigt, daß das „Nitrosit c" $C_{20}H_{30}N_6O_{14}$ sich auch aus anderen Kautschuksorten, z. B. dem Mohorrokautschuk aus Mozambique und dem mexikanischen Guayulekautschuk darstellen läßt. Auch Guttapercha und Balata ließen sich, allerdings mit geringeren Ausbeuten, in das Nitrosit c überführen.

Die Erfahrung, daß das Nitrosit c $(C_{20}H_{30}N_6O_{14})$ meist quantitativ entsteht, hat Harries zur quantitativen Bestimmung des Kautschuks verwertet. Harries hat selbst keine größere Anzahl von Analysen ausgeführt. Die

---

[1]) Bei der Bildung dieses Nitrosits spielt die Einwirkung des beim Trocknen mitverwendeten $CaCl_2$ auf die salpetrige Säure eine Rolle.

Analyse einer Kautschukmischung, welche mit Schwefel, Zinnober und Zinksulfid versetzt war, ergab befriedigende Resultate. Der Analysengang, welchen Verfasser hierbei einschlug, war folgender:

4.15 g der Kautschukmischung wurden mehrere Tage mit 150 g über Natrium getrocknetem Benzol in einem geschlossenen Gefäß stehen gelassen, darauf die aufgequollene Masse mit über P_2O_5 getrocknetem Salpetrigsäuregas gesättigt. Diese Operation wurde während zweier Tage etwa dreimal wiederholt. Darauf war die Kautschukmasse zu einer hellroten pulvrigen Substanz zerfallen, während der Schwefel in Benzol gelöst blieb. Das Unlösliche wurde auf einem gewogenen Filter mit Benzol ausgewaschen und im Vakuum bei gewöhnlicher Temperatur getrocknet, dann gewogen. Hierauf wurde der Filterinhalt mit Aceton extrahiert, wieder getrocknet und gewogen. Die Differenz gibt die Menge des Nitrosits an.

Weber (l. c.) leitete in eine einprozentige Lösung von gereinigtem Parakautschuk in Benzol Stickstoffdioxyd ein, das durch Erhitzen von Bleinitrat dargestellt wurde. Hierbei tritt bald Ausscheidung eines amorphen Körpers in zusammenhängenden, sehr zerbrechlichen Krusten ein, die sich schon durch kräftiges Schütteln des Flascheninhaltes in ein grobkörniges Pulver verwandeln. Die so erhaltene Masse wird abfiltriert und mit Benzol gewaschen, an der Luft getrocknet, in Aceton gelöst und die filtrierte Lösung in Wasser gegossen, wobei sich eine feine flockige, gelbe Masse abscheidet, welche nach dem Auswaschen und Trocknen die empirische Zusammensetzung $C_{10}H_{16}N_2O_4$ besitzt.

Weber benutzt diesen Körper zur quantitativen Bestimmung des Kautschuks im Rohkautschuk und in Kautschukwaren. Die Ausführungsweise seiner Methode gibt Verfasser in den Ber. der deutsch. chem. Ges. 36, 3103—3108 und neuerdings ausführlich in der „Gummizeitung" 1904, Nr. 26 wieder. Da die letztere Quelle den wenigsten Lesern dieser Berichte zur Verfügung stehen dürfte, will ich den wesentlichen Teil der Weberschen Angaben im folgenden wörtlich zitieren, wobei ich noch besonders vorausschicken möchte, daß diese Angaben sich in erster Linie auf die Analyse von vulkanisiertem Kautschuk beziehen, daß sie aber, wie die letzten Ausführungen des Verfassers zeigen, auch in analoger Weise auf Rohkautschuk anzuwenden sind:

„In bezug auf die Bildungsweisen des Stickstoff-Additionsproduktes des Kautschuks sei folgendes bemerkt: Der Kautschuk gelangt am besten in benzolischer Lösung bezw. Suspension zur Anwendung. Spuren von Feuchtigkeit scheinen den Verlauf der Reaktion nicht zu beeinflussen, jedoch habe ich in einer langen Reihe von Operationen die Beobachtung gemacht, daß es im Interesse konstanter Produkte trotzdem ratsam ist, nur mit über Natrium getrocknetem Benzol zu arbeiten und auch sonst alle Feuchtigkeit nach Möglichkeit auszuschließen. In letzterer Hinsicht ist vor allem erforderlich, das Stickstoffdioxyd aus möglichst trockenem Material (Bleinitrat) herzustellen, sowie das entwickelte Gas sorgfältig zu trocknen. Bleinitrat, selbst das als chemisch rein gelieferte Produkt, enthält stets eine merk-

würdig große Menge von Wasser (Mutterlauge?) und erst nach mehrstündigem Trocknen bei 110° C. wird ein wasserfreies Produkt erhalten.
Diese Trocknung sollte nie unterlassen werden. Unterbleibt dieselbe, so
liegt die Gefahr nahe, daß das vorhandene Wasser nach der Gleichung

$$N_2O_4 + H_2O = NO_3H + NO_2H$$

das Dioxyd in Salpetersäure und salpetrige Säure zerlegt und scheint es
besonders letztere zu sein, welche den Reaktionsverlauf in ganz erheblichem
Grade ändert und zur Bildung von Körpern führt, deren Zusammensetzung
von der erwarteten sehr erheblich abweicht, so daß sehr grobe Analysenfehler entstehen. In jedem Falle sollte das entwickelte Gas stets noch getrocknet werden. Für diesen Zweck erweisen sich die ganz aus Glas ge-
bauten Trockenapparate als sehr brauchbar. Als Trockenmaterial verwende
ich glasige Phosphorsäure in der bekannten Stangenform.

Die Ausführung der Analyse geschieht in dem nachstehend beschriebenen Apparat. Ein Fletcherscher Röhrenbrenner, wie solche von der
Firma Fletcher, Russel & Co., Warrington (England) für billigen Preis
hergestellt werden, dient zum Erhitzen des in ein Glasrohr gefüllten Bleinitrats. Das völlig trockene Bleinitrat wird in dünner Schicht in das Glasrohr von 35 cm Länge und 30—32 mm lichter Weite eingebracht, derart,
daß die Schichtlänge etwas geringer ist als die wirksame Länge des Brenners.
Auf diese Weise gelingt es, den das Glasrohr verschließenden Stopfen vor
Verbrennung zu schützen. Das Glasrohr wird mit einer Lage von ganz
dünnem Asbestpapier umwickelt, um Springen desselben beim Abkühlen zu
vermeiden.

Das Glasrohr wird nun mit einem gut schließenden Korkstopfen verschlossen, durch den ein Glasrohr geht, das mit dem Trockenapparat verbunden ist. Dieser Apparat wird mit glasiger Phosphorsäure beschickt
und hält eine Beschickung für eine sehr große Zahl von Operationen. Die
Anwendung von Chlorcalcium oder Chlorzink, ebenso Schwefelsäure als
Trockenmaterial ist natürlich ausgeschlossen. Das andere Ende des Trocken-
apparates wird mit der einen Flasche verbunden, die aus einem weithalsigen
Erlenmeyerschen Kolben von etwa 250 ccm Inhalt besteht. Dieser
Kolben wird mit einem Glasstopfen verschlossen, der ein bis auf den Boden
reichendes Gaseinleitungsrohr und ein kurzes Gasableitungsrohr trägt.

Die Verbindungen der einzelnen Apparate werden natürlich mit Hilfe
von Gummischlauch hergestellt und, um eine rasche Zerstörung dieser
Gummiverbindungen zu verhüten, ist es notwendig, darauf zu sehen, daß
die zu verbindenden Röhrenstücke sich stets dicht berühren, so daß keine
freie Schlauchfläche vorhanden ist.

Die Flasche wird mit dem zu behandelnden Muster, dessen Gewicht
nicht erheblich 1 g überschreiten sollte, beschickt und sodann 100—150 ccm
über Natrium getrocknetes Benzol zugefügt. Für eine derartige Operation
sind 25 g Bleinitrat im Erhitzungsrohr stets vollkommen ausreichend.

Nunmehr wird das Rohr zunächst mit kleiner Flamme erhitzt, bis in
dem vorderen Ende desselben sich nitrose Dämpfe zeigen, worauf mit
voller Flamme rasch erhitzt wird, so daß ein rascher und kräftiger Strom
von Stickstoffdioxyd entsteht. Bei langsamem Gasstrom habe ich wiederholt gefunden, daß anormale Produkte entstehen, deren Zusammensetzung

mir noch nicht bekannt ist, die aber höchst wahrscheinlich von der des
gewünschten Additionsproduktes abweicht. Die Entstehung solcher Produkte
läßt sich aus dem Reaktionsverlauf selbst nicht erkennen, zeigt sich aber
in der Folge darin, daß die in Aceton gelöste Verbindung des Kautschuks
beim Ausfällen in Wasser als eine schmierige Masse erhalten wird, die,
wenn überhaupt, erst nach langem Stehen fest wird. Bei richtig aus-
geführter Operation ist die benzolische Lösung stets von tief rotbrauner
Farbe und von gelatinösen Flocken angefüllt. Nach etwa einstündigem
Stehen wird das Benzol abfiltriert und darauf geachtet, daß möglichst
wenig feste Bestandteile auf das Filter gelangen. Es wird sodann mit etwas
Benzol nachgewaschen, die auf das Filter gelangten festen Anteile in die
Flasche zurückgebracht und letztere nunmehr bei einer 40° C. nicht über-
steigenden Temperatur getrocknet.

Der Inhalt der Flasche wird sodann mit siedendem Aceton übergossen und die Flasche während einiger Zeit unter häufigem Umschütteln
stehen gelassen, bis vollständige Lösung eingetreten ist. Letzterer Punkt
läßt sich stets leicht daran erkennen, daß alle gelatinösen oder klumpigen
Bestandteile völlig verschwunden sind und das vorhandene Unlösliche nur
aus einer feinpulvrigen Masse besteht. Die für die vollständige Lösung
des Kautschuk-Additionsproduktes erforderliche Zeit variiert nicht unerheb-
lich. In vielen Fällen findet fast momentane Lösung statt, in anderen
Fällen erfolgt die Lösung im Verlauf von ungefähr einer halben Stunde.
Schwefelzink oder Goldschwefel enthaltende Muster lösen sich stets langsam
und erfordern meist 2—3 Stunden. Es kann nicht bezweifelt werden, daß
in dieser Richtung viel Erfahrung nötig sein wird, um in jedem Falle
durchaus sicheres Arbeiten zu ermöglichen. Ganz besonders möchte ich
heute schon auf den Umstand hinweisen, daß die verschiedenen Sorten von
regeneriertem Kautschuk sich in der Behandlung nach dieser Methode ganz
auffallend verschieden verhalten, und liegt in diesem Umstande vielleicht
die Möglichkeit einer exakteren Wertbestimmung dieser Produkte, als dieselbe bisher tunlich war. Über diesen ebenso wichtigen als interessanten
Punkt gedenke ich in einer meiner nächsten Mitteilungen ausführlicher zu
berichten.

Die, wie angegeben, erhaltene Acetonlösung wird nunmehr filtriert,
was fast ausnahmslos mit größter Leichtigkeit ausführbar ist. Schwierigkeiten treten nur ein bei der Analyse von Mustern, welche sehr eiweißreiche
Kautschuksorten enthalten. Hierbei wird natürlich das Eiweiß in unlöslicher Form erhalten, und die feinen Flocken verstopfen nicht selten die
Filter. Am einfachsten und unfehlbarsten wird diese Schwierigkeit durch
Zentrifugieren der Lösung vor der Filtration vermieden, wobei das Eiweiß
als eine zusammenhängende Masse erhalten wird, die zu Ende der Filtration
auf das Filter gebracht werden kann, ohne zu weiteren Schwierigkeiten
Veranlassung zu geben. Auch bei der Analyse von Mustern, welche Lampen-
ruß, Zinksulfid oder Goldschwefel enthalten, zeigt sich nicht selten diese
Schwierigkeit, oder es tritt vielmehr zunächst der Fall ein, daß die erwähnten Substanzen das Filter passieren und es gleichzeitig verstopfen. Die
vollständige Filtration und das Auswaschen des Filters nimmt dann eine
ungeheure Zeit in Anspruch und erweist sich nicht selten als unausführbar.

In allen solchen Fällen erweist sich das Zentrifugieren der Lösungen vor
der Filtration als ganz unfehlbare Abhilfe[1]). Die in der Lösung enthaltenen,
suspendierten Bestandteile legen sich fest an den Boden der Zentrifugen-
einsätze, die Lösung filtriert nunmehr mit denkbar größter Leichtigkeit, und
nunmehr werden die festen Bodensätze mit Aceton in das Filter gewaschen.
Ein Durchdringen des Filters seitens derselben findet nun nicht mehr statt. Zum
Beschluß wird das Filter mit warmem Aceton gewaschen. — Der so erhaltene Filterrückstand enthält sämtliche in dem analysierten Muster vorhandenen Mineralbestandteile, Ruß, Faserstoffe und die bereits erwähnten
Eiweißkörper des Kautschuks. Letztere lassen sich durch Erwärmen des
Rückstandes mit verdünnter Natronlauge leicht entfernen, und auf diese
Weise, wenn nötig, quantitativ bestimmen. Die weitere Behandlung des
mineralischen Rückstandes braucht nicht auseinandergesetzt zu werden.

Die Acetonlösung enthält nun sämtlichen, in dem Muster enthaltenen
Reinkautschuk in der Form der bereits erwähnten Verbindung von der
empirischen Formel $(C_{10}H_{16}N_2O_4)n$ S. Durch Eingießen der Lösung in
Wasser läßt sich diese Verbindung als eine feinflockige Masse abscheiden.
Es tritt jedoch nicht selten der Fall ein, daß diese Abscheidung zunächst
nicht eintritt und nur eine milchige Flüssigkeit entsteht. Dies ist besonders
der Fall, wenn die Acetonlösung zu verdünnt ist oder in zu wenig Wasser
gegossen wird. Es sollte bei Verarbeitung von etwa 1—1.5 g Substanz das
Volumen der Acetonlösung nicht über 50 ccm betragen, so daß also nötigenfalls die Lösung vor der Fällung zu konzentrieren ist. Für 50 ccm der
Lösung sollten nicht weniger als 250 ccm Wasser verwendet werden. Selbst
unter diesen Umständen gelingt es jedoch bisweilen nicht, prompte Fällung
zu erzielen. Diese tritt dann aber stets rasch ein bei Zusatz von Salzlösungen zu der Emulsion. Chlorammonium, Kaliumjodid oder Kalium-
sulfocyanat haben sich in dieser Beziehung am wirksamsten erwiesen.

Der gefällte Körper wird nunmehr auf ein gewogenes Filter gebracht,
mit warmem Wasser ausgewaschen, bei einer 60° C. nicht übersteigenden
Temperatur getrocknet und gewogen. Aus dem so erhaltenen Gewicht
läßt sich aber natürlich die vorhandene Kautschukmenge nicht ohne weiteres
berechnen, da der Körper auch noch den Vulkanisationsschwefel enthält.
Es ist daher erforderlich, die Menge des in demselben enthaltenen Schwefels
zu ermitteln und diese von dem Gesamtgewicht des Körpers in Abzug
zu bringen. Der Restbetrag repräsentiert die Menge der Verbindung
$C_{10}H_{16}N_2O_4$ und ergibt sich hieraus sofort die Menge des vorhandenen Reinkautschuks. Aus letzterem und der bereits ermittelten Menge von Vulka-

---

[1]) In bezug auf die für diesen Zweck zu verwendende Zentrifuge sei darauf
hingewiesen, daß zur Erzielung guter Resultate eine Umdrehungszahl von mindestens 3000 Touren per Minute erforderlich ist. Die von mir benutzte Maschine
ist von P. Altmann, Berlin, konstruiert (No. 347 seiner Liste). Dieselbe ist
allerdings an sich schon ziemlich kostspielig und erfordert außerdem Motoren-
betrieb (0.5 HP). Dafür ist sie aber ein Kunstwerk mechanischer Spezial-
konstruktion und gibt Resultate, die mit einer durch Hand betriebenen Zentrifuge
einfach nicht zu erhalten sind. In einem Laboratorium, in dem viel mit Kautschuk gearbeitet wird, ist eine derartige Maschine einfach unentbehrlich.

nisationsschwefel erhalten wir sodann auf bekannte Weise den Vulkanisations-
koeffizienten.

Von Interesse dürfte es sein, noch darauf hinzuweisen, daß diese neue
Methode der Kautschukanalyse sich ganz vorzüglich für die Analyse von
Rohkautschuk eignet. Die Ausführung ist natürlich in allen Einzelheiten
dieselbe wie oben beschrieben, jedoch fällt die Bestimmung des Vulkanisa-
tionsschwefels weg. In ihrer Anwendung auf Rohkautschuk arbeitet diese
Methode so ausgezeichnet, daß sie unzweifelhaft das beste Verfahren darstellt, in einem Muster von Rohkautschuk die Menge des Reinkautschuks,
der mineralischen Bestandteile und der Eiweißkörper zu bestimmen. Bei
der Lösung des Stickstoffdioxyd-Additionsproduktes in Aceton hinterbleiben
als unlöslich natürlich die Mineralbestandteile und die Eiweißkörper. Es
wird nun zunächst deren Totalmenge (auf einem gewogenen Filter) bestimmt und sodann die Menge der Eiweißkörper entweder nach Kjeldahls Methode oder durch Behandlung des Filterrückstandes mit heißer
Ätznatronlauge, in der dieselben leicht löslich sind, ermittelt. Es ist diese
Methode der Bestimmung derselben im Rohkautschuk nach Kjeldahls
Methode bei weitem vorzuziehen, da die Behandlung des Kautschuks nach
dieser letzteren Methode außerordentlich schwierig ist."

Bezüglich der Harriesschen Methode bemerkte Verfasser an zitierter
Stelle in den Ber. der deutsch. chem. Ges., daß erstere dadurch eine gewisse
Unsicherheit bedinge, daß es nicht leicht sein dürfte, ein Nitrosit von ganz
konstanter Zusammensetzung zu erhalten. Ob dies der Fall ist, habe ich
gleichfalls durch meine vergleichenden Untersuchungen festzustellen gesucht.

Meine Versuche beziehen sich nur auf Rohkautschuk, erstens, weil die
Frage der Rohkautschukuntersuchung für mich aus früher erwähnten
Gründen eine gewissermaßen brennende war, zweitens auch, weil wohl
anzunehmen ist, daß die beiden Methoden, wenn sie für Rohkautschuk übereinstimmende Resultate liefern, auch bei vulkanisiertem Kautschuk keine
wesentlichen Abweichungen zeigen werden. Die Prüfung der Methoden in
ihrer Anwendung auf vulkanisierten Kautschuk dürfte zweckmäßig den in
der Praxis stehenden Kollegen zu überlassen sein, welchen jederzeit selbst
hergestellte Gemische bekannter Zusammensetzung zur Verfügung stehen.
Die von mir mit Rohkautschuk gewonnenen Erfahrungen werden dazu beitragen, für derartige Versuche eine Grundlage zu bieten.

Ich will nun zunächst auf die Technik der erwähnten Methoden eingehen und hierin mit der Harriesschen Methode beginnen.

Es hat sich als praktisch erwiesen, nicht beträchtlich mehr als 1 g
Kautschuk in Arbeit zu nehmen. Das Trocknen des Benzols durch Natrium
habe ich als überflüssig befunden. Der Kautschuk muß zunächst vom Harz
befreit werden, zu diesem Zweck wird das in kleine Stückchen zerschnittene
Durchschnittsmuster im Soxhletschen Apparat sechs Stunden mit Aceton
extrahiert[1]). Dann befreit man den Kautschuk von Aceton, indem man

---

[1]) Wie ich später zeigen werde, bilden sich durch die Einwirkung der
salpetrigen Säure auf die Kautschukharze gleichfalls kleine Mengen acetonlös-

in einem kleinen Becherglase unter Überleiten von Kohlensäure zwecks Fernhaltung des Luftsauerstoffs zwei Stunden auf dem Wasserbade erwärmt und schließlich einen Tag im Vakuumexsikkator über Schwefelsäure beläßt. Nun wägt man in einem Becherglase von 150 bis 200 ccm Inhalt etwa 1 g des Kautschuks genau ab, übergießt ihn mit 75 ccm Benzol und läßt das Becherglas unter Bedecken mit einem Uhrglase bis zur genügenden Quellung bezw. Lösung des Kautschuks stehen. Man kann die Lösung durch Umrühren befördern, wozu man das später für das Einleiten der salpetrigen Säure zu benutzende Rohr verwendet. Dasselbe darf nicht zu lang sein (etwa 15 cm), weil es später mit dem Becherglase mitgewogen werden soll, dagegen wähle man es möglichst weit, um Verstopfungen beim Einleiten zu verhindern.

Nach spätestens 24 Stunden ist Rohkautschuk gelöst, und man kann mit der Darstellung des Nitrosits beginnen.

Zur Darstellung der salpetrigen Säure habe ich die Entwickelung derselben aus Stärke und Salpetersäure als die praktischste Methode befunden, und zwar verfahre ich folgendermaßen:

20 g gepulverte Stärke werden in einem etwa 500 ccm fassenden Stehkolben mit 80 ccm Salpetersäure vom spezifischen Gewicht 1.3 übergossen und das Gemisch unter häufigem Umschütteln auf dem Wasserbade bis zur Lösung der Stärke und bis zum Eintreten der Reaktion erwärmt. Sobald rote Dämpfe zu entweichen beginnen, entfernt man den Kolben vom Wasserbade und läßt die erste heftige Reaktion vorübergehen; tut man das nicht, so nützt auch die beste Trockenvorrichtung nichts, da bei der heftigen Gasentwickelung und starken eintretenden Erhitzung reichliche Mengen Salpetersäure übergerissen werden und auch in die Kautschuklösung gelangen, infolgedessen der Versuch als mißlungen anzusehen ist.

Erst wenn die Gasentwickelung eine ruhige wird, was nach etwa fünf Minuten der Fall ist, versieht man den Kolben mit einem doppelt durchbohrten Korkstopfen, durch dessen eine Bohrung ein Scheidetrichter, durch die andere ein Gasleitungsrohr führt. Das letztere wird, wie nachstehende Abbildung zeigt, mit einem mit Phosphorsäureanhydrid in Stangen beschickten Trockenturm verbunden. Der Kolben kommt auf ein Asbestdrahtnetz zu stehen.

Der untere, mit a bezeichnete Teil des Trockenturms bleibt leer, um übergehende Salpetersäure aufzunehmen. Man beginnt nun mit dem Einleiten der salpetrigen Säure, indem man das Einleitungsrohr b in die Kautschuklösung eintaucht. Mit dem Erwärmen des Entwicklungskolbens durch eine kleine Bunsenflamme fängt man erst beim Nachlassen der Gasentwickelung an. Wird die Gasentwickelung später wieder träge, so werden noch 80 ccm Salpetersäure (1.3) durch den Scheidetrichter in den Ent-

---

licher Einwirkungsprodukte, wie es Weber auch bei seiner Methode beobachtet hat.

wicklungskolben gegeben; man läßt alsdann den Hahn des Trichters so lange auf, bis eine genügende Wiedererwärmung des Kolbens eingetreten ist, um ein Zurücktreten der Kautschuklösung zu verhüten.

Indem man den Inhalt des Becherglases hin und wieder mit dem Einleitungsrohr durchrührt und nötigenfalls verdunstetes Benzol ergänzt, leitet man zwei Stunden lang ein. Man zieht dann das Einleitungsrohr b aus der Kautschukverbindung c¹) heraus, beläßt es im Becherglase und läßt dieses eine Stunde stehen. Nun wird das Benzol durch ein Filter vom Nitrosit abgegossen, und man wäscht den Inhalt des Becherglases und des Filters mit Petroläther nach. Hierauf bringt man die auf das Filter gelangten Anteile des Nitrosits vom Filter in das Becherglas zurück und trocknet dieses

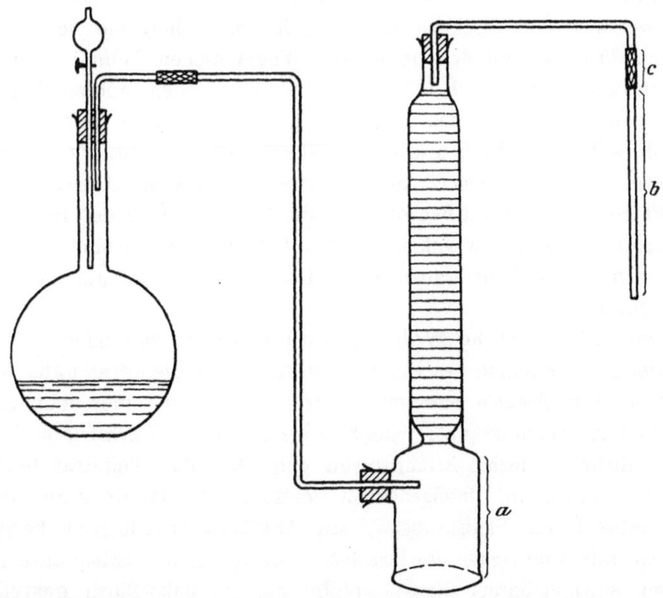

samt dem Einleitungsrohr im Vakuumexsikkator bis zur Gewichtskonstanz. Man übergießt dann den Inhalt des Becherglases mit etwa 50 ccm Aceton, erwärmt auf dem Wasserbade, bis nichts mehr in Lösung geht, filtriert durch ein gewogenes Filter und wäscht mit Aceton nach. Becherglas nebst Einleitungsrohr werden nach dem Trocknen zurückgewogen; die Gewichtsdifferenz gibt nach Abzug der Gewichtszunahme des gleichfalls getrockneten und wiedergewogenen Filters, welches die ungelöst gebliebenen Anteile enthält, die Menge des erhaltenen Nitrosits an. Nach dem Ansatze:

---

¹) Dieselbe muß natürlich derart hergestellt sein, daß sich Glas an Glas befindet, um zu verhüten, daß das Einwirkungsprodukt der salpetrigen Säure auf den Schlauch in das Becherglas gelangt.

$$\left(\frac{C_{20}H_{30}N_6O_{14}}{2}\right) \quad (C_{10}H_{16}) \quad = \text{gef. Nitrosit}:x$$

berechnet sich hieraus die in dem Kautschuk enthaltene Menge Reinkautschuk.

Wie man sieht, habe ich die Harriessche Arbeitsmethode in einigen Punkten abgeändert, wozu mich praktische Gründe veranlaßt haben. Zunächst fand ich, daß ein genügend langes, einmaliges Einleiten genügt, um das Nitrosit quantitativ zu erhalten, so daß das während mehrerer Tage wiederholte Einleiten, wie Harries es angibt, sich erübrigt. Ferner habe ich es vorgezogen, das Nitrosit nicht auf einem gewogenen Filter zu sammeln, sondern in dem für die Lösung des Kautschuks verwendeten Becherglas zu wägen, einerseits, weil Teile des Nitrosits fest an den Wandungen des Becherglases haften und sich schwer aus demselben quantitativ entfernen lassen, andererseits, weil das Trocknen des Nitrosits im Becherglase sich schneller durchführen läßt als auf dem in einem Wägegläschen befindlichen Filter. Das Einleitungsrohr wäge ich mit, weil besonders in den inneren Teilen desselben sich stets Anteile des Nitrosits befinden, welche sich gleichfalls mechanisch schwer entfernen lassen, während sie später durch das Aceton leicht herausgelöst werden. Auch verwende ich zum Auswaschen des Nitrosits Petroläther anstatt Benzol, weil die letzten Anteile des Benzols sehr schwer durch Trocknen im Vakuumexsikkator zu entfernen sind. Alle diese Änderungen haben sich als brauchbar erwiesen, einen Einfluß auf das Resultat haben sie nicht.

Ich will mich jetzt der Weberschen Methode zuwenden.

Bei der Entwickelung des Stickstoffdioxyds aus Bleinitrat habe ich dieselben Vorsichtsmaßregeln angewendet, die Weber in seiner oben zitierten ausführlichen Anweisung gibt; jedoch habe ich mit der Erhitzung des Bleinitrats im Rohr schlechte Erfahrungen gemacht. Das Bleinitrat bläht sich beim Erhitzen stark auf, infolgedessen verstopft sich das Rohr an einzelnen Stellen, wodurch ein Platzen bezw. ein Aufblasen desselben zu befürchten ist, wie es mir mehrmals passiert ist. Ich verwendete daher eine Retorte aus schwer schmelzbarem Glase, welche auf ein Babo-Blech gestellt und mittels eines stark heizenden Bunsenbrenners erwärmt wurde. Allerdings halten die Retorten nur eine einmalige Operation aus. Zum Trocknen des Gases verwendete ich einen gleichen Trockenturm wie er oben abgebildet ist; derselbe wurde mit Phosphorsäureanhydrid in Stangen beschickt.

Der Kautschuk wurde in gleicher Weise für die Analyse vorbereitet, wie ich es bei der Harriesschen Methode angegeben habe. Als Einleitungsgefäß verwendete ich gleichfalls ein Becherglas von 150—200 ccm Inhalt, in welchem der Kautschuk in etwa 75 ccm Benzol gelöst wurde. Sonst verfuhr ich beim Einleiten wie von Weber angegeben.

Statt mit Benzol wusch ich auch hier das Reaktionsprodukt mit Petroläther aus und trocknete nach dem Zurückbringen der auf das Filter gelangten Teile in das Becherglas das letztere samt dem Einleitungsrohr bei 40—50⁰ C.

Dann wurde, wie Weber angibt, in Aceton gelöst und durch ein gewogenes Filter filtriert. Schwierigkeiten beim Filtrieren, wie Weber sie erwähnt, habe ich hierbei nie gehabt, die Filtration war meist in kurzer Zeit beendet, so daß ein Zentrifugieren der Lösung sich in den von mir bearbeiteten Fällen als unnötig erwies. Das Volumen der Acetonlösung betrug gewöhnlich annähernd 100 ccm, zu deren Fällung etwa 800 ccm Wasser notwendig waren. Ein Konzentrieren der Acetonlösung durch Einengen derselben hat seine bedenklichen Seiten, weil, wenn man einmal infolge von Unachtsamkeit zu weit eindampft, das Reaktionsprodukt sich zersetzt und der Versuch dann mißlungen ist.

Ein schwieriger Punkt ist nun die richtige Fällung des Reaktionsproduktes durch Wasser. Wie Weber ja auch betont, ist es nicht leicht, die Fällung so vorzunehmen, daß man einen gut filtrierbaren Niederschlag erhält. Am besten gelang sie mir in der Weise, daß ich die Acetonlösung in einen 800 ccm Wasser enthaltenden Kolben unter stetem Schwenken eingoß, den verschlossenen Kolben alsdann etwa zehn Minuten lang kräftig schüttelte und ihn nun 24 Stunden stehen ließ, ehe ich mit dem Filtrieren begann. Trotz dieser Vorsichtsmaßregeln mußte ich manchen Versuch als verloren aufgeben, da es mir nicht gelang, den Niederschlag zu filtrieren, in anderen Fällen dauerte die Filtration tagelang. In jedem Falle mußte ich ein verhältnismäßig sehr großes Filter verwenden, was sehr mißlich ist, da dasselbe, noch dazu bei niedriger Temperatur, bis zur Gewichtskonstanz getrocknet werden muß. Nun empfiehlt ja Weber in seiner letzten Publikation in der Gummizeitung, welche mir erst nach dem Abschluß meiner Versuche zu Gesicht kam, die Fällung durch Zusatz gewisser Salze zu beschleunigen. Es mag sein, daß der gewünschte Effekt hierdurch bis zu einem gewissen Grade erreicht wird, dann ist aber wiederum ein langes Auswaschen erforderlich, um die Salze aus dem Niederschlage quantitativ zu entfernen.

Das Trocknen des Niederschlages auf dem gewogenen Filter soll nach der letzten Veröffentlichung von Weber bei einer 60° nicht übersteigenden Temperatur vorgenommen werden. Die Einhaltung dieser Temperatur ist unbedingt notwendig, denn trocknet man, wie Weber zuerst angab,[1] bei 90°, so kann man mit Sicherheit darauf rechnen, daß die Verbindung verpufft.

Durch Multiplikation des Gewichts der getrockneten Verbindung mit 0.5965 erhält man die in dem Kautschuk enthaltene Menge Reinkautschuk.

Beim Filtrieren der Acetonlösung verbleiben auf dem Filter, wie Weber angibt, unter anderm die in dem Kautschuk enthaltenen Eiweißstoffe, welche er durch Extraktion mit heißer Ätznatronlauge oder mittels der Kjeldahlschen Methode zu bestimmen empfiehlt. Ich halte es jedoch nicht für angängig, in diesem der Behandlung mit Stickstoffdioxyd ausgesetzt gewesenen Niederschlage durch die Bestimmung des Stickstoffs die Menge der vorhandenen Eiweißstoffe feststellen zu wollen. Die letzteren dürften derart verändert sein,

---

[1] Ber. d. deutsch. chem. Ges. **36**, 3103 ff.

daß es sich trotz der Schwierigkeit der Zerstörung empfiehlt, die Bestimmung in einer Probe des ursprünglichen Kautschuks vorzunehmen, wenn sich eine derartige Bestimmung als notwendig erweisen sollte.

Ein absoluter Ausschluß der Feuchtigkeit durch Verwendung über Natrium getrockneten Benzols und hermetisches Verschließen des Einleitungsgefäßes scheint sich nach meinen Erfahrungen zu erübrigen.

Ich will nun die Resultate wiedergeben, welche ich bei der Untersuchung einer Anzahl von Rohkautschukproben erhalten habe. Diese Untersuchungen bezweckten, wie ich schon oben erwähnte, einerseits festzustellen, ob die Harriessche und Webersche Methode übereinstimmende Resultate liefern, andererseits zu ermitteln, inwieweit die mit diesen Methoden erhaltenen Resultate sich mit denjenigen der von mir in der vorhergehenden Arbeit beschriebenen Methode der Rohkautschukuntersuchung in Einklang bringen lassen. Die Kautschukproben rührten aus Sendungen her, welche im Laufe der letzten Monate unserem Institut zur Untersuchung zugegangen waren. Der Kautschuk wurde stets zunächst über Schwefelsäure getrocknet. Die Webersche und Harriessche Methode wurden mit den von mir im vorhergehenden beschriebenen Abänderungen benutzt.

1. Kautschuk von Castilloa elastica aus Neu-Guinea.

1. Extraktion mit Petroläther im Soxhletschen Apparat usw.[1])

Angewandt: 1.0075 g des harzhaltigen Kautschuks.

Gefunden: Kautschuk 0.7805 g . . . . = 77.47 %
        Unlöslicher Anteil 0.0545 g . . . . . . = 5.41 „
        Harz (durch Extraktion von 10 g Kautschuk
        mit Aceton im Soxhlet) . . . . 15.10 „
                                                                                                                        97.98 %

2. Nach der Harriesschen Methode:

Angewandt: 1.0800 g des entharzten Kautschuks, entsprechend 1.2721 g des harzhaltigen Produkts.

Gefunden: Nitrosit 2.1035 g, entsprechend
        Kautschuk 0.9898 g . . . . = 77.81 %
        Acetonunlöslich 0.1415 g . . . . = 11.12 „

3. Nach der Weberschen Methode:

Angewandt: 1.1470 g des entharzten Kautschuks, entsprechend 1.3510 g des harzhaltigen Produkts.

Gefunden: N_2O_4-Verbindung 1.7980 g, entsprechend
        Kautschuk 1.0725 g . . . . = 79.39 %
        Acetonunlöslich 0.1750 g . . . . = 12.96 „

---

[1]) Siehe die vorhergehende Arbeit.

II. Kautschuk von Castilloa elastica aus Neu-Guinea.

1. Extraktion mit Petroläther im Soxhlet-Apparat usw.

Angewandt: 1.9980 g des harzhaltigen Kautschuks.

Gefunden: Kautschuk 1.4055 g . . . . = 70.34 %

Unlöslicher Anteil 0.1860 g . . . . . = 9.31 „

Harz (durch Extraktion von 10 g Kautschuk mit Aceton im Soxhlet) . . . . = 20.57 „

100.22 %

2. Nach der Harriesschen Methode:

Angewandt: 0.8780 g des entharzten Kautschuks, entsprechend 1.1053 g des harzhaltigen Kautschuks.

Gefunden: Nitrosit 1.6420 g, entsprechend

Kautschuk 0.7727 g . . . . = 69.91 %

Acetonunlöslich 0.1120 g . . . . = 10.13 „

3. Nach der Weberschen Methode:

Angewandt: 0.9450 g des entharzten Kautschuks, entsprechend 1.1897 g des harzhaltigen Kautschuks.

Gefunden: N_2O_4-Verbindung 1.4030 g, entsprechend

Kautschuk 0.8369 g . . . . = 70.35 %

Acetonunlöslich 0.0790 g . . . . = 6.64 „

III. Kautschuk aus Kamerun.

1. Durch Fällen mit Alkohol aus der Petrolätherlösung usw.[1]

Gefunden: Kautschuk . . . . 70.10 %

Unlöslich . . . . 19.85 „

Harz . . . . 9.60 „

99.55 %

2. Nach der Harriesschen Methode:

Angewandt: 1.2620 g des entharzten Kautschuks, entsprechend 1.3960 g des harzhaltigen Kautschuks.

Gefunden: Nitrosit 2.1470 g, entsprechend

Kautschuk 1.0104 g . . . . = 72.37 %

Acetonunlöslich 0.2550 g . . . . = 18.27 „

3. Nach der Weberschen Methode:

Angewandt: 1.0270 g des harzfreien Kautschuks, entsprechend 1.1361 g des harzhaltigen Produktes.

Gefunden: N_2O_4-Verbindung 1.3340 g, entsprechend

Kautschuk 0.7957 g . . . . = 70.13 %

Acetonunlöslich 0.1800 g . . . . = 15.84 „

---

[1] In der von mir in der vorhergehenden Arbeit angegebenen Weise (2 g Kautschuk zu 100 ccm lösen, durch Glaswolle filtrieren usw.).

IV. Kautschuk von unbekannter Herkunft.

1. Durch Fällen mit Alkohol aus der Petrolätherlösung usw.

Gefunden: Kautschuk . . . . 51.50 %
         Unlöslich . . . . 1.38 „
         Harz . . . . 46.90 „
                                    99.78 %

2. Nach der Harriesschen Methode:

Angewandt: 1.2855 g des harzhaltigen Kautschuks.

Gefunden: Nitrosit 1.4070 g, entsprechend
      Kautschuk 0.6621 g . . . . = 51.50 %
      Acetonunlöslich 0.0480 g . . . . = 3.73 „

V. Kautschuk von Castilloa elastica aus Neu-Guinea.

1. Durch Fällen mit Alkohol aus der Petrolätherlösung usw.

Gefunden: Kautschuk . . . . 89.25 %
         Unlöslich . . . . 0.90 „
         Harz . . . . 10.25 „
                                 100.40 %

2. Nach der Harriesschen Methode:

a) Angewandt: 1.0000 g des harzhaltigen Kautschuks.

Gefunden: Nitrosit 1.9915 g, entsprechend
      Kautschuk 0.9371 g . . . . = 93.71 %
      Unlöslich 0.1085 g . . . . = 10.85 „

b) Angewandt: 1.2160 g des harzfreien Kautschuks, entsprechend
1.3549 g des harzhaltigen Produktes.

Gefunden: Nitrosit 2.5770 g, entsprechend
      Kautschuk 1.2111 g . . . . = 89.38 %
      Unlöslich 0.1170 g . . . . = 8.63 „

VI. Kautschuk von Castilloa elastica.

1. Durch Fällen mit Alkohol aus der Petrolätherlösung usw.

Gefunden: Kautschuk . . . . 84.85 %
         Unlöslich . . . . 0.80 „
         Harz . . . . 14.30 „
                               99.95 %

2. Nach der Harriesschen Methode:

a) Angewandt: 1.0280 g des entharzten Kautschuks, entsprechend 1.1995 g
des harzhaltigen Produktes.

Gefunden: Nitrosit 2.3080 g, entsprechend
      Kautschuk 1.0860 g . . . . = 90.60 %
      Acetonunlöslich 0.0340 g . . . . = 2.89 „

b) Angewandt: 1.0000 g des entharzten Kautschuks, entsprechend 1.1669 g des harzhaltigen Produktes.

Gefunden: Nitrosit 2.2850 g, entsprechend
Kautschuk 1.0750 g . . . . = 92.12 %
Acetonunlöslich 0.0260 g . . . . . . = 2.28 „

3. Nach der Weberschen Methode:

a) Angewandt: 1.0000 g des entharzten Kautschuks, entsprechend 1.1669 g des harzhaltigen Produktes.

Gefunden: N_2O_4-Verbindung 1.7690 g, entsprechend
Kautschuk 1.0552 g . . . . = 90.51 %
Acetonunlöslich 0.0365 g . . . . . = 3.13 „

b) Angewandt: 0.9680 g des entharzten Kautschuks, entsprechend 1.1295 g des harzhaltigen Produktes.

Gefunden: N_2O_4-Verbindung 1.7280 g, entsprechend
Kautschuk 1.0307 g . . . . = 91.26 %
Acetonunlöslich 0.0430 g . . . . . = 3.81 „

VII. Sapium-Kautschuk aus dem Amazonasgebiet.

1. Durch Fällen mit Alkohol aus der Petrolätherlösung usw.

Gefunden: Kautschuk . . . . 90.55 %
Unlöslich . . . . 2.35 „
Harz . . . . 7.10 „
————
100.00 %

2. Nach der Harriesschen Methode:

a) Angewandt: 1.0060 g des harzfreien Kautschuks, entsprechend 1.0829 g des harzhaltigen Produktes.

Gefunden: Nitrosit 2.1610 g, entsprechend
Kautschuk 1.0169 g . . . . = 94.00 %
Unlöslich 0.0500 g . . . . = 4.62 „

b) Angewandt: 1.0000 g des harzfreien Kautschuks, entsprechend 1.0764 g des harzhaltigen Produktes.

Gefunden: Nitrosit 2.2000 g entsprechend
Kautschuk 1.0353 g . . . . = 96.09 %
Unlöslich 0.0490 g . . . . = 4.55 „

3. Nach der Weberschen Methode:

Angewandt: 0.9525 g des entharzten Kautschuks, entsprechend 1.0253 g des harzhaltigen Produktes.

Gefunden: N_2O_4-Verbindung 1.6055 g, entsprechend
Kautschuk 0.9577 g . . . . = 93.41 %
Unlöslich 0.0220 g . . . . = 2.13 „

VIII. Kautschuk von Manihot Glaziovii aus Deutsch-Ostafrika.

Der Kautschuk löste sich nur unvollkommen in Petroläther und Benzol; ein großer Teil blieb gallertartig aufgequollen, ohne sich zu lösen. Das Auswaschen des Unlöslichen mit Petroläther nach Methode 1 hatte daher seine Schwierigkeiten.

1. Durch Fällen mit Alkohol aus der Petrolätherlösung usw.

Gefunden: Kautschuk . . . . 70.80 %

Unlöslich . . . . 26.45 „

Harz . . . . 4.90 „

102.15 %

2. Nach der Harriesschen Methode:

Angewandt: 1.0550 g des harzfreien Kautschuks, entsprechend 1.1094 g des harzhaltiges Produktes.

Gefunden: Nitrosit 1.6910 g, entsprechend

Kautschuk 0.7957 g . . . . = 71.72 %

Acetonunlöslich 0.3030 g . . . . . = 28.71 „

3. Nach der Weberschen Methode:

Angewandt: 0.7250 g des harzfreien Kautschuks, entsprechend 0.7623 g des harzhaltigen Produktes.

Gefunden: N_2O_4-Verbindung 0.8750 g, entsprechend

Kautschuk 0.5219 g . . . . = 68.47 %

Acetonunlöslich 0.2270 g . . . . . . = 31.13 „

IX. Wurzelkautschuk einer Hevea.

Der Kautschuk löste sich gleichfalls nur unvollkommen in Petroläther und Benzol, ein großer Teil blieb gallertartig aufgequollen wie bei VIII.

1. Durch Fällen mit Alkohol aus der Petrolätherlösung:

Gefunden: Kautschuk . . . . 80.00 %

Unlöslich . . . . 18.20 „

Harz . . . . 2.30 „

100.50 %

2. Nach der Harriesschen Methode:

Angewandt: 0.8580 g des harzfreien Kautschuks, entsprechend 0.8782 g des harzhaltigen Produktes.

Gefunden: Nitrosit 1.7110 g, entsprechend

Kautschuk 0.8052 g . . . . = 91.68 %

Acetonunlöslich 0.0690 g . . . . . = 7.86 „

3. Nach der Weberschen Methode:

Angewandt: 0.9510 g des harzfreien Kautschuks = 0.9734 g des harzhaltigen Produktes.

Gefunden: N_2O_4-Verbindung 1.5300 g, entsprechend

Kautschuk 0.9126 g . . . . $= 93.76\ \%$

Acetonunlöslich 0.0980 g . . . . . . $= 10.07\ "$

X. Euphorbiaceen-Kautschuk aus dem Amazonas-Gebiet.

1. Durch Fällen mit Alkohol aus der Petrolätherlösung usw.

Gefunden: Kautschuk . . . . 90.80 $\%$

Unlöslich . . . . 3.25 „

Harz . . . . 4.45 „

<u>   </u>

98.50 $\%$

2. Nach der Harriesschen Methode:

Angewandt: 0.8540 g des harzfreien Kautschuks, entsprechend 0.8938 g des harzhaltigen Produktes.

Gefunden: Nitrosit 1.6740 g, entsprechend

Kautschuk 0.7881 g . . . . $= 88.29\ \%$

Unlöslich 0.0840 g . . . . $= 9.39\ "$

3. Nach der Weberschen Methode:

Angewandt: 0.7200 g des harzfreien Kautschuks, entsprechend 0.7535 g des harzhaltigen Produktes.

Gefunden: N_2O_4-Verbindung 1.1450 g, entsprechend

Kautschuk 0.6830 g . . . . $= 90.64\ \%$

Unlöslich 0.0810 g . . . . $= 10.77\ "$

I.

Tabellarische Übersicht des bei den vorstehenden Versuchen mittels der drei verschiedenen Methoden gefundenen Kautschukgehalts in Prozenten des getrockneten Kautschuks.

Kautschuk No.	Durch Fällen mit Alkohol aus der Petroläther-lösung	Nach Harries	Nach Weber
I . . .	77.47	77.81	79.39
II . . .	70.34	69.91	70.35
III . . .	70.10	72.37	70.13
IV . . .	51.50	51.50	—
V . . .	89.25	89.38	—
VI . . .	84.85	{90.60 / 92.12	90.51 / 91.26
VII . . .	90.55	{94.00 / 96.09	93.41
VIII . . .	70.80	71.72	68.47
IX . . .	80.00	91.68 !!	93.76 !!
X . . .	90.80	88.29	90.64

II.

Tabellarische Übersicht des mittels der drei verschiedenen Methoden gefundenen Gehalts an unlöslichen Bestandteilen in Prozenten des getrockneten Kautschuks.

No.	Alkohol-fällungsmethode Unlöslich in Petroläther	Nach Harries In Aceton un-lösliche Anteile des Nitrosits	Nach Weber In Aceton unlösliche Anteile der N_2O_4-Verbindungen
I . . .	5.41	11.12	12.96
II . . .	9.31	10.13	6.64
III . . .	19.85	18.27	15.84
IV . . .	1.38	3.73	—
V . . .	0.90	8.63	—
VI . . .	0.80	{ 2.89 { 2.28	3.13 3.81
VII . . .	2.35	{ 4.62 { 4.55	2.13
VIII . . .	26.45	28.71	31.13
IX . . .	18.20	7.86	10.07
X . . .	3.25	9.39	10.77

Nachdem ich im vorhergehenden die Übersicht meiner Analysenresultate gegeben habe, will ich auf dieselben im einzelnen eingehen.

Zunächst sei noch einmal die Notwendigkeit betont, den Kautschuk vor der Behandlung mit N_2O_3 bezw. N_2O_4 vom Harz zu befreien. Wie die Versuche V 2 a und V 2 b zeigen, kann unter Umständen ein harzhaltiger Kautschuk beträchtlich höhere Werte liefern. Während in diesem Falle bei der Behandlung mit N_2O_3 der harzhaltige Kautschuk 93.71 Proz. Kautschuk ergab, lieferte der harzfreie Kautschuk nur 89.38 Proz., also ziemlich 4 Proz. weniger. In einem anderen Falle (Versuch IV 1 und IV 2) erhielt ich allerdings mit einem sehr harzreichen Kautschuk ein Resultat, das mit dem der Alkohol-fällungsmethode übereinstimmte. Die verschiedenen Kautschukharze werden sich hierin eben nicht gleich verhalten. Einige Versuche, die ich derart anstellte, daß ich aus verschiedenen Kautschukproben extrahierte Harze in Benzollösung mit N_2O_3 bezw. N_2O_4 behandelte, zeigten, daß hierbei in der Tat benzolunlösliche, aber in Aceton lösliche Körper in geringer Menge entstehen.

Betrachten wir nun die Tabelle I, so sehen wir, daß in allen Fällen bei der Weber schen und Harriesschen Methode Zahlen von annähernder Übereinstimmung erhalten wurden. Die Differenz beträgt im ungünstigsten Falle (Kautschuk No. VIII) etwa 3 Proz., ein Fehler, der bei Kautschukanalysen schon einmal vorkommen kann. Man kann mithin sagen, daß die beiden Methoden bezüglich ihrer Resultate gleichwertig sind.

Vergleichen wir nun weiter die Resultate dieser beiden Methoden mit denjenigen der Alkoholfällungsmethode, so sehen wir, daß bei I, II, III, IV, V, VIII und X gleichfalls Resultate von praktischer Übereinstimmung erzielt wurden. Anders liegen die Verhältnisse bei VI, VII und IX. Was zunächst VI und VII betrifft, so wurde bei diesen durch die Alkoholfällungsmethode ziemlich beträchtlich weniger Kautschuk gefunden, als nach den Methoden von Harries und Weber. Bei Betrachtung der spezifizierten Analysenzahlen sieht man, daß in diesen Fällen die unrichtigen Werte bei den letzteren Methoden liegen; denn es wurden erhalten: bei VI2a aus 1.0280 g harzfreiem Kautschuk 2.3080 g Nitrosit = 1.0860 g Kautschuk; bei VI2b aus 1.0000 g harzfreiem Kautschuk 2.2850 g Nitrosit = 1.0750 g Kautschuk; bei VI3a aus 1.000 g entharztem Kautschuk 1.7690 g N_2O_4-Verb. = 1.0552 g Kautschuk; bei VI3b aus 0.9680 g entharztem Kautschuk 1.7280 g N_2O_4-Verb. = 1.0307 g Kautschuk; bei VII2a aus 1.0060 g entharztem Kautschuk 2.1610 g Nitrosit = 1.0169 g Kautschuk; bei VII2b aus 1.000 g entharztem Kautschuk 2.2000 g Nitrosit = 1.0353 g Kautschuk; bei VII3 aus 0.9525 g des entharzten Kautschuks 1.6055 g N_2O_4-Verb. = 0.9577 g Kautschuk. Es berechnete sich somit in allen diesen Fällen aus dem Nitrosit bezw. aus der N_2O_4-Verbindung mehr Kautschuk als überhaupt zu der Analyse verwendet worden war, trotzdem derselbe noch die unlöslichen Verunreinigungen enthielt.

Was nun No. IX betrifft, so wurden hier nach Harries und Weber 11—13 Proz. mehr gefunden, als nach der Alkoholfällungsmethode, doch auch hier liegt die Schuld auf seiten der letzteren Methoden; denn wie ich in der vorhergehenden Zusammenstellung gezeigt habe, enthielt dieser Kautschuk etwa 10 Proz. eines quellbaren, in Petroläther und Benzol unlöslichen Anteiles, welchen man als Kautschuk nicht ansehen kann, und welcher ein ähnlicher Körper sein dürfte, wie der in meiner vorhergehenden Arbeit erwähnte, von C. O. Weber und anderen im Parakautschuk beobachtete sauerstoffhaltige Bestandteil. Wie aus dem Bilde der Analyse ersichtlich ist, wurde ein beträchtlicher Teil dieses Nichtkautschuks nach Harries und Weber als Kautschuk mitbestimmt, worin die beträchtliche Fehlerquelle zu suchen ist.

Ein Beweis dafür, wie abweichend sich manche Kautschuksorten verhalten, ist No. VIII, welcher gleichfalls eine große Menge (26 Proz.) eines quellbaren, unlöslichen Körpers enthielt, und bei dem dennoch die Harriessche und Webersche Methode zutreffende Resultate lieferten.

Es geht aus diesen Versuchen somit hervor, daß in vielen Fällen alle drei Methoden für Rohkautschuk annähernd übereinstimmende Zahlen liefern, daß es aber auch Kautschuksorten gibt, für die die Methoden von Harries und Weber beträchtlich zu hohe Werte liefern.

Ich habe jetzt noch den nach den verschiedenen Methoden gefundenen Gehalt an unlöslichen Verunreinigungen des Kautschuks zu besprechen. Ein Blick auf Tabelle II zeigt, daß in fast allen Fällen, mit Ausnahme von II, III und IX, in welch letzterem Falle, wie wir schon gesehen haben, besondere Verhältnisse vorlagen, nach Harries und Weber ganz beträchtlich höhere Werte erhalten wurden als bei der Alkoholfällungsmethode. Daß diese Werte falsch sein müssen, ergibt eine einfache Addition der gefundenen Einzelbestandteile bei den einzelnen Proben, zu welchem Zwecke ich No. I und X herausgreifen will:

	Harries		Weber	
	No. I	No. X	No. I	No. X
Kautschuk	77.81	88.29	79.39	90.64
Unlöslich	11.12	9.39	12.96	10.77
Harz[1])	15.10	4.45	15.10	4.45
in Summa . .	104.03	102.13	107.45	105.86

Die Summe der erhaltenen Werte liegt somit meist beträchtlich über 100. Wahrscheinlich bilden sich Einwirkungsprodukte der Stickoxyde auf die unlöslichen Bestandteile des Kautschuks, welche eine Bestimmung dieser Bestandteile nach Harries und Weber unmöglich machen.

Die bei meinen Versuchen gewonnenen Erfahrungen lassen sich somit in folgenden Sätzen zusammenfassen:

1. Die Methoden von Harries und Weber liefern untereinander übereinstimmende Werte für den Kautschukgehalt im Rohkautschuk.

2. Die Harriessche Methode ist wegen ihrer beträchtlich einfacheren Ausführbarkeit in der von mir angegebenen Modifikation der Weberschen Methode vorzuziehen.

3. Die Harriessche sowohl wie die Webersche Methode liefern bei manchen Kautschuksorten beträchtlich zu hohe Werte für den Kautschukgehalt.

4. Die nach der Harriesschen und Weberschen Methode gefundenen Zahlen für die unlöslichen Bestandteile des Kautschuks sind unzutreffend.

5. Die Alkoholfällungsmethode liefert in der von mir angegebenen Ausführungsweise für Rohkautschuk brauchbare Zahlen und empfiehlt sich daher ihrer Einfachheit wegen für die Analyse des Rohkautschuks.

Die Schlußfolgerungen 1—4 werden sich voraussichtlich auch in gleicher Weise auf vulkanisierten Kautschuk beziehen lassen, nur kann man hier natürlich nicht von „unlöslichen Bestandteilen" im gleichen Sinne wie beim Rohkautschuk sprechen.

Zum Schluß sei noch eine interessante Beobachtung mitgeteilt, welche

---

[1]) Durch Extraktion mit Aceton bezw. bei der Alkoholfällungsmethode in früher angegebener Weise erhalten.

ein Licht auf die Beziehungen zwischen dem Harriesschen Nitrosit c und der Weberschen N_2O_4-Verbindung zu werfen geeignet ist.

In zwei Fällen hatte ich bei der Bestimmung des Kautschuks nach Weber die N_2O_4-Verbindung vor dem Auflösen in Aceton gewogen, wie es bei der Harriesschen Methode geschieht, um festzustellen, ob die Fällung mit Wasser zur Erlangung richtiger Resultate unbedingt notwendig ist. Durch Zurückwägen des Becherglases und Abziehen der unlöslichen Bestandteile von der Gewichtsdifferenz wurde so die Menge des N_2O_4-Einwirkungsproduktes vor der Fällung mit Wasser festgestellt.

Bei Versuch I 3 (siehe oben) erhielt ich so 2.2170 g der Verbindung, während ihr Gewicht nach dem Fällen mit Wasser 1.7980 g betrug. Berechnet man nun aus der vor dem Fällen erhaltenen Gewichtsmenge mittels des Harriesschen Ansatzes:

$$289 : 136 = \text{gef. Nitrosit} : x$$

den Kautschukgehalt, so ergibt sich die Zahl 1.0437, entsprechend 77,25 Proz. Kautschuk.

Berechnet man dagegen aus der nach dem Fällen erhaltenen Gewichtsmenge mittels des Weberschen Faktors 0.5965 die Kautschukmenge, so ergibt sich die Zahl 1.0725, entsprechend 79.39 Proz. Kautschuk. Nach der Alkoholfällungsmethode wurden 77.47 Proz. Kautschuk gefunden.

Bei einem zweiten Versuch nach Weber mit demselben Kautschuk, in welchem wegen ihrer Unfiltrierbarkeit das Gewicht der N_2O_4-Verbindung nach dem Fällen nicht festgestellt werden konnte, wurden 1.0985 g des harzfreien, entsprechend 1.2942 g des harzhaltigen Kautschuks in Arbeit genommen. Das Gewicht der N_2O_4-Verbindung vor dem Fällen betrug nach Abzug des Unlöslichen 2.1040 g, woraus sich nach dem Harriesschen Ansatz 0.9901 g Kautschuk berechnen, entsprechend 76.50 Proz. Kautschuk.

Infolge dieser auffälligen Tatsache fällte ich in zwei Fällen auch das Harriessche Nitrosit nach dem Auflösen in Aceton in derselben Weise, wie es bei der Weberschen Methode geschieht.

So hatte ich bei Versuch VII 2 a (siehe oben) vor dem Fällen 2.1610 g Nitrosit, entsprechend 1.0169 g Kautschuk = 94.00 Proz. erhalten. Nach dem Fällen mit Wasser wog die Verbindung 1.6860 g, woraus sich mit dem Weberschen Faktor 1.0057 g Kautschuk berechnen, entsprechend 92.87 Proz.

Bei Versuch VIII 2 (siehe oben) wog das Nitrosit vor dem Fällen 1.6910 g, entsprechend 0.7957 g Kautschuk = 7.172 Proz. Nach dem Fällen mit Wasser wog die Verbindung 1.3120 g, woraus sich mit dem Weberschen Faktor 0.7826 g Kautschuk berechnen = 70.54 Proz.

Es scheint somit, als ob das Harriessche Nitrosit c und die Webersche N_2O_4-Verbindung in einfacher Beziehung zueinander stehen. Ich behalte mir vor, diese Frage weiter aufzuklären.

Über das Verhalten des Kautschuks gegen einige Lösungsmittel und über Rohkautschuk-Untersuchung.[1]

Von **G. Fendler**.

Vorstehend und in den Berichten der Deutschen Pharmazeutischen Gesellschaft[2]) teilte ich die Erfahrungen mit, welche ich bei der Verwendung der Harries schen und Weber schen Methoden für die Rohkautschuk-Untersuchung gemacht habe und verglich die mittels derselben erhaltenen Resultate mit den Ergebnissen einer einfachen Alkoholfällungsmethode, die ich zu gleicher Zeit beschrieb. Ich kam damals zu dem Schluß, daß in vielen Fällen alle drei Methoden annähernd übereinstimmende Zahlen liefern, daß es aber auch Kautschuksorten gibt, welche nach den Harries schen und Weber schen Methoden nicht unbeträchtlich höhere Werte liefern, als nach der Alkohol-fällungsmethode. Ferner stellte ich fest, daß die Methoden von Harries und Weber gleiche Resultate liefern, und daß die Harries sche Methode in der von mir beschriebenen Anwendungsform beträchtlich handlicher ist, als die Weber sche.

Die von mir beschriebene Alkoholfällungsmethode besteht kurz darin, daß man 2 g des Kautschuks mit Petroläther zu 100 ccm löst, einen ali-quoten Teil der Lösung durch Glaswolle abfiltriert, mit Alkohol fällt, und den ausgefällten Kautschuk nach dem Trocknen wägt. Durch Eindampfen der vom gefällten Kautschuk abgegossenen alkoholisch-petrolätherischen Flüssig-keit und Wägen des Rückstandes bestimmt man den Harzgehalt des Kautschuks. (Bezüglich der Einzelheiten der Methode siehe die vorstehende Arbeit.)

Petroläther wählte ich als Lösungsmittel, weil die petrolätherischen Lösungen sich durch ihre verhältnismäßig geringe Viskosität auszeichnen, welche ein leichteres Filtrieren gestattet.

---

[1]) Vortrag gehalten auf der **76.** Versammlung deutscher Naturforscher und Ärzte zu Breslau in der **13.** Abteilung Pharmazie und Pharmakognosie. Abge-druckt in der Gummi-Zeitung **19**, No. 3 [1904].

[2]) 1904, Heft 5, (Siehe auch Gummi-Zeitung 1904, No. 41—43).

Nun machte ich schon damals die Beobachtung[1]), daß zwei Kautschuksorten sich nur unvollkommen in Petroläther lösten, während ein Teil in stark gequollenem Zustande zurückblieb. Auffällig war es, daß bei der einen dieser Proben der aufgequollene Anteil nach den Stickoxydadditionsmethoden als Kautschuk mitbestimmt wurde, bei der anderen jedoch nicht. Ich vertrat damals die Ansicht, daß dieser unlösliche, gequollene Anteil als vollwertiger Kautschuk nicht anzusehen sei, da Weber[2]) gezeigt hat, daß der in Chloroform unlösliche Anteil des Parakautschuks fast 30 Proz. Sauerstoff enthält. Allerdings tat ich dies unter der Voraussetzung, daß der Kautschuk sich gegen seine verschiedenen Lösungsmittel insofern gleich verhält, als dieselbe Kautschuksorte an einen Überschuß der verschiedenen bekannten Kautschuklösungsmittel, wie Chloroform, Benzol, Schwefelkohlenstoff, Petroläther die gleiche Menge löslicher Anteile abgibt.

Die Angaben über das Verhalten des Kautschuks gegen Lösungsmittel sind in der Literatur noch sehr spärlich und widersprechen einander zum Teil direkt. Als Charakteristikum will ich nur mitteilen, daß C. O. Weber, einer unserer besten Kautschukkenner, erst vor kurzem wörtlich folgendes sagte:[3]) „Entgegen den vielfachen Angaben über die Löslichkeit des Kautschuks sei hier ausdrücklich konstatiert, daß Äther keine Spur von Kautschuk zu lösen vermag.“

Ich will schon hier feststellen, daß ich durch eine große Reihe von Versuchen diese Angabe als absolut irrig befunden habe.

Diese Angabe, welche im Gegensatz zu meinen Beobachtungen stand, veranlaßte mich, das Verhalten einer Reihe von Kautschuksorten gegen gewisse Lösungsmittel zu prüfen. Eine weitere Veranlassung zu diesen Versuchen war eine briefliche Mitteilung Hrn. Dr. K. Dieterichs, welcher mir die Beobachtung mitteilte, daß meine Alkoholfällungsmethode bei einigen Kautschuksorten anscheinend versage, da die betreffenden Sorten nur zum Teil in Petroläther löslich seien, während Benzol mehr davon löse und die Nitrositmethode noch höhere Resultate ergebe.

Ich habe zu meinen Versuchen als Lösungsmittel Äther, Petroläther und Benzol herangezogen, in einigen Fällen auch noch Chloroform und Schwefelkohlenstoff. Die Versuche wurden derart angestellt, daß 3 g des fein zerschnittenen, über Schwefelsäure im Vakuum getrockneten Kautschuks mit 97 g[4]) Lösungsmittel in verschlossener Glasstöpselflasche unter häufigem Umschütteln stehen gelassen wurden. Die Einwirkungsdauer betrug im allgemeinen 24 Stunden; war nach dieser Zeit noch ein Teil des Kautschuks ungelöst, so wurde sie auf 3 Tage ausgedehnt. Die Menge des gelösten Kautschuks wurde dann folgendermaßen bestimmt: Ein gewogener Teil der

---

[1]) Ber. d. deutsch. pharm. Ges. 1901, Heft 5 (Gummi-Zeitung 1904, No. 41—43).

[2]) Ber. d. deutsch. chem. Ges. **33**, 779 ff.

[3]) Ber. d. deutsch. chem. Ges. **36**, S. 3111 [1903].

[4]) Mit der in der Tabelle I bezeichneten Ausnahme.

durch Glaswolle abfiltrierten Kautschuklösung wurde in gewogenem Kolben mit absolutem Alkohol[1]) gefällt und bis zum Zusammenballen des gefällten Kautschuks kräftig geschüttelt. Dann wurde die Flüssigkeit abgegossen, der gefällte Kautschuk mit Alkohol ausgeknetet, bei 100° getrocknet und gewogen. Zwecks Bestimmung des Harzgehaltes, welche nötig war, um die Menge des ungelöst gebliebenen Anteils berechnen zu können, wog ich den Abdampfrückstand der bei den Löslichkeitsbestimmungen mit Äther nach dem Fällen des Kautschuks erhaltenen alkoholisch-ätherischen Flüssigkeit.

Tabelle I gibt einen Überblick der bei diesen Versuchen erhaltenen Resultate.

Aus dieser Tabelle geht zunächst hervor, daß unter den 26 untersuchten amerikanischen, afrikanischen und asiatischen Kautschuksorten keine einzige war, welche in Äther absolut unlöslich ist, wie Weber angibt. Im Gegenteil zeigen meine Versuche, daß Äther ein gutes Lösungsmittel für Kautschuk ist. In den allermeisten Fällen war die Lösungsfähigkeit des Äthers dieselbe oder nahezu dieselbe wie diejenige von Petroläther und Benzol. Die wenigen Ausnahmen, bei denen ein größerer Unterschied bestand, sind aus der Tabelle I ersichtlich.

Was nun die übrigen Lösungsmittel betrifft, so sehen wir ferner aus Tabelle I, daß nur bei No. 1, 8, 20, 21 die Lösung des Kautschuks in Benzol eine unvollständige war, d. h., daß größere Mengen [in diesen Fällen etwa 15—35 Proz.][2]) eines gequollenen Anteils ungelöst zurückblieben. In einem dieser Fälle (bei 1) war gleichzeitig die Löslichkeit in Petroläther beträchtlich geringer, als in Benzol, in Äther jedoch größer als in Petroläther. Aus letzterem Grunde steht dieser Kautschuk in der Tabelle als Unikum da.

Pei diesen 4 Kautschuksorten wurden zum Vergleich noch Chloroform, in zwei Fällen auch Schwefelkohlenstoff herangezogen, wobei sich zeigte, daß bei 1 in Chloroform noch 14 Proz. mehr, bei 20 5 Proz. mehr in Chloroform löslich waren, als in Benzol; bei den beiden übrigen Kautschuksorten bestand in dieser Beziehung kein wesentlicher Unterschied. Schwefelkohlenstoff verhielt sich in beiden angezogenen Fällen annähernd wie Benzol, bei No. 8 löste er einige Prozente mehr.

Im ganzen finden sich in der Tabelle 4 Fälle (1, 5, 6, 20), in denen Benzol ziemlich beträchtlich mehr (10—30 Proz.) löste, als Petroläther.

Bemerkt sei noch, daß die ätherischen und petrolätherischen Lösungen

---

[1]) Auf 40 g Kautschuklösung 60 ccm Alkohol.

[2]) Nach Abzug des gefällten Kautschuks und des Harzes von 100 Proz. Diejenigen Kautschuksorten, bei denen der ungelöste Anteil in der Tabelle als heterogen bezeichnet ist, sind natürlich als vollständig löslich zu betrachten, da in diesen Fällen das Ungelöste aus Holz und anderen Pflanzenteilen, ferner Sand, Schmutz etc. bestand. Nicht berücksichtigt sind hierbei ferner diejenigen Fälle, in denen die Menge des Ungelösten nur wenige Prozente betrug, wie z. B. bei No. 3, 5 etc.

Tabelle I. Übersicht über das Verhalten verschiedener Kautschuksorten gegen einige Lösungsmittel.

Die Versuche wurden in der Weise angestellt, daß 3 g Kautschuk (über Schwefelsäure getrocknet) mit 97 g Lösungsmittel in verschlossenem Gefäß unter häufigem Umschütteln 1—3 Tage (je nach der Löslichkeit) stehen gelassen wurden. Dann wurde durch Glaswolle filtriert und eine gewogene Menge des Filtrates mit Alkohol gefällt.

Laufende No.	Kautschuksorte	Aus der durch Glaswolle filtrierten Kautschuklösung werden durch Alkohol gefällt in Prozenten des ursprüngl. Kautschuks:					Das ungelöst Gebliebene ist[1])	Harzgehalt des Kautschuks
		Aus Äther	Aus Petroläther	Aus Benzol	Aus Chloroform	AusSchwef.-kohlenstoff		
1	Para (roh)	a) 46.67 % b) 47.20 „	a) 33.00 % b) 35.30 „	63.31 %	77.41 %	64.38 %	gequollen	2.09 %
2	Ia. Para (roh)	89.00 „	94.17 „	95.11 „	—	—	—	4.55 „
3	Para (gewaschen)	95.56 „	95.44 „	95.44 „	—	—	gequollen	2.67 „
4	Para (gewaschen)	97.00 „	96.00 „	96.44 „	—	—	—	3.66 „
5	Para-Fell	68.09 „	67.40 „	89.32 „	—	—	gequollen	7.10 „
6	Negerkopf (roh)	75.54 „	80.95 „	93.15 „	—	—	gequollen	2.50 „
7	Santos (Mangabeira) Rio-Platten aus Brasilien (roh)	85.50 „	93.34 „	92.00 „	—	—	—	6.34 „
8	Ia. Manicoba (roh)	81.60 „	80.07 „	78.20 „	a) 81.16 % b) 80.87 „	82.27 %	teils gequollen, größtentls. heter.	3.60 „
9	Monicoba (gewaschen)	95.04 „	95.25 „	92.66 „	—	—	—	5.20 „
10	Westind. Scraps (roh)	95.83 „	96.75 „	95.42 „	—	—	—	3.30 „
11	Mexikan. Scraps (roh)	85.50 „	89.50 „	88.22 „	—	—		11.67 „
12	Guatemala (sheets), roh . . .	80.33 „	80.25 „	78.11 „	—	—	heterogen	17.56 „
13	Madagaskar (roh)	87.92 „	92.51 „	92.50 „	—	—		8.00 „
14	Calabar (roh)	64.75 „	65.25 „	67.96 „	—	—	heterogen	29.83 „
15	Haut Congo boules rouge ordinaire (roh)	90.33 „	93.07 „	89.67 „	—	—	heterogen	4.83 „
16	Wurzel-Kautschuk Mozambique (roh) .	47.80 „	46.00 „	50.78 „	—	—	heterogen	2.25 „
17	Kamerun Clusters (roh)	96.00 „	94.83 „	93.67 „	—	—	—	4.60 „
18	Rote Congo Thimbles (roh)	54.75 „	57.92 „	58.11 „	—	—	heterogen	3.04 „
19	Isangi (Afrika) roh	89.20 „	89.00 „	89.75 „	—	—	teils heterogen, teils gequollen	6.15 „
20	Manihot Glaziovii Ostafrika (roh) . .	80.00 „	81.77 „	79.20 „	84.00 %²)	—	gequollen	7.06 „
21	Manihot Glaziovii Togo (roh)	84.00 „	85.33 „	85.39 „	85.00 „	—	größtent. gequoll.	6.20 „
22	Ia. Borneo (roh)	81.75 „	89.50 „	87.22 „	—	—	heterogen	8.60 „
23	Borneo (roh)	69.75 „	70.92 „	72.23 „	—	—	heterogen	24.64 „
24	Ceylon-Para (roh)	72.90 „	86.86 „	96.67 „	—	—	gequollen	2.09 „
25	Bissao (Portugiesisch Guinea) roh . .	88.17 „	92.16 „	90.50 „	—	—	heterogen	4.80 „
26	Ia. Java	94.00 „	94.34 „	92.00 „	—	—	heterogen	5.20 „

1) Die Bezeichnung heterogen bedeutet, daß das Unlösliche aus Pflanzenteilen, Sand, Schmutz etc. bestand; gequollen, daß es das Aussehen gequollenen Kautschuks hatte.　2) In diesem Falle mußte die Lösung vor der Filtration mit 50 g Lösungsmittel verdünnt werden, da sie außerordentlich dick war.

meist trüber sind, als diejenigen in Benzol, sich vor diesen jedoch durch ihre geringere Viskosität auszeichnen.

Diese Löslichkeitsversuche bestätigen somit die bereits mehrfach von anderer Seite gemachte Erfahrung, daß es Kautschuksorten gibt, welche in keinem der bekannten Lösungsmittel vollständig löslich sind, sondern quellbare, unlösliche, kautschukähnliche Bestandteile enthalten. Diese Anteile verhalten sich nun nach meinen Beobachtungen in einigen Fällen gegen die verschiedenen Lösungsmittel ziemlich gleich, in anderen Fällen bestehen nicht unbeträchtliche Unterschiede.

Es kann somit schon jetzt ohne weiteres angenommen werden, daß die unlöslichen, quellbaren Anteile einiger Kautschuksorten nicht sämtlich gleicher Natur, auch meist nicht einheitlich zusammengesetzt sind, wie aus ihren Löslichkeitsverhältnissen hervorgeht. Ob die leicht (also in allen Kautschuklösungsmitteln) löslichen Anteile einheitlicher Natur sind, möchte ich gleichfalls dahingestellt sein lassen; ich vermute viel eher, daß es sich hier um eine Anzahl verschiedener Polymerisationsgrade des Kautschukkohlenwasserstoffs handelt, da die Viskosität der Lösungen verschiedener Kautschuksorten so sehr verschieden ist.

Weber hat,[1] wie bereits erwähnt, vor kurzem einiges über diesen Gegenstand veröffentlicht. Dieser Autor weist darauf hin, daß beim Lösen von Parakautschuk in Chloroform und Schwefelkohlenstoff schon frühzeitig eine Zerlegung des Kautschuks in einen löslichen und einen quellbaren, unlöslichen Anteil von netzartigem Gefüge beobachtet wurde.[2] Einige[3] fanden 30—70 Proz., andere[4] nur 4 Proz. dieses unlöslichen Körpers. Weber selbst bestimmte die Menge desselben in einem Parakautschuk zu etwa 6.51 Proz. und glaubte auf Grund dieses Befundes „die übertriebenen Angaben über die Menge des unlöslichen Bestandteils im Kautschuk auf ein sehr bescheidenes Maß reduzieren zu können". Ferner fand Weber diesen unlöslichen Anteil nur im Parakautschuk und suchte ihn vergeblich in anderen Kautschuksorten.

Meine Versuche zeigen, daß es Kautschuksorten, auch Parakautschuke gibt, welche beträchtlich mehr dieses unlöslichen Körpers enthalten, als Weber in der einen Probe fand, ferner, daß es auch andere Kautschuksorten gibt, die derartige Bestandteile enthalten.

Was nun ferner die Zusammensetzung dieser unlöslichen Bestandteile betrifft, haben Gladstone und Hibbert[5] die Vermutung ausgesprochen, daß dieser unlösliche Bestandteil des Kautschuks seine Entstehung der Einwirkung von Hitze auf denselben während der Koagulierung verdanke, also

[1] Ber. d. deutsch. chem. Ges. **33**, 779 ff.
[2] Ber. d. deutsch. chem. Ges. **33** I, S. 779 ff.
[3] Ladenburg, Handwörterbuch V, 479.
[4] Gladstone und Hibbert, Journ. chem. Soc. 679 [1888].
[5] Gladstone und Hibbert, Journ. chem. Soc. 679, [1888].

nicht ein besonderer Bestandteil der Kautschukmilch sei. Die Verfasser hatten nämlich beobachtet, daß längeres Erhitzen die Löslichkeit des Kautschuks beeinflußt. Weber hat dagegen in dem angezogenen Falle gezeigt, daß der unlösliche Anteil aus einem stark sauerstoffhaltigen Körper (etwa 28 Proz. O) bestand, dessen Elementarzusammensetzung er zu $C_{30}H_{64}O_{10}$ berechnete; Weber bezeichnete deshalb die ursprünglich von Payen herrührende Ansicht[1]) der Identität der chemischen Zusammensetzung des löslichen und unlöslichen Anteils als irrig.

Ich möchte hier die Ansicht aussprechen, und ich werde dieselbe durch einige Analysen belegen, daß das verschiedene Verhalten der Einzelbestandteile einiger Kautschuksorten gegen Lösungsmittel auf verschiedene Ursachen zurückzuführen ist, daß dasselbe in manchen Fällen seinen Grund in dem hohen Sauerstoffgehalt des unlöslichen Anteils hat, wie Weber annimmt, in anderen Fällen aber wohl in einem höheren Polymerisationsgrad, wie Payen behauptet.

Zunächst will ich aber noch auf einen Punkt hinweisen, welcher bisher noch keine Berücksichtigung gefunden hat. Gladstone und Hibbert nehmen an, daß die bei der Koagulation angewendete Hitze von Einfluß auf die Löslichkeit des Kautschuks ist, was ich nicht für ganz ausgeschlossen erachte; es kann aber bei der Koagulation noch ein anderes Moment einen ungünstigen Einfluß auf die Löslichkeit des Kautschuks ausüben. Nach Henriques[2]) wird von einigen angenommen, daß bei der Räucherung des Parakautschuks sich in dem Rauch der verbrennenden Nüsse der Urukuripalme schweflige Säure finde, die den Kautschuk hauptsächlich koaguliere. Vorläufige Versuche, welche ich angestellt habe, ergaben nun, daß besonders petrolätherische Kautschuklösungen beim Einleiten von schwefliger Säure sehr schnell gallertartig erstarren, und daß hierbei ein großer Teil des Kautschuks in Petroläther unlöslich wird. Ich habe die Zusammensetzung dieses Einwirkungsproduktes noch nicht näher studiert, beabsichtige aber, dies demnächst zu tun.

Daß es auch Parakautschuke gibt, welche in Benzol und Petroläther so gut wie völlig löslich sind, geht aus der Tabelle 1 hervor.

Weber fand in dem erwähnten Falle im benzollöslichen Anteile des Parakautschuks nahezu 2 Proz. Sauerstoff (gegen 28 Proz. im unlöslichen Anteil); durch fraktionierte Fällung gelang es ihm, diesen Sauerstoffgehalt

---

[1]) Eine diesbezügliche, von Weber zitierte Stelle aus „Seeligmann, Le caoutchouc et la guttapercha, Paris 1896", pag. 113 lautet: „Le caoutchouc est en effet formé de deux substances isomériques", und pag. 178: „Ce que nous appellons caoutchouc n'est pas un hydrocarbure fixe et déterminé, mais un mélange d'au moins deux hydrocarbures polymères à équivalents élevés dérivant d'un carbure fondamental C_5H_8 et dont l'un possède au plus haut degré la nervosité, l'autre l'adhésivité".

[2]) Henriques: „Der Kautschuk und seine Quellen", S. 9, Dresden 1899 (Steinkopff & Springer).

so gut wie völlig zu eliminieren, woraus hervorging, daß der lösliche Anteil,
also die Hauptmenge des Kautschuks, größtenteils sauerstofffrei ist, während
Henriques noch vor nicht langer Zeit die Vermutung ausgesprochen hatte,
daß der Kautschuk ein sauerstoffhaltiger Körper sein könnte. Weber hat
nun (l. c.) eine Anzahl Kautschuksorten der Elementaranalyse unterworfen
und darin einen Sauersoffgehalt von 0.61—5.37 Proz. gefunden. Das Verhältnis von Kohlenstoff zu Wasserstoff bewegte sich in den Grenzen von
10:15 bis 10:16.4, war also fast stets nahezu dasselbe wie bei Polypren.
Weber schließt daraus, daß die löslichen sauerstoffhaltigen Anteile lediglich
Additionsprodukte von $C_{10}H_{16}$ und O sind.

Ich selbst habe nun, um mich über die Verteilung des Sauerstoffs in
einigen Kautschuksorten zu orientieren, gleichfalls den Weg der Elementaranalyse beschritten und die erhaltenen Resultate in Tab. II niedergelegt.

Betrachten wir zunächst die Analysen 1—3, die sich auf Position 1 der
Tabelle I beziehen; es handelt sich hier, worauf ich bereits hinwies, um einen
Kautschuk, der sich gegen Lösungsmitttel ganz besonders eigenartig verhielt. Der Kautschuk wurde zunächst mit Petroläther völlig erschöpft, dann
im Vakuum vom Petroläther befreit und hierauf mit Benzol erschöpft.
Analysiert wurden sowohl die aus der Petrolätherlösung, wie die aus der
Benzollösung durch Alkohol erhaltene, über Schwefelsäure im Vakuum getrocknete Fällung, als auch der in Benzol unlösliche, in gleicher Weise getrocknete Rückstand. Wie man sieht, besaßen sowohl der in Petroläther
lösliche Anteil, wie auch der in Petroläther unlösliche, aber in Benzol lösliche
Anteil nahezu den gleichen Sauerstoffgehalt (3.14 und 3.29), dagegen enthielt
der benzolunlösliche Anteil mehr, nämlich 5.63 Proz. Sauerstoff. Es dürften
also hier, wenigstens was No. 1 und 2 anbelangt, verschiedene Polymerisationsgrade des Kautschukkohlenwasserstoffs vorliegen. Elastisch waren im trocknen
Zustande alle 3 Fraktionen, der aus Petroläther erhaltene Anteil war aber
beträchtlich heller, als die beiden anderen.

No. 4 und 5 betreffen zwei Parakautschuke, die in Petroläther so gut
wie völlig löslich waren. Der Sauerstoffgehalt war hier mithin auch verhältnismäßig gering (3.05 und 2.75 Proz.), dasselbe gilt von No. 9, einem
gleichfalls völlig petrolätherlöslichen Kautschuk.

No. 6, 7 und 8 beziehen sich auf Position 5 der Tabelle I. Dieser
Kautschuk zeigte, ähnlich wie No. 1, ein verschiedenes Verhalten gegen
Petroläther und Benzol. Hier enthielt der petrolätherlösliche Anteil nur
2.74 Proz. O, der benzollösliche (in Petroläther unlösliche) schon 5.36 Proz.,
der benzolunlösliche aber sogar 7.05 Proz. Sauerstoff. Es hat hier also eine
Zerlegung in drei Anteile mit verschiedenem Sauerstoffgehalt stattgefunden.
Der petrolätherlösliche Anteil war nach dem Trocknen fast weiß, die anderen
braunschwarz; elastisch waren alle drei.

No. 10 der Tabelle II betrifft den Kautschuk 20 der Tabelle I. Dieser
enthielt etwa 15 Proz. eines sehr stark quellbaren, in Benzol und Petroläther
unlöslichen Anteils, welcher nicht die bekannte Struktur zeigte, die man ge-

wöhnlich bei gequollenem Parakautschuk beobachtet. Dieser Anteil war in gequollenem Zustande weißlich gelb, leicht zerreißbar, fast garnicht elastisch, hatte überhaupt wenig kautschukähnliches. Wie die Tabelle II zeigt, enthielt er 25.08 Proz. Sauerstoff.

No. 11 und 12 betreffen den Kautschuk 21 der Tabelle I. Dieser verhielt sich ganz ähnlich wie der soeben behandelte. Der unlösliche Anteil hatte die gleiche, wenig kautschukähnliche Beschaffenheit und enthielt 26.09 Proz. Sauerstoff, während der petrolätherlösliche Anteil 5.48 Proz. enthielt.

No. 13 und 14 (entsprechend No. 24 der Tabelle I) beziehen sich auf einen Ceylon-Para, welcher in Benzol fast völlig löslich war, während in Petroläther sich 10 Proz. weniger lösten. Während der ursprüngliche Kautschuk die braune Farbe des Para-Kautschuks hatte, war der aus Petroläther gefällte Anteil nach dem Trocknen fast rein weiß und enthielt nur 2.66 Proz. Sauerstoff. Der petrolätherunlösliche, jedoch in Benzol fast völlig lösliche Anteil war braun und enthielt 17.00 Proz. Sauerstoff; er war jedoch immerhin noch von kautschukartiger Beschaffenheit.

Bei allen diesen Elementaranalysen wurde selbstverständlich bei der Prozentberechnung der nicht immer unbeträchtliche Aschengehalt der analysierten Fraktionen in Abzug gebracht.

Es scheint mir aus diesen Analysen hervorzugehen, daß Petroläther im allgemeinen nur die sauerstoffärmsten Anteile des Kautschuks löst; man wird ihn mithin bis zu einem gewissen Grade für eine derartige Trennung verwenden können, wie man ihn ja auch in der Fettanalyse zur Trennung der oxydierten von den nicht oxydierten ungesättigten Fettsäuren benutzt. Natürlich werden über diesen Punkt noch reichlichere Erfahrungen gesammelt werden müssen. Die Anteile, welche in Petroläther unlöslich, wohl aber in Benzol löslich waren, enthielten in 2 von 3 Fällen (No. 7 und 14 der Tabelle II) beträchtlich mehr Sauerstoff als die petrolätherlöslichen Anteile.

Isoliert, nicht nur durch den enorm hohen Sauerstoffgehalt, sondern auch durch die kautschukunähnliche Beschaffenheit des unlöslichen Anteils, stehen die beiden Produkte von Manihot Glaziovii da. (No. 10, 11, 12 der Tabelle II).

Was nun das Verhältnis von C : H betrifft, so bestätigen meine Analysen die Beobachtung Webers, daß dasselbe trotz des Sauerstoffgehaltes in den meisten Fällen dem Verhältnis 10 : 16 sehr nahe kommt. Die Übereinstimmung ist zum Teil sogar besser als bei den Weberschen Analysen. Eine Ausnahme machen die drei stark sauerstoffhaltigen Produkte (Tabelle II, 10, 12, 14), wo das genannte Verhältnis 10 : 16.51 bis 10 : 17.04 beträgt. Formeln für die sauerstoffhaltigen Anteile aufzustellen, wie Weber es wohl nur zur Orientierung getan hat, halte ich, vorläufig wenigstens, für müßig.

Sehr naheliegend war nun die Frage, wie sich diese verschiedenen, zum Teil sehr stark sauerstoffhaltigen Kautschuksorten wohl bei der Behandlung nach der Nitrositmethode verhalten, denn wenn auch die sehr sauerstoff-

Tabelle II. Elementaranalysen.

Lfd. No.	Kautschuksorte		No. der Tabelle I	C Proz.	H Proz.	O 100 % — C + H	C : H
1	Para	Petroläther-löslicher Anteil durch Alkohol gefällt . . .	1	85.43	11.43	3.14	10 : 15.90
2		Nach dem Extrahieren mit Petroläther in Benzol löslicher Anteil, durch Alkohol gefällt		85.22	11.49	3.29	10 : 16.02
3		Benzol-unlöslicher Anteil		82.97	11.40	5.63	10 : 16.32
4	Para, aus Petroläther durch Alkohol gefällt		3	85.23	11.72	3 05	10 : 16.33
5	Para, aus Petroläther durch Alkohol gefällt		4	85.59	11.66	2.75	10 : 16.18
6	Para-Fell	Petroläther-löslicher Anteil durch Alkohol gefällt	5	85.54	11.72	2.74	10 : 16.28
7		Nach der Extraktion mit Petroläther in Benzol löslicher Anteil, durch Alkohol gefällt . . .		83.28	11.36	5.36	19 : 16.21
8		Benzol-unlöslicher Anteil		81.82	11.13	7.05	10 : 16.16
9	Madagaskar, aus Petroläther durch Alkohol gefällt		13	86.42	11.73	1.85	10 : 16.12
10	Manihot Glaziovii (Ostafrika), Petroläther-unlöslicher Anteil		20	65.76	9.16	25.08	10 : 16.55
11	Manihot Glaziovii (Togo)	Petroläther-löslicher Anteil durch Alkohol gefällt	21	83.21	11.31	5.48	10 : 16.15
12		Petroläther-unlöslicher Anteil		64.64	9.27	26.09	10 : 17.04
13	Ceylon-Para	Petroläther-löslicher Anteil durch Alkohol gefällt	24	85.82	11.52	2.66	10 : 15 95
14		Petroläther-unlöslicher Anteil (fast ganz in Benzol löslich)		72.87	10.13	17.00	10 : 16.51

reichen Anteile nach dieser Methode als Reinkautschuk mitbestimmt werden, so ist der Wert dieser Methode für die Rohkautschukuntersuchung natürlich als ziemlich illusorisch zu betrachten.

Tabelle III.
Nach der Harriesschen Nitrositmethode
gefundener Kautschukgehalt.

Lfd. No.	Kautschuksorte	No. der Tab. I	Kautschukgehalt im harzfreien Kautschuk	Kautschukgehalt auf harzhaltigen Kautschuk berechnet
1	Para	1	102.05 %	99.92 %
2	do., benzol-unlöslicher Anteil . .	1	91.52 „	—
3	Para-Fell	5	102.79 „	95.49 „
4	Negerkopf	6	100.88 „	98.85 „
5	Manihot-Glaziovii (Ostafrika) . .	20	78.52 „	73.47 „
6	Manihot-Glaziovii (Togo) . . .	21	84.18 „	78.96 „
7	Ceylon-Para	24	97.37 „	95.33 „

In Tabelle III sind die nach der Nitrositmethode erhaltenen Resultate niedergelegt. Es geht aus denselben hervor, daß auch hier wieder die beiden Kautschuksorten von Manihot Glaziovii aus Ostafrika und Togo isoliert dastehen. Denn bei diesen beiden Kautschuksorten kommt durch die Nitrositmethode zum Ausdruck, daß sie einen beträchtlichen Anteil Nichtkautschuk enthalten. Die erhaltenen Resultate stimmen ziemlich genau mit den durch Fällung aus Benzol und Petroläther erhaltenen überein. Dagegen beeinflußt der immerhin hohe Sauerstoffgehalt (5.48 Proz.) des petrolätherlöslichen Anteils bei No. 6 der Tabelle III (= No. 12 der Tabelle II) das Resultat nicht.

Ebenso gelangt auch bei den übrigen Kautschuksorten der zum Teil hohe Sauerstoffgehalt derselben durch die Nitrositmethode nicht zum Ausdruck. No. 1 (Tabelle III), welcher rund 34 Proz. petrolätherlösliche Anteile mit 3.14 Proz. O, rund 30 Proz. benzollösliche Anteile (in Petroläther unlöslich) mit 3.29 Proz. O und rund 36 Proz. benzolunlösliche Anteile mit 5.63 Proz. O enthielt, lieferte nach der Nitrositmethode 102.05 Proz. Kautschuk (harzfrei).

Das gleiche gilt vom Parafell (Tabelle III No. 3) und besonders vom Ceylon-Para, wo durch die Nitrositmethode die 10 Proz. eines 17 Proz. Sauerstoff enthaltenden Anteils gleichfalls mitbestimmt wurden.

Auch der benzolunlösliche Anteil des Parakautschuks No. 1 der Tabelle I (No. 3 der Tabelle II) ergab den ziemlich hohen Kautschukgehalt von 91.52 Proz. (Tabelle III No. 2). Die Differenz beträgt somit nicht viel mehr, als dem Sauerstoffgehalt entspricht, so daß auch hieraus hervorgeht, daß in einem Kautschuk, der einen großen Prozentsatz eines derartigen sauerstoffhaltigen, in seinem Verhalten gegen Lösungsmittel abweichenden Anteils enthält, dessen

Anwesenheit durch die Nitrositmethode nicht zur Anschauung gelangt, wie
es ja auch tatsächlich der Fall war.

Aus diesen Versuchen, welche noch einer Erweiterung bedürfen, scheint
somit hervorzugehen, daß auch die stark sauerstoffhaltigen Anteile der
Kautschuksorten nach der Nitrositmethode mitbestimmt werden, solange sie
noch in ihrem äußeren Verhalten kautschukartige Beschaffenheit zeigen,
dagegen nicht, wenn sie diese verloren haben, wie bei den beiden Manihot-
Glaziovii-Kautschuken.

Die Nitrositmethode ist somit mit einem gewissen Vorbehalt anzuwenden,
da die stark sauerstoffhaltigen Anteile nicht den gleichen Wert besitzen,
wie die sauerstofffreien, was in ihrem trägen Verhalten bei der Vulkanisation
zum Ausdruck kommt, worauf Weber[1]) hingewiesen hat. Auch sind die
sauerstoffreicheren Anteile teils nicht in allen Kautschuklösungsmitteln, teils
garnicht löslich, was bei der Beurteilung für verschiedene Zwecke nicht
ohne Belang ist.

Das Verhalten gegen verschiedene Lösungsmittel scheint ähnliche
Ursachen zu haben wie dasjenige bei der von Schneider empfohlenen
fraktionierten Fällung aus Chloroformlösungen, welche offenbar gleichfalls
die Trennung der Anteile mit verschiedenem Sauerstoffgehalt bezweckt. Es
werden hierüber entsprechende Versuche angestellt werden.

Für die orientierende Untersuchung des Rohkautschuks dürfte es sich
nach meinen bisherigen Erfahrungen daher empfehlen, zunächst die Löslichkeit in Petroläther in der von mir früher angegebenen Weise zugleich mit
dem Harzgehalt festzustellen[2]); bei schwerlöslichen Kautschuksorten ist es
angebracht, das Lösungsmittel statt 24 Stunden, wie ich zuerst angab,
3 Tage einwirken zu lassen. Löst sich der Kautschuk, abgesehen von
heterogenen Beimengungen, in Petroläther vollständig, so dürfte sich eine
weitere Untersuchung erübrigen, wenn man nicht noch den Sauerstoffgehalt
des gefällten Kautschuks durch die Elementaranalyse feststellen will.

Löst sich dagegen der Kautschuk, wiederum abgesehen von heterogenen
Beimengungen, in Petroläther nur teilweise, so wird man zweckmäßig in der
Weise weiter verfahren, daß man eine größere Menge völlig mit Petroläther
erschöpft und den hierin unlöslichen Anteil weiter mit Benzol behandelt, um
sowohl die Menge des nach Petroläther in Benzol löslichen Anteils, sowie
dessen Sauerstoffgehalt, als auch die äußere Beschaffenheit und den Sauerstoffgehalt des benzolunlöslichen Anteils festzustellen.

Bei der Beurteilung darf man auch nicht außer Betracht lassen, für
welche Zwecke der Kautschuk Verwendung finden soll. Für die Herstellung
von Pflastern nach dem deutschen Arzneibuch beispielsweise, sowie für
gewisse, technisch verwendete Kautschuklösungen ist nur ein Kautschuk

---

[1]) Gummi-Zeitung No. 23, S. 461 [1904].
[2]) Ber. d. pharm. Ges. Heft V, [1904], Gummi-Zeitung, No. 41—43, [1904].

verwendbar, welcher sich völlig oder wenigstens fast völlig in Petroläther löst.

Die Nitrositmethode mag man geeignetenfalls gleichfalls heranziehen, die hiermit erhaltenen Resultate sind jedoch mit großer Vorsicht aufzunehmen. Diese Methode ist meiner Ansicht nach nur bei der Analyse von vulkanisierten Kautschukwaren am Platz, wo man sich mit der Bestimmung der angewendeten Kautschuksubstanz begnügen und bei der Unzulänglichkeit unserer heutigen Methoden darauf verzichten muß, die Qualität des verwendeten Kautschuks festzustellen. Jedoch auch hier sind die Resultate, wie Esch[1]) gezeigt hat, mit Vorsicht aufzunehmen.

Zum Schluß möchte ich nochmals betonen, daß die chemische Untersuchung des Kautschuks allein nicht maßgebend ist, sondern daß dieselbe mit einer technischen Bewertung Hand in Hand gehen muß. Es liegen hier ähnliche Verhältnisse vor wie beispielsweise bei der Beurteilung des Wertes eines Weines, welche gleichfalls nicht allein auf Grund der chemischen Analyse erfolgen kann.

---

[1]) Gummi-Zeitung No. 49, S. 989 ff., [1904].

Bericht über die Untersuchung der bei probeweiser Aufarbeitung von Palmfrüchten mittels der Haakeschen Maschinen erhaltenen Produkte.

Von **G. Fendler**.

Im vorigen Jahresbericht unseres Institutes[1]) teilte ich das Ergebnis einer Untersuchung mit, welche über die Brauchbarkeit einer von der Maschinenfabrik Fr. Haake-Berlin konstruierten Vorrichtung zur maschinellen Aufarbeitung der Produkte der Ölpalme Anhaltspunkte liefern sollte.

Im folgenden sei der Bericht über eine weitere Untersuchung dieser Produkte wiedergegeben.

Am 3. März 1904 gingen uns durch die Maschinenfabrik Fr. Haake-Berlin im Auftrage des Kolonialwirtschaftlichen Komitees „ein Kuchen Preßrückstand, ein Kuchen Palmöl, eine Quantität Palmfrüchte, von denen das Öl und der Rückstand von einer verarbeiteten Menge von 25 kg gewonnen wurde" zur Untersuchung zu.

Laut Schreiben des Kolonialwirtschaftlichen Komitees vom 10. März wurden nach Angabe der Maschinenfabrik Fr. Haake aus den durch die Deutsche Togo-Gesellschaft zur Verfügung gestellten 25 kg frischen Ölfrüchten erzielt:

$$3.5 \text{ kg schalenfreie Kerne} = 14 \,^0/_0 \text{ des Fruchtgewichtes}$$
$$5 \quad \text{„ Preßkuchenrückstand} = 20 \text{ „ „ „}$$
$$4.25 \quad \text{„ umgeschmolzenes Öl} = 17 \text{ „ „ „}$$

Außerdem enthielt ein diesbezügliches Schreiben des Kolonialwirtschaftlichen Komitees vom 2. März folgende Angaben:

„Haake verarbeitete 25 kg frischer Früchte, aus welchen 13,25 kg Nüsse in Schalen (naß) gewonnen wurden. Aus diesen erzielte Haake 3.5 kg Kerne; die restlichen Schalen wogen 8.5 kg. Die Differenz von 1.25 kg wird wahrscheinlich den frisch geschälten Nüssen anhaftendes Wasser gewesen sein. Das abgeschälte Fruchtfleisch ergab nach dem Auspressen durch die hydraulische Presse 5 kg reines Palmöl, 5 kg Preßrückstand. Die Differenz zwischen 25 kg frischen Früchten und

---

[1]) Arbeiten aus dem Pharmazeutischen Institut der Universität Berlin, I, S. 198—199.

den festgestellten Gewichten der Produkte und Abfälle, zusammen 22 kg, Differenz also 3 kg, wird wahrscheinlich in den frischen Früchten enthaltenes Wasser gewesen sein."

Die Untersuchung der eingelieferten Früchte ergab folgendes:

57 Stück wogen 360 g.

Sie enthielten:

Fruchtfleisch 130 g . . . . . . = 36.15 %
Samen mit Schale 230 g . . . = 63.85 „
Kerne ohne Schalen 74 g . . . = 20.55 „
Schalen 156 g . . . . = 43.30 „

Das abgeschälte Fruchtfleisch enthielt:

Wasser . . . . 16.46 %
Fett . . . . 55.01 „
Trockene und fettfreie Rückstände . . . 28.53 „

also in der Trockensubstanz:

Fett . . . . 65.85 %
Rückstände . . . . 34.15 „

Die Früchte waren sehr feucht und teilweise beschimmelt. Der Wassergehalt des Fruchtfleisches ist ein ganz anormal hoher. In vier verschiedenen, vor einem Jahr von mir untersuchten Sorten Togo-Früchten fand ich denselben nur zu 6.3—6.9 Proz., während er in diesem Falle 16.46 Proz. betrug. Ich möchte fast glauben, daß dieser hohe Feuchtigkeitsgehalt kein natürlicher, sondern auf eine unzweckmäßige Lagerung der Früchte während des Seetransportes zurückzuführen ist. Dem hohen Wassergehalt entspricht der niedrige Gehalt des Fruchtfleisches an Öl. Berechnet man den Ölgehalt auf die Trockensubstanz, so bewegt er sich in normalen Grenzen.

Derartig wasserreiche Früchte scheinen mir ein ungünstiges Objekt für eine Probepressung zu bilden. Es dürfte sich empfehlen, dieselben vorher an der Luft abtrocknen zu lassen.

Der eingelieferte Ölkuchen wog 4120 g (nach Haakes Angabe 4250 g). Er war auf der einen Seite von normalem Aussehen und von der charakteristischen gelben Farbe des Palmöles. Auf der anderen Seite war er dagegen beschimmelt und überhaupt von anormalem Aussehen. Es rührte dies daher, daß, wie nebenstehende Skizze des Ölkuchens im Durchschnitt zeigt, auf dieser Seite sich eine Schicht von stark wasserhaltigem, mit Schmutz und Anteilen der Preßrückstände verunreinigtem Öl befand.

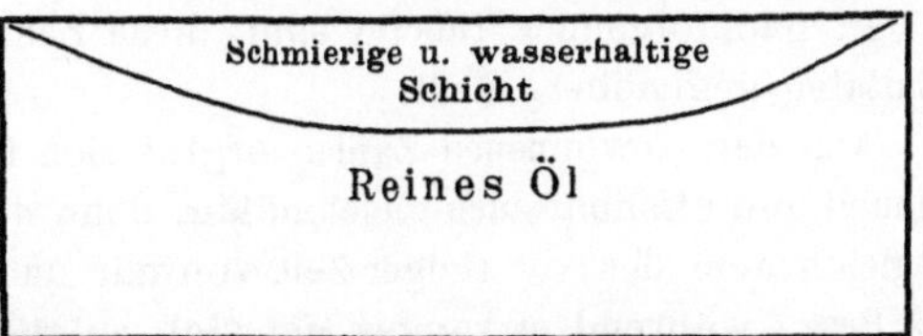

Dieselbe war entweder nachträglich aufgetragen oder wahrscheinlicher derart zustande gekommen, daß sich beim Umschmelzen des Ölkuchens Schmutz und Wasser in der Flüssigkeit abgeschieden hatten.

Die unreine Schicht wurde durch Abkratzen gesondert. Ihr Gewicht betrug 635 g.

Sie bestand aus:

$$\begin{array}{llr} \text{Fett} & \ldots & 53.56\ ^0/_0 \\ \text{Schmutz} & \ldots & 8.10\ \text{„} \\ \text{Wasser} & \ldots & 38.44\ \text{„} \end{array}$$

Das reine Öl (normale Schicht des Ölkuchens) enthielt auch noch Wasser, und zwar 3.18 Proz.; es hatte den Säuregrad 187.2, entsprechend 52.79 Proz. freier Ölsäure.

Der Ölkuchen bestand somit aus einer Schicht reinen Öls von 3485 g mit 3.18 Proz. Wassergehalt, also nach Abzug des Wassers (110 g) = 3375 g Fett und einer verunreinigten Schicht von 635 g mit 53.56 Proz. Fettgehalt = 340 g Fett.

In Summa wurden mithin erzielt   3715 g Fett.

Der eingelieferte Preßkuchen wog 4700 g. (Nach Haakes Angaben 5 kg.) Er enthielt:

$$\begin{array}{lr} \text{Wasser} \ldots & 36.61\ ^0/_0 \\ \text{Fett} \ldots & 10.20\ \text{„} \\ \text{Trockene und fettfreie Rückstände} \ldots & 53.19\ \text{„} \end{array}$$

$$\begin{array}{lr} \text{also: Wasser} \ldots & 1720.7\ \text{g} \\ \text{Fett} \ldots & 479.3\ \text{„} \\ \text{Rückstände} \ldots & 2500.0\ \text{„} \end{array}$$

Unter Zugrundelegung meiner oben angegebenen Analyse der Früchte enthalten 25 kg derselben:

$$\begin{array}{lr} \text{Fruchtfleisch} \ldots & 9037.5\ \text{g} \\ \text{Samen mit Schale} \ldots & 15962.5\ \text{„} \\ \text{Kerne} \ldots & 5137.5\ \text{„} \\ \text{Schalen} \ldots & 10825.0\ \text{„} \end{array}$$

Im Fruchtfleisch sind enthalten:

$$\begin{array}{lr} \text{Fett} \ldots & 4971.5\ \text{g} \\ \text{Wasser} \ldots & 1487.6\ \text{„} \\ \text{Trockene und fettfreie Rückstände} \ldots & 2578.4\ \text{„} \end{array}$$

In nachfolgender Tabelle sind diese Zahlen den praktisch erhaltenen Resultaten gegenübergestellt.

Aus den gewonnenen Zahlen ergibt sich folgendes: Die Presse arbeitet rationell und offenbar auch gleichmäßig, denn der Fettgehalt des Preßkuchens ist gleich dem des vor einiger Zeit von mir untersuchten; er beträgt diesmal 10.2 Proz., während er voriges Mal sich auf 10.4 Proz. belief.

Die Trennung des Fleisches von den Samen war diesmal eine bessere, der Preßkuchen enthielt nur 175 g Samenanteile, also eine praktisch nicht in Betracht kommende Menge.

	Palmöl	Wasser	Wasser- und fettfreie Rückstände	Kerne mit Schalen	Kerne	Schalen
Der eingelieferte Ölkuchen im Gesamtgewicht von **4120 g** enthält:	3715 g	355 g	50 g	—	—	—
Der eingelieferte Preßkuchen im Gesamtgewicht von **4700 g** enthält:	479 g	1721 g	2500 g	—	—	—
Nach Haakes Angaben wurden ferner erhalten:	—	—	—	13250 g	3500 g	8500 g
In Summa:	4194 g	2076 g	2550 g	13250 g	3500 g	8500 g
In Wirklichkeit enthalten 25 kg der Früchte auf Grund meiner Analyse:	4971 g	1488 g	2578 g	15962 g	5137 g	10825 g
Die Differenz beträgt somit: oder in Prozenten:	— 777 g — 15.6 %	+ 588 g + 39.7 %	— 28 g — 1.1 %	— 2712 g — 17.0 %	— 1637 g — 31.8 %	— 2325 g — 21.5 %

Von dem in 25 kg vorhandenen 4971 g Fett verblieben somit 479 g in dem Preßkuchen, und es hätten daher 4492 g Palmöl gewonnen werden müssen; in Wirklichkeit wurden nur 3715 g erhalten; es ist also der beträchtliche, nicht ohne weiteres erklärbare Verlust von 777 g = 17.3 Proz. eingetreten. Der Verbleib dieser Menge Öl läßt sich ohne Kenntnis der Maschinen nicht erklären.

Das Öl war noch ziemlich stark mit Wasser und feinen Anteilen der Preßrückstände verunreinigt. Ein gründliches Dekantieren des geschmolzenen Fettes und Durchseihen oder Filtrieren desselben dürfte demnach unerläßlich sein. Die Verhältnisse lagen allerdings in diesem Falle, wie bereits erwähnt, ungünstig wegen des hohen Wassergehaltes des Fruchtfleisches.

Auch bei den übrigen Bestandteilen der Früchte waren die Verluste zu groß.

Quantitativ gewonnen wurden nur die (trockenen und fettfreien) Rückstände. Hier betrug der Verlust nur 1.1 Proz. (siehe Tabelle).

Dagegen gingen von den Samen (mit Schale) 17.0 Proz., von den Kernen 31.8 Proz., von den Schalen 21.5 Proz. verloren. Diese Verluste auf die Verdunstung von Wasser auf den frischen Samen zu schieben, wie Haake es tut, ist nicht angängig, denn die Nüsse enthalten überhaupt nicht so viel Wasser (ich fand in den Schalen 11.4 Proz., in den Kernen 18.6 Proz.), geben dasselbe auch nicht so leicht ab.

Auf einen schwer erklärlichen Umstand will ich ferner hinweisen (siehe hierzu die Tabelle): In dem Fruchtfleisch von 25 kg der verarbeiteten Früchte sind 1488 g Wasser enthalten. Dagegen enthielten die von Haake aus dem Fleisch erzielten Produkte — Öl und Preßkuchen — insgesamt 2076 g Wasser, also 39.7 Proz. mehr. Es läßt sich das nur so erklären, daß während der Verarbeitung Wasser hineingelangt ist.

Es scheint mir somit, daß das Verfahren, besonders was die Gewinnung der Kerne betrifft, noch einer Verbesserung bedarf.

Um ein Bild über die Gründe der entstehenden Verluste zu gewinnen, wurde der Vorschlag gemacht, einer Probeschälung und -Pressung beizuwohnen.

Über das Ergebnis derselben gibt der folgende Bericht Aufschluß:

In Verfolg des Berichtes vom 19. März 1904 und des Schreibens des Kolonialwirtschaftlichen Komitees vom 31. März 1904 begab ich mich im Einvernehmen mit Hrn. Haake am 10. April in dessen Fabrik, um einer Probeschälung und Pressung von Palmfrüchten mittels der Haakeschen Maschine beizuwohnen.

Zur Verarbeitung gelangten 20.4 kg Palmfrüchte, welche einem Posten entstammten, der Hrn. Haake für Versuchszwecke zur Verfügung gestellt worden war. Diese Früchte bildeten kein sehr günstiges Versuchsobjekt, da sie sehr feucht und zum Teil schon etwas schmierig waren. Ich entnahm davon ein Durchschnittsmuster für die chemische Untersuchung.

Der Schälversuch.

Die Trennung des Fruchtfleisches von den Samen wurde mittels der Haakeschen Schälmaschine ausgeführt.

Die Schälung wurde in Portionen von etwa 5 kg Früchten vorgenommen, wobei 2 Mann jedesmal etwa 10 Minuten zu drehen hatten. Bei frischen, weniger feuchten und schmierigen Früchten soll dieser Prozeß nach Angabe des Hrn. Haake sich in 5 Minuten durchführen lassen.

Nach beendeter Schälung schwimmt das Fruchtfleisch teils auf dem Wasser im Troge unterhalb der Schältrommel, teils ist es darin suspendiert.

Die Trennung des Fruchtfleisches von dem Wasser wird dadurch bewirkt, daß man das Fruchtfleisch samt dem Wasser auf Siebe gibt und das Wasser ablaufen läßt, was mehrere Stunden in Anspruch nimmt.

Hierbei gelangt natürlich ein Teil des fein verteilten Fruchtfleisches, vor allen Dingen auch etwas Öl, durch die Siebe hindurch. Ersteres setzt sich bei längerem Stehen am Boden des untergestellten Gefäßes als Schlamm ab, letzterer steigt allmählich an die Oberfläche des Wassers. Auf den erstgenannten Bodensatz beziehen sich die Ausführungen des Hrn. Haake in dessen Schreiben.

Die Gewinnung des Öles aus dem Fruchtfleisch.

Das durch Ablaufenlassen von dem Wasser möglichst getrennte gesamte Fruchtfleisch gelangte in einen Abdampfkessel, in welchem es durch Erhitzen auf freiem Feuer unter beständigem Umrühren zum größten Teil von dem noch beigemischten Wasser befreit wurde, was einige Stunden in Anspruch nahm.

Der so erhaltene heiße Brei wurde unmittelbar vom Feuer in den Preßtopf übergeführt und mittels einer hydraulischen Presse ausgepreßt. Die Presse wurde von einem Mann bedient. Die Operation des Auspressens dauerte wenige Minuten.

Das Öl läuft, vermischt mit Wasser, noch heiß in flüssigem Zustande ab. Durch Umschmelzen muß es alsdann vom beigemengten Wasser befreit werden.

Die Entkernung der Samen.

Die aus der Trommel der Schälmaschine entnommenen Samen wurden mit heißem Wasser gewaschen. Nach dem Ablaufen des Wassers betrug ihr Gewicht 11.3 kg.

Das Aufknacken der Samen in der Haakeschen Palmnuß-Entkernungsmaschine geht sehr schnell; der Prozeß dauerte im vorliegenden Falle 10 Minuten, wobei 2 Mann drehten.

Da die verwendeten Samen sehr feucht waren, an und für sich sowohl, als auch durch die vorhergehende Behandlung mit Wasser, so daß die Kerne die Schalen völlig ausfüllten und fest daran hafteten, wurde eine völlige Isolierung der Samen in diesem Falle nicht erreicht. Ein Teil der Samen saß noch fest an den teilweise zerschlagenen Schalen und mußte von diesen durch ein Wiederholen der Operation getrennt werden.

Bei ausgetrockneten Samen fällt dieser Übelstand fort, wie ich mich persönlich durch einen Versuch überzeugen konnte, welchen Herr Haake mir mit alten, trockenen Samen vorführte.

Es wird sich also für die Praxis empfehlen, die Samen vor dem Aufknacken gehörig an der Sonne austrocknen zu lassen.

Bei der Entkernungsoperation erhält man die Kerne gemischt mit den zerschlagenen Samenschalen. Die Trennung von letzteren wird auf besonderen Sortiertischen durch Auslesen bewerkstelligt.

Chemische Untersuchung des Ausgangsmaterials und der erzielten Produkte.

Von den probeweise entnommenen Früchten wogen

25 Stück 119 g,

davon entfielen auf:

das Fruchtfleisch . . . . 43 g $=$ 36,14 %
die Samen . . . . 76 „ $=$ 63.86 „
die Schalen . . . . 50 „ $=$ 42.02 „
die Kerne . . . . 26 „ $=$ 21.84 „

21*

Das Fleisch enthielt:

$$\begin{aligned}
&\text{Wasser} & 17.38\ \% \\
&\text{Öl} & 57.26\ „ \\
&\text{Wasser- und fettfreie Rückstände} & 25.36\ „
\end{aligned}$$

Demnach waren die theoretisch aus den verarbeiteten 20.4 kg Früchten zu erzielenden Mengen folgende:

$$\begin{aligned}
&\text{Samen} & 13.01\ \text{kg.} \\
&\text{Kerne} & 4.45\ „ \\
&\text{Öl} & 4.20\ „
\end{aligned}$$

Gewonnen wurden 11.3 kg Samen, außerdem enthielt der Preßkuchen noch 530 g Samenanteile.

Von diesen 530 g waren 50 g kleine Kerne, der Rest bestand aus Schalen. Diese Beimischung von Samenanteilen zum Schälgut rührt daher, daß bei der Schälung in der schnellrotierenden Trommel ein Teil der Samen zertrümmert wird. Die Kerne bleiben hierbei fast ausnahmslos unversehrt und können infolge ihrer Größe nicht durch das Gitter zum Schälgut gelangen, so daß ein wesentlicher Verlust an Kernen nicht eintritt. In das Schälgut gelangen hauptsächlich Schalenteile und einige ausnahmsweise kleine Kerne; in diesem Falle betrug die Menge der letzten nur etwa 1 Proz. der gesamten Kernmenge. Es ist dies somit eine Verlustquelle, welche unberücksichtigt bleiben kann.

Die Beimischung von Schalenanteilen zum Schälgut in den Mengen, wie sie hier in Betracht kommen, beeinträchtigt die rationelle Auspressung des Fruchtfleisches nicht, wie ich mich durch den Augenschein überzeugt habe.

Die Menge der gewonnenen Kerne betrug 3.8 kg, während die theoretisch verlangte Menge 4.45 kg ist. Diese Ausbeute dürfte für die Praxis wohl genügen.

Der umgeschmolzene Ölkuchen wog 2.45 kg. Er enthielt noch 14.3 Proz. Wasser. Nach Abzug des Wassers beträgt die Ölmenge 2.10 kg.

Der Bodensatz enthielt noch 6.0 g Fett; in den gesamten 7.25 kg Bodensatz waren somit noch 450 g Fett enthalten.

Der Preßkuchen im Gewicht von 3100 g wurde von den Samenanteilen gesäubert und wog alsdann noch 2570 g.

Hierin waren enthalten:

$$\begin{aligned}
&\text{Wasser} & 23.24\ \% \\
&\text{Fett} & 8.30\ „
\end{aligned}$$

Der Grad der Auspressung war mithin wieder ein recht hoher.

Die Gesamtmenge des im Preßkuchen enthaltenen Fettes betrug demnach 213.0 g, und die Gesamtmenge des in den aufgearbeiteten Produkten enthaltenen Fettes:

$$2100$$
$$+\ \ 450$$
$$+\ \ 213$$
$$\overline{2.763 \text{ kg.}}$$

Diese Zahl ist gegenüber der theoretisch zu erwartenden Menge von 4.20 kg recht klein. Ich habe jedoch den Eindruck gewonnen, daß bei einer Probe-Aufarbeitung im kleinen Stile sich derartige Verluste nicht vermeiden lassen, weil hier und dort etwas verschüttet wird oder an den Gefäßen, Maschinen oder Pressen hängen bleibt. Es handelt sich meist um Verluste, die sich in einem regelmäßigen kontinuierlichen Betriebe größeren Maßstabes ausgleichen würden.

Nachweislich verloren gingen im vorliegenden Falle diejenigen Mengen Öl, welche beim Abtropfenlassen des Fruchtfleisches durch die Siebe gelangten und die in dem Preßkuchen verbleibenden Mengen.

Es sind dies im ganzen etwa 670 g, also etwas mehr als 15 Proz. der theoretisch verlangten Ölmenge.

Ich glaube sicher, daß sich in einem geregelten Betriebe demnach 75—80 Proz. des wirklich vorhandenen Öles mit Leichtigkeit gewinnen lassen werden.

Was die Gewinnung des Öles aus dem Bodensatz der abgelaufenen Flüssigkeit betrifft, so halte ich es für das Beste, wenn dieser Bodensatz nach rationellem Absetzenlassen gesammelt und samt dem Schälgut im Kessel abgedampft wird, um alsdann ausgepreßt zu werden.

Auf die Reinigung des Öles muß im Großbetrieb etwas mehr Sorgfalt verwendet werden, als es im Kleinen möglich ist. Zu diesem Zwecke empfiehlt es sich, das Öl in größeren Quantitäten bei gelinder Wärme zu schmelzen, mehrere Stunden in geschmolzenem Zustande zu erhalten, und dann ruhig abkühlen zu lassen. Auf diese Weise setzt sich das Wasser und andere Verunreinigungen ab, und das wiedererstarrte Öl kann alsdann leicht von denselben getrennt werden.

Den Allgemeineindruck, welchen das Haakesche Verfahren auf mich gemacht hat, kann ich als einen günstigen bezeichnen. Einige Mängel haften ihm naturgemäß noch an, werden sich aber wohl allmählich in der Praxis beseitigen lassen.

Über das fette Öl der Samen von Melia Azedarach L.[1]

Von **G. Fendler**.

Durch das Kolonialwirtschaftliche Komitee ging unserem Institute ein Posten Früchte von Melia Azedarach L. zu, welche von dem Biologisch-Landwirtschaftlichen Institut in Amani (Deutsch-Ostafrika) eingesandt waren. Die Früchte sind teils in Mombo, teils auf der Friedrich Hoffmann-Plantage gesammelt, um auf ihre Verwertbarkeit zur Ölgewinnung geprüft zu werden.

Die bisherigen Literaturangaben über den Fettgehalt der Früchte und über die Eigenschaften des daraus gewonnenen Öles sind recht spärlich und, wie die Untersuchung, welche ich in Gemeinschaft mit Hrn. Dr. Speiser unternommen habe, ergab, zum großen Teil unzutreffend.

Nach American Journal of Pharmacy (1879)[2] wird durch Ausdrücken des fleischigen Fruchtfleisches wie bei der Olive ein fettes Öl erhalten, von welchem eine „Arme Leute-Seife" gemacht wird.

Nach Vorderman[3] enthalten die Samen 50—60 Proz. Öl, welches durch Auspressen gewonnen wird. Das Öl soll dunkelgelb sein, einen scharf bitteren Geschmack und unangenehmen Geruch haben.

Nach Filet[4] eignet sich das Öl für Lampen und Schilder.

Verschiedene Autoren bezeichnen die Früchte und speziell die Samen als giftig.

Die von uns untersuchten Früchte, welche Herr Prof. Gilg als Früchte von Melia Azedarach L. bestimmte, waren braungelb bis rotbraun, stark runzelig, länglich rund. Die Länge betrug 10—15, der Durchmesser 8—12 mm. 100 Früchte wogen 47.5 g. In Wasser eingeweicht, quollen dieselben bis zur Größe von kleinen Kirschen auf.

---

[1] Apoth -Ztg. No. 55, [1904].

[2] Diese und die folgenden Literaturangaben sind der Inauguraldissertation von J. Oudenampsen: „Bijdrage tot de kennis van Melia Azedarach L.", Utrecht 1902, entnommen.

[3] Inlandsche Namen van eenige Madoereesche planten en simplicia 237, 1899.

[4] Plantkundig Woordenboek van Ned. Indie.

Das Fruchtfleisch umschließt ein außerordentlich hartes und festes Kerngehäuse, welches sich nur mit Mühe mittels des Messers öffnen läßt. Dasselbe ist bei den größeren Früchten 11 mm lang, bei einem Durchmesser von 8 mm. Das Kerngehäuse enthält gewöhnlich 5—6 Samen, von denen sich jeder in einer besonderen Abteilung befindet. Die Samen sind außen dunkelbraun, innen grünlichweiß, von etwa 6—8 mm Länge und 2.5—3 mm Durchmesser.

Das Fruchtfleisch der trockenen Früchte machte 36.84 Proz. des Gesamtgewichtes aus, während der Rest auf das Kerngehäuse, inkl. Kerne, entfiel. Das Gewicht der Samen betrug 18 Proz. des Gesamtgewichtes der Kerngehäuse.

Folgende Tabelle gibt einen Überblick über die Zusammensetzung der Früchte:.

100 Früchte im Gesamtgewicht von 47.5 g enthalten:

Fruchtfleisch	17.5 g	= 36.84 %
Kerngehäuse inkl. Samen . . .	30.0 „	= 63.16 „
Samen (ohne Gehäuse)	5.4 „	= 11.73 „

	Gehalt an	
	Wasser	Ätherextrakt
Im Fruchfleisch	15.37 %	2.00 %
Im Kerngehäuse	11.30 „	0.63 „
In den Samen	6.39 „	39.36 „

Wie die Tabelle zeigt, liefert das Fruchtfleisch nur 2 Proz. Ätherextrakt; dieses war gelblich, harzartig, halb fest. Das Fleisch kann somit für die Gewinnung von Öl nicht in Frage kommen und muß die diesbezügliche Angabe im American Journal of Pharmacy (siehe oben) auf einem Irrtum beruhen.

Dagegen enthalten die Samen 39.36 Proz. Öl. Diese Menge ist jedoch, wenn man sie auf die ganzen Früchte berechnet, sehr gering, sie beträgt alsdann nur 4.62 Proz. Hierzu kommt noch, daß die Samen sich nur außerordentlich schwer aus dem Kerngehäuse isolieren lassen. Eine Gewinnung des Öles durch Auspressen wäre mithin ziemlich ausgeschlossen; man könnte das Öl nur durch Extraktion der die Samen enthaltenden zerkleinerten Kerngehäuse gewinnen. Ich glaube jedoch nicht, daß sich das lohnen würde.

Da das Öl bisher noch nicht charakterisiert ist, haben wir dasselbe aus einer größeren Quantität der vom Fruchtfleisch befreiten zerstoßenen Kerngehäuse durch Extraktion mit Äther isoliert und die wichtigsten Konstanten festgestellt.

Das nach dem Abdestillieren des Äthers filtrierte Öl war von hellgrünlichgelber Farbe, eigenartigem, nicht unangenehmem, jedoch schwer definierbarem Geruch und scharfem, unangenehmem Geschmack. Es trübte sich beim Stehen bei Zimmertemperatur durch eine Ausscheidung von offenbar harzartiger Natur. Die Trübung trat auch nach öfterem Filtrieren wieder auf.

Spezifisches Gewicht des Öles bei 15° C. . .	0.9253
Schmelzpunkt	— 3° C.
Erstarrungspunkt . . . . gegen	— 12° C.
(Bei — 18° C. ist das Öl noch nicht völlig fest.)	
Säurezahl	2.42
Verseifungszahl	191.5
Reichert-Meißlsche Zahl	0.77
Jodzahl (nach Hübl)	135.6
Refraktometerzahl (im Zeißschen Butterrefraktometer)	65.1 bei 40° C.
Elaïdinprobe trat nicht ein	
Schmelzpunkt der Fettsäuren	22° C.
Erstarrungspunkt der Fettsäuren	19° C.

Als Speiseöl wäre das Öl schon seines Geschmackes wegen nicht verwendbar. Für technische Zwecke, speziell als Firnisöl, dürfte es wohl brauchbar sein, doch halte ich seine Gewinnung aus den oben angeführten Gründen nicht für lohnend.

Im Anschluß an vorstehende Arbeit möchte ich darauf hinweisen, daß in der Literatur Verwechslungen von Melia Azedarach und Melia Azedarachta vorkommen. Vielleicht beziehen sich die oben zitierten Literaturangaben zum Teil auf Melia Azedarachta, welche die betreffenden Autoren offenbar für identisch mit Melia Azedarach gehalten haben. Vor kurzem erst beschrieb Lewkowitsch[1]) unter dem Namen: „Margosa-Oil, Veepa-Oil, Veppam fat, Neem-Oil" ein Öl, welches angeblich von Melia Azedarach stammte; in Klammer war jedoch auch noch der Name „Melia Azedarachta indica Juss." hinzugesetzt. Das von Lewkowitsch beschriebene Öl hat ganz andere Eigenschaften, als das von mir untersuchte, so ist es beispielsweise bei gewöhnlicher Temperatur fest. Herr Dr. Lewkowitsch hatte die Freundlichkeit, mir eine kleine Probe der von ihm untersuchten Samen zu senden. Dieselben waren von denjenigen von Melia Azedarach grundverschieden. Sehr wahrscheinlich hat L. das Öl von Melia Azedarachta in Händen gehabt, welches in der Literatur ja auch als „Margosa-Öl" und „Neem-Öl" aufgeführt ist.

---

[1]) „The Analyst" S. 342, [1903].

Über das fette Öl der Samen von Carthamus tinctorius (Safloröl).[1]

Von **G. Fendler**.

Durch das Kolonialwirtschaftliche Komitee ging unserem Institut ein Posten Früchte von Carthamus tinctorius zur Untersuchung auf ihren Ölgehalt und zur Prüfung des Öles auf seine Verwertbarkeit zu. Die Früchte waren dem Komitee durch das biologisch-landwirtschaftliche Institut zu Amani (Deutsch-Ostafrika) eingesandt worden und stammten aus der Tiefenstation Mombo, wo die Pflanze sehr gute Erträge geliefert haben soll.

Über den Ölgehalt der Früchte von Carthamus tinctorius (Saflorfrüchte) und über die Eigenschaften, sowie Verwendbarkeit des Saforöles besteht bereits eine Reihe von Literaturangaben, welche zum Teil einander widersprechen, zum Teil der Ergänzung bedürfen.

Nach Wiesner[2]) wird der Gehalt der Saflorkerne mit 18—24, nach anderen Angaben mit 30—35 Proz. angenommen. Wiesner führt den bedeutenden Unterschied in den Gehaltsangaben darauf zurück, daß es sich im ersteren Falle um ungeschälte, im letzteren um geschälte Ware handeln dürfte. In Benedikt-Ulzers Analyse der Fette[3]) ist eine Reihe von chemischen Konstanten des Öles aufgeführt, welche ich weiter unten den von uns gefundenen gegenüberstellen werde. Nach Wiesner (a. a. O.) eignet sich das hauptsächlich in Ägypten gepreßte Öl als Brennöl, weniger als Speiseöl; auch soll es zur Seifenfabrikation verwendet werden. Nach Benedikt-Ulzer (a. a. O.) findet es als Speise- und Brennöl und in Indien auch zum Kalfatern der Schiffe Verwendung. Nach Semler[4]) gewinnt man das Öl in Ägypten, Indien und China; es soll zum Lackieren gebraucht werden, weil es ganz gut trocknet; seine hauptsächliche Verwendung soll es jedoch als Speise- und Brennöl finden. Die Indier benutzen es angeblich auch zum Einölen ihres Körpers. Semler glaubt, daß das Öl einen guten Markt in Europa fände, wenn seine Einführung in ansehnlichen Posten versucht würde.

---

1) Chem. Ztg. 28, No. 74, [1904].
2) Wiesner, Die Rohstoffe des Pflanzenreiches, 2. Aufl., 2, S. 867.
3) Benedikt-Ulzer, 4. Aufl., S. 610.
4) Semler, Tropische Agrikultur, 2. Aufl., 2, S. 513.

Die von mir in Gemeinschaft mit den Herren Blell und Crusius vorgenommene Untersuchung der Früchte und des Öles ergab folgendes: Die Früchte sind annähernd birnenförmig, von 6—8 mm Länge, 4—5 mm größter Breite und etwas geringerer Dicke. Die harte, spröde, 0.2—0.3 mm dicke, glänzende, grauweiße bis gelblich weiße Fruchtschale umschließt einen ihr eng anliegenden, sehr weichen, grünlich weißen Samen. 100 Stück der Früchte wogen 5.20 g. Hiervon entfielen auf die Schalen 2.40 g = 46.15 Proz., auf die Kerne 2.80 g = 53.85 Proz. Durch Extraktion mit Äther wurden aus den ganzen Früchten 25.82 Proz. Fett, den Samen allein 50.37 Proz. Fett erhalten.

Da das Befreien der Samen von der Fruchtschale äußerst mühsam und zeitraubend ist und daher für die Gewinnung des Öles in der Praxis wohl auch nur ein Auspressen der zerkleinerten Gesamtfrucht in Betracht kommen kann, so wurde die für die Untersuchung notwendige Quantität des Öles durch Perkolieren der zerstoßenen, nicht geschälten Früchte mit Äther dargestellt. Das Öl wurde nach dem Abdestillieren des Äthers von den letzten Anteilen desselben durch längeres Erwärmen im Kohlensäurestrome befreit und alsdann filtriert.

Das so gewonnene Öl ist von goldgelber Farbe und fast geruchlos. Es nimmt beim Aufbewahren auch in geschlossener Flasche sehr bald einen sehr unangenehmen, ranzigen und kratzenden Geschmack an. Wir fanden für das Öl folgende Konstanten, denen ich die in Benedikt-Ulzers Analyse der Fette angegebenen Werte vergleichsweise gegenüberstelle:

	Von uns gefundene Werte	Nach Benedikt-Ulzer
Spez. Gewicht bei 15° C.	0.9266	0.916—0.925 (15.5° C.)
Schmelzpunkt	— 5° C.	—
Erstarrungspunkt	Beginnt bei — 13° C. sich zu trüben und ist bei — 18° C. noch nicht völlig erstarrt.	—
Hehnersche Zahl	—	95.3
Reichert-Meißlsche Zahl	0.0	—
Verseifungszahl	191.0	172(?)—195.4
Jodzahl (nach v. Hübl)	142.2	126—149.0
Gehalt an unverseifbaren Bestandteilen[1]	0.708 Proz.	—
Refraktometeranzeige im Zeißschen Butterrefraktometer bei 40° C.	65	65.2

Der Gehalt des frisch extrahierten Öles an freien Fettsäuren betrug 5.84 Proz., auf Ölsäure berechnet, entsprechend einer Säurezahl von 11.63

---

[1] Nach der Bömerschen Methode bestimmt. S. Bömer, Ztschr. Unters. Nahrungs- u. Genußmittel 1, 38—39, [1899]. und Fendler, D. pharm. Ges. Ber. 14, 156, [1904].

(nach Benedikt-Ulzer beträgt der Gehalt an freien Fettsäuren 0.19—5.2 Proz.).

In dünner Schicht ausgestrichen, trocknete das Öl innerhalb 6 Tagen völlig ein, bei höherer Temperatur war die Trockenzeit beträchtlich kürzer; für das Sauerstoffaufnahmevermögen wurden mittels der Livacheschen Probe[1]) folgende Zahlen gefunden. Die Gewichtszunahme des Öles betrug:

| nach 18 Std. . . . . 0.6 % | nach 64 Std. . . . . 6.4 % |
| „ 40 „ . . . . 4.3 „ | „ 136 „ . . . . 7.5 „ |

Die Untersuchung der Fettsäuren, über deren Konstanten ich Literaturangaben nicht gefunden habe, ergab folgende Werte:

Spez. Gewicht bei 15° C.	0.9135
Schmelzpunkt	$+$ 17° C.
Erstarrungspunkt	$+$ 12° C.
Säurezahl (Verseifungszahl)	199.0
Mittleres Molekulargewicht	281.8
Acetyl-Säurezahl	154.5
Acetylzahl	52.9
Acetyl-Verseifungszahl	207.4
Jodzahl (nach v. Hübl)	148.2
Jodzahl der flüssigen Fettsäuren[2])	150.8
Säurezahl (Verseifungszahl) der flüssigen Fettsäuren . .	191.4
Mittleres Molekulargewicht der flüssigen Fettsäuren . .	293.1

Bemerkenswert ist die hohe Acetylzahl der Fettsäuren.

Das Safloröl scheint mir somit, hauptsächlich seines unangenehmen Geschmackes wegen, als Speiseöl nicht geeignet zu sein. Dagegen dürfte sich in Anbetracht des hohen Ölgehaltes der Samen seine Gewinnung für die Seifenfabrikation lohnen. Wahrscheinlich wird das Öl sich auch für Lacke und Firnisse verwenden lassen.

---

[1]) Benedikt-Ulzer, 4. Aufl., S. 523.
[2]) Nach Wallenstein und Fink, Chem.-Ztg. 18, 1190, [1894].

Über das fette Öl
der Samen von Calophyllum inophyllum.[1)

Von **G. Fendler**.

Durch das Kolonialwirtschaftliche Komitee ging unserem Institut ein größerer Posten Calophyllum-Nüsse von der Insel Jap zur Untersuchung zu. Die Nüsse wurden durch Hrn. Prof. Gilg als Früchte von Calophyllum inophyllum bestimmt.

Eine eingehende Untersuchung des Öles dieser Früchte ist bisher noch nicht ausgeführt worden, was mich veranlaßte, in Gemeinschaft mit Hrn. Dr. F. Speiser eine solche vorzunehmen.

Zunächst will ich zusammenstellen, was ich an Literaturangaben über diesen Gegenstand auffinden konnte.

Benedikt-Ulzer (Analyse der Fette und Wachsarten, IV. Aufl., S. 774) sagt über das Öl nur folgendes: „Dombaöl, aus den Samen von Calophyllum nophyllum, welche bis zu 60 Proz. Öl enthalten, dient zu Einreibungen gegen Rheumatismus; es ist dem Rizinusöl ähnlich."

Lewkowitsch (Chemical Technology and Analysis of Oils, Fats, and Waxes, III. Aufl., S. 553) nennt das Öl: Laurel nut oil, Domba oil, Alexandrian laurel oil, Poonseed oil, Tacamahacfett und gibt die spezifischen Gewichte 0.950 und 0.9315, die Verseifungszahl 196.4 und 285.6 (?), den Schmelzpunkt 37.6, den Gehalt an unlöslichen Fettsäuren zu 90.85 Proz. an

Nach Wiesner (Rohstoffe des Pflanzenreiches, 2. Aufl., Bd. I, S. 479) ist der Baum im tropischen Asien und an den Küsten Ostafrikas heimisch. Die Samen geben bis 60 Proz. eines grünlich gelben, unangenehm riechenden, bei 10° C festen, sonst halbfesten Fettes, das zur Seifenfabrikation und medizinisch gegen Rheumatismus verwendet wird. Das Fett führt die Namen: Njamplungöl, Pinnay Pun, Dombaöl, Tacamahacfett.

Semler (Trop. Agrikultur I, S. 524) nennt das aus den Samen von Calophyllum inophyllum gepreßte Öl Njamplungöl. Die frischen Kerne enthalten 50—60 Proz., die getrockneten 68—72 Proz. eines butterartigen, unangenehm riechenden, erst bei 30 oder 31° C flüssigen Fettes, welches

---

[1) Apoth.-Ztg. No. 1, [1905].

aus etwa 58 Proz. Oleïn und 42 Proz. Stearin und Palmitin zusammengesetzt ist und sich gut verseifen sowie zu Kerzen verarbeiten läßt, aber als Speiseöl unbrauchbar ist, da es ein giftiges Harz enthält, dem es Geschmack und Farbe verdankt. Auf diesem Stoff beruht auch seine Heilkraft.

Hartwich (Die neuen Arzneidrogen, S. 80) sagt: Die dunkelbraunen Früchte enthalten je einen Samen von rotbrauner Farbe, der 2.5 cm lang und 1.5 cm breit ist. Die Samen liefern 68—72 Proz. fettes Öl, das nach einigen Angaben nach Kumarin, nach anderen nach Foenum graecum riecht. Säurezahl 77.3; Verseifungszahl 199.93; Jodzahl 62.3.

Nach „Journal de Pharmacie et de Chimie" [1879, Bd. 24, S. 396 ff.][1] ist das Öl kalt gepreßt schön grün und von ausgesprochen balsamischem Geruch. Das Öl des Handels dagegen ist meist schmutzig gelbgrün und von schwächerem Geruch. Therapeutisch sollte nur das erstere verwendet werden, weil es das wirksame Prinzip, das Ölharz, in unverändertem und reinem Zustande enthält. Nach Porte beträgt die Ölausbeute 40 Proz., die Dichte des Öles schwankt zwischen 0.80 und 0.93 bei 15°.

Die Verfasser haben ein aus Cochinchina stammendes Öl untersucht. Dasselbe war löslich in Äther, Chloroform, Benzin und Amylen. Gewöhnlicher Alkohol trennte es in zwei Schichten, von denen die untere gelb, die obere grün war. Das Öl enthielt ungefähr 3 Proz. Harz.

Pharmazeutische Zeitung 1888, S. 454 (Referat über eine Arbeit von van Itallie, Nieuw Tijdschr. voor Pharm. S. 187): „Die Früchte des Njamphungbaumes sind kugelrund, von etwa 6.5 g Schwere und bestehen aus einer dunkelbraunen, leicht brüchigen, gefranzten, dünnen Außenschicht und einer dicken Samenkapsel, in der ein 2 g schwerer Samen von 2.5 cm Länge und 1.5 cm Breite sich befindet. Derselbe ist herzförmig, rotbraun, innen heller, die Trennung der beiden fest verbundenen Samenlappen ist durch einen roten Streifen angedeutet. Die mikroskopische Untersuchung weist große Interzellularräume auf; die fast isodiametrischen Parenchymzellen enthalten Fett; Stärkemehl wurde nicht gefunden. Alkaloide, Glykoside und Gerbsäure fehlen. Petroleumäther zieht 72 Proz. Fett aus. Das Fett ist das Minjak, Njamphung oder Huile de Taman, Ati de Tahiti oder Ponored-Oil der Autoren und findet bei der einheimischen Bevölkerung als Arzneimittel und Brennöl, auch auf Amboina zur Darstellung von Kerzen Anwendung. Bei gewöhnlicher Temperatur ist es butterartig, grünlich, mit weißen Stellen untermischt, im Geruch an Foenum graecum erinnernd und zeigt mikroskopisch große Mengen von Kristallnadeln. Bei 30—31° wird es größtenteils flüssig und läßt die Kristalle zu Boden fallen, welche sich in kochendem Alkohol leicht lösen und in ihrem Verhalten an Cholesterin erinnern, dessen Reaktionen mit Schwefelsäure und Chloroform sie jedoch nicht geben. Das Fett hat keinen konstanten Schmelzpunkt, besitzt bei 10° C

---

[1] Extrait d'un mémoire présenté à l'Academie de médicine (Heckel und Schlagdenhauffen).

das spezifische Gewicht 0.94 und löst sich leicht in Äther, Chloroform und siedendem Alkohol, wenig in kaltem Weingeist. Mit Alkalien ist es leicht verseifbar, der Schmelzpunkt der aus der Seife abgeschiedenen Fettsäuren liegt zwischen 30 und 31°. Köttsdorfersche Zahl 199.99, Jodzahl nach Hübl 62.3. In dem Fett sind 54.6 Proz. Triolein enthalten."

Pharmazeutische Zeitung 1889, S. 257: „Ein der vorher genannten Art (Calophyllum Calaba) sehr ähnlicher Baum, der 80—100 Fuß hoch wird und in Ostindien, den Malayischen Inseln, den Pacific- und Fijiinseln zu Hause ist und die verschiedensten Namen wie „domba", „dilo", „tamanu" usw. führt. Der Baum verpflanzt sich sehr leicht weiter, die herabfallenden Samen gehen sehr leicht auf und tragen im fünften Jahre schon wieder Früchte. Dabei wird zwei- bis dreimal jährlich geerntet, Blüten und reife Früchte finden sich zu gleicher Zeit vor. Die Samen geben bis 60 Proz. dickes, dunkelgrünes Öl, das zum Brennen verwendet wird, aber auch äußerlich gegen Rheumatismus hochgeschätzt wird. Interessant ist, daß das Öl in Calcutta mit Oleum Ricini im Preise nicht konkurrieren kann, hingegen in Burma viermal so hoch als das Rizinusöl bezahlt wird. Jackson hält das Öl, durch ein sorgfältigeres Gewinnungsverfahren in besserem Zustande produziert, für manche Zwecke nützlich".

Chem. Zentralblatt 1889, I, S. 156 (Aus Pharm. Journ. and Transactions [3] 967, 525—526, David Hooper): „Lorbeernußöl. Das Öl der Früchte von Calophyllum inophyllum, einer in Westindien und Malaya wachsenden Lorbeerart, wird in seiner Heimat vielfach zum Brennen, zur Seifenfabrikation und für medizinische Zwecke verwandt. Das Öl hat hellgrüne Farbe, dicke Konsistenz, bitteren Geschmack. Spez. Gew. 0.9315, erstarrt bei 16—19°; Verseifungszahl 285.6 (?); die flüchtigen Fettsäuren von 2.412 g erforderten 0.1 ccm Normalkalilauge. Nach Poutets Elaïdinreaktion behandelt, erstarrt die Mischung von Öl und Stickoxyd in $2^1/_2$ Stunden. 5 g Öl nahmen in dünner Schicht, 1 Monat der Luft ausgesetzt, nur um 2 mg an Gewicht zu. Die Menge der unlöslichen Fettsäuren ist 90.85 Proz.; dieselben schmelzen bei 37.6°, D_{16} 0.9237 und D_{20} 0.8688. Alkohol entzog dem Öle die färbende Substanz, den Geruch und den bitteren Geschmack; die Menge des Extraktes betrug bis 7 Proz. Das Öl nimmt eine Stellung zwischen den trocknenden und nicht trocknenden Ölen ein; es steht seinem ganzen Verhalten nach dem Baumwollsamenöl am nächsten."

Die von uns untersuchten Früchte waren größtenteils kugelrund, hellgelbbraun bis schwarzgrau. Ihr Durchmesser betrug 2.5—4 cm. Der äußere Teil der Fruchtschale ist hart, holzig, spröde, wenige Millimeter dick, der mittlere, mehr oder weniger stark ausgebildete Teil rotbraun, schwammig, der innere sehr dünn, spröde, glänzend dunkelbraun. Die Samen liegen meist lose innerhalb der Fruchtschale.

Die frischen, gut erhaltenen Samen sind gelblich weiß, fleischig, und haben etwa das Aussehen und die Konsistenz von kleinen, geschälten

Rettichen. Sie sind geruchlos und schmecken unangenehm bitter. Ihr größter Durchmesser beträgt 1.5—3.5 cm.

Ein großer Teil der Samen (etwa 60 Proz.) war verdorben, von rotbrauner bis schwarzer Farbe, teils schmierig, teils holzig.

Von den Früchten mit gut erhaltenen Samen wogen:

$$25 \text{ Früchte} \ldots \ldots \ldots 214 \text{ g}$$

davon entfielen auf die

$$\text{Samen} \ldots \ldots \ldots 102.5 \text{ g}$$
$$\text{Kerne} \ldots \ldots \ldots 111.5 \text{ „}$$

Die (gut erhaltenen) Samen lassen sich mit Wasser zu einer Emulsion anstoßen, wobei sich ein großer Teil des in denselben enthaltenen grünen Harzes an den Wandungen des Mörsers ansetzt. Die Emulsion (1:10) ist grünlichweiß und schmeckt bitterlich; sie färbt sich mit verdünnter Eisenchloridlösung erst schmutzig grün, dann graubraun, schließlich schmutzig grau.

Die (gut erhaltenen) Samen enthielten wechselnde Mengen Feuchtigkeit, nämlich 22.8—31.5 Proz. Der Ölgehalt schwankte zwischen 50.5 und 55.0 Proz.

Durch Auspressen läßt sich das Öl aus den frischen, nicht getrockneten Samen wegen deren hohem Wassergehalt nicht gewinnen; es fließt zunächst ganz wenig klares Öl ab, dann folgt eine dicke, kaum flüssige Emulsion. Falls man in der Praxis das Öl durch Auspressen gewinnen will, wird es mithin notwendig sein, die zerkleinerten Samen zunächst zu trocknen.

Für die eingehende Untersuchung des Öles wurden einige Kilo der zerschnittenen Samen im Perkolator mit Äther erschöpft. Das zunächst abfließende Perkolat war schön grün, später mehr bräunlich. Wegen des hohen Feuchtigkeitsgehaltes der Samen ging natürlich viel Wasser in den ätherischen Auszug über, und es schieden sich nach dem Abfiltrieren des Äthers braune Extraktklumpen aus. Von diesen, sowie vom suspendierten Wasser wird das Öl durch Filtration befreit. Nach dem Filtrieren ist das Öl gelbgrün, von schwachem, an Foenum graecum erinnerndem Geruch und bitterem, kratzendem Geschmack.

Das Öl mischt sich mit Äther, Petroläther, Chloroform, Schwefelkohlenstoff und Benzol in jedem Verhältnis, nicht dagegen mit absolutem Alkohol und Eisessig; an die letzteren beiden Flüssigkeiten gibt es den größten Teil der grünen, färbenden Substanz ab.

Das Öl war zunächst bei Zimmertemperatur flüssig, es erstarrte beim Umrühren mit dem Thermometer im Reagensglase bei etwa $+3^\circ$ C und war bei etwa $+8^\circ$ C wieder klar. Läßt man nun das Öl bei Zimmertemperatur stehen, so scheidet es allmählich feste Fettsäureglyzeride ab. Im Laufe der Zeit wird diese Abscheidung so reichlich, daß die ganze Flüssigkeit davon erfüllt ist. Eine völlige Klärung erreicht man alsdann erst durch Erwärmen auf etwa 40° C. Das durch Erwärmen geklärte Öl zeigt zunächst den oben angegebenen Erstarrungspunkt, um sich im Laufe der Zeit wieder durch feste Abscheidungen zu trüben.

Die Konstanten waren folgende:

Spezifisches Gewicht bei 15° C 0.9428
Reichert-Meißlsche Zahl 0.13
Verseifungszahl 196.0
Jodzahl (nach Hübl) 92.8
Gehalt an unverseifbarer Substanz[1] . . . 0.25 %
Refraktometerzahl im Zeißschen Butter-
Refraktometer bei 40° C. 76

Das Öl gab die Elaïdinreaktion.

Die Säurezahl des frisch extrahierten Öles betrug 28.45 (mg KOH für 1 g Fett).

Für das Sauerstoffaufnahmevermögen wurden nach der Livacheschen Probe[2] folgende Zahlen gefunden:

Die Gewichtszunahme des Öles betrug:

Nach 18 Stunden 0.25 %
„   40   „   0.71 „
„   64   „   2.32 „
„ 136   „   1.84 „

Durch Versuche wurde festgestellt, daß das Öl durch Behandeln mit Sodalösung vom grünen Harz befreit werden kann. Es wurde daher eine größere Menge des grünen Öles bis zur völligen Erschöpfung mit 5-prozentiger Sodalösung nach dem Verdünnen mit Äther im Scheidetrichter geschüttelt. Die vereinigten sodahaltigen, wässerigen Ausschüttelungen wurden zur Befreiung von suspendiertem Fett mit Äther behandelt, dann mit verdünnter Schwefelsäure angesäuert, und das ausgeschiedene Harz mit Äther aufgenommen, die Menge des nach dem Verdunsten des Äthers erhaltenen grünen Harzes betrug etwa 15 Proz. des in Arbeit genommenen Öles.

Das Harz ist schön dunkelgrün, bei gewöhnlicher Temperatur von butterartiger Konsistenz, es löst sich mit hellgrüner Farbe in Alkohol; diese Lösung färbt sich auf Zusatz von verdünnter alkoholischer Eisenchlorid-lösung tief dunkelgrünblau. In Ammoniakflüssigkeit ist das Harz ohne Ver-änderung der Farbe löslich, die Lösung wird durch Bariumchloridlösung gefällt.

Zur Neutralisierung von 1 g des Harzes waren 198 mg KOH erforderlich. Eine kristallisierte Benzoylverbindung konnte nicht erhalten werden.

Das durch die Behandlung mit Sodalösung vom Harze befreite Öl war nach dem Waschen mit Wasser und Verjagen des Äthers von hellgelber

---

[1] Nach der Bömerschen Methode bestimmt. Siehe Bömer, Ztschr. f. Unters d. Nahrungs- u. Genußmittel **1**, 38—39, [1899], und Fendler, Deutsche Pharm. Ges. Ber. **14**, 156, [1904].

[2] Benedikt-Ulzer, 4. Aufl., S. 523.

Farbe. Es erstarrte zunächst bei $+ 4^{0}$ C und wurde bei $+ 8^{0}$ C wieder klar. Im Laufe der Zeit schied es gleichfalls feste Fettsäureglyzeride ab. Seine Konstanten waren folgende:

Reichert-Meißl sche Zahl . . . 0.18
Verseifungszahl 191.0
Jodzahl nach Hübl 86.0

Die Untersuchung der aus diesem gelben Öle in üblicher Weise gewonnenen **Fettsäuren** ergab folgende Werte:

Schmelzpunkt . . . . . . $+ 38^{0}$ C
Erstarrungspunkt . . . . . $+ 33^{0}$ C
Säurezahl (Verseifungszahl) . . 194.0
Mittleres Molekulargewicht . . 289.2
Acetylsäurezahl 160.9
Acetylzahl 37.2
Acetylverseifungszahl 198.1
Jodzahl (nach Hübl) 92.2
Jodzahl der flüssigen Fettsäuren[1] 114.5
Säurezahl (Verseifungszahl) der
flüssigen Fettsäuren 190.7
Mittleres Molekulargewicht der
flüssigen Fettsäuren 294.2

Die Fettsäuren wurden durch Überführung in die Bleisalze und Extraktion derselben mit Äther etc. in den festen und flüssigen Anteil zerlegt.

Die aus dem unlöslichen Bleisalz abgeschiedenen Fettsäuren schmolzen bei 50° C. Durch Umkristallisieren wurde der Schmelzpunkt folgendermaßen erhöht: 64.5—66.0—69.0—69.0. Der höchste Schmelzpunkt war mithin derjenige der Stearinsäure. Die Säurezahl dieser Kristallisation war 200.3, entsprechend dem Molekulargewicht 280.2 (Stearinsäure 284).

Die aus der Mutterlauge zurückgewonnenen, niedriger schmelzenden Anteile der festen Fettsäuren wurden aus alkoholischer Lösung mit Baryumacetat fraktioniert gefällt.

Es schmolz die Säure aus der

I. Fraktion bei 63° C
II.   „   „ 57° C
III.   „   „ 55° C
IV.   „   „ 14° C (enthielt noch viel ungesättigte Säuren).

Die Säuren der einzelnen Fraktionen wurden, solange das Material reichte, für sich umkristallisiert. Bei

I. stieg der Schmelzpunkt bis 69° C
II.   „   „   „   „ 66° C
III.   „   „   „   „ 63° C
IV.   „   „   „   „ 57° C

---

[1] Nach **Wallenstein** und **Fink**, Chem.-Ztg. **18**, 1190, [1894].

Die festen Fettsäuren dürften demnach in der Hauptsache aus Palmitin- und Stearinsäure bestehen.

Die Säuren aus dem löslichen Bleisalze wurden durch Lösen in Petroläther, Filtrieren und Verdampfen des Petroläthers im Vakuum gereinigt. Sie gaben die Elaïdinreaktion.

30 g dieser flüssigen Fettsäuren wurden in der von Hazura angegebenen Weise[1]) der Oxydation mit Kaliumpermanganat in alkalischer Lösung unterworfen. Die Oxydationsprodukte wurden nach Hazura getrennt, wobei in der Hauptsache eine Säure vom Schmp. 134° C. und der Säurezahl 179.7 erhalten wurde, also aller Wahrscheinlichkeit nach die durch Oxydation von Ölsäure entstehende Dioxystearinsäure.

Die Fettsäuren des Kalophyllumöles bestehen mithin in der Hauptsache aus Palmitin-, Stearin- und Ölsäure.

Zwecks Prüfung des Öles auf seine Giftigkeit hatte Herr Dr. med. H. Kleist die Freundlichkeit, einige physiologische Versuche mit dem ursprünglichen Öle sowohl, als auch mit dem daraus isolierten Harz und dem harzfreien Öl anzustellen. Der Bericht des Hrn. Dr. Kleist über diese Versuche lautet folgendermaßen:

„Es wurden dargestellt:

1. eine 10-prozentige Emulsion des ursprünglichen Öles,
2. eine 10-prozentige Emulsion des vom Harz befreiten Öles,
3. eine 5-prozentige mittels Alkali hergestellte, neutrale Lösung des Harzes.

Als Versuchstiere wurden Frösche (Rana esculenta) von möglichst gleicher Größe gewählt.

Ein Frosch erhält 2 ccm der Emulsion No. 2 (harzfreies Öl) in den Rückenlymphsack injiziert. Das Tier, welches zunächst augenscheinlich gesund geblieben ist, wird nach 24 Stunden krank aufgefunden; Reflexe abgeschwächt, Rückenlage ertragen. Nach 30 Stunden schwache Reflexe. 48 Stunden nach der Injektion tot.

Einem Frosch werden 2 ccm der Emulsion No. 1 (harzhaltiges Öl) injiziert. Nach 6 Stunden Rückenlage ertragen, nach 24 Stunden tot aufgefunden.

Ein Frosch, dem 2 ccm der Lösung No. 3 (Harz) injiziert wird, erträgt nach 2 Stunden Rückenlage. Die Reflexe, die noch gut erhalten sind, nehmen nach 4 Stunden ab. Nach 20 Stunden in Leichenstarre aufgefunden.

Mengen von 1 ccm der obigen Emulsionen oder Lösung wirkten ebenfalls letal. Bei der Harzlösung trat nach 30 Stunden, bei der Emulsion des harzhaltigen Öles nach 36 Stunden, bei der Emulsion des harzfreien Öles nach 48 Stunden der Tod ein.

2 ccm des Harzes in Substanz, einem Kaninchen in Kapseln per os eingeführt, übten bei dem Tiere keine sichtliche Wirkung aus.

---

[1]) Siehe Benedikt-Ulzer, 4. Aufl., S. 165.

Es geht aus den Versuchsreihen hervor, daß sowohl Harz als Öl für Frösche giftige Eigenschaften besitzen, daß ferner die Giftigkeit des Öles durch die des Harzes bei weitem übertroffen wird."

Die Untersuchung hat somit ergeben, daß das Kalophyllumöl, schon seines unangenehmen Geschmackes wegen, aber auch wegen der möglichen Giftwirkung als Speiseöl ungeeignet ist. Dagegen dürfte es wohl, abgesehen von einer eventuellen medizinischen Anwendung, in der Seifenfabrikation Verwendung finden können. Für diesen Zweck ist es offenbar gut geeignet.

Falls eine Entfernung des grünen Harzes notwendig erscheint, kann diese durch Behandeln mit Sodalösung erfolgen. Ein Transport der frischen Samen ist wegen ihrer leichten Verderblichkeit unvorteilhaft; dieselben werden daher zweckmäßig vor ihrer Versendung getrocknet, oder aber noch besser gewinnt man das Öl gleich am Produktionsort. Auch zwecks Gewinnung des Öles durch Pressung müßten die Samen erst getrocknet werden, da ein Auspressen der feuchten Samen wegen der Emulsionsbildung nicht gut möglich ist.

Untersuchung eines Wassers aus der heißen Quelle Mojimoto bei Hegwe, Bezirk Schirati, Deutsch-Ostafrika.

Von **C. Mannich**.

Herr Oberleutnant Baumstark von der Kaiserlichen Schutztruppe für Ostafrika hat von dort zwei Flaschen Wasser mitgebracht, welche durch die Vermittelung des Hrn. Apothekers A. Matz in Berlin dem Pharmazeutischen Institut zur Untersuchung überwiesen wurden.

Das Wasser entstammt der heißen Quelle Mojimito bei Hegwe, Bezirk Schirati, Deutsch-Ostafrika. Über die Entnahmestelle und die Art der Füllung der Flaschen sind dem Institut die folgenden Mitteilungen zugegangen:

„Flaschen und Korke haben vor dem Einfüllen mehrere Tage in der Quelle gelegen und sind mit dem betreffenden Wasser gut gereinigt worden. Die Füllung geschah im Monat April 1904.

Auf der beiliegenden Skizze (s. pag. 342) ist die ungefähre Lage der Quelle bezeichnet, etwa 40 Kilometer östlich vom Victoria Njansa in der Marra-Niederung, umgeben von Bergkegeln vulkanischer Formation.

Die Quelle bildet ein Bassin von ungefähr 2 m Durchmesser, welches sehr stark versandet ist, sodaß man mit einem langen Stock etwa 4 m tief ohne Schwierigkeit hineinstoßen kann. Der Gasgehalt der Quelle zeigt sich wegen des Sandes nur in kleinen Blasen über das ganze Bassin verteilt. Die Quelle ist reich und fließt auch während der trockenen Jahreszeit. Die Temperatur des Wassers beträgt schätzungsweise 50°, ohne Dampfentwickelung, ohne Geruch. Das Wasser ist klar und in frischem Zustande ohne Flocken. Es enthält keine freie Kohlensäure. Lebende Wesen sind darin nicht beobachtet. Von den Tieren wird das Wasser gemieden. Im Sande der Quelle sind große, sehr klare Bergkristalle gefunden worden. Das Gestein, welches das Bassin einschließt, zeigt einen bläulichen Schimmer, wie mit einer Petroleumschicht überzogen. Die Neger benutzen das Wasser hauptsächlich zum Bleichen ihrer Wäschelappen, auch ist ihnen die abführende Wirkung desselben bekannt. In einiger Entfernung gebrauchen die älteren Neger den schon etwas abgekühlten Abfluß als Heilbad bei Gliederschmerzen.

Die ganze Gegend fällt auf durch sehr sattgrünes Gras selbst in der trockenen Jahreszeit, Bäume gibt es aber nicht. Etwa 1½ Stunden von der

Quelle ist vor 3 Jahren ein schwarzer Diamant gefunden worden. In dem auf der Skizze angegebenen östlichen Hochplateau werden nach Ansicht von Prospektoren und wissenschaftlichen Geologen Kohlenlager vermutet. Die einzige menschliche Ansiedlung ist Hegwe, das sich auf einem der oben bezeichneten vulkanischen Bergkegel befindet. Während der Regenzeit ist der untere Flußlauf des Marra vollständig unter Wasser, sodaß die Ebene zwischen dem nördlichen, steil abfallenden Granitgebirge und dem südlichen Hochplateau wie ein großer See erscheint. In der trockenen Jahreszeit ist die Gegend sumpfig und mit großen Elefantenherden belebt. Selbst am Tage vermag man sich nicht der ungeheuren Anzahl Moskitos zu erwehren, weshalb die Marra-Niederung auch als die gefährlichste Fiebergegend unserer ostafrikanischen Kolonie bezeichnet wird."

Zur Untersuchung lagen zwei Flaschen Wasser vor. Der Inhalt der einen Flasche (Weißweinflasche) roch stark nach Schwefelwasserstoff und rief in Bleiacetatlösung Fällung hervor. Da in dem Anschreiben gesagt ist, daß das Wasser in frischem Zustande ohne Geruch ist, so muß der Schwefelwasserstoff infolge irgendwelcher Zersetzungen sich erst gebildet haben; das Wasser dieser Flasche war also verdorben, die qualitative Prüfung ergab alkalische Reaktion, Anwesenheit von Chloriden, Abwesenheit von Schwefelsäure.

Der Inhalt der zweiten Flasche (Rotweinflasche) roch etwas muffig, aber nicht nach Schwefelwasserstoff; letzterer ließ sich auch chemisch nicht nachweisen. Nachdem einige unwägbare Flocken abfiltriert waren, zeigte das Wasser folgende Beschaffenheit:

$$\begin{array}{ll}
\text{Reaktion:} & \text{sehr schwach alkalisch} \\
\text{Abdampfrückstand:} & \text{76.20 Teile in 100 000 Teilen} \\
\text{Glührückstand:} & \text{64.80 ,, ,, ,, ,,} \\
\text{(reich an Karbonaten)} &
\end{array}$$

Chlor:	19.68 Teile in 100 000 Teilen
Schwefelsäure: (SO_3)	2.63 ,, ,, ,, ,,
Salpetrige Säure:	fehlt
Salpetersäure:	mehr als Spuren zugegen
Eisen:	Spuren
Ammoniak: ·	fehlt
Härte (nach Clark)	
Gesamthärte:	19.08 deutsche Härtegrade
	(19.08 Teile Calciumoxyd in 100 000 Teilen)
Permanente Härte:	4.64 deutsche Härtegrade
Natrium- u. Kaliumoxyd:	15.43 Teile in 100 000 Teilen.
(Na_2O u. K_2O)	

Zur Prüfung auf seltenere Bestandteile, wie Lithium, Arsen, Brom und Jod reichte die zur Verfügung stehende Menge bei weitem nicht aus.

Das Wasser enthält Mineralsubstanzen in etwas reichlicherer Menge, als es bei Quellwasser der Fall zu sein pflegt; man kann es als ein sehr schwach salinisches Mineralwasser bezeichnen. Die Quellen von Gastein, Schwalbach, Teplitz, Warmbrunn sind z. B. nicht erheblich reicher an Mineralstoffen. Mit europäischen Quellen verglichen, zeigt das Wasser in der Zusammensetzung noch die meiste Ähnlichkeit mit den Wildunger Quellen, doch sind auch hier Unterschiede vorhanden.

Der günstige Einfluß auf die Vegetation ist hauptsächlich auf den Gehalt an salpetersauren Salzen zurückzuführen.

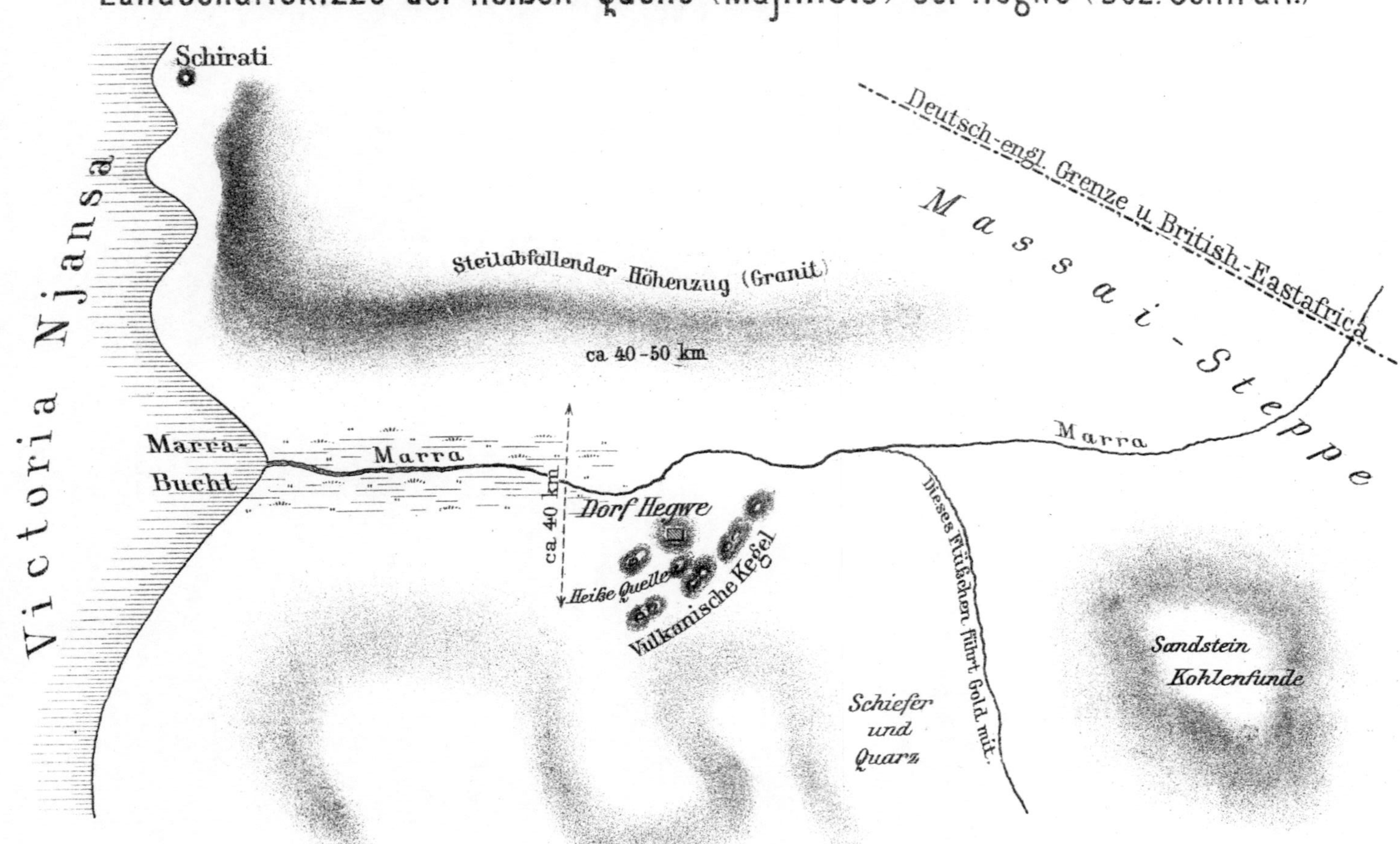

Landschaftskizze der heißen Quelle (Majimoto) bei Hegwe (Bez. Schirati.)
Schirati
Victoria Njansa
Steilabfallender Höhenzug (Granit)
ca. 40-50 km
Massai-Steppe
Deutsch-engl. Grenze u. British-Eastafrica
Marra
Marra
Marra-Bucht
ca. 40 km
Dorf Hegwe
Heiße Quelle
Vulkanische Kegel
Dieses Flüßchen führt Gold mit.
Schiefer und Quarz
Sandstein Kohlenfunde
Arb. a. d. Pharm. Institut II.
Verlag von Julius Springer in Berlin.

Untersuchung des Fruchtmarks
von Adansonia digitata, Affenbrotbaum.
Von **A. Walter.**

Das zur Untersuchung vorliegende Fruchtmark von Adansonia digitata, welches dem Pharmazeutischen Institut von Hrn. Privatdozenten Dr. W. Busse aus Ostafrika zugegangen war, bestand aus hellrosa bis schwach gelblich gefärbten Bruchstücken und war von einem roten Fasergewebe durchzogen. Es besaß einen stark säuerlichen Geschmack und enthielt zahlreiche Samenkerne, welche von nierenförmiger Gestalt, brauner Farbe und außerdem sehr hart waren. Das Gewicht des gesamten Materials betrug 150 g. Das Fruchtmark ließ sich nur mittels Messers von den Samenkernen trennen, wurde in einem Mörser zerrieben und durch ein Sieb geschlagen, um es von den Fasern zu befreien. Es stellt so ein feines, gelbliches, leichtes Pulver von mehlartiger Beschaffenheit dar. Die mikroskopische Untersuchung des Fruchtmarkes ergab, daß es aus lose mit einander verbundenen, dünnwandigen Zellen bestand, in denen irgend welche Inhaltsstoffe nicht beobachtet werden konnten.

Das gepulverte Fruchtmark enthielt:

Feuchtigkeit . . . . $= 11.91\ ^0/_0$
Asche . . . . $= 5.172\ ^0/_0$
Stickstoff (n. Kjeldahl) . . $= 0.44\ ^0/_0$ N, entspr. $2.74\ ^0/_0$ Eiweiß
Ätherextrakt . . . . . . $= 0.396\ ^0/_0$

Das Ätherextrakt war von grünlich-gelber Farbe und haftete an dem Kölbchen fest. Es wurde mit wenig Wasser übergossen und erwärmt. Das Filtrat war farblos und reagierte sauer. Eine auf Weinsäure angestellte Reaktion ergab ein negatives Resultat. Weitere Versuche konnten der geringen Menge wegen nicht angestellt werden.

In Wasser quoll das gepulverte Fruchtmark stark auf. Das Filtrat war von hellbrauner Farbe, zeigte saure Reaktion (Weinstein) und enthielt viel Schleim.

Eine Bestimmung der gesamten löslichen Kohlenhydrate ergab die Menge von 60.8 g, welche von 100 g des gepulverten Fruchtmarkes in Lösung gingen. Der Gehalt an Zucker betrug 2.8 Proz. (nach Allihn als Dextrose berechnet); die Dextrine bezw. der Schleim wurden ebenfalls nach Allihn als Dextrose bestimmt und hierfür die Menge von 14 Proz. gefunden.

In der Literatur befinden sich Angaben über die Beschaffenheit des Fruchtmarkes von Adansonia digitata in dem Werke von Dragendorff, die Heilpflanzen. Der Verfasser gibt darin an, daß nach Dymock, Analysen I. 223, das Fruchtmark im wesentlichen Zucker, Schleim und reichlich saures Kaliumtartrat enthält, Bestandteile, die im vorliegenden Falle ebenfalls aufgefunden wurden.

Über falsche Yohimberinde.

Von **J. Herzog**.

Neben der echten Yohimberinde, die von Corynanthe Yohimbe K. Sch.,
einer in Kamerun heimischen Rubiacee herstammt, erscheint im Handel eine
„falsche" Yohimberinde, welche von Corynanthe macroceras, ebenfalls einer
in Kamerum vorkommenden Rubiacee gewonnen wird. Zur Beantwortung
der Frage, ob die wirksamen Bestandteile der echten Rinde dieselben sind
wie diejenigen der falschen, habe ich die Alkaloide der letzteren isoliert
und sie als identisch mit dem Stoff festgestellt, welchen Spiegel[1]) mit
dem Namen „Yohimbenin" belegt hat. — Spiegel isolierte zunächst aus
der echten Yohimberinde das Yohimbin und fand in den Mutterlaugen dieses
Alkaloides eine weitere Substanz, die ihm nebst anhaftendem Yohimbin ein
Nebenalkaloid, bezw. ein Gemenge mehrerer Nebenalkaloide zu sein schien.
Dieses Gemenge nannte Spiegel vorläufig „Yohimbenin".

Nachdem die aus der falschen Yohimberinde dargestellten Alkaloide
als identisch mit diesem Yohimbenin erkannt waren, habe ich eine weitere
Untersuchung des Stoffes als zum Arbeitsgebiet des genannten Autors gehörig
aufgegeben. Da es Hrn. Spiegel aber noch nicht gelungen ist, Yohimbenin
rein darzustellen, da somit einwandsfreie Identitätsreaktionen nicht vorliegen,
seien zur näheren Charakterisierung des Produktes die Ergebnisse meiner
Untersuchung in Parallele zu Spiegels Angaben ausführlicher mitgeteilt:

Die Darstellung des Alkaloids ist folgende: Die zerkleinerte Rinde wird
mit siedendem Alkohol extrahiert und das Filtrat, nachdem die Hauptmenge
des Alkohols abdestilliert ist, bis zur Extraktkonsistenz eingedampft. Das
so gewonnene Extrakt kocht man wiederholt mit SO_4H_2 (10 Proz.) aus, gibt
die säurehaltigen Auszüge zusammen und versetzt sie mit CO_3Na_2-Lösung
im Überschuß, worauf das Alkaloid noch ziemlich unrein und rot gefärbt
ausfällt. Dieses rohe Produkt wird mit Natronlauge innig verrieben und so
einige Stunden bei Seite gestellt. Hierauf extrahiert man die Mischung mit
Äther und trennt die tiefrot gefärbte Natronlauge von der gelblichen, schwach
fluoreszierenden, ätherischen Lösung des Alkaloids. Diese ätherische Lösung
wird mit SO_4H_2 (10 Proz.) ausgeschüttelt, die Säure wieder mit CO_3Na_2 über-

---

[1]) Chem.-Ztg. S. 82, |1899|.

sättigt und so das Alkaloid als gelbliches amorphes Pulver erhalten. — Spiegel schreibt über das von ihm hergestellte Yohimbenin folgendes: „Mit dem Namen Yohimbenin wurde von mir in der ersten Veröffentlichung[1]) das zweite Alkaloid der Yohimberinde bezeichnet, das ich nur amorph erhalten hatte. Es muß zunächst hervorgehoben werden, daß es mir niemals gelungen ist, das Alkaloidgemisch soweit zu reinigen, daß in der Mutterlauge des Yohimbins ein einheitlicher Körper vorhanden war, es hinterblieben vielmehr stets Gemische. . . . Für alle weiteren Reinigungen ist die vollständige Beseitigung des Yohimbins eine nicht leicht zu erfüllende Vorbedingung". —

Als äußere Kennzeichen des Yohimbenins führt Spiegel folgendes an: „Eine lockere, schwach gelblich gefärbte Masse, löst sich in Äther und Chloroform fast farblos mit kaum wahrnehmbarer Fluoreszenz". — Dieselben äußeren Eigenschaften zeigt auch das Alkaloidgemisch der falschen Yohimberinde. Wenn Spiegel freilich sagt: „es schmilzt getrocknet ohne Zersetzung bei 135°", so trifft das bei dem von mir gewonnenen Alkaloid nur annähernd zu, insofern dieses wohl bei 135° gänzlich schmilzt, aber sich bereits bei 120° unter Zersetzung zu bräunen beginnt, ein Vorgang, der bei einem solchen Gemenge wohl erklärlich erscheint. — Spiegel stellte ferner ein schwer lösliches Jodhydrat des Yohimbenins her, indem er die salzsaure Lösung des Alkaloids mit KJ versetzte. Eine gleiche Verbindung konnte auch ich darstellen. — Während ferner Yohimbin in SO_4H_2 gelöst und mit Kristallen von $Cr_2O_7K_2$ versetzt charakteristisch violett gefärbte Streifen gibt (die Reaktion ist bekanntlich der des Strychnins ähnlich), sollen bei Yohimbenin durch gleiche Behandlung intensiv gelbbraune Streifen auftreten, die nur einen schmalen, schmutzig violetten Rand zeigen. — Dieselbe Farbreaktion zeigte das Alkaloid der zur Untersuchung vorliegenden Yohimberinde, freilich trat der violette Rand, der jedenfalls durch die Anwesenheit von Yohimbin hervorgerufen wird, etwas stärker auf. —

Die Elementar-Analyse des unreinen Produktes ergab nach Spiegel folgende Werte:

C : 69.16 °/₀   H : 7.46 °/₀   N : 7.41 °/₀

Dem von mir gewonnenen Alkaloid entsprechen folgende Zahlen:

I. C : 68.7 °/₀   H : 8.07 °/₀   N : 7.65 °/₀
II. C : 68.98 °/₀   H : 7.86 °/₀   N : —

Auffallend ist es freilich, daß ein schwer lösliches salpetersaures Salz das ich leicht herstellen konnte, von Spiegel nicht angeführt wird. Dieses von mir auch nur amorph erhaltene Salz ergab die Werte:

C : 55.15 Proz. H : 5.78 Proz. N : —

---

[1]) Chem.-Ztg. II. S. 970, [1896].

Es sind dies Zahlen, die sich in keinen Zusammenhang bringen lassen mit der Formel $C_{35}H_{45}N_3O_6$, welche Spiegel mit Vorbehalt für das Yohimbenin aufgestellt hat.

Auf Grund der oben angeführten Übereinstimmung ergibt sich der Schluß, daß die in der Rinde von Corynanthe macroceras enthaltenen Alkaloide qualitativ identisch sind mit den Alkaloiden der echten Yohimberinde. Während aber in letzterer relativ viel Yohimbin enthalten ist, das sich zum größten Teil isolieren läßt, so daß nur ein Rest mit Yohimbenin in der Mutterlauge zurück bleibt, enthält die vorliegende Yohimberinde wenig Yohimbin, dessen Trennung von dem in der Hauptmenge vorhandenen Yohimbenin nur schwer möglich sein wird.

Über Parkia-Rinde.

Von **H. Kleist**.

In den „Berichten der Deutschen Pharmazeutischen Gesellschaft" 1904 Heft 5 schreibt W. Busse: „Wie bekannt, ist die Erythrophloeum-Rinde von jeher bei den „Gottesurteilen" afrikanischer Völker als Basis der Gifttränke in verhängnisvoller Weise verwendet worden. Der in Ostafrika für Erythrophloeum gebräuchliche Name „Muavi" scheint ein Sammelname für zu gleichem Zwecke benutzte Bäume zu sein. Denn beim Abstieg vom Randgebirge des Nyassa-Sees lernte ich einen zweiten „Muavi"-Baum kennen, dessen Rinde ebenfalls im Rufe großer Giftigkeit steht und in gleicher Weise zu Gottesurteilen benutzt wird wie Erythrophloeum. Es handelt sich dort um eine neue Parkia-Art, die Herr Harms Parkia Bussei benannt hat. Zur Zeit meiner Anwesenheit im Nyassa-Hochland wurde gerade in der Station Ssongea ein „Medizinmann" eingeliefert, der die Rinde dieses Baumes zu einem Doppelgiftmorde herangeholt und mit Erfolg angewendet hatte. Die Untersuchung des von mir eingesammelten Materials ist noch nicht zu Ende geführt worden, so daß sich heute noch nicht sagen läßt, ob Parkia Bussei ein dem Erythrophloein analog wirkendes Herzgift enthält."

Herr Professor Thoms beauftragte mich, die Parkia-Rinde, welche Herr Dr. Busse von seiner Forschungsreise mitgebracht hatte, in ihrer pharmakologischen Wirkung auf den tierischen Organismus zu untersuchen. Die Resultate seien im folgenden kurz wiedergegeben:

Versuch I: 2.0 g Parkia-Rinde, fein gepulvert, einem mittleren Kaninchen per os eingegeben, riefen keine sichtliche Wirkung hervor.

Versuch II: 2.0 g feingepulverte Parkia-Rinde wurde mit Wasser mehrere Mal ausgekocht, das Filtrat auf 2 ccm eingeengt und einem Frosche injiziert. Das Tier blieb gesund.

Versuch III: 20.0 g feingepulverte Parkia-Rinde wurde ebenfalls mehrere Mal mit Wasser ausgekocht, das Filtrat auf ungefähr 2 ccm eingeengt und einem kleinen Frosche injiziert. Nach einer halben Stunde wurde das Tier matt; nach 2 Stunden erloschen die Reflexe; der Tod trat nach ungefähr 4 Stunden ein.

Versuch IV: Das Dekokt von 20.0 g Parkia-Rinde wurde vorsichtig zur Trockne eingedampft. Dieses trockne, feste Extrakt, etwa 2.0 g, erzeugte, per os eingegeben, bei einem mittleren Kaninchen keine wahrnehmbare Wirkung.

Versuch V: 2.0 g Parkia-Rinde wurde mit Wasser, dem einige Kubikzentimeter Salzsäure zugesetzt waren, wiederholt ausgekocht, das Dekokt neutralisiert und auf 14 ccm eingeengt. 2 ccm davon (entsprechend 0.3 g Rinde) wurden einem mittleren Frosche in den Rückenlymphsack injiziert. Das Tier wurde sofort krank; nach wenigen Minuten auf dem ganzen Körper deutliche fibrilläre Zuckungen sichtbar; nach 1 Stunde Rückenlage ertragen; Nerven und Muskeln reagierten auf elektrische Reize; Tod erfolgte nach etwa 3 Stunden.

Sektion: Der Lymphsack des Rückens und des Bauches enthielten ungefähr 2—3 ccm Serum, in welchem weiße und rote Blutkörperchen suspendiert waren. Hyperämie des Darmes und Magens.

Versuch VI: Wurde Parkia-Rinde mit salzsäurehaltigem Wasser versetzt, vorsichtig auf dem Wasser wieder getrocknet, dann mit Äther im Soxhlet stundenlang extrahiert und der Äther schließlich wieder verjagt, so blieben Kristalle zurück, welche, einem Frosche in einer dem vorigen Versuche entsprechenden Dosis, auf das Gewicht der Rinde bezogen, eingegeben, die gleiche Wirkung, wie eben geschildert, hervorriefen.

Es wurden nun 50 g Parkia-Rinde in der beschriebenen Weise mit Salzsäure und Wasser behandelt, mit Äther extrahiert und die resultierenden Kristalle durch häufiges Umkristallisieren aus Wasser von dem anhaftenden Schmutz und Farbstoffen befreit. Die wasserhellen Kristalle zeigten das Kristallsystem, die Reaktionen und den Schmelzpunkt der Oxalsäure. Auch die Elementaranalyse bestätigte das Vorliegen dieser.

Versuch VII: Zur Kontrolle wurde einem Frosche gereinigte Oxalsäure injiziert. Es ergab sich dasselbe Vergiftungsbild und derselbe Sektionsbefuud wie in Versuch V.

Aus den Versuchen geht hervor, daß die Parkia-Rinde bezw. die aus ihr hergestellten Dekokte nicht giftig wirken. Stark eingeengte Dekokte aus einer großen Menge Rinde (Versuch III) können bei ihrer starken Konzentration natürlich nicht indifferent sein. Irgend welche giftigen Substanzen konnten außer der Oxalsäure nicht nachgewiesen werden. Die Oxalsäure, etwa 5 Proz., kommt in der Parkia-Rinde nur in gebundener Form vor, wahrscheinlich als Calciumoxalat, kann also in die mit Wasser hergestellten Dekokte nicht übergehen und folglich nicht wirken.

V.

Gutachten.

Über den Nachweis von Eigelb in Margarine.
Von H. Thoms.

In dem vorjährigen Bericht[1]) gelangte ein von G. Fendler auf dem V. Internationalen Kongreß für angewandte Chemie gehaltener Vortrag über den Nachweis von Eigelb in Margarine zum Abdruck. In der zitierten Arbeit wurde dargetan, daß es unmöglich ist, auf analytischem Wege die geringen Mengen Eigelb einwandsfrei nachzuweisen, welche der Margarine in der Praxis zugesetzt werden, um dieselbe in ihrem Verhalten beim Braten butterähnlich zu machen; desgleichen wurde gezeigt, daß die von Mecke veröffentlichte Methode bei kleinen Mengen Eigelb im Stiche läßt. Endlich wurde eine neue, von Fendler ausgearbeitete Methode angegeben, welche es ermöglicht, auch sehr kleine Mengen genuinen Eigelbs in der Margarine aufzufinden.

Im Anschluß hieran dürfte es von Interesse sein, den wesentlichen Inhalt eines umfangreichen Gutachtens kennen zu lernen, welches ich in einer Patentstreitsache auszuarbeiten hatte. Dieses Gutachten enthält nicht nur ziemlich erschöpfende Literaturangaben, sondern stützt sich auch auf eine Reihe von praktischen Versuchen, welche eine Bekanntgabe verdienen.

In einer Nichtigkeitsklage gegen das Bernegausche Patent wurde von dem Kaiserlichen Patentamt den Nichtigkeitsklägern die Führung des Beweises auferlegt, ob nach dem Stande der Nahrungsmittelchemie von 1896 die Anwesenheit von etwa 2 Proz. Eigelb in Margarine nachgewiesen werden konnte.

Zwecks Erledigung dieses Beweisbeschlusses brachten die Kläger eine Reihe Gutachten von Sachverständigen bei, welche diesen Beweis zu führen versuchten. Aufgabe meines Gutachtens war es, diese Beweisführung zu widerlegen. Ich lasse den Wortlaut des mit Hrn. Dr. G. Fendler gemeinsam bearbeiteten Gutachtens folgen, unter Eliminierung einiger für diese Mitteilung nebensächlichen Stellen und der Namen der beteiligten Sachverständigen:

---

[1]) Arbeiten aus dem Pharmazeutischen Institut der Universität Berlin, 1, S. 163—171.

„ . . . . Bevor ich auf die Ausführungen der Sachverständigen und Patentanwälte im einzelnen eingehe, will ich zu der Fragestellung des Patentamtes im allgemeinen Stellung nehmen.

Für jeden in den Gang des Prozesses Eingeweihten ist es wohl nicht zweifelhaft, daß die Frage folgendermaßen aufzufassen ist:

> „Gegeben der Fall, im Jahr 1896 lag einem Sachverständigen eine Margarine zur Untersuchung vor, welche in ihrem Verhalten beim Braten besonders wertvolle butterähnliche Eigenschaften zeigte. War es dem Sachverständigen möglich, nach dem damaligen Stande der Nahrungsmittelchemie, d. h. mittels der damals allgemein bekannten und angewandten oder wenigstens irgendwo publizierten analytischen Methoden Befunde zu erhalten, welche einen sicheren und unzweideutigen Schluß auf die Anwesenheit von etwa 2 Proz. Eigelb in der Margarine zuließen?“

Nur auf Grund dieser Auffassung der Fragestellung hat der Beweisbeschluß überhaupt einen Sinn. Wollte man ihn dagegen, wie es von seiten der Sachverständigen mehrfach geschehen ist, etwa in folgender Weise auffassen:

> „War es im Jahre 1896 überhaupt möglich, 2 Proz. Eigelb in der Margarine nachzuweisen?“,

so bedürfte es überhaupt keines Beweises für die Bejahung dieser Frage, denn dieselbe hätte alsdann die gleiche Bedeutung, wie etwa folgende Fragen:

> „War es vor dem Jahre 1492 möglich, Amerika zu entdecken?“
>
> „War es bereits im 16. Jahrhundert möglich, eine praktisch brauchbare Dampfmaschine zu bauen?“
>
> „War es bereits im 18. Jahrhundert möglich, einen praktisch brauchbaren elektrischen Telegraphen zu konstruieren?“

Alle diese Fragen müssen unbedingt bejaht werden, denn die Bedingungen für diese Erfindungen waren schon früher gegeben. Man hatte Schiffe und Kompaß und unbestimmte Nachrichten von der Existenz eines fremden Erdteiles. Man kannte die dem Wasserdampf innewohnende Kraft und die Fortpflanzungsgeschwindigkeit der Elektrizität in leitenden Körpern — aber es fehlte der spekulative Kopf, welcher die Kenntnis dieser Dinge für einen bestimmten Zweck zu verwerten wußte; wäre er früher auf der Bildfläche erschienen, so wären die erwähnten Erfindungen wahrscheinlich früher gemacht worden. Ja selbst, wenn die genannten Vorbedingungen nicht vorhanden gewesen wären, müßte die genannte Frage bejaht werden, denn es hätte auch ein Genie auftauchen können, welches diese Bedingungen selbst zu schaffen und gleichzeitig zu verwerten wußte.

Ebenso wäre es im Jahre 1896 selbstverständlich schon möglich gewesen, daß ein tüchtiger Chemiker die ihm gegebenen Vorbedingungen, d. h. gewisse schon damals bekannte und selbst noch nicht bekannte, erst von ihm zu diesem Zweck entdeckte Eigenschaften des Eigelbs zu seiner Auffindung bezw. seinem Nachweis in der Margarine zu verwenden wußte.

Ein solcher Chemiker hat sich aber bis zum Jahre 1896 nicht gefunden; es ist weder aus der Literatur noch sonstwie der Beweis von der klägerischen Partei erbracht worden, daß bereits im Jahre 1896 eine Methode zum Nachweis von Eigelb in Margarine vorhanden war. Dieser Beweis läßt sich auch nicht erbringen, denn es gab damals tatsächlich noch keine Methode für diesen Zweck.

Ich verneine also schon aus diesem Grunde die im Sinne des Beweisbeschlusses aufgefaßte Frage der Möglichkeit des Nachweises von etwa 2 Proz. Eigelb in der Margarine nach dem Stande der Nahrungsmittelchemie von 1896.

Einen schlagenden Beweis dafür, daß meine Auffassung richtig ist, bietet eine mir persönlich von Hrn. Bernegau gemachte Mitteilung, aus welcher ich entnahm, daß Herr B. das dringendste Interesse an der Auffindung einer Methode zum Nachweis von Eigelb in Margarine hatte; denn seiner Aussage gemäß war er lt. Vertrag vom 1. Dezember 1897 verpflichtet, baldmöglichst der Firma van den Bergh eine solche Methode zur Verfügung zu stellen, um derselben die Verfolgung von Patentverletzungen zu ermöglichen. Herr Bernegau war damals nicht in der Lage, diese Bedingung zu erfüllen.

Aus diesem Umstande geht folgendes hervor:

1. Es war Ende 1897 den am meisten interessierten Kreisen, welche den größten Wert auf die Kenntnis eines Eigelbnachweises in der Margarine legten, eine solche Methode nicht bekannt.

2. Herr Bernegau, ein seit langem mit der Verwertung des Eigelbs beschäftigter und infolgedessen mit der Zusammensetzung, mit den charakteristischen Eigenschaften, sowie mit der darüber veröffentlichten Literatur völlig vertrauter Chemiker, war selbst Ende 1897 noch nicht in der Lage, eine einwandsfreie Methode zum Nachweis von Eigelb in der Margarine bekanntzugeben, trotzdem er das allergrößte Interesse daran hatte.

Dazu kommt noch, daß für Hrn. Bernegau die Sache wesentlich einfacher lag, als nach dem Beweisbeschluß des Patentamtes. Herr Bernegau brauchte nur nach einem Verfahren zum Nachweis von Eigelb zu suchen. Nach dem Beweisbeschluß des Patentamtes aber ist es nötig, daß es 1896 möglich war, in einer Margarine den Eigelbzusatz zu erkennen, ohne daß der Analytiker schon wußte, daß überhaupt Eigelb der Margarine zugesetzt war. Es existierte eben 1897 noch keine Methode für diesen Zweck.

Die erste Veröffentlichung in der gesamten Literatur, welche den Nachweis von Eigelb in der Margarine behandelt, stammt aus dem Jahre 1899, und zwar erschien dieselbe am 30. Juni 1899 in der Zeitschrift für öffentliche Chemie. Sie stammt von Dr. Mecke in Stettin, welcher auf eine Anregung von van den Berghs Margarine-Gesellschaft hin diese Methode ausgearbeitet hat.

Man kann mithin bestimmt behaupten, daß vor dem 30. Juni 1899 keine Methode für den Nachweis von Eigelb in Margarine bekannt war.

Die Meckesche Methode beruht auf dem Nachweis des im Eigelb enthaltenen Vitellins und zieht für diesen Zweck Eigenschaften des Vitellins heran, welche schon früher in einigen Lehrbüchern der physiologischen Chemie beschrieben, jedoch vor dem Jahre 1899 weder zum Nachweise des Eigelbs in der Margarine, noch in anderen Nahrungsmitteln benutzt worden waren, weil eben ihr Wert für diesen Zweck bis dahin noch nicht erkannt war.

Mecke beschreibt in der genannten Veröffentlichung die Art, wie er aus der Margarine einen klaren, kochsalzhaltigen Vitellinauszug herstellt, und wie er in diesem Auszug das Vitellin nachweist.

Nach der Meckeschen Arbeit ist dann im Jahre 1903 von anderer Seite eine Veröffentlichung erschienen, welche den Nachweis von Eigelb in Margarine auf chemischem Wege beschreibt. Diese Methode wurde von G. Fendler auf dem V. Internationalen Kongresse für angewandte Chemie zu Berlin 1903 vorgetragen und findet sich ausführlich beschrieben in den Berichten der Deutschen Pharmazeut. Ges. 1903, Seite 284—294. Fendler hat gefunden, daß die Meckesche Methode nur für den Nachweis sehr großer Mengen Eigelb brauchbar ist, daß sie aber für den Nachweis der geringen Zusätze, wie sie praktisch der Margarine gemacht werden, nicht genügt, einerseits weil die von Mecke angewandte Vitellinreaktion für den Nachweis kleiner Mengen Eigelb überhaupt nicht ausreicht, andererseits, weil bei der Meckeschen Arbeitsmethode — Klären der Flüssigkeit mit Tonerdehydrat — ein großer Teil des Vitellins ausgefällt wird und so das Eigelb dem Nachweis völlig entgehen kann (s. Berichte d. d. Pharmazeut. Ges. 1903, S. 285). Fendlers Verfahren beruht darauf, daß er auf einwandfreie Weise, d. h. unter Vermeidung der Ausfällung des Vitellins durch chemische Klärmittel, einen klaren Margarineauszug herstellt, und diesen der Dialyse unterwirft. Bei der Dialyse trübt sich die kochsalzhaltige Eigelblösung, auf Zusatz von Kochsalz wird sie wieder klar. Vor dieser Veröffentlichung der Fendlerschen Arbeit war es meines Wissens nicht bekannt, daß klare, kochsalzhaltige Eigelblösungen durch Dialyse getrübt werden. Ohne weiteres war dies nicht anzunehmen, denn das Vitellin konnte ebensogut in kolloidalem Zustande in Lösung bleiben, wie es ja mit dem Eisenhydroxyd beim Liquor ferri oxydati dialysati der Fall ist. Die Fendlersche Methode beruht somit auf der richtigen Erkenntnis des Wertes einer von Fendler selbst entdeckten bis dahin unbekannten Eigenschaft des Vitellins. Diese Methode hat sich im Gegensatz zur Meckeschen Methode zum Nachweis auch kleiner Mengen genuinen Eigelbs in der Margarine unbedingt brauchbar erwiesen, was man von der Meckeschen Methode nicht sagen kann. Die Brauchbarkeit der Fendlerschen Methode ist ja auch in dem Gutachten von Dr. B. voll anerkannt, ebenso hat, wie mir von Hrn. Professor Ost in Hannover brieflich mitgeteilt wurde, dieser die Fendlersche Methode mit Erfolg benutzt.

Eine wirklich brauchbare Methode zum Nachweis von Eigelb in Margarine gibt es somit überhaupt erst seit dem Jahre 1903.

Es konnte ferner kein Chemiker im Jahre 1896 auf den Gedanken kommen, eine ihm zur Untersuchung übergebene Margarine auf das Vorhandensein von Eigelb zu prüfen. Lag damals einem Chemiker eine Margarine von besonderen, butterähnlichen Eigenschaften zur Untersuchung vor, so war es nur möglich, daß er auf Grund eigener, im Laufe der Untersuchung gemachter Beobachtungen zu der Annahme gelangte, daß der Margarine Eigelb zugesetzt sei; erst dann hätte er Veranlassung gehabt, direkt auf Eigelb zu prüfen.

Es stehen somit folgende Fragen zur Diskussion:

1. Machen sich bei der Untersuchung einer 2 Proz. Eigelb enthaltenden Margarine derartig auffallende Erscheinungen bemerkbar, daß schon im Jahre 1896, wo von dem Zusatz von Eigelb zur Margarine nichts bekannt war, ein Chemiker auf den Gedanken kommen konnte, die Margarine auf Eigelb zu prüfen?
2. Hätte diese Prüfung auf Eigelb mittels der damals allgemein bekannten und angewandten oder wenigstens irgendwo publizierten analytischen Methoden ein unzweifelhaft bestätigendes Resultat ergeben müssen?

ad 1. Zur Beantwortung dieser Frage ist notwendig festzustellen, welche Methoden bei der Untersuchung der Margarine im Jahre 1896 überhaupt Anwendung fanden.

Spezialmethoden waren damals noch nicht bekannt. Man beschränkte sich darauf, wie auch meist heute noch, die bei der Butteruntersuchung angewandten Methoden in entsprechender Weise auf die Untersuchung der Margarine zu übertragen. So schreibt noch Röttger in seinem „Kurzen Lehrbuch der Nahrungsmittelchemie" Leipzig 1903:

„Die Anhaltspunkte für die Beurteilung der Butter gelten mit Ausnahme derer für den Nachweis fremder Fette in der Butter sinngemäß auch für die Margarine."

Ferner heißt es in der amtlichen Anweisung zur chemischen Untersuchung von Fetten und Käsen vom 1. April 1899:

„Die Untersuchung der Margarine erfolgt nach denselben Grundsätzen, wie die der Butter. Außerdem ist noch folgende Prüfung auszuführen: (folgt Prüfung auf Sesamöl)."

Welche Untersuchungsmethoden der Butter gibt nun beispielsweise diese amtliche Anweisung an?:

1. Bestimmung des Wassers.
2. Bestimmung von Caseïn, Milchzucker, Salzen (inkl. Bestimmung des Chlors).

3. Bestimmung des Fettes.
4. Nachweis von Konservierungsmitteln.
5. Untersuchung des Butterfettes.

a) Schmelzpunkt und Er-
starrungspunkt.
b) Refraktometerzahl.
c) Säuregrad.
d) Reichert-Meißlsche
Zahl.

e) Verseifungszahl.
f) Hehnersche Zahl.
g) Jodzahl.
h) Unverseifbare Bestandteile.
i) Fremde Farbstoffe.
k) Nachweis von Sesamöl.

Auch König, „Chemie der menschlichen Nahrungs- und Genußmittel"
(4. Aufl. 1903, Bd. I, S. 314), führt in seiner Tabelle über die Zusammensetzung der Margarine nur folgende analytisch bestimmten Bestandteile an:

Wasser,
Fett,
Caseïn,
Milchzucker,

Asche,
Chlornatrium,
Stickstoffsubstanz.

Es fragt sich nun, ob auf die Menge eines dieser Bestandteile, welche
nach dem Stande der Nahrungsmittel-Chemie von 1896 bei der Untersuchung
der Margarine bestimmt wurden, ein Zusatz von 2 Proz. Eigelb einen solchen
Einfluß hätte ausüben können, daß daraus auf die Anwesenheit von Eigelb
geschlossen werden konnte.

Zur Beantwortung dieser Frage müssen wir uns die Zusammensetzung
des Eigelbs vergegenwärtigen. Der Dotter des unbebrüteten Hühnereies enthält nach Parke (s. „Vereinbarungen" Heft 1, S. 53) etwa 52.8 Proz. feste
Stoffe, darin:

15.6 Proz. Eiweiß,
10.7 „ Lezithin,
22.8 „ Fett,

1. 7 Proz. Cholesterin,
0.35 „ lösliche Salze,
0.61 „ unlösliche Salze.

Nach Hammarsten „Lehrbuch der physiologischen Chemie", Wiesbaden
1899, S. 385, enthält der Eidotter:

Vitellin,
Lezithin,
Cholesterin,
Fett,

Farbstoffe,
Neuridin (Spuren),
Glukose in sehr geringer Menge,
Mineralstoffe.

Aus dieser Zusammenstellung geht hervor, daß von den bei dem damals
üblichen Untersuchungsgang berücksichtigten Bestandteilen der Margarine
nur der Caseïn-(Eiweiß-)Gehalt und der Aschengehalt eine Beeinflussung erfahren konnten.

Wie groß wäre diese Beeinflussung nun gewesen?

Eigelb enthält 15.6 Proz. Eiweißstoffe, in 2 g Eigelb sind somit
$\frac{15.6 \times 2}{100} = 0.312$ g Eiweißstoffe enthalten. Der Gehalt der Margarine an

Eiweißstoffen würde sich somit durch einen Zusatz von 2 Proz. Eigelb um 0.31 Proz. erhöhen.

Eigelb enthält ferner rund 1 Proz. Mineralbestandteile, ein Zusatz von 2 Proz. Eigelb würde somit den Gehalt der Margarine an Mineralbestandteilen um $\dfrac{1 \times 2}{100} = 0.02$ Proz. erhöhen.

Ist nun der Gehalt der Margarine an Eiweißstoffen und Mineralbestandteilen so konstant, daß eine Erhöhung ihres mittleren Gehalts an diesen Stoffen um 0.31 Proz. bezw. 0.02 Proz. hätte auffällig erscheinen können?

Margarine enthält nach König (Chemie der menschlichen Nahrungs- und Genußmittel, 4. Aufl. Bd. I, S. 314):

Caseïn plus Milchzucker	0.23—2.89 Proz.
Caseïn	0.23—0.89 „
Mineralbestandteile	0.27—5.22 „

Eine Vermehrung der Mineralbestandteile um 0.02 Proz., welche noch dazu innerhalb der Analysenfehler fällt, würde somit ohne jeden Einfluß bleiben.

Auch eine Vermehrung der Eiweißstoffe um 0.31 Proz. hätte höchstens einigermaßen auffällig erscheinen können, wenn ein solches Mehr in einer Margarine gefunden worden wäre, welche an und für sich schon sehr viel Eiweißstoffe enthält, also in einem Ausnahmefall.

Nehmen wir also wirklich an, daß der Analytiker einen auffällig hohen Gehalt an Eiweißstoffen gefunden, und daß ihn dieser Umstand stutzig gemacht hätte. Wäre er hierdurch wirklich ohne weiteres auf den Gedanken gekommen, daß der Margarine Eigelb zugesetzt sein könne? Nein!

Der erste Gedanke hätte sein müssen, daß der Margarine besonders viel Milch, vielleicht aber auch Caseïn oder irgend ein anderer Eiweißstoff, in erster Linie Eiweiß, was doch am nächsten liegt, einverleibt sei.

Es ist in der Tat im Laufe der Zeit durch Zusatz aller möglichen Mittel, darunter vor allen Dingen auch Eiweißstoffen, versucht worden, der Margarine butterähnliche Eigenschaften zu verleihen.

So enthielt ein als Zusatzmittel zur Margarine empfohlenes weißes Präparat, welches von H. Schlegel (Bericht der städtischen Untersuchungsanstalt Nürnberg 1902, 30 und 63; Zeitschr. f. Unt. d. Nahrungs- und Genußmittel VI, S. 910) untersucht wurde, Eiweiß, Zucker, Kochsalz und Magnesiumoxyd.

Wie Wallenstein berichtet (Chem. Rev. 1901, 61—63, 82—85, 112—113; Zeitschr. f. Unt. d. Nahrungs- und Genußmittel IV, S. 983—984) wird nach dem Patent von Uhlenbrock die gekirnte flüssige Margarine nicht mit Eiswasser, sondern mit gekühlter Buttermilch oder Magermilch abgebraust, wodurch ein Auswaschen der Margarine mit Wasser vermieden und ihr Gehalt an Eiweißstoffen vermehrt wird. Nach dem Patent von

Evers werden der Margarine Eiweißstoffe in Pulverform zugesetzt. Die Düsseldorfer Margarinewerke reichern die Margarine mit Hilfe von kondensierter Milch mit Eiweißstoffen an.

Margarinezusätze, welche Fendler untersucht hat (Apotheker-Zeitung XIX, S. 835) enthielten 12.25—53.87 Proz. Stickstoffsubstanz.

Ein auffällig hoher Stickstoffgehalt der Margarine hätte also nur auf den Zusatz irgend eines albuminhaltigen Körpers, nicht aber speziell auf Eigelb schließen lassen.

Analytisch war mithin in dieser Beziehung nichts zu erreichen.

Es fragt sich nun weiter, ob vielleicht bei der Prüfung auf Farbstoffe Reaktionen hätten eintreten können. Auf den Nachweis des Eigelbfarbstoffes ist in verschiedenen der von klägerischer Seite beigebrachten Gutachten besonderer Wert gelegt worden.

Nach Hammarsten (Lehrbuch der physiologischen Chemie 1899, S. 385) kommen gelbe oder orangerote Farbstoffe in Eigelb und an anderen Orten im Tierorganismus, wie im Blutserum und serösen Flüssigkeiten, Fettgewebe, Milchfett, Corpora lutea und den Fettkügelchen der retina vor. Diesen Farbstoffen, welche angeblich auch im Pflanzenreich vorkommen sollen, hat man den Namen Luteine oder Lipochrome gegeben. Thudichum (Centralblatt f. d. med. Wissenschaft 1869, S. 1; Chem. Centralblatt 1869 I, S. 65 ff.) hat diesem Farbstoff den Namen Lutein beigelegt und gefunden, daß Lutein in den gelben Körpern der Ovarien der Säugetiere, im Blutserum, in den Zellen des Fettgewebes und im gelben Fette der Absonderung der Milchdrüsen (der Butter) enthalten ist. Auch in pflanzlichen Materialien ist nach Thudichum das Lutein enthalten.

Alle diese Luteine geben nach Thudichum die nach ihm benannte Thudichumsche Reaktion.

Nach Loebisch (Realenzyklopädie der gesamten Pharmazie I. Aufl. Bd. VI, S. 424), soll auch der gelbe Farbstoff der Butter, des Fettes von Menschen und höheren Tieren Lutein sein.

Es geht aus diesen Zitaten hervor, daß der Farbstoff des Eigelbs für dieses nicht nur absolut nicht charakteristisch ist, sondern daß er auch in fast allen für die Margarinefabrikation verwendeten Materialien, vor allem in der Milch und den Fetten enthalten ist.

Hätte also der Chemiker von 1896 wirklich aus der fraglichen Margarine einen Farbstoff isoliert, der die Farbreaktionen des Luteins gab, so hätte er daraus absolut nicht auf die Anwesenheit von Eigelb schließen können.

Daß die Reaktionen auf Lutein unbrauchbar für den Nachweis des Eigelbs in Nahrungsmitteln sind, geht auch aus folgenden Literaturstellen hervor.

So schreibt Juckenack (Zeitschrift f. Unt. d. Nahrungs- und Genußmittel III, S. 5/6.):

„Der sichere Nachweis von Eidottersubstanz in Mehlwaren, insbesondere vom Charakter der Nudeln etc. stand stets auf schwachen Füßen. Die erste Methode in dieser Richtung wurde von Thudichum angegeben und gründete sich auf den Nachweis der im Dotter vorhandenen Luteinfarbstoffe. Diese bestehen nach Maly aus Vitellorubin oder Dotterrot und Vitellolutein oder Dottergelb. Im übrigen ist über die Luteine wenig bekannt; wir wissen jedoch, daß sie außer im Eidotter auch in der Butter, dem Blutserum und dem Zellsafte vieler gelben Pflanzen vorkommen. Gegen diese Luteinreaktion sind von Bein und anderen Verfassern Einwände erhoben worden, von deren Wiedergabe ich, trotzdem sie teilweise eine Kritik herausfordern, Abstand nehmen will, zumal die ganze Reaktion im Sinne von Thudichum unbrauchbar ist. Bemerken will ich jedoch hierzu, daß der Hauptfehler der Reaktion nicht in den bisher gegen dieselbe angezogenen Beweisgründen liegt, sondern darin, daß von vornherein nicht geprüft wurde, ob nicht schon Luteinfarbstoffe in den zur Teigwarenfabrikation verwendeten Weizenmehlen vorkommen. Tatsächlich ist es uns gelungen, bei einer ganzen Reihe von französischen wie deutschen Weizengriesen sowie Weizenmehl erhebliche Luteinreaktionen nach Thudichum und mit Hilfe der Weylschen Reaktion zu erhalten, und besonders stark wurden diese Reaktionen bei zur Nudelfabrikation bestimmten Griesmehlen beobachtet. Demnach bedarf die vollständige Unzuverlässigkeit dieser Reaktion keiner Erklärung mehr."

Das hier in bezug auf Teigwaren Gesagte gilt in vollem Maße auch für Margarine, da nach meinen vorherigen Ausführungen auch die Rohmaterialien für die Margarinefabrikation Lutein enthalten.

Ferner heißt es in „Pharm. Centralhalle XXXI, S. 196":

„Thudichum hat im Eidotter gelbe Farbstoffe (Luteine) nachgewiesen welche mit Äther, Alkohol, Chloroform ausziehbar und dadurch ausgezeichnet sind, daß sie durch Salpetersäure zuerst blau, dann gelb gefärbt werden. Wollte man diese Eifarbstoffreaktion zum Nachweise von Ei in Nahrungsmitteln usw. anwenden, so würde man leicht zu falschen Schlüssen kommen, denn S. Bein hat nachgewiesen, daß die Reaktion der Dotterfarbstoffe mit Salpetersäure nicht mehr eintritt, sobald dieselben verhältnismäßig kurze Zeit lang dem Licht, der Luft und der Wärme ausgesetzt gewesen sind. Aus einem Nichteintreten der genannten Farbenreaktion ist deshalb keinesfalls auf Abwesenheit von Eistoffen zu schließen, ebensowenig ist aber ein Eintreten der Farbenreaktionen ohne weiteres auf die Anwesenheit von Eifarbstoffen bezw. Eisubstanz zu beziehen, da auch noch andere Stoffe die blaue Reaktion geben können."

Pharm. Centralhalle XXXVIII, S. 609:

„ . . . . . . zum Nachweis von Eifarbstoffen in Handelsprodukten ist die Reaktion ungeeignet, da die Farbstoffe sich in denselben nicht unzersetzt halten."

Forsch.-Ber. über Lebensmittel u. Bez. z. Hygiene etc. III. 49--54 (Chem. Centralbl. 96 I S. 870):

„Die bisherigen Verfahren von Thudichum und von S. Bein, welche sich einerseits auf das spektroskopische Verhalten des Eigelbfarbstoffes,

Lutein, andererseits auf den Lezithingehalt des Eigelbfettes gründen, ermöglichen nicht den sicheren Nachweis des Eigelbs in Nudeln und ähnlichen Teigwaren."

Endlich sagt Fendler in seiner Arbeit über den Nachweis von Eigelb in Margarine (Ber. d. deutsch. pharm. Ges. 1903, S. 292—293):

„Es lag ferner nahe, den isolierten Farbstoff auf Grund seines spektroskopischen Verhaltens als Eigelbfarbstoff zu charakterisieren. Abgesehen jedoch davon, daß die erhaltenen Lösungen zu verdünnt sind, es sei denn, daß man sehr große Mengen Margarine in Arbeit nimmt, konnte ich mit aus reinem Eigelb hergestellten alkoholischen und ätherischen Lösungen des Eigelbfarbstoffes die in der Literatur als charakteristisch angegebenen Absorptionsstreifen nicht erhalten. Bei Verwendung von Lösungen verschiedenster Konzentration konnte ich stets nur eine Auslöschung ungefähr des gesamten Blau und Violett beobachten. Auch die Entfärbungsreaktion mit salpetriger Säure scheint mir für den vorliegenden Zweck nicht zuverlässig genug zu sein; die Entfärbung tritt mit Lösungen reinen Eigelbfarbstoffes zwar sehr gut ein, anders liegen die Verhältnisse jedoch bei dem aus der Margarine isolierten Farbstoff, der immerhin noch manche Verunreinigungen enthält."

Es is somit im vorstehenden erwiesen, daß es absolut unmöglich ist, Eigelb in der Margarine durch Farbreaktionen zu erkennen, viel weniger noch durch eine zufällig beobachtete Farbreaktion auf die Anwesenheit von Eigelb in einer Margarine unbekannter Zusammensetzung hingewiesen zu werden.

Es bleibt nun noch als einziger Punkt die im Gutachten von Dr. A. erwähnte Möglichkeit, daß die gelbe Farbe des beim Schmelzen der Margarine sich absetzenden Serums den Chemiker von 1896 hätte auf die eventuelle Anwesenheit von Eigelb aufmerksam machen können. Dazu hätte doch ein kühner Sprung im Gedankengange des Betreffenden gehört, denn von den vielen Farbstoffen, welche die gelbe Farbe des Margarineserums verursachen können, hätte ihm wohl kaum das nach den damaligen Erfahrungen schwerlich in Betracht kommende Eigelb in den Sinn kommen können. Sehr viel näher lag es, an einen beliebigen wasserlöslichen Farbstoff zu denken, wie solche früher der Margarine hin und wieder zugesetzt wurden, und wie dies heute auch noch manchmal geschieht.

So schreibt Fendler in der zitierten Arbeit (Ber. d. deutsch. pharm. Ges. 1903, S. 289):

„Da mich alle diese Versuche nicht in befriedigender Weise zum Ziele führten, arbeitete ich darauf hin, den Eigelbfarbstoff nachzuweisen, wobei ich von der Voraussetzung ausging, daß wasserlösliche Farbstoffe zum Färben der Margarine nicht mehr verwendet werden, was allerdings, wie mir eine spätere Erfahrung zeigte, nicht ganz zutrifft."

Im übrigen zeigt sich das Serum einer eigelbhaltigen Margarine nur dann gelb gefärbt, wenn man das Schmelzen derselben bei einer unterhalb der Koagulationstemperatur des Eigelbs liegenden Temperatur vornimmt, also bei höchstens 55—60° C. Die Innehaltung einer so niedrigen Temperatur ist bei dem gewöhnlichen Untersuchungsgange der Margarine, wie er auch 1896 beschritten wurde, nicht üblich (man schmilzt gewöhnlich bei Wasserbadwärme), so daß also dem Chemiker von 1896 ein gelb gefärbtes Serum gar nicht zu Gesicht gekommen wäre, und er sich darüber mithin auch keine Gedanken hätte machen können.

Mit den vorstehenden Ausführungen ist somit zur Genüge bewiesen, daß die auf Seite 357 aufgestellte Frage 1 zu verneinen ist, d. h., daß sich bei der Untersuchung einer 2 Proz. Eigelb enthaltenden Margarine keine derartig auffallenden Erscheinungen bemerkbar machen, daß schon im Jahre 1896, wo von dem Zusatz von Eigelb zur Margarine nichts bekannt war, ein Chemiker auf den Gedanken hätte kommen können, die Margarine auf Eigelb zu prüfen.

Mit diesem Beweise ist auch eigentlich der ganze Beweisbeschluß des Patentamtes zu Ungunsten der klägerischen Partei erledigt. Wenn ich trotzdem noch zu der zweiten auf Seite 357 aufgeworfenen Frage übergehe: „ob die Prüfung auf Eigelb mittels der damals allgemein bekannten und angewandten oder wenigstens irgendwo publizierten analytischen Methoden ein unzweifelhaft bestätigendes Resultat hätte ergeben können?", so geschieht dies nur, weil die Verneinung auch dieser Frage mir durch die Gutachten der Sachverständigen der klägerischen Partei so leicht gemacht ist, daß ich darüber nicht hinweggehen will.

Da es, wie bereits zur Genüge ausgeführt, 1896 noch keine Methode zum Nachweis von Eigelb in Margarine gab, so hätte höchstens eine der für den Nachweis von Eigelb in anderen Nahrungsmitteln damals bekannten Methoden für diesen Zweck herangezogen werden können.

Die 1896 bekannten Methoden waren fast ausschießlich für den Nachweis bezw. die Bestimmung von Eigelb in Teigwaren ausgearbeitet.

Für diesen Zweck wurden damals berücksichtigt:

> Die Farbstoffreaktionen des Luteins,
> die Menge des Ätherextraktes der Teigwaren,
> die Jodzahl des Ätherextraktes,
> die Menge der ätherlöslichen Phosphorsäure.

Daß die Farbstoffreaktionen des Luteins für den genannten Zweck absolut unbrauchbar sind, habe ich bereits dargelegt.

Menge und Jodzahl des Ätherextraktes sind Spezialwerte für Eierteigwaren, welche sich auf die zu etwa 90 Proz. aus Fett bestehende Margarine überhaupt nicht übertragen lassen.

Es bleibt nur die ätherlösliche Phosphorsäure übrig, deren Bestimmung zum Nachweis von Eigelb B e i n empfohlen hat. Diese B e i n sche Methode spielt denn auch neben den bereits abgetanen Farbreaktionen in den Gutachten der klägerischen Partei die Hauptrolle.

Bein hat seine Methode in den Ber. der deutsch. chem. Ges. 1890, S. 423 veröffentlicht und nennt sie: „Eine exakte Methode zur Bestimmung der Eisubstanz".

Worauf gründet sich nun die Beinsche Methode, und welche Beurteilung hat sie durch die Fachgenossen erfahren?

Die Beinsche Methode gründet sich auf den Gehalt des Eigelbs an Lezithin, welches z. T. in Äther löslich ist. Extrahiert man lezithinhaltige Substanzen (und eine solche ist das Eigelb) mit Äther, so erhält man einen Teil des Lezithins in Lösung. Die filtrierte ätherische Lösung hinterläßt nach dem Eindampfen ein Extrakt, in welchem man nach dem in geeigneter Weise vorgenommenen Veraschen die an das Lezithin gebunden gewesene Phosphorsäure bestimmen und hieraus die Menge des in der ätherischen Lösung vorhanden gewesenen Lezithins berechnen kann.

Die Beinsche Methode beabsichtigt somit zwar den Nachweis und die Bestimmung von Eigelb; in Wirklichkeit bestimmt sie aber nur das in einer Substanz in ätherlöslicher Form vorhandene Lezithin, welches aus allen möglichen anderen Quellen herrühren kann und garnicht die Anwesenheit von Eigelb anzuzeigen braucht.

Dieser Übelstand ist schon von den Referenten (F. Hofmeister und W. Lenz) der Zeitschr. f. analyt. Chemie im Jahre 1890 erkannt worden. Dieselben schreiben im Anschluß an das Referat über die Beinsche Arbeit (Zeitschr. f. analyt. Chemie 1890, S. 366—367):

„Dasselbe (nämlich das Lezithin) kann übrigens schon bei Herstellung der betreffenden Nahrungsmittel zersetzt sein, so daß es sich der Analyse mehr oder minder entzieht. Ferner kann z. B. bei Verwendung von Hirn, welches ja auch reich ist an Lezithin und Glyzerinphosphorsäure, aus der Analyse ein erheblicher Eigelbgehalt geschlossen werden, ohne daß solches vorhanden zu sein brauchte."

Diese Anmerkung scheint geradezu auf die vorliegenden Verhältnisse gemünzt zu sein, denn es ist bekannt, daß im Laufe der Zeit der Margarine Zusätze von allen möglichen lezithinhaltigen Substanzen gemacht worden sind.

So teilt Fendler in der Apotheker-Zeitung XIX, S. 835 mit, daß ihm bekannt geworden sei, es werde in verschiedenen Fabriken der Margarine Rückenmark vom Rinde zugesetzt, welches bekanntlich gleichfalls reich an Lezithin ist.

An gleicher Stelle publiziert Fendler die Analysen einiger als Margarinezusätze empfohlenen Präparate. Zwei von diesen besaßen Pulverform und enthielten neben 53.8—55 Proz. Stickstoffsubstanz bis zu 8.23 Proz. Lezithin. Das dritte Präparat, welches als „Fischeier" deklariert war, enthielt 7.2 Proz. Lezithin und war nach des Verfassers Ansicht Kalbshirn.

Alle derartigen Zusätze wären nach der Beinschen Methode als Eigelb bestimmt worden, wenn auch die betreffenden Margarinen keine Spur Eigelb enthalten hätten. Ein gewissenhafter Analytiker hätte aber, besonders da er durch die erwähnte Bemerkung in der Zeitschr. f. analyt. Chemie gewarnt war, unter diesen Umständen davon abgesehen, die Anwesenheit von Eigelb zu behaupten.

In bezug auf weitere lezithinhaltige Zusätze, welche der Margarine gemacht werden, will ich auf die Veröffentlichung von Wallenstein über „Margarine, welche bräunt und schäumt" hinweisen (Chem. Rev. 1901 VIII, 61—63, 82—85, 112—113). So werden nach dem Verfahren von Reibl Fleisch, Mehl, geriebenes Weißbrot (also lezithinhaltige Substanzen) einem Bratprozeß mit Butter unterworfen; das fein gepulverte Röstprodukt wird alsdann als Margarinezusatz verwendet. — Nach dem Verfahren von Poppe werden als bräunende Stoffe gewisse Substanzen, welche im Getreide und im gebackenen Brot vorhanden und in Fetten löslich sind, verwendet. Auch hier handelt es sich also um lezithinhaltiges Material. Nach einem neuerdings entnommenen Patent wird der Margarine sogar reines Lezithin zugesetzt.

Mit dieser Aufstellung habe ich eine ganze Blütenlese von Verfahren der Margarinefabrikation gegeben, welche Produkte liefern, die nach der Beinschen Methode als eigelbhaltig befunden werden würden.

Es sind aber nicht allein diese besonderen, der Margarine zum Zweck des Bräunens und Schäumens gemachten Zusätze, welche Lezithin enthalten. Die zur Margarinefabrikation verwendeten Rohmaterialien, wie Milch, Fette, enthalten überhaupt schon an und für sich mehr oder weniger Lezithin. Das Lezithin ist ein im Pflanzen- und Tierreich aufs weiteste verbreiteter Körper. So schreibt Hammarsten (Physiolog. Chemie, 4. Aufl., S. 105:)

„Das Lezithin kommt, was besonders von Hoppe-Seyler gezeigt worden ist, im Pflanzen- und Tierreich weit verbreitet vor. Nach demselben Forscher soll es auch in mehreren Fällen in lockerer Verbindung mit anderen Stoffen, wie Eiweißstoffen, Hämoglobin und anderen vorkommen. Das Lezithin findet sich nach Hoppe-Seyler in fast allen bisher darauf untersuchten tierischen und pflanzlichen Zellen und ebenso in fast allen tierischen Säften, besonders reichlich kommt es im Gehirn, Nerven, Fischeiern, Eidotter, elektrischen Organen vom Rochen, im Sperma und Eiter vor, und es findet sich ferner in den Muskeln und Blutkörperchen, im Blutplasma, Lymphe, Milch, namentlich Frauenmilch und Galle, wie auch in anderen tierischen Säften und Flüssigkeiten. Auch in den verschiedensten pathologischen Geweben oder Flüssigkeiten ist das Lezithin gefunden worden."

Nach Loebisch (Realenzyklopädie der gesamten Pharmazie Bd. VI, S. 255) findet sich Lezithin:

„in allen tierischen Zellenflüssigkeiten, im Blut, in der Galle, in der Eiflüssigkeit, auch in Transsudaten; besonders reichlich findet es sich im Gehirn, Nerven, Eidotter, Samen, Eiter, Blut, in den elektrischen Organen der Rochen. In der Hefe, in Maiskörnern, Erbsen, Weizenkleber findet sich ebenfalls Lezithin."

Nach Hoppe-Seyler (Physiolog. Chemie, 1877, S. 79):

„Lezithin sowie Cholesterin sind in entwicklungsfähigen oder in der Entwickelung begriffenen Zellen, als Eidotter, Spermatozoen, farblosen Blutkörperchen, pathologisch schnell wuchernden Geschwülsten, Pflanzensamen, Sporen, Knospen und jungen Trieben im Frühling, Pilzen, Hefezellen so allgemein verbreitet gefunden, daß man ihnen eine bestimmte Beziehung zur Zellenentwickelung wegen dieses verbreiteten und regelmäßigen Vorkommens zuschreiben muß . . .“

E. Schulze und S. Frankfurt (landwirtschaftl. Versuchsstationen XXXXIII, 307—318; chem. Centralbl. 94 I, 434) zählen eine große Reihe pflanzlicher Produkte auf, in denen sie 0.10 bis 1.64 Proz. Lezithin fanden; hierunter befinden sich:

Sesamkuchen,	Palmkernkuchen,
Mohn,	Hanfkuchen,
Erdnußkuchen,	Bucheckernkuchen,
Kokosnußkuchen,	

also Ölsamen bezw. Preßkuchen derselben, deren Öle für die Margarinefabrikation teilweise verwendet werden.

H. Jacobson (Inauguraldissertation, Königsberg 1887; chem. Centralbl. 87 II, S. 1295) fand Lezithin in den Fetten aus Bohnen, Wicken, Erbsen und Lupinen. Der Lezithingehalt betrug:

Bohnenfett 18.27 Proz.,	Erbsenfett 50.25 Proz.,
Wickenfett 20.83 „	Lupinenfett 50.00 „

Ferner ist schon von Gobley (Neues Journal f. Pharmazie 9, 11, 12, 18 ff.) auf den Phosphorgehalt der Fette aufmerksam gemacht worden.

Eingehend hat sich Jaeckle (Zeitschr. f. Unt. d. Nahrungs- und Genußmittel V, 1062—1077) mit dem Lezithingehalt der Fette beschäftigt. Er fand Lezithin in einer großen Reihe von pflanzlichen und tierischen Fetten, von denen ich nur nennen will:

Kakaobutter,	Hammeltalg,
Rapsöl,	Schweinefett,
Mandelöl,	Rindsfett,
Kokosfett,	Margarine,
Sesamöl,	Kochbutter,
Olivenöl,	Ältere Tafelbutter.
Baumwollsamenöl,	

Es sind also auch hier die zur Margarinefabrikation verwendeten Fette und die Margarine selbst vertreten. Die Mengen Lezithin, welche Jaeckle in der Margarine fand, waren verhältnismäßig klein (0.0045—0.0076 Proz.) während Schweinefett und Rindsfett, die ja als Rohmaterialien der Margarinefabrikation in erster Linie in Betracht kommen, 0.0064—0.0727 Proz. Lezithin enthielten. Jaeckle erklärt diese Erscheinung folgendermaßen:

„Sie ist wohl durch die sorgfältige Gewinnung des Oleomargarins aus dem Zellgewebe zu erklären; es wurden nämlich zu den Lezithinbestimmungen jeweils die besten Handelsmarken von drei verschiedenen Fabriken verwendet."

Bezüglich des Einflusses der Gewinnungsweise auf den Lezithingehalt der Fette sagt Jaeckle ferner in seiner ausführlichen Arbeit:

„. . . . . da ferner infolge der leichten Spaltbarkeit der Lezithin-Eiweißverbindungen sehr wahrscheinlich die Öle der Samen um so lezithinreicher erhalten werden, bei je höherer Temperatur die Pressung vorgenommen wird, so ist es nicht ausgeschlossen, daß der Lezithingehalt der Öle einen wertvollen Anhaltspunkt zu geben imstande ist für die Frage der Entscheidung nach der Gewinnungsart und damit gleichzeitig auch die Beurteilung der Qualität der Öle."

Ferner auf Seite 1072:

„Es sind demnach in der tierischen Zelle die Verhältnisse dieselben wie in der pflanzlichen; das Fett der Zelle enthält nur sehr wenig oder vielleicht auch gar kein Lezithin; durch längeres Erwärmen des Gewebes mit dem flüssigen Fett werden durch die hierbei eintretenden Zersetzungsvorgänge größere Mengen von Lezithin abgespalten, die weitaus größte Menge aber wird erst durch die Behandlung mit Äther in äther- und fettlösliche Form gebracht."

Aus diesen letzteren Zitaten geht somit wiederum hervor, daß man aus einem Lezithingehalt der Margarine keineswegs auf das Vorhandensein von Eigelb schließen kann, sondern daß man in Margarineproben, welche aus minderwertigem Material, also warmgepreßten Ölen und wenig sorgfältig gewonnenen tierischen Fetten hergestellt sind, nicht unbeträchtliche Mengen Lezithin finden wird.

Heute ist ja vielleicht die Margarinefabrikation soweit vervollkommnet, daß wohl mit wenigen Ausnahmen nur die allerbesten Rohmaterialien Verwendung finden. Ob dies auch bei den billigsten Sorten der Fall ist, läßt sich nicht feststellen. Vom Stande der Margarinefabrikation im Jahre 1896 kann man dies aber nicht so allgemein sagen.

Es wurden nach einer Notiz in der „Vierteljahrsschrift f. d. Chemie der Nahrungs- und Genußmittel" 1896, 21 bei der Herstellung von Margarine Preßtalg, Cottonstearin und andere billige Produkte verwendet. Daß selbst heute noch viele minderwertige Rohmaterialien in Anwendung kommen, geht aus der Arbeit von P. Pick (Chem. Rev. Über die Fett- und Harzindustrie 1903, X, 175—178) hervor. Ein Referat in der Zeitschr. für Unt. der Nahrungs- und Genußmittel VII[1], S. 415—416 sagt hierüber folgendes:

„Geschmacks- und Geruchsfehler in Margarinebutter oder Schmelzmargarine können verschiedene Ursachen haben, vielfach liegt der Fehler schon im Rohmaterial und läßt sich durch die verschiedenen Fabrikationsprozesse, die ausschließlich physikalischer Natur sind, nicht entfernen. Wurde z. B. ein Premier jus auf offenem Feuer erzeugt, so kann es leicht einen brenzlichen Geruch annehmen, der auch dann noch hervortritt, wenn die fertige Margarine nur 10 Proz. davon enthält. Auch ein „meuchelndes" oder „häutelndes" Premier jus ist schwer zu verdecken. Von wesentlichem Einfluß auf das Endprodukt ist ferner das Oleo-Margarin, jedoch bemerkt man gewöhnlich ein minderwertiges Oleo-Margarin viel weniger in der fertigen Margarinebutter als minderwertiges Premier jus, selbst wenn von ersterem 40 Proz., von letzterem nur 20 Proz. in der Margarine vorhanden sind. Während kaltgeschlagenes Sesamöl ohne Bedenken der Margarine zugesetzt werden kann, geben zweitklassige Sesamöle dem Produkt leicht einen fremdartigen Geschmack, der schon in einem Zusatz von 10 Proz. leicht erkennbar wird. Von den Cottonölen liefern auch die feinen „Butter-öle" der Margarine einen fremdartigen Geschmack, und entwickelt solches Produkt beim Braten auf der Pfanne einen übeln Geruch. Cottonstearin zeigt beim Braten auf der Pfanne dieselben Erscheinungen, wenn auch in bedeutend schwächerem Maßstabe. Recht gut eignet sich für die Margarinefabrikation das doppelt gepreßte, nicht so cottonölhaltige Cottonstearin. Kokosöl ist ebenfalls häufig Ursache des schlechten Geschmackes, da die sich bildenden freien Fettsäuren sich schon in drei bis vier Tagen in der Margarinebutter durch ihren übeln ranzigen Geruch und Geschmack sehr unangenehm bemerkbar machen. Mehr wie 5 Proz. Kokosfett sollte der Margarine nicht zugesetzt werden. Vorzüglich eignet sich das amerikanische Maisöl, sowie das Neutral-lard. Ordinären Margarinesorten werden Zusätze von Speisetalg und Preßlingen der Oleo-Margarinefabrikation gemacht . . ."

Der Verfasser beschreibt nun weiter die Mittel, welche verwendet werden, um die durch einige der oben beschriebenen Materialien verursachten Geruchsfehler zu verdecken.

Aus dieser Zusammenstellung geht hervor, daß die Zusammensetzung der Margarine ganz unkontrollierbar ist, daß ihr Zusätze von allen möglichen, auch minderwertigen, heißgepreßten Fetten, Speisetalg usw. gemacht werden, welche nach den Ausführungen Jaeckles (s. oben) nicht unerhebliche Mengen Lezithin enthalten.

Ganz besonders sei auf den von Pick betonten Zusatz von Maisöl hingewiesen, welches außerordentlich reich an Lezithin ist; es enthält nach Vulté und Gibson 1.11 Proz., nach Hopkins 1.49 Proz. Lezithin (s. Benedikt-Ulzer, 4. Aufl., S. 625). Da Eigelb etwa 10 Proz. Lezithin enthält, würde ein Zusatz von 15 Proz. Maisöl bei der Untersuchung nach der Beinschen Methode schon einen Gehalt von etwa 2 Proz. Eigelb vortäuschen.

Es ist also ganz unmöglich, aus einem Lezithingehalt der Margarine auf einen Zusatz von Eigelb zu schließen.

Aus den gleichen Gründen, welche ich für die Margarine angeführt habe, ist die Beinsche Methode von verschiedenen Seiten für die Bestimmung des Eigelbgehalts in Teigwaren verworfen worden. So heißt es in dem Referat einer Arbeit von Spaeth (Vierteljahrsschrift 1897, S. 259):

„Ebenso kann nach den Untersuchungen des Verfassers die Beinsche Methode, welche auf dem Nachweis der im Eigelb enthaltenen organischen Phosphorverbindungen (Lezithin) beruht, zu vollkommen falschen Schlüssen führen, da nach den älteren Arbeiten von Hasebroek, E. Schulze, Toepler u. a. alle entwicklungsfähigen Zellen eine große Anzahl Pflanzensamen, Getreide usw. lezithinhaltiges Fett führen. Auch das Ätherextrakt eines Weizenmehles gibt Phosphorsäurereaktion, und fand Verfasser beispielsweise 0.005 bis 0.0058 Proz. Phosphorsäure . . . .".

Nun ist ja allerdings durch die späteren grundlegenden Arbeiten Juckenacks, welcher die unbrauchbare Lezithinbestimmungsmethode Beins durch eine wirklich exakte Methode ersetzt hat (Ztschr. f. Unt. von Nahr.- u. Genußmittel 1900), und durch die noch späteren Arbeiten anderer Autoren der Gehalt der Rohmaterialien für die Teigwarenfabrikation an Lezithin im Durchschnitt festgelegt worden. Es hat sich aus diesen Arbeiten ergeben, daß der Lezithingehalt der verwendeten Mehle und Griese stark schwankt, daß sich aber immerhin Grenzwerte aufstellen lassen, welche man von dem in den eigelbhaltigen Teigwaren gefundenen Lezithingehalt in Abzug bringt, um deren Eigehalt einigermaßen berechnen zu können, falls diese Teigwaren keine Zusätze anderer lezithinhaltiger Stoffe betrügerischerweise erfahren haben. Derartige Grenzwerte sind aber weder für die Margarinefabrikation aufgestellt, noch lassen sie sich aufstellen, da für dieselben die verschiedensten Rohmaterialien Verwendung finden, die zum Teil große Mengen Lezithin enthalten, wie ich oben ausführlich gezeigt habe.

Ob also der Lezithinnachweis nach der unbrauchbaren Beinschen Methode oder nach der exakten Juckenackschen Methode (die 1896 noch nicht bekannt war) in einer Margarine geführt wird, und wieviel Lezithin man auch nach diesen Methoden in der Margarine finden mag, ist für uns ganz gleichgültig, denn ein solcher Befund läßt unter keinen Umständen den Schluß auf die Anwesenheit von Eigelb in der Margarine zu.

Es ist also erwiesen, daß Bein kein Recht hatte, seine Methode: „Eine exakte Methode zur Bestimmung der Eisubstanz" zu nennen. Nach dem bisher von mir Ausgeführten hätte er sie höchstens: „Eine exakte Methode zur Bestimmung des Lezithins" nennen dürfen. Aber auch auf diese Bezeichnung hat die Methode keinen Anspruch.

Bein (Berichte der deutsch. chem. Ges. XXIII, 1890, S. 423) begründete seine Methode folgendermaßen:

„In dem wertvolleren Bestandteile des Eies — dem Eigelb — sind zwei Bestandteile vorhanden, aus denen sich nicht nur die Anwesenheit, sondern auch die quantitative Bestimmung des Eigelbs feststellen läßt. Es ist dies das Lezithin, welches in neuester Zeit nach E. Gibson und Hoppe-Seyler (Ztschr. f. physiol. Chemie XII, 585 – 602) in Übereinstimmung mit Strecker und Hundeshagen (Ber. XVI, 2679b) als eine ätherartige Verbindung der Distearylglyzerinphosphorsäure mit Neurin aufzufassen ist, und die Glyzerinphosphorsäure. Letztere soll sich hauptsächlich aus dem Lezithin bilden, nach anderen Ansichten aber schon frei in dem Eidotter vorhanden sein. Beide Körper sind in Äther löslich.

Verascht man den in geeigneter Weise bei gelinder Temperatur aus den betreffenden Körpern erlangten Ätherextrakt unter Zusatz einiger

Körnchen Salpeter, so erhält man in der Asche die Gesamtmenge der Phosphorsäure des Lezithins und der Glyzerinphosphorsäure.

Nach G o b l e y (Ann. Chem. Pharm. LX, 275) enthält Eigelb 1.2 Proz. Glyzerinphosphorsäure und 7.2 Proz. Lezithin. Unter der Annahme, daß dem Lezithin die Konstitutionsformel

$$C_3H_5 \begin{cases} O-CO-C_{17}H_{35} \\ O-CO-C_{17}H_{35} \\ O-PO \begin{cases} OH \\ O-C_2H_4-(CH_3)_3 N-(OH) \end{cases} \end{cases}$$

zukommt, wird Phosphor mit 3.84469 Proz. in demselben und in der Glyzerinphosphorsäure $= C_3H_5(OH)_2 O.P.O.(OH)_2$ mit 18.04 Proz. vertreten sein, bezw. mit 0.27681 und 0,21648 g in 100 g Eigelb. — Man wird somit, wenn man bei der Arbeit die notwendige Sorgfalt nicht außer acht gelassen, also eine teilweise Zersetzung des Lezithins nicht herbeigeführt worden ist, aus dem Vorhandensein von 1.12902 g Phosphorsäure (entsprechend 0.49329 g Phosphor), die in einem in geeigneter Weise mit Salpeterzusatz veraschten Ätherextrakt gefunden worden, auf das Vorhandensein von je 100 g Eidotter schließen dürfen. Diese Methode ist um so zuverlässiger, weil ein Zusatz von Körpern mit ätherlöslicher Phosphorsäure zu Gegenständen, die auf Eisubstanz geprüft werden sollen, wohl mit größeren Kosten und Schwierigkeiten verbunden ist, als ein Zusatz an wirklichem Eigelb . . . . .“

Aus diesem letzteren Satz geht zunächst hervor, daß B e i n den zur Genüge bewiesenen Mangel seiner Methode selbst erkannt hat. Die im übrigen von B e i n als Grundlage für seine Methode gemachten Voraussetzungen sind unzutreffend.

Zunächst ist Glyzerinphosphorsäure in Äther überhaupt nicht löslich; so schreibt L o e b i s c h (Realenzyklopädie der ges. Pharmazie, I. Aufl. Bd. VI, S. 256):

„Da sowohl Phosphorsäure als Glyzerinphosphorsäure in Alkohol und in Äther unlöslich sind, so kann die in den alkoholischen und ätherischen Extrakten vorkommende Phosphorsäure nur auf Lezithin bezogen werden.“

Dann ist aber auch das im Eigelb vorhandene Lezithin zum großen Teil in ätherunlöslicher Form vertreten.

So schreibt J u c k e n a c k (Ztschr. f. Unt. d. Nahr.- u. Genußmittel II S. 911):

„Die Lezithine kennzeichnen sich bekanntlich dadurch, daß sie weiche, knetbare, in Äther und Alkohol lösliche, in Wasser unlösliche Körper von eingangs dieser Arbeit erwähnter Konstitution sind, welche jedoch mit den Nukleinen die Eigenschaft gemein haben, sich Eiweißstoffen anzulagern und so die sog. Lezithalbumine zu bilden. So findet sich im Eigelb ein Teil des Lezithins mit dem Vitellin zusammengelagert. Dieses Lezithalbumin spaltet sich beim Erwärmen mit Alkohol auf 50—60°, indem das Vitellin koaguliert und das Lezithin in Lösung geht. Da nun andererseits diese Lezithin-Eiweißverbindung an Äther kein Lezithin abgibt, so sind auch alle Lezithin- bezw. Lezithin-Phosphorbestimmungen in der Nahrungsmittel-

chemie, welche auf einer Bestimmung der Lezithinphosphorsäure im Ätherextrakt beruhen, unrichtig.“

Des weiteren werden diese Angaben Juckenacks durch Laves bestätigt (Vortrag auf der Versammlung deutscher Naturforscher und Ärzte zu
Kassel 1903; s. Ztschr. f. Unt. d. Nahr.- u. Genußmittel VII, S. 754):

> „Wird der Lezithingehalt des Eigelbs aus der vorhandenen Phosphor-
> säure berechnet, so erweist sich die Hälfte des Lezithins als ätherunlöslich,
> da es an die Eiweißstoffe des Eigelbs chemisch gebunden ist.“

Bein hat diese Tatsachen nicht beachtet, auch Beleganalysen für seine
Methode nicht gegeben. Hingegen beweisen die von anderer Seite beigebrachten Analysen, daß die Beinsche Methode unbrauchbar ist.

So zeigte Juckenack (Ztschr. f. Unt. d. Nahr.- u. Genußmittel II
S. 912), daß durch wiederholtes Ausziehen von Eigelb mit Äther bei Zimmertemperatur während mehrerer Tage nur 0.478 Proz. Phosphorsäure erhalten
wurden, während man nach Bein (s. o.) doch 1.12902 Proz. finden müßte.
Man findet somit selbst in reinem Eigelb nach der Beinschen Methode
nur 42.5 Proz. Eigelb, also weniger als die Hälfte.

Ferner hat Juckenack (Ztschr. f. Unt. d. Nahr.- u. Genußmittel III
S. 12) gezeigt, daß in Nudeln, welche längere Zeit gelagert haben, nicht einmal das freie Lezithin quantitativ durch Ausziehen mit Äther nach Bein
bestimmt werden kann.

Auch Salzmann hat die Beinsche Arbeit einer berechtigten Kritik
unterzogen (Pharm. Zentralhalle 1893, XXXIV, 174).

Ich hielt es für nötig, mich selbst experimentell von der Unbrauchbarkeit
der Methode zu überzeugen. Dies geschah in folgender Weise:

12.8270 g frisches Eigelb, welches den Durchschnitt des Gelben von
3 Eiern darstellte, wurden mit 400 ccm Äther unter häufigem Umschütteln
einen Tag lang behandelt; nach dem Absetzen wurde alsdann filtriert und
die ätherische Flüssigkeit auf 250 ccm eingeengt.

(Versuch a.) 50 ccm dieser ätherischen Lösung (entsprechend 2.565 g
Eigelb) wurden in einer Platinschale eingedampft und der Rückstand nach
Zugabe von 0.5 g Salpeter verascht. Die kohlehaltige Asche wurde mit verdünnter Salpetersäure in üblicher Weise ausgezogen, der Auszug filtriert,
Kohle samt Filter getrocknet, verascht, wiederum mit verdünnter Salpetersäure aufgenommen, filtriert, und beide Auszüge vereinigt. Es wurde alsdann
mit Molybdänlösung gefällt etc. etc.

Bei dieser wie bei den folgenden Bestimmungen wurde darauf geachtet,
daß stets nach Möglichkeit dieselben Verhältnisse bezüglich der Flüssigkeits-
volumina, der Dauer des Stehens des Molybdatniederschlages und des
Ammoniummagnesiumphosphatniederschlages innegehalten wurden. Die
Flüssigkeit mit dem Molybdatniederschlag wurde etwa 1 Tag lang, davon
die ersten 6 Stunden auf dem Wassertrockenschrank, der Ammonium-

magnesiumphosphatniederschlag 24 Stunden bei Zimmertemperatur stehen gelassen. Das Magnesiumpyrophosphat wurde nach dem Glühen mit Salpetersäure befeuchtet und nochmals geglüht.

Das Gewicht der Asche der verwendeten Filter betrug kaum 0.0001 g, konnte also außer Betracht gelassen werden.

Es wurden nun bei diesem Versuch a erhalten:

$$0.0174 \text{ g } P_2O_7Mg_2 \text{ entsprechend}$$
$$0.0111 \text{ g } P_2O_5.$$

Diese Menge Phosphorsäure würde nach Bein nach dem Ansatze:

$$1.1290 : 100 = 0.0111 : x$$

0.98 g Eigelb entsprechen, während 2.565 g in Arbeit genommen werden.

Es sind also nur 38.2 Proz. des angewendeten Eigelbs wiedergefunden worden.

(Versuch b.) Da Juckenack (Ztschr. f. Unt. d. Nahr.- u. Genußmittel II, S. 908/9) gezeigt hat, daß beim Veraschen der Ätherextrakte Salpeter weniger notwendig ist, weil der Phosphor im Lezithin schon in der Oxydform vorhanden ist, daß dagegen Basen zur Bindung der Phosphorsäure vorhanden sein müssen, so führte ich einen 2. Versuch mit 50 ccm der ätherischen Lösung derart aus, daß ich das Ätherextrakt mit 10 ccm alkoholischer Kalilauge (wie sie zur Bestimmung der Reichert-Meißlschen Zahl benutzt wird), verseifte, trocknete, verkohlte, mit konz. Salpetersäure eindampfte und dann wie oben weiter behandelte.

Es wurden so gefunden:

$$0.0200 \text{ g } P_2O_7Mg_2 \text{ entsprechend}$$
$$0.0127 \text{ g } P_2O_5$$

bezw.   1.12 g Eigelb

oder   43.7 Proz der angewendeten Menge Eigelb.

Wie man sieht, stimmt das so erhaltene Resultat mit dem von Juckenack mittels der Beinschen Methode erhaltenen ziemlich genau überein. Juckenack fand nach der Beinschen Methode, wenn er das Ätherextrakt nach dem Verseifen mit Kalilauge veraschte, 42.5 Proz.; obiger Versuch ergab 43.7 Proz. des angewendeten Eigelbs.

Diese Versuche bestätigen somit vollauf die Literaturangaben, daß nach der Beinschen Methode nicht einmal die Hälfte des angewendeten Eigelbs wiedergefunden wird. Weiter geht aus diesen Versuchen hervor, daß bei der von Bein vorgesehenen Veraschung mit Salpeter ohne Anwendung von Basen weitere Verluste entstehen.

Es ist somit vollauf bewiesen, daß die Beinsche Methode weder eine exakte Methode zur Bestimmung der Eisubstanz, noch eine exakte Methode zur Bestimmung des Lezithins darstellt, daß also ein Versuch, dieselbe zum Eigelbnachweis in Margarine zu benutzen, unfehlbar zu Trugschlüssen geführt hätte.

Die Erkenntnis, daß der Nachweis, bezw. die Bestimmung von Lezithinphosphorsäure in der Margarine noch lange nicht berechtigt, auf einen Eigelbgehalt in Margarine zu schließen, hat offenbar auch die beiden Autoren, welche sich bisher mit dem chemischen Nachweis von Eigelb in Margarine beschäftigt haben (Mecke und Fendler) davon abgehalten, diese Methode anzuwenden, denn es ist doch anzunehmen, daß diese Autoren nicht ins Blaue hinein gearbeitet, sondern sich mit der einschlägigen Literatur völlig vertraut gemacht haben.

Fendler (Ber. d. deutsch. pharmaz. Ges. 1903, S. 284) bringt dies auch zum Ausdruck, indem er sagt: „Auf analytischem Wege läßt sich der gewünschte Zweck (Nachweis von Eigelb) nicht erreichen, wenn man bedenkt, daß durch einen Zusatz von 0.5 Proz. Eigelb der Gehalt an Gesamtstickstoffsubstanz nur um 0.08 Proz., an Lezithinphosphorsäure nur um 0.004 Proz., an Gesamtphosphorsäure um 0.006 Proz. erhöht wird, abgesehen davon, daß diese Zahlen auch durch den Zusatz anderer Eiweißstoffe, wie er tatsächlich vielfach erfolgt, beeinflußt werden". Dieser Autor war sich also der Unbrauchbarkeit einer Lezithinphosphorsäurebestimmung voll bewußt.

Daß im übrigen die Frage nach dem Nachweis von Eigelb in Margarine auch heute noch nicht für völlig geklärt anzusehen ist, beweisen die immer von neuem wieder unternommenen Versuche anderer Autoren, auf den Nachweis spezifischer Bestandteile des Eigelbs Nachweismethoden desselben zu gründen. So sei auf die neuerdings veröffentlichte Arbeit von Schütze vom Institut für Infektionskrankheiten ganz besonders hingewiesen. (Zeitschr. f. Hyg. u. Infekt.-Krankh. 1904.)

Um nun zu sehen, wie sich reine Margarineproben und solche, welchen Eigelb zugesetzt ist, bei der Behandlung nach der Beinschen Methode verhalten, habe ich noch eine Reihe von Versuchen angestellt. Zu diesem Zwecke wurden mehrere, in Originalkübeln (à 5 kg) bezogene Margarineproben des Handels, sowie auch 2mal auf meinen Wunsch von einer verläßlichen Margarinefabrik ohne Eigelbzusatz hergestellte Proben Milchmargarine untersucht.

Die erstgenannten Proben waren die Marken:

„Hansa" von der Schmelze des Zentralschlachthofes Hamburg,

„Tafelstolz" von den Holländischen Margarinewerken,

„F. F." von A. L. Mohr.

Die Versuche nahm ich in der Weise vor, daß ich 50 Gramm der betr. Margarine mit 200 ccm Äther im Glasstöpselzylinder schüttelte, bis das Fett in Lösung gegangen war, dann das Schütteln noch 10 Minuten fortsetzte und über Nacht absetzen ließ; am nächsten Morgen wurde durch Stellen des Zylinders an einen warmen Ort das zum Teil auskristallisierte Fett in Lösung gebracht, die ätherische Lösung filtriert, und Zylinder sowie Filter wurden mit Äther nachgewaschen. Das ätherische Filtrat wurde in einer geräumigen Platinschale verdampft und das so erhaltene Fett unter Zusatz von 0.5 g zerriebenem Salpeter verascht, um **alsdann** weiter behandelt zu werden, wie ich oben angegeben habe

Da diese Margarineproben nur gute Handelssorten darstellen, so fand ich naturgemäß nur kleine Mengen Lezithinphosphorsäure, in 2 Proben konnte keine nachgewiesen werden. Man wird aber aus diesen Versuchen sehen, daß selbst solche guten Handelsmarken wechselnde Mengen Lezithin enthalten, wie ja auch Jaeckle gefunden hat, so daß aus einem positiven Befunde absolut nicht auf Eigelbzusatz geschlossen werden kann.

(Versuch c.)

Marke Tafelstolz.

Aus 50 g wurden 0.0010 g Magnesiumpyrophosphat erhalten, entsprechend: 0.00127 Proz. P_2O_5.

(Versuch d.)

Milchmargarine a.

Aus 50 g wurden 0.0005 g Magnesiumpyrophosphat erhalten, entsprechend: 0.00064 Proz. P_2O_5.

(Versuch e.)

Marke F. F.

Es konnte keine Lezithinphosphorsäure nach der Beinschen Methode nachgewiesen werden.

(Versuch f.)

Marke „Hansa".

(wie e.)

(Versuch g.)

Milchmargarine b.

Aus 50 g wurden 0.0007 g $P_2O_7Mg_2$ erhalten, entsprechend: 0.00089 Proz. P_2O_5.

Daß, wie Juckenack für das Eigelb gezeigt hat, so auch bei der Margarine bei weitem nicht die Gesamtmenge der Lezithinphosphorsäure durch Äther ausgezogen wird, konnte ich durch folgenden Versuch erweisen:

(Versuch h.)

50 g derselben Margarine, wie sie zum (Versuch g) verwendet worden war, wurden mit Äther vollständig erschöpft. Der mit Äther extrahierte Rückstand wurde nach dem Verreiben mit ausgeglühtem Bimstein getrocknet und unter völligem Abschluß von Feuchtigkeit dreimal mit absolutem Alkohol ausgekocht.

Die alkoholischen Filtrate wurden in einer Platinschale eingedampft, mit 10 ccm alkoholischer Kalilauge verseift und dann in üblicher Weise weiterbehandelt (wie oben).

Es wurden erhalten: 0.0022 g Magnesiumpyrophosphat entsprechend 0.0028 Proz. P_2O_5.

Es wurde also noch mehr als 3mal so viel Lezithinphosphorsäure gefunden, als nach der Bein schen Methode durch Äther extrahiert worden war. Die Margarine enthielt mithin im ganzen:

0.0028

$+$ 0.00089

also 0.00369 Proz. Lezithinphosphorsäure, ohne daß ihr Eigelb zugesetzt worden war.

Ähnliche Resultate würden sich bei den übrigen Margarineproben, auch bei den nach Bein lezithinfrei befundenen, ergeben, doch mag dies eine Beispiel genügen. Es ist eben auch in der der Margarine zugesetzten Milch Lezithin enthalten, welches sich, wie Jaeckle für die Butter ausgeführt hat (Ztschr. f. Unt. d. Nahr-. u. Genußm. V, S. 1075), sehr wahrscheinlich bei längerem Lagern aus den Lezithalbuminen abspaltet und dann auch fett- und ätherlöslich wird.

(Versuch i.) Die Margarine F. F. wurde mit 2 Proz. frischem Eigelb exakt gemischt und dann in gleicher Weise, wie oben beschrieben, mit Äther behandelt usw.

Es wurden gefunden: 0.0042 g Magnesiumpyrophosphat aus 50 g $=$ 0.00535 Proz. P_2O_5.

Die Menge entspricht 0.47 Proz. Eigelb, so daß nicht einmal der 4. Teil wiedergefunden wurde.

Es dürfte doch wohl als ein sehr leichtfertiges Vorgehen anzusehen sein, wenn ein Analytiker aus dem Umstande, daß er aus 50 g Margarine 4 Milligramm Magnesiumpyrophosphat erhält, auf einen Eigelbzusatz schließen wollte.

(Versuch k.) Die Milchmargarine a (siehe Versuch d) wurde mit 2 Proz. frischem Eigelb (Durchschn. aus 3 Eiern) exakt gemischt.

Es wurden nach Bein erhalten:

0.0035 g Magnesiumpyrophosphat.

Hiervon ist der Gehalt der ursprünglichen Margarine (0.0005 g $P_2O_7Mg_2$) abzuziehen, so daß die dem zugesetzten Eigelb entsprechende Menge $P_2O_7Mg_2$ 0.0030 g betrug, das macht 0.00382 Proz. P_2O_5 oder nach Bein 0.34 Proz. Eigelb statt 2 Proz.

Dieser Versuch fiel also noch ungünstiger aus als der Versuch i.

(Versuch l.) Die für Versuch k bereitete Eigelbmargarine wurde 3 Wochen lang in einem Becherglase aufbewahrt. Es wurde alsdann nach Bein aus 50 g Margarine genau dieselbe Menge Magnesiumpyrophosphat, nämlich 0.0035 g erhalten, wie aus der frisch bereiteten Margarine. Es wird hierdurch nicht nur das Resultat des ersten Versuches bestätigt, sondern es geht daraus hervor, daß eine 3 wöchentliche Aufbewahrungsdauer an dem Gehalt der Eigelbmargarine an ätherlöslicher Phosphorsäure noch nichts geändert hat. Um die Einwirkung längerer Aufbewahrungszeiten zu studieren, fehlte mir für dieses Gutachten die nötige Zeit.

Weitere Versuche, welche ich anstellte, um zu ermitteln, ob andere Veraschungsverfahren, wie dasjenige von Juckenack durch Verseifen mit alkoholischer Kalilauge oder dasjenige von Jaeckle mit Calciumhydroxyd die bei der Bein schen Methode erlittenen großen Verluste vermindern, ergaben keine wesentlich abweichenden Resultate, es wurden teils einige Zehntel Milligramme mehr, teils einige Zehntel Milligramme weniger gefunden, so daß von der Wiedergabe der Resultate hier abgesehen werden kann.

Wenn man sich vergegenwärtigt, daß stets nur wenige Milligramme zur Wägung kommen, welche aus 50 g Fett isoliert werden müssen, und wenn man bedenkt, welche Fehlerquellen dieses Verfahren auch beim exaktesten Arbeiten bietet, so wird man sich über den Wert der Methode klar sein, ganz abgesehen davon, daß ich auch in guten Handelssorten Lezithin nachgewiesen habe, und daß bei schlechten Handelssorten und bei gewissen der Margarine gemachten Zusätzen die Verhältnisse noch ganz anders liegen müssen. Die größte Menge Lezithinphosphorsäure, die ich aus einer 2 Proz. Eigelb enthaltenden Margarine nach Bein isolieren konnte (Versuch i), nämlich 0.00535 Proz., würde beispielsweise schon durch einen Gehalt der Margarine an 5 Proz. Maisöl der Margarine einverleibt werden können.

Um mit der Bein schen Methode zum Schluß zu kommen, will ich noch die Resultate beleuchten, welche die Hrren E. und F. mittels derselben erzielt haben.

Dr. E. teilt in seinem Gutachten vom 20. Juli die Resultate mit, welche er bei der Untersuchung von

No. 1, Milchmargarine ohne Zusatz,

No. 2, mit 2 Proz. Eigelb,

No. 3, mit 2 Proz. Eigelb, von ihm selbst hergestellt,

erhalten hat.

In No. 1 fand E. keine Lezithinphosphorsäure.

Aus No. 2 erhielt er 0.00415 Proz., also das Mittel etwa derjenigen Mengen, die ich in Margarinen gleicher Zusammensetzung fand. Diese Menge entspricht nach Bein 0.36 Proz. Eigelb, also weniger als ¹/₅ der zugesetzten Menge.

Dieser Versuch bestätigt somit die von mir sowohl bei frischen wie älteren Eigelbmargarinen erhaltenen Resultate. Ganz auffällig und merkwürdig ist aber der Befund bei der dritten von E. selbst bereiteten 2 Proz. Eigelb enthaltenden Margarine.

Hier findet E. 0.0242 Proz. Lezithinphosphorsäure (die Bezeichnung Gesamtphosphorsäure bei E. ist wohl nur irrtümlich) entsprechend 2.1 Proz. Eigelb.

E. findet also in diesem Falle noch mehr Eigelb als er selbst zugesetzt hat.

Da ich nun oben ausführlich durch Anziehen von Literaturstellen, welche auch die praktischen Versuche Juckenacks enthalten, sowie durch meine eigenen Versuche, welche die Resultate Juckenacks voll bestätigen, erwiesen habe, daß man nach der Beinschen Methode in reinem Eigelb nicht einmal die Hälfte des Eigelbgehaltes wiederfindet, daß aber in Eigelbpräparaten noch ein viel geringerer Prozentsatz wiedergefunden wird, so bleibt kein anderer Schluß übrig, als daß Herr E. sich geirrt hat. Seine Analyse kann daher nicht die geringste Beweiskraft beanspruchen.

Es ist mithin auch die Annahme des Hrn. E. irrtümlich, daß der in der Margarine No. 2 gefundene niedrige Eigelbgehalt durch das Alter der Margarine bedingt ist. Daß sich der Gehalt **an ätherlöslicher Phosphorsäure** innerhalb drei Wochen nicht ändert, habe ich oben durch praktische Versuche erwiesen.

Es ist auch ein Fehler, daß Herr E. seine Untersuchungen auf eine einzige Milchmargarine beschränkt und nicht verschiedene Margarineproben des Handels herangezogen hat.

Denselben Fehler hat Herr F. in seinem Gutachten vom 18. Juni begangen.

In diesem Gutachten ist auch schon folgender Passus unverständlich:

> „Während die gewöhnliche Milchmargarine mit Molybdänsäurelösung keine Reaktion gab, also sich so gut wie frei von ätherlöslicher Phosphorsäure erwies, zeigte die Eigelb-Milchmargarine usw. . . .“

Es sind doch nur zwei Möglichkeiten: Entweder gab die Margarine keinen Molybdänniederschlag, dann war sie frei von ätherlöslicher Phosphorsäure, oder sie gab einen Niederschlag, dann enthielt sie ätherlösliche Phosphorsäure, und diese hätte quantitativ bestimmt werden müssen. Die Angabe: „So gut wie frei“ läßt auf eine gewisse Unsicherheit des Experimentators bei der Beurteilung der Reaktion schließen.

Weiter ist es auffällig, daß Herr F. in der Eigelbmargarine eine Lezithinphosphorsäuremenge fand, welche nahezu 50 Proz. des zugesetzten Eigelbs entspricht, während man, was ich nochmals betonen muß, wie Juckenack und auch ich nachgewiesen haben, selbst in reinem Eigelb nach der Beinschen Methode nur höchstens 44 Proz. wiederfindet, in Eigelbpräparaten aber noch weniger.

Es dürfte sich dieses verhältnismäßig günstige Resultat des Hrn. F. aus dem Umstande erklären, daß er die Eigelbmargarine nicht selbst hergestellt hat, daß ihm somit jede Kontrolle über den Zusatz von etwa 2 Proz. Eigelb und über die Zusammensetzung der ursprünglichen Margarine fehlte.

Jedenfalls geht auch aus diesen von verschiedenen Analytikern enthaltenen, ganz abweichenden Resultaten hervor, daß die Beinsche Methode zum Nachweis von Eigelb in der Margarine nicht anwendbar ist.

Zusammenfassung.

1. Nach dem Stande der Nahrungsmittelchemie von 1896 konnte ein Chemiker bei der Untersuchung einer Margarine von ihm unbekannter Zusammensetzung unter Anwendung der damals üblichen analytischen

Methoden keinen Hinweis dafür erhalten, daß der Margarine Eigelb zugesetzt sei.

2. Selbst wenn ein Chemiker im Jahre 1896 die Anwesenheit von Eigelb in einer Margarine aus irgendwelchem Grunde vermutete, war es ihm unmöglich, einwandfrei nachzuweisen, daß die Margarine wirklich Eigelb enthielt, denn

    a) Die Reaktionen auf den Eigelbfarbstoff (Lutein) lassen völlig im Stich, abgesehen davon, daß die Rohmaterialien der Margarinefabrikation (Fette, Milch) gleichfalls Luteine enthalten.

    b) Die Beinsche Methode ist nicht anwendbar, weil sie auf unrichtige Voraussetzung aufgebaut ist, und weil sie sich auf den Nachweis bezw. die Bestimmung des Lezithins gründet, welches in wechselnder Menge in zahlreichen andern gleichfalls zur Margarinefabrikation verwendeten Materialien vorhanden ist.

Andere Methoden, welche für den Nachweis von Eigelb in Margarine in Betracht kommen können, gab es 1896 noch nicht. Die für diesen Zweck ausgearbeiteten und allein anerkannten chemischen Methoden von Mecke und Fendler sind erst in den Jahren 1899 bezw. 1903 publiziert worden.

Es war somit nach dem Stande der Nahrungsmittelchemie von 1896 nicht möglich, 2 Proz. Eigelb in der Margarine nachzuweisen.

Über die Zusammensetzung des Lysols.

Von **H. Thoms**.

In Sachen des N. zu Berlin, Beklagten und Berufsklägers gegen die offene Handelsgesellschaft in Firma S. & M. hatte ich als Sachverständiger über den nachfolgenden Gegenstand ein Gutachten zu erstatten:

1. „Ist im Lysol der einem Gehalt von Kaliseife entsprechende Glyzeringehalt nicht vorhanden?
2. Beruht der geringe Glyzeringehalt des Lysols darauf, daß nicht nur, wie im Liquor Cresoli saponatus, Kalifettseife, sondern auch Harzseife verwendet wird, und stellt Harzseife gegenüber Kaliseife ein billigeres und minderwertiges Material dar?
3. Sind im Lysol Verunreinigungen des schweren Steinkohlenteeres bemerkenswert stark vertreten?"

Das Lysol hat zufolge seiner stark desinfizierenden Eigenschaften seit einer längeren Reihe von Jahren Eingang in den Arzneischatz gefunden.

Die Wirkung des Lysols als Desinfektionsmittel beruht im wesentlichen auf seinem Gehalt an Kresolen. Hierunter versteht man Homologe des Phenols oder der Karbolsäure und zwar ein Gemisch von drei isomeren Körpern, dem Ortho-, Meta- und Para-Kresol:

Karbolsäure Ortho-Kresol Meta-Kresol Para-Kresol

Das Gemisch dieser drei Kresole war früher unter dem Namen „rohe Karbolsäure" bekannt, welche überdies durch mehr oder weniger große Mengen von Teerkohlenwasserstoffen verunreinigt war. Die letzteren sind für Desinfektionszwecke nahezu wertlos. Nach und nach hat man die sogenannte „rohe Karbolsäure" von Teerkohlenwasserstoffen frei darstellen gelernt. Ein solches nur aus Kresolen bestehendes Gemisch ist z. B. das Handelspräparat Trikresol. Die Einführung der Kresole als Desinfektionsmittel in den Arzneischatz bot lange Zeit Schwierigkeiten, weil die Kresole nur schwer löslich in Wasser sind und daher ihre Dispensation bezw. therapeutische Anwendung erschwert war. Das Bestreben der Chemiker war daher darauf gerichtet, die Kresole in eine solche Form überzuführen, in welcher sie mit Wasser zu haltbaren Mischungen oder Lösungen sich vereinigen ließen. Eines der ersten Präparate, welche sich dieses Ziel gesetzt hatten, war das Kreolin. Durch Einwirkung von Schwefelsäure waren die Kresole, ohne an ihrer Desinfektionskraft zu verlieren, in eine Verbindung übergeführt, welche mit Wasser sich derartig vermischen ließ, daß längere Zeit haltbare Emulsionen gebildet wurden, die das Aussehen der Milch hatten.

In dem Lysol kam dann später ein Präparat auf den Markt, welches mit Wasser in jedem Verhältnis klare Mischungen bildet. Dieser Erfolg war dadurch erreicht worden, daß das Gemisch der Kresole mit der gleichen Gewichtsmenge einer Seife vereinigt war. Diese Kresolseifenlösungen zeigten außerdem eine Mischbarkeit mit 96-prozentigem Alkohol und auch mit Benzin. Außerdem erhöhte die gleichzeitige Anwesenheit der Seife die Desinfektionskraft der Kresole.

Das Wesentliche der desinfizierenden Wirkung des Lysols besteht jedoch in seinem Gehalt an Kresolen. Je größer der Gehalt einer Kresol-Seifenlösung an Kresolen, desto größer wird ihre Desinfektionswirkung sein.

Dies muß ganz besonders hervorgehoben werden, da die drei Fragen, die dem Gutachter zur Beantwortung vorgelegt sind, diese Tatsache nicht mit genügender Schärfe hervortreten lassen und geeignet sind, nebensächlichen Dingen, wie dem Glyzeringehalt der Seife beziehentlich der Beschaffenheit der Seife selbst, eine größere Bedeutung beizulegen, als ihnen zukommt. Indes soll dem Beweisbeschlusse des Königlichen Kammergerichts gemäß auch den ersten beiden Fragen die vollste Aufmerksamkeit zugewendet werden.

Unter Berücksichtigung der in der Literatur über die chemische Prüfung und Wertbestimmung des Lysols, beziehentlich von Kresolseifenlösungen vorliegenden Arbeiten und Erfahrungen wurde zur Feststellung der Antworten auf die dem Gutachter vorgelegten drei Fragen, mit einem aus einer Apotheke in Originalpackung bezogenen Lysol (je drei Originalflaschen à 500 g, eine Originalflasche à 250 g), wie folgt, verfahren:

Das zur Untersuchung vorliegende Lysol war von dickflüssiger Beschaffenheit, besaß eine rotbraune Farbe und den charakteristischen Kresolgeruch.

Es mischte sich klar in jedem Mengenverhältnis mit Wasser, 96-prozentigem Alkohol und Benzin.

Die 10-prozentige wässerige Lösung reagierte schwach alkalisch.

Das spezifische Gewicht betrug bei der einen Probe 1.044 bei 14°, bei einer andern 1.041 bei 17°.

Behufs Trennung bezw. Bestimmung der Menge der Kresole und Seife wurden folgende Wege eingeschlagen:

1. Die Destillation bei gewöhnlichem Luftdruck; hierbei wurden gefunden in 100 ccm Lysol:

Wasser . . . . 10.8 Volumprozent,
Kresole . . . . 48.9 Volumprozent,
Neutralöle . . . . 0.654 g auf 100 ccm,
Seifenleim . . . . 41.3 Volumprozent; zum großen Teil zersetzt.
Glyzerin . . . . 0.29 g (in 100 ccm Lysol).

2. Die Destillation bei vermindertem Luftdruck; hierbei wurden gefunden in 100 g Lysol:

	I. (22 mm).	II. (15 mm).
Wasser	9.442 g	9.354 g
Kresole	43.84 „	43.31 „ (nicht quantitativ bestimmbar, da gegen Ende der Destillation der Kolbeninhalt zu stark schäumte).
Neutralöle	fehlen	fehlen
Seifenleim plus nicht übergegang. Kresole =	46.72 „	47.34 „
Glyzerin	2.479 „	a) 2.477 g; b) 2.568 g.

3. Die Destillation mit Wasserdampf.

Hierbei wurden gefunden in 100 g Lysol:

Kresole . . . . . a) 49.15 g; b) 48.30 g
Neutralöle . . . . fehlen
Glyzerin . . . . . 2.470 Proz.

Ein Gehalt an Harzseife war nicht nachzuweisen.

Ausführung der Untersuchung.
A. Destillation bei gewöhnlichem Luftdruck.

Die Bestimmung des Wasser-, Kresol- und Seifengehaltes wurde in folgender Weise ausgeführt:

100 ccm Lysol wurden in einen 500 ccm fassenden Kolben gegeben und letzterer mit einem Liebigschen Kühler verbunden. Zunächst wurden in einem in ¹/₁₀ ccm eingeteilten Glasrohr die bis 105° übergehenden Anteile aufgefangen; die Menge des Destillates betrug 11.9 ccm kresolhaltiges Wasser. Nach dem Aussalzen schied sich eine Schicht von Kresolen ab, die 1.1 ccm betrug; nach Abzug der letzteren verbleibt für Wasser die Menge von 10.8 ccm.

Die zweite Fraktion 105—210° wurde ebenfalls in einem in ¹/₁₀ ccm geteilten Glasrohr aufgefangen, jedoch bei Luftkühlung. Die Destillation wurde abgebrochen, als in dem Kolben sich weiße Dämpfe bildeten und das

Thermometer 210° aufwies. Die Menge dieses Destillates betrug 47.8 ccm. Rechnet man die aus der ersten Fraktion ausgeschiedenen Kresole hinzu, so ergibt sich für letztere die Menge von 48.9 ccm.

Um in den übergegangenen Kresolen einen etwaigen Gehalt an Neutralölen nachzuweisen, wurden 10 ccm der zweiten Fraktion mit 100 ccm 8-prozentiger Natronlauge und 10 ccm Petroläther durchgeschüttelt, 24 Stunden stehen gelassen und der Petroläther verdunstet. Der Rückstand wurde nach 20 Minuten dauerndem Trocknen bei 105° zur Wägung gebracht und betrug 0.1338 g; berechnet auf die Gesamtmenge des Destillates = 0.654 g.

Die Menge des Glyzerins wurde in folgender Weise ermittelt:

Der bei der Destillation im Kolben verbliebene, zum großen Teil zersetzte Seifenleim wurde mit etwa 200 ccm Wasser aufgeweicht, durch verdünnte Schwefelsäure (1:5) zersetzt, auf dem Wasserbade erwärmt, und etwa 10 g Wachs wurden hinzugegeben. Nach dem Erkalten wurde der Fettkuchen mit Wasser sorgfältig abgespült, die wässerige Lösung nach dem Filtrieren möglichst genau mit Kalilauge neutralisiert und auf dem Wasserbade zur Trockene verdampft; der Rückstand wurde mit 96-prozentigem Alkohol aufgenommen, kurze Zeit auf dem Wasserbade digeriert, erkalten gelassen und filtriert. Das Filtrat wurde auf dem Wasserbade bis auf einen geringen Rückstand eingedampft, dann mit einer Mischung aus gleichen Teilen Äther und Alkohol aufgenommen, eingedampft und die letzten beiden Operationen nochmals wiederholt. Der erhaltene Rückstand des Glyzerins wurde auf dem Wasserbade erwärmt und schließlich über Schwefelsäure bis zur Gewichtskonstanz getrocknet. Es ergab sich, daß der Glyzeringehalt in 100 ccm Lysol nicht mehr als 0.29 g betrug, entsprechend gegen 0.58 g auf 100 g wasserhaltige Seife.

B. Destillation bei vermindertem Luftdruck.

Zur Bestimmung des Wassers bezw. Kresolgehaltes wurden 100 g Lysol der Destillation unter vermindertem Druck unterworfen.

Die Destillation wurde mit zwei verschiedenen Proben Lysol ausgeführt und zwar das eine Mal bei 22 mm, das andere Mal bei 15 mm Druck. In beiden Fällen wurden zunächst die bis 50° übergehenden Anteile und darauf die bis 94° übergehenden in vorher gewogenen Vorlagen aufgefangen. Es wurden gefunden nach Abzug der durch Aussalzen ausgeschiedenen Kresole der ersten Fraktion für Wasser die Menge 9.442 bezw. 9.354 g; für die Kresole 43.84 bezw. 43.31 g.

Es ergab sich, daß die Kresole nicht quantitativ bestimmbar waren, da gegen Ende der Destillaton der Kolbeninhalt zu stark schäumte.

Der Nachweis der Neutralöle wurde wie bei A geführt; es ergab sich jedoch, daß bei dieser Art der Destillation in der zweiten Fraktion sich keine vorfanden.

Die Menge des im Kolben verbliebenen Seifenleimes plus der nicht übergegangenen Kresole betrug daher 46.72 bezw. 47.34 Proz.

Die Menge des Glyzerins wurde in folgender Weise bestimmt:

Der im Kolben verbliebene Rückstand wurde in Wasser gelöst, die Lösung auf 400 g gebracht; 200 g hiervon wurden zur Glyzerinbestimmung benutzt.

Die 200 g Flüssigkeit wurden ohne Rücksicht auf die in derselben noch in geringer Menge enthaltenen Kresole mit 30 ccm verdünnter Schwefelsäure in der Wärme des Wasserbades zersetzt, darauf alles in einen Scheidetrichter gebracht, die schwefelsaure, wässerige Schicht nach völligem Erkalten abgelassen, filtriert, neutralisiert, eingedampft und das Glyzerin wie bei A bestimmt. Beim Eindampfen der Lösung verflüchtigen sich die noch vorhandenen geringen Mengen Kresole vollständig, was sich auch schon durch die Geruchlosigkeit des Abdampfrückstandes zu erkennen gibt. Um jedoch ganz sicher zu gehen, wurde in einem Falle vor dem Neutralisieren der Flüssigkeit (siehe oben) letztere mit Äther ausgeschüttelt. Es wurden drei Glyzerinbestimmungen ausgeführt und dafür folgende Werte gefunden:

1. ohne Ätherbehandlung: 2.479 und 2.477 Proz.; entspr. 4.958 bezw. 4.954 g auf 100 g wasserhaltige Seife berechnet;

2. mit Ätherbehandlung: 2.568 Proz., entspr. 5.136 g, auf 100 g wasserhaltige Seife berechnet.

C. Destillation mittels Wasserdampfes.

Zur quantitativen Bestimmung der Kresole wurde auch die Destillation mittels Wasserdampfes angewendet. Zu diesem Zwecke wurden 20 g Lysol in einen 1 Liter fassenden Kolben gebracht, 100 g Wasser sowie 30 ccm verdünnter Schwefelsäure hinzugegeben und mit Wasserdampf destilliert. Die Destillation wurde solange fortgesetzt, bis die übergehende Flüssigkeit klar geworden war, dann wurde die Kühlung abgestellt und Wasserdampf durchgeleitet, um die im Kühler zurückgebliebenen Kresoltröpfchen überzutreiben; hierauf wurde die Kühlung wieder eingestellt und noch 5 Minuten destilliert. Das Destillat wurde mit 100 g Kochsalz versetzt, um die Kresole besser abzuscheiden, dann mit 10 g einer Natriumkarbonatlösung 1:5, um die überdestillierten, flüchtigen Fettsäuren zu binden, durchgeschüttelt und 15 Stunden stehen gelassen. Darauf wurden 100 ccm Äther hinzugefügt, kräftig geschüttelt und nach dem Absetzen die Ätherschicht in einen gewogenen Kolben filtriert, der Äther abdestilliert und der Rückstand bei 105° so lange getrocknet und zwar in Zwischenräumen von 20 Minuten, bis die Gewichtsdifferenz nur eine geringe (etwa 0.2 g) war. Diese Art der Bestimmung des Kresolgehaltes wurde zweimal ausgeführt und wurden dabei folgende Resultate erhalten: a) 49.15 Proz.; b) 48.30 Proz. (Methode nach Fischer und Koske, Arbeiten aus dem Kaiserlichen Gesundheitsamt. Jahr 1903, Bd. 19, 615.)

Um die bei der Vakuumdestillation gefundenen Mengen von Glyzerin nochmals zu kontrollieren, wurde der folgende Weg eingeschlagen: 100 g Lysol wurden mit 100 g Wasser und 50 ccm verdünnter Schwefelsäure (1:5) versetzt und mit Wasserdampf destilliert. Der im Destillationskolben verbliebene Rückstand, der aus den abgeschiedenen Fettsäuren und der schwefelsauren wässerigen Lösung bestand, wurde in ein Becherglas gegeben, Wachs hinzugefügt und auf dem Wasserbade so lange erhitzt, bis das geschmolzene Wachs sich gleichmäßig mit den Fettsäuren gemischt hatte. Nach dem Erkalten wurde der Fettkuchen entfernt, sorgfältig abgespült und die Flüssigkeit filtriert. Nach dem Neutralisieren der letzteren wurde der Glyzeringehalt in der oben beschriebenen Weise bestimmt. Es wurden gefunden 2.470 Proz. entspr. 4.940 g auf 100 g wasserhaltige Seife.

D. Bestimmung der Fettsäuren.

Die Fettsäuren wurden in der Weise bestimmt, daß der bei der Destillation unter vermindertem Druck übrig gebliebene mit Wasser aufgeweichte Seifenleim mit verdünnter SO_4H_2 zersetzt und die abgeschiedenen Fettsäuren unter Zusatz einer gewogenen Menge Wachs zur Wägung gebracht wurden. Es fanden sich 34.1 und 33.64 Proz., entspr. 68.2 bezw. 67.28 g in 100 g wasserhaltiger Seife.

Auch die bei der Destillation mit Wasserdampf ausgeschiedenen Fettsäuren wurden bestimmt und 30.1 Proz. gefunden bezw. 60.2 g auf 100 g wasserhaltige Seife. Die zu niedrig gefundene Zahl rührt wohl zum Teil daher, daß die bei der Wasserdampfdestillation übergehenden flüchtigen Fettsäuren nicht mitgewogen wurden.

E. Nachweis von Harz.

100 g Lysol wurden mit verdünnter Schwefelsäure zersetzt und der Destillation mit Wasserdampf unterworfen. In den zurückbleibenden Fettsäuren wurden 2 g Kolophon gelöst und die Prüfung auf Harz in folgender Weise (nach Benedikt-Ulzer, IV. Aufl. Analyse der Fette und Wachsarten S. 281) ausgeführt:

Einige Tropfen der mit Harz versetzten Fettsäuren wurden in wenig Essigsäureanhydrid gelöst und vorsichtig 1—2 Tropfen SO_4H_2 (1.53 sp. G.) hinzugefügt. Es entsteht eine deutliche violette Färbung der Flüssigkeit, die nach einiger Zeit verschwindet. Die Reaktion ist sehr deutlich und charakteristisch. In reinem Lysol konnte auf diese Weise keine Harzseife nachgewiesen werden. Kontrollversuche wurden mit den aus reiner Kaliseife ausgeschiedenen Fettsäuren mit und ohne Zusatz von Harzen angestellt.

F. Neuer Weg zur Kresolbestimmung im Lysol.

Zur quantitativen Bestimmung der Kresole wurde schließlich noch folgender Weg eingeschlagen:

100 g Lysol werden mit verdünnter Salzsäure neutralisiert und darauf der Destillation bei gewöhnlichem Luftdruck unterworfen. Die Destillation wird in derselben Weise ausgeführt wie unter A angegeben. Es wurden gefunden 49.2 ccm Kresole und Neutralöle. Das spezifische Gewicht dieses Gemisches betrug 1.0431. Die Menge der Neutralöle wurde, wie früher angegeben, bestimmt und betrug 0.902 g, auf die Gesamtmenge der Kresole berechnet.

Wurden, wie oben angegeben, bei der Destillation 49.2 ccm Kresole und Neutralöle gefunden, so entspricht unter Zugrundelegung des gefundenen spezifischen Gewichts diese Menge 51.321 g; hiervon sind abzuziehen die Neutralöle mit 0.902 g; mithin verbleibt für die Kresole eine Menge von 50.419 g, welche in 100 g Lysol enthalten sind.

Eine quantitative Bestimmung des im Lysol enthaltenen Wassers ist in diesem Falle nicht möglich, da vor der Destillation durch das Neutralisieren des Lysols mittels Salzsäure der Wassergehalt erhöht worden war.

Sämtliche praktische Versuche wurden genau nach meinen Angaben und unter meiner steten Kontrolle von meinem Assistenten Hrn. Walter im Pharmazeutischen Institut der Universität Berlin ausgeführt.

Zusammenfassung der Untersuchungsergebnisse und Schlussfolgerungen aus diesen.

Die vorstehend ausführlich mitgeteilten Untersuchungsergebnisse setzen mich in den Stand, eine Antwort auf die mir von dem Königlichen Kammergericht unterbreiteten Fragen in völlig einwandsfreier Weise zu geben.

ad. 1. Ist im Lysol der einem Gehalt von Kaliseife entsprechende Glyzeringehalt nicht vorhanden?

Diese Frage ist dahin zu beantworten, daß in dem Lysol der einer Kaliseife entsprechende Gehalt an Glyzerin tatsächlich vorhanden ist.

Um den richtigen Gehalt an Glyzerin zu ermitteln, darf man dieses jedoch nicht aus dem Seifenrückstand bestimmen, welchen man nach dem Abdestillieren der Kresole bei gewöhnlichem Luftdruck erhält. Denn hierbei findet zufolge der hohen Temperatur bereits eine teilweise Zersetzung der Seife und Verflüchtigung des Glyzerins statt.

Bestimmt man jedoch das Glyzerin aus dem bei der Destillation unter vermindertem Luftdruck oder nach der Destillation mit Wasserdampf erhaltenen Seifenrückstand, so erhält man zutreffende Zahlen.

Es wurden auf diese Weise die unter sich gut übereinstimmenden Werte 2.479 Proz. — 2.477 Proz. — 2.568 Proz. — 2.470 Proz. Glyzerin im Lysol ermittelt.

Die zur Herstellung des Lysols benutzte wasserhaltige Seife enthält demnach 4.996 Proz. Glyzerin (Mittelwert).

Die zur Herstellung des Lysols benutzte Seife ist wasserärmer und fettsäurereicher als die Kaliseife des Arzneibuches.

Die Lysolseife enthält gegen 68 Proz. Fettsäuren, während in einer käuflichen Kaliseife des Arzneibuches nur gegen 40 Proz. Fettsäuren bei einem Gehalte von 3.847 Proz. Glyzerin ermittelt wurden.

ad. 2. Beruht der geringe Glyzeringehalt des Lysols darauf, daß nicht nur, wie im Liquor Cresoli saponatus, Kalifettseife, sondern auch Harzseife verwendet wird, und stellt Harzseife gegenüber Kaliseife ein billigeres und minderwertiges Material dar?

Diese Frage ist dahin zu beantworten, daß im Lysol, wie aus der Beantwortung der Frage 1 hervorgeht, ein zu geringer Glyzeringehalt nicht gefunden wurde und auch die Anwesenheit von Harzseife nicht festgestellt werden konnte. Die zur Herstellung des Lysols benutzte Seife kann gegenüber der Kaliseife des Arzneibuches als ein minderwertiges Produkt nicht bezeichnet werden; sie ist im Gegenteil fettsäurereicher und wasserärmer als die Kaliseife des Arzneibuches.

ad. 3. Sind im Lysol Verunreinigungen des schweren Steinkohlenteers bemerkenswert stark vertreten?

Diese Frage ist dahin zu beantworten, daß das Lysol dem Sollgehalt entsprechend gegen 50 Proz. Kresole enthält, in welchen sich Verunreinigungen des schweren Steinkohlenteers in bemerkenswerter Menge nicht nachweisen ließen.

Um den Gehalt eines Lysols an Kresolen in zutreffender Weise zu ermitteln, muß man bei schwacher alkalischer Reaktion des Lysols diese durch Hinzufügung einer sehr geringen Menge verdünnter · Salzsäure beseitigen, die Kresole sodann bei gewöhnlichem Luftdruck in der beschriebenen Weise abdestillieren, das erhaltene Volum des destillierten Lysols bestimmen und unter Berücksichtigung der durch die Zersetzung der Seife entstandenen Neutralöle und des spezifischen Gewichtes des Kresolgemisches eine Umrechnung auf Gewichtsprozente vornehmen.

Auf diese Weise konnte in dem Lysol ein Gehalt von 50.419 Proz. Kresolen festgestellt werden.

Darstellung von Kresolseifenlösungen, die dem Lysol ähnlich zusammengesetzt sind.

Von **H. Thoms** und **A. Walter**.

Es hat sich herausgestellt, daß die unter dem Namen „Lysol" im Handel befindliche Kresolseifenlösung andere Eigenschaften aufweist als eine nach der Vorschrift des D. A. IV bereitete.

Erstere z. B. mischt sich in jedem Verhältnis mit Petroläther klar, während dies bei letzterer nicht der Fall ist. Wie durch im hiesigen Institut ausgeführte Analysen (s. vorstehendes Gutachten) festgestellt wurde, ist der Grund hierfür darin zu suchen, daß zur Bereitung des Lysols eine wasserärmere und gleichzeitig fettsäurereichere Seife, als das D. A. IV zur Herstellung von Liq. Cresol. sapon. vorschreibt, verwendet wird.

Es wurden nun verschiedene Versuche gemacht, ein den Eigenschaften des Lysols entsprechendes Präparat herzustellen. Zu diesem Zwecke wurden zunächst verschiedene Seifen bereitet.

Die Bereitungsweise derselben erfolgte analog der im D. A. IV für Sapo kalinus gegebenen Vorschrift, nur mit dem Unterschiede, daß statt der offizinellen etwa 15-prozentigen Kalilauge eine solche von 30 Proz. verwendet wurde, um von vornherein den Wassergehalt der Seife zu verringern. Zur Verseifung gelangten folgende Öle: Sesamöl, Rüböl, Olivenöl und Lebertran. Die Menge der hinzuzufügenden Kalilauge wurde aus den den verschiedenen Ölen entsprechenden Verseifungszahlen berechnet. Danach wurden verseift:

> 500 g Sesamöl mit 320 g 30-prozentiger Kalilauge
> 500 „ Rüböl   „ 300 „ 30   „   „
> 500 „ Olivenöl   „ 320 „ 30   „   „
> 500 „ Lebertran „ 340 „ 30   „   „

Das Aussehen und der Fettsäuregehalt der hieraus resultierenden Seifen waren wie folgt:

25*

	Aussehen	Fettsäuren
Seife aus Sesamöl . . .	hellgelb	67.6 %
Seife aus Rüböl	hellgelb.	70.8 „
Seife aus Olivenöl . . .	hellgrünlich-gelb	65.6 „
Seife aus Lebertran . .	braun, von unang. Geruch	65.2 „

Der Fettsäuregehalt entsprach demjenigen der Lysolseife, welcher nach hier im Institute ausgeführten Analysen zwischen 65 und 70 Proz. liegt.

Diese Seifen wurden nun zur Herstellung von Kresolseifenlösungen benutzt, indem gleiche Teile Trikresol mit je gleichen Teilen der betreffenden Seife auf dem Wasserbade bis zur klaren Lösung erwärmt wurden. Eine Leinölseife, die fertig bezogen war und deren Wassergehalt 45 Proz., deren Fettsäuregehalt 41.2 Proz. betrug, wurde auf $^2/_3$ ihres Gewichtes eingedampft und ebenfalls zur Bereitung einer Kresolseifenlösung benutzt.

Die aus den verschiedenen Seifen gewonnenen Kresolseifenlösungen zeigten je nach der Farbe der verwendeten Seife ein dementsprechendes Aussehen. Während die mit Seife aus Sesamöl, Rüböl und Olivenöl resultierenden Lösungen eine hellere Farbe besaßen, war die Farbe der aus Lebertran bezw. Leinöl hergestellten Lösungen eine weit dunklere, ähnlich derjenigen des Lysols. Der mit Lebertranseife bereiteten Kresolseifenlösung haftete jedoch der unangenehme Geruch der ersteren an. Die wässerigen Lösungen reagierten sämtlich schwach alkalisch.

Die spezifischen Gewichte sowie die beim Vermischen der Kresolseifenlösungen mit destilliertem Wasser, Alkohol und Petroläther gemachten Beobachtungen sind aus nachstehender Tabelle ersichtlich:

Kresolseifenlösung mit:		Die Mischung mit:		
		Wasser	Alkohol	Petroläther
	sp. G. 15°	im Verhältnis von etwa 1:10 hat folgendes Aussehen:		
Sesamölseife .	1.033	klar, fast farblos	klar, fast farblos	klar, fast farblos
Rübölseife . .	1.029	„	„	„
Olivenölseife .	1.030	„	„	„
Lebertranseife.	1.038	klar, gelblich	fast klar, gelblich	klar, gelblich
Leinölseife . .	1.048	„	schwache Trübung; gelblich	„
Lysol (Schülke & Mayr) Original- packung . .	1.043	klar, gelblich	klar, gelblich	klar, gelblich

Nach längerem Stehen der alkoholischen Lösungen schieden sich bei sämtlichen Präparaten auch bei Lysol, geringe Mengen eines zum Teil flockigen Niederschlages ab.

Mit Leitungswasser vermischt, tritt bei sämtlichen Kresolseifenlösungen, wie auch beim Lysol, nach kurzer Zeit Trübung ein.

Auf Grund der vorstehend mitgeteilten Untersuchungsresultate kann zur Herstellung einer dem Lysol ähnlichen Kresolseifenlösung die nach obiger Vorschrift aus Rüböl bez. Leinöl bereitete Seife mit etwa 70 Proz. Fettsäuregehalt empfohlen werden, welche mit dem gleichen Gewicht 100-prozentigem Kresolgemisch in der Wärme verrührt wird.

Sachregister.